新编中医临床学科丛书

总主编　秦国政

中医男科学

主编　秦国政　张春和

科学出版社

北京

内 容 简 介

《中医男科学》是"新编中医临床学科丛书"的分册之一，分总论、各论两个部分。总论重点介绍中医男科学的基本理论、基本知识和基本技能，内容包括中医男科学的概念与研究范畴、发展简史及研究进展、中医对男性解剖与生理及男科疾病病因病机的认识、男科疾病的诊法与检查和辨病与辨证及治则与治法、男科常用药物与方剂、男科疾病的保健与护理；各论重点介绍中医男科常见证候与疾病的诊断和辨证论治方法，内容包括常见证候和性功能障碍、男性不育、阴茎与阴囊疾病、睾丸与附睾疾病、精索与输精管疾病、前列腺与精囊疾病、杂病与房中病等七类疾病。全书在保持中医男科学理论系统性和完整性的基础上，客观反映目前临床研究的新成就。

本书适用于中西医结合男科医生、在校中医男科方向研究生及对中医男科感兴趣的在校中医类专业本科生阅读。

图书在版编目（CIP）数据

中医男科学 / 秦国政，张春和主编 . —北京：科学出版社，2017.9
（新编中医临床学科丛书 / 秦国政主编）
ISBN 978-7-03-054426-1

Ⅰ.①中…　Ⅱ.①秦…　②张…　Ⅲ.①中医男科学　Ⅳ.① R277.57

中国版本图书馆CIP数据核字(2017)第220379号

責任編輯：鲍　燕　刘思渺　曹丽英 / 责任校对：彭　涛
责任印制：李　彤 / 封面设计：北京图阅盛世文化传媒有限公司

科 学 出 版 社 出版
北京东黄城根北街 16 号
邮政编码：100717
http://www.sciencep.com

固安县铭成印刷有限公司 印刷
科学出版社发行　各地新华书店经销

*

2017年9月第 一 版　开本：720×1000　B5
2024年1月第六次印刷　印张：26 1/4
字数：622 000
定价：68.00元
（如有印装质量问题，我社负责调换）

新编中医临床学科丛书
总编委会

中医男科学
编委会

总前言

　　随着疾病谱的不断变化和医学知识及实践经验的不断积累与增加，医学分科越来越细，专科研究越来越精深。当人类对各类疾病发病学的认知和诊断治疗掌握了一定的规律时，便逐步地将其分门别类来加以研究。人类对疾病的知识掌握得越多，分科也就越细。这不仅是医疗实践和临床医学专科建设的需要，也是医学分科发展之必然。就中医学的发展而言，早期对疾病的治疗是不分科的。从我国周代将中医学分为食医、疾医、疡医等科后，中医学的分科代有发展，目前已经形成科别较全的中医临床体系，如内、外、妇、儿、眼、耳、口、鼻、正骨、皮肤等科，为不同疾病的患者提供了专科诊治方案，诸多学者也对各科疾病进行专门研究，传世之著甚丰。

　　为顺应中医学分科发展形势的需要和民众对中医诊疗的不同需求，国家中医药管理局于 2009 年组织专家委员会认真研究后公布了中医药学科建设规划指导目录，该目录将中医药学分为中医基础医学、中医临床医学、针灸推拿学、中药学、民族医学、中西医结合共 6 个一级学科，其中的中医临床医学共设有中医内科学、中医外科学、中医骨伤科学、中医妇科学、中医男科学、中医儿科学、中医眼科学、中医耳鼻咽喉科学、中医急诊学、中医养生学、中医康复学、中医老年医学、中医护理学、中医全科医学共 14 个二级学科，同时在以上学科外还设有中医络病学、中医药信息学、中医药工程学、中医心理学、中医传染病学、中医预防医学、中医文化学等 7 个二级培育学科。在以上二级学科中，又将中医内科学分为中医心病学、中医肝胆病学、中医脾胃病学、中医肺病学、中医肾病学、中医脑病学、中医痹病学、中医内分泌病学、中医肿瘤病学、中医血液病学 10 个三级学科，在中医外科学下又设有中医皮肤病学、中医肛肠病学、中医疮疡病学 3 个三级学科。一级学科针灸推拿学分为针灸学、推拿学 2 个二级学科。自该学科目录公布后，国家组织在全国范围内开展了重点学科建设工作并取得了良好成效，但至今尚未见有以该目录为基础编著的系列丛书。

为系统总结各类疾病的研究成果和诊疗经验，加强中医专科建设，提高中医专科学术水平和临床诊疗能力，以云南省中医医院暨云南中医学院第一附属医院专家为主，并邀请北京中医药大学东直门医院和北京中医药大学第三附属医院、北京市中医医院、江苏省中医医院等医院的专家参与，共同编写了这套《新编中医临床学科丛书》。丛书以国家中医药管理局公布的"中医药学科建设规划指导目录"为基础，以中医临床医学二级、三级学科名称为体系，稍做调整后确定编写分册的目录。虽然针灸学、推拿学和中医传染病学在学科目录中分别分属于针灸推拿学一级学科和二级培育学科，但这三个专科均是目前中医医疗机构常设的临床专科，因此也列入该丛书编写目录一并编写。该丛书计有中医心病学、中医肝胆病学、中医脾胃病学、中医肺病学、中医肾病学、中医脑病学、中医风湿病学、中医内分泌代谢病学、中医肿瘤病学、中医血液病学、中医皮肤病学、中医肛肠病学、中医疮疡病学、中医骨伤科学、中医妇科学、中医男科学、中医儿科学、中医眼科学、中医耳鼻咽喉科学、中医急诊学、中医养生学、中医康复学、中医老年病学、中医临床护理学、中医全科医学、中医传染病学、针灸学、推拿学共 28 个分册。

丛书各分册分总论和各论进行编写。原则上总论部分包括学科概念与研究范畴、学科学术发展源流、现代研究进展、对脏腑生理的认识、病因病机、诊法与检查、辨病与辨证、治则与治法、药物与方剂、保健与护理等内容；各论部分包括各科常见证候和疾病论治的内容，常见疾病论治从概念、病因病机、辨病、类病辨别、中医论治、西医治疗、预防调护、疗效判定标准等方面加以介绍。中医养生学、中医康复学、中医全科医学、中医传染病学、针灸学、推拿学等分册，则按专科特点与规律进行编写。丛书的编写，强调学术性和临床适用性并举、突出中医特色的同时兼顾西医内容，以期更好地适用于初、中级中医临床、教学工作者和在校中医类各专业本科生、研究生。

由于该丛书的编写与出版是首次尝试，为保证质量，编委会成员作了很大努力，有的书稿从编写初稿到分册主编、学术秘书、总主编审稿等环节，反复修改达 15 次。尽管如此，不足之处在所难免，诚望读者提出宝贵修改建议，以便再版时予以修正和提高。

该丛书从策划选题到编写、出版，得到了科学出版社中医药分社社长曹丽英博士和分社各位责任编辑的指导，得到各位编委的大力支持，在此一并表示衷心的感谢！

秦国政

2017 年 3 月于昆明

前言

　　近年来，随着中医临床学科的建设和发展，学科划分越来越细。2009年国家中医药管理局中医药重点学科建设专家委员会颁布的"中医药学科建设规划指导目录"，已将中医男科学从中医临床学科独立出来，成为与中医内、外、妇、儿、骨伤等学科并列的中医临床一级学科。为了总结中医男科临床的新成就、新进展，适应中医临床学科建设与发展的需要，我们组织编写了新编中医临床学科丛书《中医男科学》一书。

　　中医男科学是以中医药理论为指导，研究男性特有生理、病理、养生、优生特点，以及男性特有疾病的发生、发展、转归、诊断、治疗和护理保健规律的一门中医临床医学一级学科，是中医学不可或缺的一个重要组成部分。中医男科学有其独特的理论体系，其特点是运用见外揣内、有诸内必行诸外的人体内、外统一理论去认识疾病的发生和演变规律，应用内治和外治相结合的方法防治疾病，具有中医内、外科综合临床的性质。

　　本书分总论、各论两个部分。总论部分重点介绍中医男科学的基本理论、基本知识和基本技能，内容包括中医男科学的概念与研究范畴、发展简史及研究进展、中医对男性解剖与生理及男科疾病病因病机的认识、男科疾病的诊法与检查和辨病与辨证及治则与治法、男科常用药物与方剂、男科疾病的保健与护理；各论部分重点介绍中医男科常见证候与疾病的诊断和辨证论治方法，内容包括常见证候和性功能障碍、男性不育、阴茎与阴囊疾病、睾丸与附睾疾病、精索与输精管疾病、前列腺与精囊疾病、杂病与房中病等七类疾病。

　　本书的编写尽量处理好继承和发扬的关系，在保持中医男科学理论系统性和完整性的基础上，客观反映目前临床研究的新成就。本书可供中青年中医和中西医结合男科医生、在校中医男科方向研究生及对中医男科感兴趣的在校中医类专业本科生阅读。

秦国政

2017年6月

目录

下篇·各论

上篇·总论

第一章

中医男科学的概念与研究范畴

　　中医男科学是运用中医药理论来认识和研究男性生理、病理、养生保健、优生特点，以及男性特有疾病的发生、发展、转归、诊断、治疗和护理保健规律的一门独立的中医临床分支学科，是中医学不可或缺的重要组成部分。其研究对象是男性，研究重点是男性特有疾病的诊治。

　　中医男科学研究的对象是男性，研究的范畴应包括基础理论、临床实践和实验研究三方面与男性有关的医学问题。基础理论研究方面，包括中医男科文献及典籍的挖掘与整理、男性生发成长、男性特有生理及病因与病机、诊断与辨证、治则与治法、治疗手段、药物与方剂、预防与护理、疾病时的情志变化、性事保健与养生优生等。临床实践包括男子性功能疾病 [性欲减退、性欲亢进、手淫症、阳痿、阴茎异常勃起、遗精（滑精）、早泄、不射精、逆行射精、射精痛、性焦虑等]；男性不育症（无精液症、精液量过少、精液量过多、精液不液化症、脓精症、无精子症、少精子症、精子过多症、死精子症、精子活力低下症、畸形精子症、免疫性不育症等）；前列腺、精囊疾病（急性前列腺炎、慢性前列腺炎、前列腺脓肿、前列腺结核、良性前列腺增生症、前列腺癌、精囊炎、精囊结核、精囊肿瘤、精阜炎等）；睾丸、附睾、精索病变（睾丸炎、睾丸鞘膜积液、睾丸损伤、睾丸萎缩、隐睾症、睾丸肿瘤、附睾炎、附睾结核、精索炎、精索静脉曲张等）；阴囊、阴茎、尿道疾病（阴囊感染、阴囊坏疽、阴囊象皮肿、阴囊湿疹、缩阴症、阴茎头包皮炎、阴茎硬结症、阴茎结核、阴茎癌、尿道炎、尿道狭窄、会阴脓肿等）；男子乳房病（男子乳痈、男子乳房发育症、男子乳腺癌等）；性传播疾病（淋病、非淋菌性尿道炎、性病性淋巴肉芽肿、尖锐湿疣、传染性软疣、腹股沟肉芽肿、生殖器念珠菌病、生殖器疱疹、软下疳、滴虫病、股癣、疥疮、阴虱、梅毒、艾滋病等）；男性杂病（男子更年期综合征、房事疲劳综合征、输精管结扎术后综合征、男子慢性疲劳综合征等）。实验研究主要是指在中医理论指导下，运用传统方法结合现代研究手段和方法，对中医药治疗男科疾病的作用机理进行研究，如药理学研究，免疫实验研究，分子水平的蛋白、基因、代谢的研究等。开展中医男科实验研究工作，不仅能丰富和发展中医男科学理论的学术内涵，同时还能推动并指导临床研究的深入。

第二章

中医男科学发展简史及研究进展

第一节　中医男科学发展简史

中医男科学虽源远流长，早在春秋战国时期就已出现了萌芽，但学科构建较晚，许多资料凌乱不系统。1988年王琦、曹开镛主编的《中医男科学》出版，标志着中医男科学作为中医临床医学的一个专门学科得以形成，其学科基本体系得以构建。

一、商周至秦汉的萌芽期

中医男科学从启蒙到形成，经历了一个漫长的发展过程，其起源可追溯到约2000多年。从1899年在河南安阳西北部商王朝后期文化遗址——殷墟发掘的甲骨文及商周的著作中可发现，商周时代已认识到在解剖、生理方面男女生殖器的结构与功能各不相同，并认识到某些药物与"种子"和"节育"有关，如《山海经·中山经》中有鶓鸟"食之宜子"和《西山经》中有蓇蓉"食之使人无子"的记载。

我国现存最早医书长沙马王堆三号西汉古墓出土的简帛医书《五十二病方》《十一脉灸经》《脉法》等也有相关记载。《五十二病方》中所论除内、外、妇、儿、五官等疾病外，也记载了一些男科病的病名及治法，如以阴囊肿大为主的癞疝或疝气，用取马屎治疗。《阴阳十一脉灸经》和《阴阳脉死候》中分别记载癞疝、偏疝等。可见当时对男性泌尿生殖系疾病有了一定的认识。

春秋战国时期《黄帝内经》（简称《内经》）总结了秦汉以前丰富的医学知识，对男性泌尿生殖生理、病理的论述较详，为中医男科奠定了坚实的理论基础。如《素问·上古天真论》记载的"男子盛衰论"以八八分期论述了男性的生长、发育、生殖和衰老等生命现象的生理变化过程。对男性生殖器的生理解剖与功能也有所认识，《素问·厥论》说："前阴者，宗筋之所聚，太阴阳明之所合也。"不仅如此，《内经》还记载了疝病、囊缩、囊纵、阴痿、阴缩、失精、睾丸卒肿、阴茎挺长暴痒、阴痛、天宦等男科疾病，并阐述了这些疾病的机理或治法。从上可见，《内经》有关男科生理病理疾病等知识，是后世中医男科学发展和形成的主要理论基础，有些理论至今仍有效地指导着中医男科临床，如《灵枢·经筋》阐述的"足厥阴之筋，其病阴器不用"、"伤于内则不起"之阳痿病理观，为后世医家提出"阳痿从肝论治"的治疗思路提供了理论依据。

秦始皇三十一年到汉初元七年间的名医淳于意，为医案体例的创始人，在其25例"诊籍"中有"涌疝"一案，为男科疾病的第一个医案。

外科鼻祖汉·华佗所著的《中脏经》中论述了卵缩的病理机制及表现、生死和疝病脉证等。他的另一部著作《华佗神医秘传》中对男科疾病的论述更为具体，从病因病理、临床表现和论治方法等方面论述了癫疝、心虚遗精、无梦自遗、阴虚遗精、虚劳失精、虚劳尿精、脱精、强中、阴痿、阳缩、阴肿、阴囊湿痒、囊痈、子痈、男子乳房肿如妇人等10余种男科疾病。还值得一提的是论述了囊痈与疝气的鉴别诊断，开辟了男科疾病鉴别诊断之先河。

汉建安张仲景著《伤寒杂病论》，奠定了辨证论治的基础。对男科疾病如失精、阴寒、狐疝等，不仅论述了病名、症状，而且论述了病因病理和治法方药。更难得的是认识到男病多虚的特点，并对此进行了细致的阐述。

《武威汉代医简》中首次记载了男科"七伤"的具体证候，所论"七伤"皆认为是虚劳引起，所述症状较《内经》有关虚劳的描述要确切具体，补足了张仲景著作中阙如的"七伤"内容。

从上述可以看出，商周至秦汉时期对男性生殖系统的生理、病理、疾病、治疗及男性生命现象的生理变化过程均有了一定的认识，是中医男科学的萌芽时期。

二、晋隋唐宋的发展期

西晋南北朝临床医学成就很大，著述颇多，但多已散佚，流传至今较为完善的著作仅有葛洪的《肘后备急方》。该书对男科疾病的治疗，专拟一篇加以记述，曰"治卒阴肿痛颓卵方"，收载了治疗男子阴卒肿痛、阴疝、阴茎中卒痛、阴疮损烂、阴蚀欲尽、阴痒汗出、囊下湿痒皮剥、阴头生疮、阴痛等10余种疾病的单验方及灸法，从而使男科方剂有了一定的发展。

疝病是男科常见疾病之一，根据对古尸的研究，南北朝高昌国张遥男子一侧阴囊肿大的情况表明，我国男性患疝病的历史以有实体病例解剖为依据，迄今已有1500多年。

隋·巢元方所著《诸病源候论》是一部包罗临床各科疾病的中医病因病理学专著。其中对男科疾病的论述独树一帜，专主虚论，认为男科疾病大多由肾虚引起。所论男科疾病有无子、少精、精血、时气阴茎肿、遗精、阳痿、阳强等16种，所论"七伤"证候，皆认为系肾脏亏损所致。巢氏对中医男科的贡献在于发展了中医男科病因病理学说思想。

唐·孙思邈著《备急千金要方》在论述男科疾病方面，补充了《诸病源候论》治法方药的不足，并有所发展。该书"精极"篇中论精极之病，载方19首、灸法12种。在卷十一中论述了厥阴经脉与男性生殖器的关系及肝的功能失常与男科疾病的关系。卷十九论述了肾与外肾的关系。同时还认识到肾劳不仅有虚，而且有实。尤值一提的还有该书记载了世界上最早的导尿术。

男性不育的一大原因是生殖生理缺陷。唐·王冰便提出了"五不男"之说，即天、犍、满、怯、变。天即阳痿不用，又称为"天"，也就是阴茎短小、畸形等；犍指男子阴茎被阉割；满指经常遗泄，精子缺少或不健全；怯为临事举而不强；变指体兼男女之男性两性畸形。

大约成书于晋隋唐时期的敦煌医方《黑帝要略方》和《不知名医方第十七种》叙述了男子房损、阳痿、阴疮、卵肿、阴小等的治疗方法，内服药有汤剂、丸剂、粉剂，而以酒剂为多，外用药包括洗剂、涂剂、敷剂和坐药。此外，尚有灸法、食疗等。

到了宋代，印刷术的盛行使医学知识得到了广泛的流传。宋·王怀隐等编撰的《太平圣惠方》开卷首论"丈夫盛衰法"和"论女子盛衰法"，明确地指出男女生长衰老过程各不相同。所论男科疾病，先论理，次论证，后论法与方。所述病理，也多以虚劳立论。该书对男科的贡献在于发展了中医男科疾病同病异治思想和中医男科方剂学。

宋·施桂堂的《察病指南》是现存较早的中医诊断学专著。其中从脉象上来阐述了男女生理之不同，发展了中医男科脉学理论，认为"男子阳脉常盛，阴脉常弱"、"男得女脉为不足，病在内"。这是最早的男科脉学理论的记述。

严用和的《济生方》提出了男科重要理论"肾精贵乎专涩"的论点。在"诸疝门"中论述了诸疝（厥疝、癥疝、寒疝、气疝、盘疝、胕疝、狼疝）及阴㿉（肠㿉、气㿉、卵胀、水㿉）的分类和证治。对阴㿉的病因认为是因不爱卫生，或房事过度，或七情所伤，或冷湿所浸引起。难得的是还认识到若小儿有生以来便有此病者，是宿疾，因先天禀赋不足引起。该书还记载了治疝名方橘核丸。

从以上简要介绍中可以看出，晋隋唐宋时期，男科理论逐步深化，男科病症诊疗范围逐渐扩大，治疗方法与方药随之增多，学科研究得以向纵深发展。

三、金元至清末民国的雏形期

金元时期由于病因论点和治疗用药不同，中医学形成了以刘完素、李东垣、张子和及朱丹溪四大家为主的寒凉、补土、攻下和滋阴四大派别，对中医男科也产生了一定的影响，对疝症、遗精、精浊、下疳等作了详细的论述。

刘完素认为阴疝乃肾虚寒水涸所致，治当泻邪补脉。同时还指出白淫乃七情不畅所致。

张子和除论述了茎中痛、下疳，以及寒、水、筋、血、气、狐、㿉七疝的病形、治法外，还提出了"疝本肝经宜通勿塞"的论点，力批《内经》、《铜人内景图论》论七疝之说及那种不辨病情一概大温大补的治法，强调治疝当以治肝为本，宜通勿塞。这些理论于男科临床至今仍有现实意义。

朱丹溪认为自《内经》以下，历代名医论疝皆为寒之说不全面，指出疝乃"湿热之邪不得疏散"引起，并认为治之"非痛断房事与厚味不可"。同时还认识到男科疾病与七情不畅有密切关系。

李东垣对男科理论最大的贡献是认识到了阴囊随气候的变化而伸缩的规律，这种认识从现代生理学角度来看也是正确的。

同时代之窦汉卿的《疮疡经验全书》对囊痈、阴囊毒、阴蚀疮等男性外科病作了详细论述，并最早记载了阴囊痈切开排脓的手术治疗方法。

元·萨谦斋之《竹瑞堂经验方》论疝，反昔"疝主肝经"之说，提出疝是邪风在肾与血聚逐渐成形而致的"疝在肾经"的观点，另外，还收载了治疗男子五劳七伤的金锁正元丹。

明清时期，医学有很大发展，男科资料得到了进一步的整理，中医男科学的雏形基本形成。

明·吴博论疝之治，主张祛逐肝经湿热、消导下焦痰血。薛己《薛氏医案》载有男性阴茎痰核第一个医案。汪机《外科理例》对男科前阴疾病如下疳、囊痈、阴疝、水疝、阴挺、阴囊湿痒、阴茎痰核等，或论因论治，或仅论治，或载医案，尤对囊痈论述甚详。皇甫中《明医杂著》除对男科有关疾病论述详尽外，还提出了"男子之劳，起于伤精"的论点。李梃《医学入门》提出"气宜降、精宜升"的观点。方隅《医林绳墨》指出"疝本于肾而治在于肝"，并论述了阴痿与强中的成因、表现及治法。对男科的最大贡献是提出了男科前阴疾病的分脏论治法，指出："凡遇阴子之病，当从乎肝治；阴茎之病，亦从乎肝治；阴囊之病，当从乎脾治；精道之病，当从乎肾治。"王肯堂《证治准绳》论疝与历代理论不同，认为"任脉是疝病之本源，各经是疝病之支流"。张三锡《医学准绳六要》论述了阴汗、阴臭、阴痒、阴茎痛等男性前阴诸病。陈实功《外科正宗》对男科前阴病论述更详，从病因病机、临床表现、看法、治法、治验、治方等诸方面进行阐述，并记载了第一例男性因患乳癌而死亡的病历经过。张介宾《景岳全书》除主阳痿命门火衰论外，论失精之证也颇周详，证分9种，认为此病"五脏皆有所主"。同时，力批前人论疝之说，指出对子和、丹溪等的"疝本属厥阴之一经"的论点不可信也不可法，认为"疝气所属，本非一经"。

由于男科知识的积累，明代时中医男科学的雏形已基本形成。岳甫嘉编著了中医学史上第一部中医男科专著《男科证治全编》，可惜该书失传，从而使男科内容聚而复散。所幸其著另一男科专病著作《医学正印种子编·男科》得以传世至今。

清·林之翰《四诊抉微》发展了男科脉学理论。陈梦雷等辑《古今图书集成·医部全录》使男科资料得到了一次很好的收集，所论男科疾病有近30种。吴谦等编《医宗金鉴》记述了疝病的气血寒热虚实辨证要点，同时对阴肿、疳疮等男科疾病也作了较详的论述。温病大家叶天士论失精之病颇有见地，分为梦泄、精浊、精滑、遗精，指出其治非草木血肉有情之品能愈。论阴痿，认为是"心悸内怯"和"情志怫郁"致"心肾不交"所为。郑钦安《医法圆通》认为疝病"上缩则阴盛，红肿乃热增"。对失精病则认为"神魂不藏是其本旨"，"法宜封固"。更重要的是明确指出阴茎的勃起功能受心控制，即"玉茎之举，必须心火下煦"。石寿棠《医源》在男性生理解剖方面，认为"肾藏精"是因肾与精液总管相通之故，并认识到男子精、溺两管至前阴合而为一。在养生方面，认为必须"寡欲节劳，以养其心"，再适寒温、调饮食，则精自足，此为葆精妙法，也为男子优生之要法。高秉钧《疡科临证心得集》首次详细论述了阴茎癌的病因病理、演变过程，并将其列为疡科四大绝证之一。许克昌《外科证治全书》论述了囊脱、阴头痛、小儿茎肿、强中等男科疾病，并认识到下疳疮外因是由于"娼妇阴器淤浊未净，辄与交媾，致淫精邪毒，感触精宫为患"，且"最不易愈"，同时还指出其有传染性。

这一时期还值得一提的是《傅青主男科》、《血证论》和《阳痿论》三书。

《傅青主男科》认识到男科疾病有其特点，须分科研究，该书便是为有别于妇科而著。此著虽题为"男科书"，但不是男科专著，不过其对男科病的论述颇见见地。如对失精证的论述分精滑梦遗、夜梦遗精、遗精健忘等，其理皆为心肾不交，其治不论何因，均从心肾着手，可谓抓住治失精之机要。另外，还对阳强、阴痿、疝气、肾子痛、偏坠等疾病进行了论述。

《血证论》中"男女异同论"篇提出了"男子主气"的论点，用逻辑推理方法论述了男女生理上的差异，对中医男科理论的补充有重要意义。

《阳痿论》二卷，是中医史上男科专病的又一部著作，系清末医家韩善徵所著。该书对阳痿的病因病机论述甚为精细，对病理力主阴虚，尚有痰、暑、瘀阻等。该书不仅是阳痿病最早专著，也是对阳痿病论述最要者。

清末民国初期的陆清洁编著《大众万病医药顾问》计16种，每种论述一科疾病，男科资料主要集中在《性病科》、《内科》及《妇人科》等科中，共论男科疾病如男子不育等10余种，对每一病均从病源、症状、变证、疗法、调养、方解等诸方面详加阐述。同一时期的《中国医药汇海》对男科疾病的论述主要是前阴外科疾病如阴囊毒、茎中痒等共11种。

综上所述，金元至清末民国初期，尤其是明清时期，男科病的辨证施治渐臻完善，对男科病的病名、相关概念、鉴别诊断、诊治方药等认识的深度均远远超出上述各期，并相继出现了一些以"男科"命名的书或著述，如《男科证治全编》（已佚）、《医学正印种子编·男科》、《傅青主男科》、《素甫医案·男病治效》及《阳痿论》等。这一时期的医家通过大量的男科临床实践，积累了不少经验，有稽可考的男科医案达五百余例。从而使中医男科学的雏形得以已基本形成。此外，这一时期对性传播疾病的诊治也积累了一定经验，并出现了《解围元薮》《霉疮秘录》等论著。

四、新中国成立后的成形期

　　尽管古代医家从不同侧面充实和发展了男科内容使男科医学代有发展，但由于在社会、经济、文化等方面的诸多因素和对男科疾病特点认识的不足，中医男科一直没有形成较为完整的理论体系，更无相应的系统学科专著问世。

　　新中国成立以后的相当一段时期，中医学得到了突飞猛进的发展，虽然因政治、经济等方面的原因，没有将男科医学作为一门独立的临床学科加以重视，但对男科医学的某些内容从理论到临床都进行了广泛的探讨，共发表了数百篇有价值的研究文章。著名中医学家秦伯未明确指出"由于男女生理上的特点，前阴症状各不相同……在病因方面，多因阳虚、气陷和肝火、湿热。一般以肾为男子的先天"。在《中医临证备要》中记述了男子乳房结核、无子等 10 余种疾病。中医外科专家许履和对男科疾病尤其是前阴疾病的治疗很有创见，《许履和外科经验集》记述了睾丸血肿、子痰、阴茎痰核、阴囊血痣等近 20 种男性外科病。索延昌《虚证论》一书中专立"男虚论"一章对一些男科疾病加以论述，这是建国后首次对男科疾病加以专门论述的文献。活血化瘀专家颜德馨《活血化瘀疗法临床实践》记载用活血化瘀法治疗阴囊萎缩等男性疾病，开创了活血化瘀法在男科临床中运用的新篇章。《男性不育》从各个方面论述了男子不育的各种问题，是建国后的首部男科专病著作。

　　进入 20 世纪 70 年代末 80 年代初以后，随着国际"男性学"热潮的出现和国内经济的迅速发展、政治环境的相对宽松及社会的客观需求，中医界高度重视对男科学的研究，中医男科学的发展进入了高峰时期。随着研究的深入，其理论体系得以初步构建，诊疗水平得以不断提高，学科得以初步建立，2009 年国家将其从内、外科中独立出来，成为与内、外、妇科、儿、骨伤、眼、耳鼻喉等可并列的一级临床学科。

第二节　现代中医男科学的研究概况

　　现代中医男科自创建以来，在继承传统男科经验及学术思想的基础上，积极融合当代科技的最新研究成果，不断探索自身发展规律，走有中医特色的发展道路，在学科建设、基础研究、理论研究、临床研究等方面取得了显著的成绩，但在中医男科的发展过程中不可避免的仍然存在一些尚待解决的问题，只有正视现状并不断探索总结和克服自身存在的不足，才能不断地发展和完善。

　　在学科建设方面，一是积极开展学术交流，二是加快专科人才培养，三是加大专科机构建设力度，四是积极出版学术专著。

　　在理论研究方面，一是开展古代文献研究，对古代中医男科文献中有关泌尿生殖系统解剖、生理、病理、疾病防治经验等进行系统的挖掘、整理和研究，如通过对 131 部载有阳痿论治内容的古医籍的研究，发现古代医家总体上认为阳痿病多因七情所伤和房事不当，病机多肾脏功能失调，论治多从肾虚立论，以温补肾阳为治法，用药以植物药为主并辅以动物、矿物药；内治方喜用酒盐汤为引，善佐行气、开窍、活血药；外治方喜用温热、活血、开窍之品，开尿道给药治疗阳痿之先河；从医学发展史分析，宋以前的医家几乎以肾为中心，以温补为大法治疗阳痿，自金起，主张单从肾论治的医家逐渐减少，开始出现主张从多脏多因论治阳痿的医家，至清时辨证论治阳痿的体系已趋成熟；二是开展现代男科理论探讨，如从男子冲任督脉的起源、男子血室与精室、睾丸双重功能等阐释男性生理，从男科瘀证、痰病、肾精瘀、精瘀、郁证等多角度探讨男科疾病的病因病机病机；三是开展治法探索，如治疗男科病，已从古代多从治肾入手、补多泻少发展到从肾、从肝、从脾、从心、从肺等多脏论治等。

在基础研究方面，围绕中药对改善精液质量，改善性功能，提高前列腺疾病患者生活质量及寻找节育中草药等方面做了大量的具有前瞻性的研究工作，并取得了可喜成绩。如男性血浆睾酮浓度和精液量、精子密度及精子活动力三项精液指标的季节性变化规律，其符合"人与天地相参"、"人与日月相应"的天人相应理论；中药补肾药对动物性腺轴的作用是多层次的，既可以在靶腺（睾丸）以上，又可以在靶腺，并对中枢系统呈双相调节作用，其性激素及促性腺激素样作用对前列腺、睾丸等均产生作用；精液不液化症患者的血黏度、血浆比黏度、血细胞比容均有显著变化，提示精液不液化症存在着血瘀的病理变化，为运用活血化瘀治疗提供了现代理论依据；补肾法治疗男性不育症的作用机理一是调整人体内分泌尤其是异常的下丘脑－垂体－睾丸性腺轴的功能，二是改善睾丸、附睾血液循环以增强造精功能并促进精子的产生与成熟，三是改善生精内环境以提高精浆中锌含量、精子密度、精子活动率、精子前向运动能力并能改善或消除精液、精子凝集状态。

在临床研究方面，围绕阳痿、前列腺炎、前列腺增生症、男性不育症开展了深入的探讨并取得了可喜成绩。如阳痿四季发病规律是秋季最多、冬季和夏季次之、春季最少，最基本的基本病理变化是肝郁血瘀肾虚；应用疮疡理论指导治疗慢性前列腺炎和以健脾补肾活血法治疗弱精子不育症取得显著疗效；肾虚湿阻是前列腺增生症的主要临床证候等。

第三章

中医对男性解剖与生理的认识

第一节　男性的生理特点

　　男女之别在于有不同的生殖系统和各自的生理特点。男性有睾丸、阴茎、前列腺等，具备了生精、藏精、排精、种子四大生理功能。中医学认为肾藏精，主生殖，在男性生长发育和生殖生理方面起着重要作用，肾的功能正常决定了男性生理功能的正常发挥，而肾功能的正常必赖于其他脏腑功能的正常与协调。肾的阴阳失调，或其他脏腑功能失常，与肾的协调功能受到破坏，均可影响到男性的生理功能。我国最早的医学著作《内经》对男性的生理特点作过高度的概括，如《素问·上古天真论》说："丈夫八岁，肾气实，发长齿更；二八肾气盛，天癸至，精气溢泻，阴阳和，故能有子；三八肾气平均，筋骨劲强，故真牙生而长极；四八筋骨隆盛，肌肉壮满；五八肾气衰，发堕齿槁；六八阳气衰竭于上，面焦，发鬓颁白；七八肝气衰，筋不能动，天癸竭，精少，肾脏衰，形体皆极；八八则齿发去。肾者主水，受五脏六腑之精而藏之，故五脏盛，乃能泻；今五脏皆衰，筋骨解堕，天癸尽矣，故发鬓白，身体重，行步不正而无子耳。"该书以 8 年为一个生理周期记述了男性在生长、发育、生殖机能成熟和衰退的生理变化过程中的特点，突出反映了肾气、天癸、精三者在人体生理活动和生殖功能方面的重要作用。

　　中医学认为，男子生殖系统的发育及生精、种子等功能与肾气密切相关，而肾气之盛衰又与天癸之至与竭有直接关系。肾气虚可导致天癸迟至或天癸早竭，天癸迟至则性机能不得成熟，天癸早竭则性机能过早衰退。肾气虚者性机能多低下，或引起无精子、无精液、不育等病症。男子到了 16 岁前后的青春期，肾气始盛，天癸充盈，发育迅速，尤其是性器官和性征的发育最为明显，性机能和生殖能力趋于成熟，并开始出现排精现象，初步具备了生育能力。24 ~ 30 岁是男性发育的鼎盛时期，此时肾气充实，天癸充足，为最佳生育年龄，故《周易》谓"男子三十而娶"。56岁左右，肾气始衰，天癸渐竭，性机能和生殖能力逐渐衰退。约 65 岁开始，性能力明显下降，一般不再有生育能力。个别善于养生、先天禀赋充足者或许有生育可能，因其"道者，能却老而全形，身年虽寿，能生子也"。

男性天癸是促进男性机体生长发育、生殖机能旺盛、精液精子的产生、第二性征的维持及种子生育的一种物质，而非男子之精。天癸蕴育于胚胎时期，贮藏于肾，并受肾气盛衰的影响和后天水谷精微之充养。"二八"以后，天癸充，精满溢泄，初具种子能力；"七八"以后，天癸衰、精少，种子能力减退。天癸在心肾等脏腑及经络、气血功能的协同作用下发挥其生理功能。天癸的产生、成熟、竭尽及量之多少，可从机体的生理病理等方面反映出来，可以提示某些疾病的病因病机，从而指导临床治疗。生殖之精的生成与排泄是男性特有的生理特点之一。生殖之精的生成以脏腑、经络、气血的功能正常及其协调作用为基础，以肾气的强弱和天癸的至竭为决定性因素，也即生殖之精生成的多少直接受肾气、天癸的控制。心主调神，肾主藏精，肝主疏泄，脾主统摄，肺朝百脉，诸脏功能正常并协同作用，维持着排精功能的正常进行。"肾者作强之官，伎巧出焉"的功能正常，有了足量、质高的生殖之精，男性便具备了种子功能。

综上所述，肾主宰着人体的生长、发育、衰老过程和生殖活动，男子一生的自然盛衰现象正是肾气自然盛衰的外在表现。中医学还精辟地揭示男子性能力和生殖能力的基础是肾气、天癸和生殖之精三大物质。三大物质之间既相互区别，又紧密联系。天癸来源于先天之精气，靠后天水谷滋养；肾气的充实促使天癸充盛，随着天癸的充实，精室产生成熟精子而精液溢泄。三者之中，天癸是促进男性性能力和生殖能力旺盛的关键物质，性能力和生殖能力的强弱随着天癸的盛衰而发生变化。因此，男性的生理特点是以肾主生殖为中心，以肾气、天癸、精三大物质为基础，以肾气－天癸－精为主轴的功能活动正常并协同作用的运动变化过程。中医学的这种认识较为正确地揭示了男性性生理的发生机制和变化过程，西医男性学对男性性生理的研究结果与此有相似之处。

第二节　外肾解剖与生理

古代将性器官统称为"阴"或"阴器"。"阴"有双层含义，一指性器官位于人体下部，下为阴，故称阴器；一指隐蔽，"阴"者隐也，指性器官位于人体隐秘之处。"阴"或"阴器"有时除指整个生殖器官外，还指代生殖器官的某一具体部位，如《素问·厥论》之"宗筋会于阴器"，《诸病源候论》之"肾荣于阴器"，此"阴器"即指整个性器官而言；"阴疮"、"阴肿"中的"阴"则指阴茎或阴囊。古时用"朘"指代男性儿童的性器官，《说文解字》曰："朘，赤子阴也。"有时又指成年男性性器官，如马王堆出土医书《十问》中有"人气莫如朘精"的记载。后世有将男性性器官统称"外肾"者。男子外肾包括阴茎、阴囊、睾丸、精室、子系等。现分述如下。

一、阴茎

阴茎在古代医书中的称谓有"茎"、"玉茎"、"茎物"、"溺茎"、"阳物"、"玉英"、"赤子"、"势"、"阳峰"、"阴干"、"阳"等，如《玄女经》："女或不悦，其质不动，其液不出，玉茎不强。"《十问》："大上势遇"，"觉悟毋变侵刑探余去势"等。阴茎状如树干或狭长之豆，故以"茎"或"英"名之，"玉"则譬其珍贵，"赤子"言其娇嫩，"阳物"则指阴茎为男性专有。古人还认为阴茎是由众多的"筋"所组成，故又称之为"宗筋"，如《素问·痿论》："阳明者，五脏六腑之海，主润宗筋"，"入房太甚，宗筋弛纵"；《素问·厥论》："前阴者，宗筋之所聚，太阴阳明之所合"。

龟头，古代医书称为"阴头"，如《金匮要略》有"阴头寒"，《诸病源候论》有"精不射出，但聚于阴头"，《外台秘要》有"男在阴头节下"等说。阴头中间的开口处为前尿道口，是精液和尿液排出的外口，古医书称为"马口"，如《疡科心得集》："夫肾岩翻花者……初起，马口之内生肉一粒。"有称之为"精窍"或"精孔"者，指此为精液排出之窍道，如《寓意草》："漏精，乃精窍之病。"由于男性尿道具有排精、排尿的双重功能，故古人将其称为"精道"、"溺道"或"水道"。

关于阴茎的生理功能，《灵枢·刺节真邪》有"茎垂者，身中之机，阴精之候，津液之道"的论述，认识到阴茎是男子性交器官，同时又主尿液的排出。《素女经》用"怒"、"大"、"坚"、"热"来描述阴茎的充血、壮大、温暖和持久等变化，称之为"四至"，"夫欲交接之道，男候四至"。四至不至的原因是"玉茎不怒，和气不至；怒而不大，肌气不至；大而不坚，骨气不至；坚而不热，神气不至"。阴茎的怒、大、坚、热四至具备，为性器官正常生理反应，即"怒者，精之明；大者，精之关；坚者，精之户；热者，精之门"。后世之用"三至"来描述阴茎活动，认为心、肝、肾三脏功能的正常与否是阴茎能否充血坚起、粗大发热和坚硬持久的关键，如《广嗣纪要》中记载："男女未交合之时，男有三至……三至者，谓阳道奋昂而振者，肝气至也；壮大而热者，心气至也；坚劲而久者，肾气至也。三至俱足，女心之所悦也。若萎而不举者，肝气未至也，肝气未至而强合则伤其筋，其精流滴而不射也；壮而不热者，心气未至也，心气未至而强合则伤其血，其精清冷而不暖也；坚而不久者，肾气未至也，肾气未至而强合则伤其骨，其精不出，虽出亦少矣。"古人的这种认识对阳痿的诊治具有一定的指导意义，提示治疗阳痿不仅从肾，心、肝等其他脏腑功能的异常也可导致阳痿。

阴茎夜间能否勃起，是初步鉴别功能性阳痿和器质性阳痿的依据之一。肾主生长发育，肾气充足则生命力强，多长寿；肾气亏损则生命力弱，易早衰。发育成熟的成年男性反映肾气强弱的外在征象便是阴茎的勃起，以及勃起的坚度和持久时间、次数等。西医学认为，性欲的有无往往反映机体功能的正常与否，老年以后则能反映机体是否衰老。性衰老较早者，机体衰老也较早；而性衰老较迟者，机体衰老也较迟。调查结果表明，老年期仍有正常性欲和正常性生活者，机体功能多良好，往往老而未衰，健康长寿。

　　阴茎由筋组成，肝主筋；又阴茎内有精道通过，故《医林绳墨》认为"阴茎之病，亦从乎肝治"，"精道之病，当从乎肾治"。这为外肾疾病分脏论治提供了一定理论基础。

二、阴囊

　　"阴囊"之名，首见于晋代，《肘后备急方》："阴囊下湿痒，皮剥。"阴囊，也称"肾囊"、"脬囊"或"睾囊"。在《内经》则称为"囊"或"垂"，或将阴囊、阴茎、睾丸合而称之为"阴"。"囊"是形容其状似囊袋而能盛物，"垂"则言其位置悬垂于人体会阴之处。《素问·热论》云："厥阴脉循阴器而络于肝，故烦满而囊缩"，"厥阴病衰，囊纵"。囊缩指阴囊挛缩，囊纵指阴囊松弛。《灵枢·刺节真邪》云："茎垂者，身中之机。"这里的"垂"是指包括睾丸在内的阴囊组织。

　　阴囊状似囊袋，悬垂于人体会阴之处，内盛睾丸等组织，其外壁皮肤伸缩性很大，可随外界温度和体内温度变化而伸缩，一以调节阴囊内温度，有利于精子的生成和贮存；又因其宽松柔软，缓冲力大，从而保护睾丸避免或减轻外力的损伤。观察阴囊的松紧、大小、颜色等变化，可以了解整体病变的情况，为疾病的诊治提供依据。肝、肾二脏与阴囊的生理病理有密切关系，但亦有人认为，阴囊由肌肉组成，肌肉属脾所主，故阴囊之病当从脾治，如《医林绳墨》曰："阴囊之病，当从乎脾治。"但因肝、肾与阴囊也有密切关系，故其病还应考虑从肝、肾论治。

三、睾丸

　　马王堆医书《五十二病方》中称睾丸为"卵"。其后的《内经》沿用这一称谓，亦以"睾"、"丸"、"阴卵"等名冠之。如《灵枢·邪气脏腑病形》曰："小肠病者，小腹痛，腰背控睾而痛。"《灵枢·始终》曰："厥阴终者……甚则舌卷卵上缩。"《素问·骨空论》曰："腰痛不可以转摇，急引阴卵。"以上名称多为后世沿用。称之"卵"、"丸"者，是因睾丸状如卵丸。对睾丸的称谓还有"阴丸"、"阴核"、"卵核"、"肾子"、"子"等多种称呼。如晋代《肘后备急方》"治阴丸卒缩入腹急痛"；宋代《诸病源候论》"㿉病之状阴核肿大有时小，歇时终大于常，劳冷阴雨便发，发则胀大"；清代《医学真传》则称"阴囊、卵核乃厥阴肝经之所属"；《疮疡经验全书》称之为"肾子"，有"肾子悬挂"之说等。所谓"丸"、"核"、"子"均是对睾丸的形象比喻。"睾丸"之名为金元医家张子和所创，其著《儒门事亲》说："睾丸，囊中之丸。"张氏之后医家多沿用"睾丸"之名称。如元代朱丹溪《格致余论》曰："疝气有甚者，睾丸连小腹急痛也。"清代《医林绳墨》曰："肾有二子，名曰睾丸。"古人认识到睾丸与"肾脏"有密切联系，故将睾丸称为"外肾"。如《奇效良方》"㿉疝者，外肾坚肿"，即指睾丸坚硬肿大。这种命名显然有意将肾脏分为内外，意识到生殖之精是由"外肾"产生，这与现代解剖生理学的认识相一致。难能可贵之处还在于古代医家已经发现睾丸是男性生育的决定性因素之一，如《广嗣纪要》记载了男子"乏其后嗣"的5种病，其中之一为"犍"，即"外肾只有一子，或全无者"，这种病实际上就是无睾症或独睾症。

睾丸位于阴囊之内，左右各一，状如雀卵，产生生殖之精。男性性特征之一的胡须与睾丸有密切的内在联系。如《灵枢·五音五味》曰："士人有伤于阴，阴气绝而不起，阴不用，然其须不去，其何故也？……宦者，去其宗筋，伤其冲脉，血泻不复，皮肤内结，唇口不荣，故须不生"，"其有天宦者，未尝被伤，不脱于血，然其须不生，其何故也？……此天之所不足也，其冲任不盛，宗筋不成，有气无血，唇口不荣，故须不生"。其明确指出胡须的生长与否与睾丸的有无或功能的正常与否有关，与阴茎无关。虽阴茎受伤而萎软不用，但睾丸未伤，故胡须照样生长。宦官不生胡须的原因是少时阉割（睾丸被切除）的结果；天宦之人（天阉）没有胡须则是由于先天不足，睾丸缺如或睾丸先天发育不良所致，这种人不仅不生长胡须，连正常的性能力和生殖能力都没有。这是对男性先天性性腺疾病的最早记载。又明代医家方隅认为睾丸乃筋之成，肝为筋之主，故其病当以肝治。《医林绳墨》说："凡遇阴子之病，当从乎肝治。""阴子"即睾丸。但因睾丸寄肾而生，肾为其主，故其病又当从肾治。

四、精室

精室，又名精房或精宫，为男性生殖之精藏蓄之处所。中医对于男性生殖之精藏于何处的认识，经历了一个漫长的过程。《内经》认为，精（含水谷之精和生殖之精）藏于肾，《素问·六节藏象论》说："肾者，主蛰，封藏之本，精之处也。"《素问·上古天真论》曰："肾者，主水，受五脏六腑之精而藏之，故五脏盛，乃能泻。"《难经》认为生殖之精不藏于肾，而藏于命门。其所指"命门"不是《灵枢·根结》"命门者，目也"之含义，而是认为肾有两脏，但非皆肾"其左为肾，右为命门。命门者，精神之所舍也，男子以藏精，女子以系胞，其气与肾通"（《难经·三十九难》）。历代对命门位于何处的认识不一，除以《难经》为代表的"右肾说"外，尚有"子宫说"、"两肾之间说"、"七节之傍小心说"、"无形说"、"女为产门男为精关说"、"冲脉说"等。明代张景岳则认为命门为藏精处所，先天立命之门户："父母交会之际，男之施由此门而出，女之摄由此门而入，及胎元既足，复由此出。其出其入，皆由此门，谓非先天立命之门户乎？""既知此处为命门，则男之藏精，女之系胞，皆有归着。"《类经附翼》对内生殖器命门的描述详细："子宫之下有一门，其在女者，可以手探而得，俗人名为产门；其在男者，于精泄之时，自有关阑感觉。"《医学实在易》明确指出："命门在女性为产门，在男子为精关。"

男性生殖之精究竟藏于何处？一些医家认为男子胞亦即精室。《内经》虽没有"精室"之名，但有"胞"之称，如《灵枢·五音五味》曰："冲脉，任脉皆起于胞中。"故有冲任督三脉皆起于胞中，一源而三歧之说。对于"胞"的理解，一般认为专指"女子胞"而言，《素问·五藏别论》说："脑、髓、骨、脉、胆、女子胞，此六者地气之所生也。皆藏于阴而象于地，故藏而不泻，名曰奇恒之府。"奇恒之府有六，若男子无"胞"，则男子奇恒之府缺一。冲任督三脉与人体生殖器官及其功能有密切联系，均起于胞中，男女皆有。在男子则称"男子胞"。后世医家对此有论述，如《石室秘录》说："胞胎为一脏，男女皆有。"《中国医学大辞典》说："胞，男女均有之。""胞"分"女子胞"和"男子胞"，居处和功能各有不同，女子胞又名胞宫，位于女子下腹，具有主持月经、孕育胎儿的功能。男子胞有何功能？居于何处？诸多医家意见不甚统一。一些医家为区别两者功能，把"男子胞"称作"精室"，如张景岳说："胞，子宫也。在男子则为精室，在女子则为血室"（《类经》）。清代唐容川之论更为直接"男子之胞，一名精室，乃藏精之所"（《血证论》）。余如《医经精义》称："男子之胞，名丹田，名气海，名精室，以其为呼吸之根，藏精之所也。"《续名医类案》则称之为"精脏"。但以男子胞为精室，可贮藏生殖之精所论略同。

精室的位置，明代《类经附翼》认为居于腹内："居直肠之前，膀胱之后，当关元气海之间。"《医学衷中参西录》指出精室通于肾，位大肠膀胱之间，与任督相通。《医经精义》则明确指出精室通于精窍："前阴有精窍，与溺窍相对，而各有不同。溺窍内通膀胱，精窍内通精室。"精窍当指射精管口。因此，精室可与现代解剖学上的附睾、精囊腺等某些实体器官相对应，或理解为附睾、精囊腺、输精管壶腹、前列腺及尿道球腺等器官主要功能的概括。

精室的生理功能，除前述提到的"藏精"（生殖之精）外，《医经精义》说："精室，乃气血交会，化精成胎之所，最关紧要"，"男子藏精之所，尤为肾所司"。《医学衷中参西录》则认为精室为"生精之处"和"化精之所"。可见，精室有促成生殖之精成熟及藏精和生育的功能。

精室在形态上中空似腑；在功能上可化生和贮藏生殖之精而具备脏的功能，又能输送和排泄生殖之精而具有腑的特性，故具有奇恒之府的特点。精室的生理特性是对精液的贮藏、溢泄，既非藏而不泻，也非泻不秘藏，而是在肾之秘固、肝之疏泄、心之主宰及脾肺之升摄等脏腑功能的协同作用下，其开启与秘闭、满盈与溢泻维持于动态平衡。这种生理特性对于维持男性的性与生殖能力至关重要。"精满则溢"，成年男性若年长未婚，或虽婚长期分居等，皆会造成精室瘀阻不畅，影响身心健康，如《十问》曰："竣气宛闭（精窍闭塞不通），百脉生疾。"《备急千金要方》指出"强抑郁闭之，难持易失，使人漏精尿浊"，"亦不可抑忍，久而不泄，致生痈疽"等。但若恣情纵欲，房事过度，不仅耗伤精气，加重精室负担，也会导致疾病的发生。因此既不能强调保精而走向禁欲的极端，也不能认为因担心精室郁闭而纵欲。房室生活应当适度，当节不当绝，以和为贵。这种认识从中医理论上来讲，与奇恒之府的生理特点极相吻合，也与现代性医学研究的结果相一致。

把精室视为奇恒之腑，不仅解决了冲任督三脉在男子的起源问题，同时也了结了自《内经》以来几千年在中医理论中男子奇恒之府缺一的悬案，为精室疾病的治疗提供了理论根据。腑病多实宜通，脏病多虚宜补，精室兼具脏腑特性，其病有实有虚，故治疗宜视病情或通或补，不能拘泥于精病宜补之一途；精室与肾、肝、心、脾、肺五脏均有联系，应从多脏论治非治肾之一法。

五、子系

子系，顾名思义，指维系肾子即睾丸的组织，故又称"睾系"或"阴筋"。《灵枢·四时气》说："小腹控睾，引腰背，上冲心，邪在小肠者，连睾系。"《证治准绳》说："肾与膀胱，一脏一腑，其气通于外肾，小肠系于睾丸系故故也。"《医门法律》则曰："凡治水肿病，痛引阴筋，卒然无就。"古人认为睾丸系带是由"筋"组成的柔软的束状组织，故以"系"或"筋"为名。如从现代解剖学看，睾系相当于精索。子系之功能一是维系悬挂睾丸；二是肾等脏腑的气血精微物质以此为通道供给睾丸营养；三是生殖之精以此为通道排入女性体内而生育。子系有病，通道不畅，睾丸失去肾气等精微物质的温煦濡养或生殖之精排泄障碍，可以导致阳痿、不育等疾病。子系之病，主要从肝调治。

第三节　脏腑功能与男性生理

脏腑功能的正常活动，是人体生命活动的基础。脏腑是一个有机的整体，既相对独立又紧密联系，《景岳全书·治形论》说："诸血藏于肝而化于脾胃，精髓主于肾而受之于五脏。"五脏虽各有所主，如心主血、肺主气、肝藏血、脾统血、肾藏精，但各脏功能又相互依存，如气精互化、气血相生、精血同源。男性生理的正常活动也是在脏腑功能的共同作用下进行的。

一、肾与男性生理

中医学理论所谓的"肾"，多指一个功能系统，很少指代实质器官。中医男科学肾的概念也是如此。肾的功能，在男科学中一般指泌尿生殖系统及其相关系统的功能。男性的外阴、内生殖器与肾通过经络直接联系，天癸的充实和精的生成与排泄，与肾密切相关。肾在男性生理活动中起着他脏不可代替的作用。

（一）肾藏精气，与人体生长发育密切相关

肾藏之精，包括先天之精和后天之精。先天之精禀赋于父母，后天之精来源于脾脏化生的水谷精微。精化气，气生精。肾中精气，内寓元阴元阳，即肾阴肾阳，是维持人体阴阳平衡的基础。肾阳又称元阳、真阳、命门真火、先天真火等，是肾生理活动的原动力，为人体阳气的根本，对全身脏腑、四肢百骸等起着温煦作用，凡男性生殖、性生理活动，包括内外生殖器官的生长，发育及其功能的维持，都需要肾阳的温养。肾阴即肾之阴液，又称元阴、真阴、肾水、先天真水等，是肾生理活动的物质基础，人体阴液之源泉，对脏腑、四肢百骸等起着濡养作用，对维持男性性器官的生殖生理功能，与肾阳同等重要。《景岳全书·命门余义》说："五脏之阴气，非此不能滋；五脏之阳气，非此不能发。"

肾气以肾精为物质基础。凡肾精充足，则肾气旺盛，阴平阳秘；肾精不足，则肾气虚衰，阴阳失调。肾精、肾气、肾阴、肾阳四者相互作用，共同维持肾生理活动的正常进行。

肾气盛衰反映男性生长发育之生理过程。男子一生的生长、发育、壮盛、衰老等过程，就是肾气盛衰的全过程，肾气内在的盛衰可通过外在生理特征的盛衰来反映。

（二）充天癸，调节人体生殖机能

天癸蕴育于人体胚胎时期，随着肾气的发育旺盛，而渐趋成熟。天癸经肾气充养到一定程度，才能促使人体化生生殖之精，人的生殖机能的生理活动才会有足够的物质基础。天癸通过冲任二脉促使生殖之精的化生、发育和成熟。生殖之精藏于外肾，是繁衍生命的物质基础，是胚胎形成的始基。

（三）主气化，调节水液代谢

肾主水液，肾的气化是调节人体水液代谢平衡的中心环节。《素问·逆调论》指出："肾者，水脏，主津液。"肾气充盛，气化正常，开阖适度，水液的输布与排泄方能正常进行。如肾之气化功能失常，开阖失度，则会出现病态，若开多阖少，可致夜尿增多、尿崩或失禁；阖多开少，则会出现排尿无力、小便滴沥不尽或尿闭。

（四）主前阴二窍，司尿与精液之排泄

男子前阴之中有二窍：一为精窍，一为溺窍。二窍之外口为一，通过冲任二脉得肾阴液的滋养。在肾的协同作用下，精窍司精室的开阖，主精液排泄，《素问·灵兰秘典论》的"肾者，作强之官，伎巧出焉"，即指肾主前阴二窍，能使阴茎勃起，开启精关，从精窍排泄生殖之精，从而繁衍新的生命；在肾与膀胱的协同作用下，调节尿液之排泄，由溺窍而生。

二、肝与男性生理

肝是人体血液藏泄的调节中心，且能主润全身筋膜。在男科中，肝与男性生理主要通过肝主润宗筋、协同精液排泄及精血互生等来体现。主要表现在以下几个方面：

（一）主藏血，濡养外肾

肝藏血，指肝具有对血液流通、血量及血液贮藏等进行调控的作用。宗筋为肝所主，有广义和狭义之分，广义泛指身之筋膜，狭义则专指外肾，即位于前阴的生殖器官，包括阴茎、阴囊、睾丸等。

外肾受肝血之濡养，对血液的需求较高，在性事活动中，肝一方面能及时、充分地供给外肾足够的血液，使阴茎骤然勃起和持续坚硬以完成性事的全过程；一方面又在性事完成后，及时迅速地调节外肾过多的血量而使阴茎松弛恢复常态。

在病理条件下，如肝血不足或肝疏泄功能障碍，外肾失于濡养可出现生殖器官发育不良或萎缩等；性事活动时则因外肾没有足够的血液及时供给，致使阴茎不能勃起而出现阳痿；或因性事结束后肝脏不能及时调节外肾过多的血量，阴茎仍异常勃起等一系列性事障碍之疾病。凡肝血亏虚、肝气虚衰、肝气不疏，或寒热诸邪等致病因子作用于肝，均可引起男科病，如《灵枢·经筋》认为，足厥阴肝病则"阴器不用。伤于内则不起，伤于寒则阴缩入，伤于热则纵挺不收"。《素问·痿论》说："筋痿者，生于肝，使内也。"《医述》引《医学衷中参西录》云："肝主筋，外肾不兴则肝衰矣。"肝脏本病时，其病邪还可循肝之经络伤及外肾，影响性功能，如肝经湿热下注可致阳痿、阳强、精闭、精血、缩阳等。《素问·热论》说："厥阴经循阴器而络于肝，故烦满而囊缩。"

（二）主疏泄，维持正常性活动

肝主疏泄，除对全身气机升降、出入等运动有疏畅作用，对精神情志活动也有疏达调畅的作用。对男性生理来说，肝主疏泄除助心行血濡养外肾外，同时对性活动也起着重要的协同作用。性活动以天癸为主要物质基础，受心神的支配，与肝气的疏泄亦至关重要。肝气以行畅条达为顺，最忌郁结。只有在肝气调达，气机舒畅的情况下，人才能产生性欲并实施性行为。如肝气郁结，或肝气横逆，致肝疏泄功能失职，气机不畅，就会发生性功能异常。肝之疏泄不及、情志不畅，多表现为性的抑制，如性欲低下、性欲淡漠、阳痿等，性活动也随之减少或停止；肝之疏泄太过，肝火偏亢，则往往表现为精神亢奋，从而出现性欲亢进、性活动增加、早泄、遗精等。古代医家对此多有论述，如《景岳全书》说："忧郁太过，多致阳痿。"《慎斋遗书》说："郁郁不乐，遂成伤肝，肝木不能疏达，亦致阳痿不起。"《读医随笔》以性欲亢进为例，从病理上对肝之疏泄功能对性功能的影响以精辟分析："凡肝热郁勃之人，于欲事每迫不可遏，必待一泄，始得舒快。此肝阳不得宣达而下陷于肾，是怒气激起志气，使志不得静也。肝以疏泄为佳，既不得疏于上，而陷于下，遂不得不泄于下。"

在性活动中，精液的排泄与肝之疏泄有密切关系。《格致余论》论述精液的疏藏时说"主闭藏者肾也，司疏泄者肝也"，即指精之固约机制在肾，而精液之排泄由肝所司。可见，精液的排泄是肝之疏泄功能对性活动进行调节的途径之一。肝在精液排泄中的作用是通过肝气对精关开启与闭合的制约来实现的。肝气调达疏畅，则精关开阖适度，精液排泄正常。如肝郁气滞，疏泄不及，精关开启缓慢或阖而不开，则可引起射精迟缓或不射精；如肝火过亢、疏泄太过，精关提前开启，则可导致早泄。

从上可见，肝之疏泄功能与男性性功能有密切关系。凡肝之疏泄功能正常，则性欲正常，交合有度，泄精应时；反之，则性欲异常，交合失度，泄精失时。

从经络学来看，肝之经脉布胸胁，经胸膺乳下，所以男子乳房的正常发育与肝有关，若肝气郁结，疏泄不畅，可致乳房肿胀、结块、疼痛等。

肝主疏泄，能调畅三焦气机，协助上中下三焦调节水液代谢。若肝失疏泄，三焦气机不畅，还可发生癃、闭、淋诸疾。

（三）肝肾同源，精血互化

生殖之精是在天癸作用下由外肾化生，贮藏于精室。肾受五脏六腑之精而藏之，故五脏均能影响生殖之精的化生。由于肝肾同源、精血互化，肝血能滋养肾精，故肝血的盛衰对肾精的化生尤有重要作用。肝血充足，则肾精生化无穷，反之，如果肝血不足，或肝血瘀滞，则肾精生化无源。临床中对某些不育患者从补肝血或疏肝化瘀治疗，往往能收到明显效果。

三、脾与男性生理

脾主运化，吸收水谷精微以充养各组织器官。脾与胃相表里，纳运结合，燥湿相济，升降相因，共同完成饮食水谷精微的消化与吸收，同为气血生化之源。脾胃与男性生理的关系主要是营润外肾与充养天癸和肾精。

（一）主运化，营润外肾

脾胃消化吸收的水谷精微通过经络而达外阴，对外肾起着营养和滋润作用，以维持和加强性功能，如《素问·痿论》说："阳明者，五脏六腑之海，主润宗筋。宗筋主束骨而利机关也。"后世注家多将机关解释为关节，宗筋为附着关节的筋膜。我们认为，男子宗筋包括了阴茎、阴囊、睾丸等生殖器官，而"机关"可理解为阴茎排泄精液和尿液之功能。《内经》也习惯将前阴称为宗筋。宗筋在男科中一般指以阴茎为主的前阴生殖器官，即广义之外肾。所谓"太阴阳明之所合"，是指脾胃运化的水谷精微对外阴生殖器的营养作用。脾胃运化功能正常则外肾营养充足，发育正常，能维持良好的性事活动；如脾胃失于健运，则气血生化之源匮乏，外肾营养不足，不仅发育会受到影响，功能活动也随之减退，从而发生性欲低下甚至阳痿、不育等病症。在病理上，脾胃与外肾有经络相通，故脾胃之邪可循经下注，致性器官功能受扰而发生遗精等疾病。

鉴于脾胃与外肾生理上的密切联系，故男科疾病可从脾胃论治。《素问·痿论》中"治痿独取阳明"的治疗法则的提出，也为男科治疗阳痿等疾病提供了又一途径。如《临证指南医案》说："盖胃为谷之海，纳食不旺，精气必虚，况男子外肾，其名为势，若谷气不充，欲求其势之雄壮坚举，不亦难乎？治惟通补阳明而已。"然而从脾胃论治男科病，亦非补之一途，而应根据脾胃病理变化之机转，决定补虚泻实之治则。

（二）化气血以充养天癸和生殖之精

生殖之精是在天癸的作用下，由精室化生而成。天癸、生殖之精虽靠肾气的作用才能充实和成熟，但亦赖后天水谷精微化生气血的不断滋养。《景岳全书·杂证谟》说："人之始生，本乎精血之源；人之既生，由乎水谷之养。……非精血，无以立形体之基；非水谷，无以成形体之壮。精血之司在命门，水谷之司在脾胃，故命门得先天之气，脾胃得后天之气也。是以水谷之海本赖先天为之主，而精血之海又必赖后天为之资。"在生理情况下，脾胃健运，气血充足，则精之化生有源，精血旺盛，以保证生殖生理功能的完成。在病理条件下，如脾胃运化失常，气血生化不足，则生殖之精化源匮乏，因而亏虚或质量低下，从而发生精子数量减少或精子活动不良等病症。因此，治疗不育一病，可以治脾胃为主，稍佐治肾。

脾胃化生之水谷精微可以充养天癸和生殖之精，如偏嗜有害食物或药物亦可损伤肾精。如现代发现食用大量棉籽油可使精子数量明显减少，质量下降，从而导致不育；长期、过量服用某些苦寒中药如雷公藤等也会使精子数量减少和质量低劣。嗜酒会直接影响精子的质量。如《景岳全书·妇人规》说："凡饮食之类，则人之脏器各有所宜，似不必过为拘执。惟酒多者为不宜。盖胎种先天之气，极宜清楚，极宜充实。而酒性淫热，非惟乱性，亦且乱精。精为酒乱，则湿热其半，真精其半耳。精不充实，则胎元不固；精多湿热，则他日痘疹、惊风、脾败之类，率已受造于此矣。故凡欲择期布种者，必宜先有所慎，与其多饮，不如少饮；与其少饮，犹不如不饮。"因此，男性除保证足够的营养外，还应戒除各种不良嗜好，尤其是种子之期不得嗜酒。从脾胃论治不育、阳痿等疾病，也不宜一概施之以补，还应根据病情选用清解酒毒湿热等祛邪之法。

此外，脾气主升，有统摄作用，肾精之闭藏虽在肾，但又需脾气的统摄，若脾虚气陷，统摄失职，则可致精无所固摄而泄下，出现滑精、精浊、尿浊等疾病。因此，遗精之疾，治以健脾益气固摄，往往收效明显。

四、心与男性生理

心藏神，主神明，为人身脏腑之大主。人之精神、生理活动都必须在心神的支配下才能完成。在男性生理活动中，心的功能主要表现为主血脉以养外肾和主神明以司性欲。

（一）主血脉，滋养外肾

心具有推动、约束血液在脉管中循环运行，输送营养物质于全身的作用。全身脏腑的功能活动均需赖心脏推动血液为基础。男子外肾悬于身体下部，亦需心血之营养，才能正常发育并维持其功能。若心气、心血不足，或脉道不利，血行瘀阻，则外肾失养，可发生阴囊与睾丸的萎缩、阳痿、精子数量减少等病症。

（二）主神明，司性欲

心藏神而主神明。"神"包括人的精神、情志、思维、感觉等生命活动。《灵枢·本神》篇说："所以任物者谓之心，心有所忆谓之意，意之所存谓之志。"任物，即指心神对人体自身行为的支配作用。性活动属于人的精神活动，性行为由心神支配。性欲的产生，必须是心神有所触动才会引起。心神不仅司性欲，而且对天癸和生殖之精的化生也起支配作用。

关于心神在性欲及性活动过程中的作用，古代医家认识比较深刻。《格致余论》曰："主闭藏者肾也，司疏泄者肝也。二脏皆有相火，而其系上属于心。心，君火也，为物所感则易动，心动则相火亦动，动则精自走，相火翕然而起，虽不交会，亦暗流而疏泄矣。所以，圣人只是教人收心养心，其旨深矣。"《杂病源流犀烛·遗泄源流》说："心为君，肝肾为相。未有君火动而相火不随之者。故寐时神游于外，欲为云雨，则魂化为形，从而行焉，精亦不容不泄矣。"《临证指南医案》说："精之藏制在肾，而精之主宰在心。"《金匮翼》也云："动于心者，神摇于上，则精遗于下也。"如果心神活动正常，则由性意识支配的性欲也正常，性活动就会得以正常进行；如果心神活动失常，性欲就会发生异常，或亢进，或减退，甚则阳痿。现代研究证实，外界的强烈刺激会导致精神心理障碍，从而影响生殖能力以致阳痿、不育等。

五、肺与男性生理

肺为相辅之官，具有主气、主治节，朝会百脉，宣发气血精津以养全身的功能。通过临床实践的观察及研究结果表明，肺与男性生理亦有密不可分的关系。

（一）主治节朝百脉，以养外肾

肺对全身脏器的治理和调节作用，是通过"主气"、"朝百脉"来完成。《医学实在易》说："气通于肺，凡脏腑经络之气，皆肺气之所宣。"肺主气，气血津液的运行需赖肺气之敷布散发，肺朝百脉，气血运行都要经肺脏进行物质交换。在生理条件下，肺主治节的功能正常，气血津液运行全身，则外肾亦得以濡润。如肺病导致气血津液敷布障碍，则外肾失于濡养可发生功能上的病理改变。如肺气亏虚，不能宣发气血津液，宗筋无以充养，且母病每多及子，肾脏受累，肾气也虚；或肺失通调，聚水生湿，或湿热下注宗筋；或肺热叶焦宗筋失润，或痰浊内生，肺失宣降等，均可导致性欲减退、阳痿、癃闭等疾病。临床中常见肺功能失常引起性功能障碍和生殖能力的下降。如某些反复发作的哮喘患者或支气管炎患者在发作期，或甚至患有慢性肺气肿、肺源性心脏病的情况下，多伴有性欲低下或阳痿。如从肺治或在治肾之药中加入适当温宣肺气之品，可以使性功能得以恢复正常。

（二）金水互化，主气机升降

"肺为气之主，肾为气之根"，肺肾共司人身之气机升降，肺属金，肾属水，肺肾之阴相互滋生，金水互化。肺肾相生，在男性生理中主要体现为肺对生殖之精的影响。如肺肾协调，肺气清肃下行，则肾的气化功能正常，生殖之精也能正常化生。在病理条件下，或肺失宣清，则影响肾之气化；或肺肾阴虚，肾精化源不足，生殖之精亦匮乏，甚则宗筋失养，发生性欲减退、阳痿、不育等疾病。现代医学的有关研究成果提示：一是慢性呼吸道疾病与不育有关。长期慢性呼吸道感染如慢性支气管炎、支气管扩张、鼻窦炎等可以造成男性不育。这类患者的精子计数及相关激素水平可正常，只是精子不运动。通过进一步的研究，造成精子不能运动的原因是精子尾部鞭毛的轴丝上的"戴奈因臂"的细微结构畸变或缺如，同时还发现呼吸道黏膜上的纤毛细胞结构也有类似的不同程度的缺陷。故认为这种不育是因纤毛细胞异常引起的，称之为"纤毛不动综合征"，也称作"纤毛呆滞综合征"或"男性鞭毛异常症"。其特点是在儿童时期即患有慢性呼吸道疾病，治疗较为困难。呼吸道疾病引起不育的另外一种表现是精液中无精子或精子数量减少，称之为与呼吸道疾病有关的阻断性无精及少精症，其机理尚未明了。二是吸烟与精子畸形有关。吸烟时大量的烟雾经肺吸收，不仅会引起呼吸道疾病，同时还能影响生育能力和性功能。吸烟对精子的生成、成熟及畸形精子的比例都有明显的影响。在不育患者中发现，吸烟者正常精子的数量减少，平均为 10% 左右。在精液浓度大致相同的情况下，吸烟者畸形精子的比例远远高于不吸烟者。若每天吸 21～30 支香烟时，不仅畸形精子发生率显著增高，精子的数量也显著减少，吸 31 支以上者精子形态和数量的改变更明显。吸烟时间越长，畸形精子越多；随着正常精子数目的不断减少，精子活动力也减弱。据研究，这种情况可能由于精子接触了香烟中的有毒物质，使精子的发育受到影响、形态发生改变所致。如尼古丁会使精子去透明带的能力降低12%～16%。吸烟不仅会引起不育，而且因吸烟降低了精子的质量，即使怀孕，其胎儿流产率、胎儿产前死亡率、先天畸形儿出生率等均大大增加。在男科临床中，王琦曾遇一例长期大量吸烟后导致精子形态改变而引起不育的患者，经戒烟和服用解毒生精中药后，精子形态恢复正常而生育。三是吸烟与阳痿有关。巴黎"欧洲阳痿研究中心"曾对平均年龄46.8岁的440名阳痿患者作了阴茎血压指数测定，发现患有器质性阳痿的患者中，53%是动脉血管受损而引起，而吸烟是动脉血管受损，尤其动脉硬化的常见危险因素之一，可以导致阴茎动脉的供血不全。在上述440名阳痿患者中，吸烟者占64%。四是前列腺素与性功能有关。现代生理学研究发现，与人类性功能关系极为密切的生物活性物质前列腺素可以直接作用于生殖器官平滑肌，参与性功能的调节，用其治疗性功能障碍及不孕、不育收效明显。以往认为是由前列腺产生的前列腺素，在肺中的含量却最高。肺中不仅含有大量的前列腺素合成酶以制造前列腺素，而且各种前列腺素又必须在肺中灭活，即前列腺素代谢的关键场所是肺。所以，肺可以通过前列腺素系统影响性功能。

以上研究成果，不仅证明了肺与男性生理的联系，同时也为中医男科疾病从肺论治提供了有力的理论依据。

第四节　气血与男性生理

气血是人体生命活动的物质基础，既是脏腑功能活动的动力和源泉，又是脏腑活动的产物。气血禀脏腑而化生，由经脉输送以营养全身组织，同时，脏腑、经脉的生理活动又需气血充养才能进行。因此，男性生理与气血有密切关系。

一、气与男性生理

气是维持人体生命活动的物质基础，人体的各种功能活动都要靠气的推动才能完成。男性生理同样以气为原动力。如肾气既能充实天癸以促进性功能的成熟，又能维持性机能的完整。如果在十六岁以前肾气不盛，天癸难充，则会影响外肾的发育和性机能的成熟；十六岁以后肾气亏损，性机能的完整性则难以维持，因而肾气的盈亏可以通过性机能的变化得到反映。肝气、脾气、肺气、心气等脏腑之气与男性生理也有联系，如其中一脏之气不足或被病邪扰乱，都会影响男性生理功能。

气在男性生理活动中的功能有四个方面：一是推动血液等精微物质以营养外肾。如气虚、气滞血行不畅，外肾失养可影响性行为；甚则精子减少，排精无力等。二是对外肾及精室的温煦作用。如果阳气虚衰，温煦作用降低，则可出现寒疝、精寒、精稀等病。三是对精血的固摄作用。如中气下陷，可发生气疝、狐疝；气不摄血，可致血精；气虚无力摄精，可致遗精、早泄等病症。四是气化作用。气化可使精血互化，血化精，精生血，精化气。气化正常，男性生殖功能和性功能才能得以正常进行。

气的病变对男性生理活动会产生直接影响。气有余，便是火，如心气亢盛化火，下扰精室，可致遗精早泄；肝气有余，疏泄太过或化火，可致阳强、遗精、早泄等；气滞血瘀、精关闭阻，可致射精迟缓或不射精、逆行射精等。

二、血与男性生理

血为水谷所化，血来源脾，输布于肺，藏受于肝，总统于心，濡养四肢百骸、五官九窍。血与男性生理功能的关系，主要表现为血养外肾和精血互化两个方面。"血主濡之"，男子外肾必须得到血液的滋养，才能正常发育并维持其功能。如血虚脉络空虚，外肾失于濡养，久则废痿；血瘀也致外肾营养匮乏，而致性功能减退、阳痿，甚则阴器萎缩。血为热扰，溢于脉外，与精并出而成血精。

男子以精为本，精赖血液化生。精乃血之粹，血为精之源。在生理条件下，水谷精微经中焦受气，变化为赤，是为血。血液化生无穷，则精之生化有源，精子发育正常，可繁衍后代。在病理条件下，如血虚或血瘀，精室供血不足，精之化源减少，精子发育不良甚则无精或少精，进而丧失生殖能力；血热扰动精室、煎熬精液，可致血精、精液稠厚、精子活动不良或不活动等病症。

气血之亏盈对男性生理有极为重要的作用，故在男科临床实践中，当考虑从气血论治男科病。

第五节　经络与男性生理

经络是经脉和络脉之简称，其主干称为"经"，分支称为"络"，主要包括十二正经与奇经八脉。经络系统内属于脏腑，外络于肢节，具有联系内外，沟通表里，贯串上下，运行精微物质以养脏腑、充肌肉、泽皮毛、濡百骸和传递信息等重要生理功能。"十二正经"分属五脏和六腑。脏腑在男子生理中的作用是通过本脏的经络来实现的。"奇经八脉"不仅与男性生殖系统有直接连系，而且对十二经脉、经别、络脉起着广泛的联系作用，并能调节和蓄溢全身精微物质。与男性生理关系最为密切的经络是冲脉、督脉、任脉、带脉、足太阴脾经、足少阴肾经、足厥阴肝经和足阳明胃经等。

一、冲脉

冲脉之起源众说不一。一说起于气街，如《素问·骨空论》："冲脉者，起于气街，并少阴之经，侠脐上行，至胸中而散。"一说起于胞中，如《灵枢·五音五味》："冲脉、任脉，皆起于胞中，上循背里，为经络之海，其浮而外者，循腹右上行，会于咽喉，而别络唇口。"一般认为，冲脉起于小腹之内，下出于会阴部，上行于脊柱之内，其外行者经气冲穴与足少阴交会，沿腹股两侧，上达咽喉，环绕口唇而终。在循行途中，与任脉、胃经、肾经、督脉等经脉相通，与肝经相络。胃为水谷之海，冲脉在胃经气冲穴与之交会，受后天水谷精微的供养；与肾经交会，得先天精气之资助；同时又受肝血充养，先天、后天之精气和脏腑之气血均能汇于冲脉，故冲脉成为人体精血之要冲，有冲为"血海"、"五脏六腑之海"、"十二经之海"之论。

冲脉在男子起于精室，对男性生殖生理起着重要的作用，主要表现为以下几方面：

1. 运行天癸

天癸经由冲脉与任脉输送往各有关脏腑器官。男子"二八"、"天癸至，任脉通，太冲脉盛"，冲脉充盛，第二性征得以发育并维持，从而产生生殖之精并具备生育能力。《黄帝内经集注》说："男子天癸溢于冲任，充肤热肉而生髭须"，即指天癸通过冲任二脉的运行而发挥促使第二性征发育的作用。如果冲脉损伤，则会出现性征的变化，《灵枢·五音五味》说："宦者去其宗筋，伤其冲脉，血泻不复，皮肤内结，唇口不荣，故须不生。"丹波元简注云："宦者少小时去其势，故须不生。势，阴丸也，此言宗筋，亦称睾丸而言"，说明冲脉有运行天癸以发挥作用的功能。

2. 促生精液

冲脉起于精室，隶属于肾。天癸、肾气可经冲脉直达精室，促使生殖之精的产生与成熟。冲为血海，血能化精，是精的物质基础，冲脉充盛，则精液之化源丰富，正如《临证指南》所说："血海者，即冲脉也，男子藏精，女子系胞，不孕、经不调，冲脉病也。"如冲脉血亏，可致不育等病症。

3. 充养外肾

外肾的发育和性功能的发挥，必须有大量的气血供给，气血来源于脾胃所吸收的后天水谷精微。外肾则受阳明经与冲脉输送的气血以充养。如《素问·痿论》说："冲脉者，经脉之海也，主渗灌溪谷，与阳明合于宗筋，阴阳总宗筋之会。"

二、任脉

任脉之起源，有谓起于中极之下者，如《素问·骨空论》："任脉者，起于中极之下，以上毛际，循腹里，上关元，至咽喉，上颐，循面入目。"有谓起于胞中者，如《灵枢·五音五味》说："冲脉、任脉，皆起于胞中。"现多认为起于小腹内，出于会阴，过外阴部，沿腹部正中线上行，最后经面部进入目眶下。任脉主一身之阴经，为阴脉之海，通过经络与全身阴脉会于膻中穴。任脉与冲脉在男子均起于精室，与男性生殖生理关系密切。

1. 通行天癸，促进性成熟

任脉与冲脉共同发挥通天癸，促性发育的作用。先天冲任不盛，可影响外肾、胡须等性征的发育，损伤冲任二脉还可导致性征的丧失。《灵枢·五音五味》说："其有天宦者，未尝被伤，不脱于血，然其须不生……此天之所不足也，其冲任不盛，宗筋不成，有气无血，唇口不荣，故须不生"，说明任脉对维系性征起着重要作用。

2. 化生精液以生育

男子二八任脉通，天癸至，促使精室化生生殖之精；任脉还统摄全身属于阴的精微物质，而这些物质是生殖之精化生的物质基础。男子任脉充盛，精化有源，精室的生殖之精才能正常产生、充满和溢泻，才能备具生育能力。

由于任脉具有促进男性外肾与副性征的发育并能化生生殖之精而主生育的特殊功能，故任脉为病可导致外肾发育不良、生育力低下及性征丧失或出现疝气等疾病，如《素问·骨空论》所说："任脉为病，男子内结七疝。"

三、督脉

督脉为阳经总汇，总督一身之阳，《素问·骨空论》说："督脉者，起于少腹以下骨中央，女子入系廷孔。其孔，溺孔之端也。其络循阴器，合篡间……其男子循茎下至篡，与女子等。"《奇经八脉考》指出："督为阳明之海，起于肾下胞中。"张子和则认为督脉与冲任二脉同出一源，即"一源三岐"。一般认为督脉源于小腹之内，下出会阴部，向背部正中往上循行，入脑中上巅顶，沿前额下行于唇下承浆穴处与任脉相接。督脉在头部与诸阳经交会，与任脉相辅相成，共同维系人体阴阳的平衡。

督脉在男子起源于精室，对生殖功能有资助调节作用。生殖之精的产生与溢泻，除了冲任的充养外，还需要督脉之阳气的温煦与推动，如督脉之气亏虚，精室失于温煦，则可出现精冷、精清、精薄等而致不育；督脉阳气不足，外肾失温，则可导致阴冷、性欲减退、阳痿等病症。

四、带脉

带脉始于季肋，绕身一周，维系腰腹，状如束带。其功能为约束上下走行的经脉，对全身经脉起协调和连络作用，故有"诸脉皆属于带"之说。

在男性生理中，带脉的生理功能主要是约束冲、任、督三条经脉，协调其对外肾的作用。《儒门事亲》说："冲、任、督三脉，同起而异行，一源而三岐，皆络于带脉。"带脉在男性生理中的作用有以下两个方面：

1. 约束宗筋

宗筋（即阴茎）的伸展与收缩、勃起与萎软，均与带脉的功能有关。带脉约束冲、任、督三脉，张弛得宜，既使宗筋得到充养，又使宗筋受到收束。如果带脉束养宗筋功能低下，则可发生阳痿及阴囊松弛下坠等病症。

2.固约精关

带脉不仅对外肾有固护维系和调节的作用，而且对精关的开启与关闭也有固约作用，一旦带脉对精关的固摄和调节作用失常，则可导致遗精、早泄等病症。

五、肾经

足少阴肾经脉与外肾无直接的联系，但足少阴之筋并太阴之筋而上，循阴股，结于阴器，故有"肾主阴器"之说。肾为先天之本，阴精之海，元气之根，生命之本，肾气赖足少阴之筋以传输，肾精赖此以运送于外肾。少阴肾经对生殖之精的化生、储藏与排泄起着主导作用。如肾经功能失调，则可影响外肾，导致阳痿、遗精等疾病的发生。

六、肝经

足厥阴肝经与男性生理极为密切，其经、筋、别均与外肾直接相通，足厥阴脉循阴器而络于肝，故有"肝司阴器"之说。《灵枢·经脉》指出足厥阴肝之脉"循股阴，入毛际，环阴器，抵少腹"、足厥阴之别"循胫上睾，结于茎"，《灵枢·经筋》云足厥阴之筋"上循阴股，结于阴器，络诸经"。

肝主筋，外肾为宗筋之聚，《灵枢·经脉》说："肝者，筋之合也。筋者，聚于阴器。"肝通过其经、筋、别等输送气血以充养外肾，若肝血充盈，"淫气于筋"，使外肾得以濡养，从而维持其正常活动。肝主疏泄，对阴茎的勃起与软缩、精关的开启与闭合等起调节作用。若肝之经络发生病变，通道不畅，肝血难以输送至外肾，难以行其疏泄之能，则可引起多种男性疾病的发生，《灵枢·经脉》说足厥阴肝脉"是动则病腰痛不可俯仰，丈夫㿉疝"，"是主肝所生病者……狐疝，遗溺，闭癃"，足厥阴之别"其病气逆则睾肿卒疝，实则挺长，虚则暴痒"。《灵枢·经筋》云足厥阴之筋"其病……阴股痛，转筋，阴器不用，伤于内则不起，伤于寒则阴缩入，伤于热则纵挺不收"。由此可见，若肝血失于充养，或因经脉之气郁滞，或伤于寒、热，均可影响外肾功能的正常运行而发生多种疾病，如阳痿、缩阳、阳强、疝气、遗精、早泄、不射精、射精疼痛、癃闭、不育等。

由于肝之经络与男性生理、病理关系极为密切，因此，在男科临床中，必须充分考虑到从肝论治男科病的重要性，"肝司阴器"与"肾主阴器"并不矛盾，两者相辅相成，共同与其他脏腑一起维系男性正常的生殖生理功能。

七、脾经

脾之经脉不仅与胃之经脉连络于外肾，且其筋亦与外肾相连，《灵枢·经筋》说："足太阴之筋……结于膝内辅骨，上循阴股，结于髀，聚于阴器。"脾为后天之本，运化水谷精微以养全身。外肾必赖脾之经络输送的水谷精微以滋养。如脾之健运失常，湿邪内生也可循经下注外肾而致病，如《灵枢·经筋》指出，如足太阴脾经脉气失调则引起"阴股引髀而痛，阴器扭痛"等。此外，如脾气亏虚，气虚不摄，可导致遗精；水湿或湿热循经下注，则可引起水疝、遗精、肾囊风、血精、子痈、不育等病症。

八、胃经

足阳明胃经与外肾亦有直接的联系，《素问·厥论》说："前阴者，宗筋之所聚，太阴阳明之所合也。"《灵枢·经筋》云："足阳明之筋……其直者，上循伏兔，上结于髀，聚于阴器。"胃主受纳、腐熟水谷，故阳明为多气多血之经，后天水谷所化之精微通过其经脉、经筋输送到外肾，发挥濡养作用并维持其正常的生理活动，《素问·痿论》之"阳明者，五脏六腑之海，主润宗筋"即指此意。如阳明经脉功能失调，气血不能循经下行以养宗筋，或胃中之邪循经下注外肾，均可影响外肾正常生理而引起性欲减退、阳痿、遗精、不育等病症。

九、其他经脉

《灵枢·经脉》说："胆足少阳之脉……其支者……出气街，绕毛际，横入髀厌中。"《灵枢·脉度》云："跷脉者……起于然骨之后，上内踝之上，直上循阴股入阴。"提示足少阳胆经与跷脉和男子外肾也有连系。胆经湿热下注外肾，可致遗精、阳痿、阴痒、囊痈等；胆气不足则可致性欲减退、阴茎难起等。

综上所述，经络与男性生理的关系主要表现在精微物质需通过经络输送到外肾以充养之；脏腑功能活动的信息通过经络传递到外肾以调节之。也即外肾与脏腑通过经络的联系极为密切，张景岳在《类经》中曾说："阴器者，合太阳、厥阴、阳明、少阴及冲、任、督之脉，皆聚于此，故曰宗筋"，"前阴者，阴器也，宗筋者，众筋之所聚也，始足之三阴、阳明、少阳及冲任督跷九脉皆聚于此，故曰宗筋。"经脉功能失调，不能传输精微，或病邪循经下注外肾等均可引起男性疾病的发生。因此，临床诊治男科疾病时，必须把握整体，既重视局部病变，又兼顾整体调节，才能取得更好疗效。

第六节　天癸与男性生理

天癸，是指能促进男性机体生长发育、生殖机能旺盛、精液精子产生、种子生育及维持男性第二性征的物质。天癸蕴育于胚胎时期，贮藏于肾，受肾气和后天水谷精微的充养，在脏腑经络的协同作用下发挥其生理功能。天癸的至竭与衰旺，可从机体的生理病理等方面反映出来，从而提示男科疾病的病因病机，为正确的诊断和治疗提供依据。

一、天癸的概念

天癸一词，最早见于《内经》。《素问·上古天真论》在论述人体生长发育直至衰老的过程中，于青春期和衰老期均提到了天癸，且同时与肾气和生殖之精两个概念联系。如："女子七岁，肾气盛……二七而天癸至……故有子……七七任脉虚，太冲脉衰少，天癸竭，地道不通，故形坏而无子也"，"丈夫八岁，肾气实……二八肾气盛，天癸至，精气溢泻，阴阳和，故能有子……七八……天癸竭，精少，肾脏衰，形体皆极"。可见，在《内经》的概念中，天癸既非肾气，亦非男女孕育之精。但天癸究为何物？后世研究者众，争议颇大，仁者见仁，智者见智。粗略归纳，其说有六：①认为天癸即阴精，如马云台说："天癸者，阴精也。盖肾属水，癸亦属水，由先天之气蓄极而生，故谓阴精为天癸也。"②认为天癸即精血，如《保命歌括》中说："在男子即为精，在女子则为血，皆曰天癸。"③认为天癸乃男女之精，如王冰说："以月事为天癸者非也，男女之精，皆可以天癸称。"④认为天癸即月事，王冰一方面指出天癸非月事，但却又云："肾气全盛，冲任流通，经血渐盈，应时而下，天真之气降，与之从事，故云天癸也。"一代大家王冰也未弄清天癸为何物。⑤认为天癸即元阴元精，如《沈氏女科辑要笺正》说："癸水是肾脏真阴。"《质疑录》说："天癸者，天一所生之真水，在人身是为元阴。"《类经》则云："元阴者无形之水，以长以立天癸是也，强弱系之，故亦曰元精。"⑥认为天癸即肾水，如《沈氏女科辑要笺正》引徐亚枝说："谓天癸者，指肾水本体而言。癸者，水也。肾为水脏，天一生水，故谓肾水为天癸。"以上认识虽然立论不一，但又都认识到天癸是一种物质，与人的生长、发育和生殖有密切联系，此乃其共同之处。从字面上分析，"天"，指天然，先身而生；"癸"，指肾脏，"天癸"合而为一，便是指来源于父母而贮藏于肾的一种物质。天癸孕育于胎元，依靠先后天精气的充养，随肾气充旺而至，继肾气之衰而竭，具有促进机体生长发育、生殖机能旺盛和维持第二性征的作用。天癸既非男精女血，也非肾气肾水，而是一种直接作用于性发育、性功能乃至人类生育繁衍的一种精微物质。

二、天癸的来源与盛衰

天癸禀受于父精母血，蕴育于胚胎时期，出生后受后天的滋养充实。《类经》说："天癸者……人之未生，则此气蕴于父母……人之既生，则此气化于吾身"。由于肾气的激发和后天水谷精微的滋养，天癸也逐渐充盈而趋于成熟，从而发挥其生理作用；年龄渐长，肾气逐渐虚衰，天癸也随之衰减。天癸的充盈与衰竭，与肾气密切相关。

天癸虽蕴于胚胎时期，但出生后必须在肾气的启动下，才能逐渐充盈，积蓄到一定年龄阶段，才能明显地显示出其生理作用。肾气不充天癸亦微，肾气充实则天癸亦盛，肾气渐衰则天癸渐竭。后天水谷精微与天癸的盛衰也有直接的关系。如脏腑功能失调，尤其是脾胃运化失健，致使水谷精微不充，天癸失于滋养亦难充盈，可直接影响机体的生长、发育和生殖机能。在天癸得先后二天充养的基础上，其盛衰还表现出自然生理变化的阶段性过程，出现逐渐充盈到逐渐衰减的消长变化。男性在 8 岁之后，肾气开始充实，天癸始充，表现于外的是外肾的发育较快，睾丸体积开始增大，阴茎长度增加，这一时期可称为天癸的上升期；二八之后，肾气盛，天癸开始进入充实阶段，外在表现是外肾系统充分发育，第二性征明显显露，性功能与生殖功能开始成熟，男性由此至五八之时，肾气平均，天癸在体内一直保持着较高水平，使人具有旺盛的性能力和生育能力，这一时期可称为天癸的稳定期；五八之后，肾气开始衰减，天癸水平开始下降，到了八八之后，天癸水平已很低，五八至八八之时，由于天癸渐竭，形体衰老，性能力和生育能力逐渐降低以至于不能生育，这一时期为天癸的下降期。天癸至竭与盛衰的自然消长规律与先天禀赋、种族、地理气候、饮食营养等因素有关，具体表现为天癸至与竭的提前或推迟。若先天禀赋充足，后天调养有素，则天癸下降的速度较慢，在一定时期内仍有比较旺盛的性能力和生殖能力，如《素问·上古天真论》指出"年已老而有子"是因"其天寿过度，气脉常通，而肾气有余"；"年皆百岁"也"能有子"则是由于"道者能却老而全形，身年虽寿，能生子也"之故。如先天禀赋不足，或后天失养或疾病影响等，可对天癸之自然消长变化产生不良影响，导致天癸水平低下，上升期延迟，外肾发育不良、性功能和生殖功能不全甚至发生天宦等症；或因外来因素的刺激，导致天癸水平的上升期提前或天癸水平明显升高，则可出现外肾过早发育、性功能和生殖能力早熟或性欲亢进等病态异常。

三、天癸在男性生理中的作用

天癸是男女皆有、能影响人体生长发育以及男女性能力和生殖功能的关键物质。天癸于女性生理，主要表现在经带胎产方面，天癸竭，便"形坏而无子"。天癸在男性生理中具有促进外肾发育、维系男子第二性征、启动性功能、激发生殖之精的化生等作用。

1. 促进外肾发育

外肾系统在男性包括阴茎、阴囊、睾丸等生殖器官，其生长、发育受天癸的影响。男性 8 岁左右，天癸水平开始上升，外肾发育较快，睾丸体积明显增大，阴茎长度增加，至二八前后时天癸水平处于稳定期时，外肾发育已臻成熟，近似于成年人。进入天癸水平的下降期后，外肾开始萎缩，睾丸渐小，阴茎渐短。现代研究发现，睾丸的大小、重量随年龄增长而变化，学龄儿童时期睾丸的发育很慢；青春前期时睾丸发育明显加快，体积增大，重量增加；青春期睾丸发育基本成熟，青壮年时期不再发育增长，少数人还会发生睾丸的退行性变化。约从 50 岁始，睾丸逐渐萎缩，重量逐渐减轻，60～70 岁时更为明显，70 岁时睾丸的大小与 10 岁左右时相似，同时睾丸的硬度也减低。这是由于睾丸间质细胞、精曲小管等组织发生退行性改变而引起。如天癸不充，则可出现阴茎短小、睾丸如豆或无睾丸等外肾发育不良的病症。

2. 维系男性第二性征

男女之别，除了生殖器官形态不同外，还有第二性征的差异。男性第二性征是男子外在的征象，如胡须、腋毛、阴毛多，喉结突出，声调低沉，骨骼健壮，肌肉发达等。男性第二性征是肾气充盛、天癸充实的外在表现，是天癸作用的结果。《黄帝内经集注》说："男子天癸溢于冲任，充肤热肉而生髭须。"《医部全录》在阐述男子胡须生长的机理时也指出："男子天癸至，泻肾之精，化赤为血，溢于冲任，生髭须。"男女天癸属性不同，刚柔有别，男性天癸多禀阳刚之气，其外在性征以阳为主。天癸通过经络运行输送到各有关组织器官而发挥其维系第二性征的作用，如天癸作用于冲任二脉之气血，使血气上行荣养口唇而生髭须；鼓动气道而喉结粗大突出；荣养四肢百骸而使体格魁伟健壮；外荣肌肉皮肤而使肌肉强健有力，皮肤坚韧理粗；作用于外阴，阴毛粗黑而硬，行房时外肾雄壮勃大。反之，若先天禀赋薄弱，后天又乏调养，天癸不盛不充，则可见胡须不生或胡须稀少枯黄，且腋毛、阴毛不多，甚或出现声音尖细、肌肤细腻等，从而失去男性阳刚之气。

3. 激发性功能

天癸水平上升到一定程度，积蓄到一定量时，便可激发男性产生性冲动和性要求，即天癸所具有激发性功能的作用。《沈氏女科辑要笺正》引徐亚枝说："女子二七，男子二八，肾气始盛，而肾水乃足。盖人身五脏，惟肾生最先，而肾足最迟，肾衰独早，故孩提能悲能喜，能怒能思，而绝无欲念。适肾气衰，癸水绝，则欲念自泯矣。"书中所说欲念即指机体发育成熟后对异性产生爱恋而出现的性冲动和性要求。性欲的产生，是以肾气充盛和天癸充实为物质基础，当肾气充盛，天癸充足后，机体才会产生性欲而具备性功能，并在一段时期内呈维持状态。二八之前，虽有思想意识和情感变化，但因肾气未盛，天癸不充，故不会产生性的欲望；二八及其以后的一段时间，肾气盛而天癸充，从而激发起对性的要求，具有旺盛的性功能；五八之后，肾气始衰，天癸渐少，因而性的欲望也逐渐降低。但性欲望及性功能不会同生育能力一同消失殆尽，老年失去生育能力后，在很长的时期内仍有一定的性欲望和性能力，是由于虽处于下降水平的天癸仍然发挥其作用的缘故。因所谓的"天癸竭"并非天癸的完全消失，而只是一种水平上的大幅度下降，且这种下降的速度又有个体差异。

4. 化生精液以主生殖

随着天癸水平的上升，二八肾气盛，天癸充，任脉通，太冲脉盛，天癸作用于外肾，促使精室化生生殖之精，并开启精关，使精液溢泄，若阴阳相合便能有子。

经过一定时期后，因肾气渐衰，天癸随之渐少，精室化生生殖之精的能力也相应减退，从而导致精液衰少，生殖能力下降。可见天癸与生殖能力的有无和强弱相关。

生殖之精的盛衰与天癸的多少有关，并受天癸作用的调控。《素问·上古天真论》说："丈夫……二八，肾气盛，天癸至，精气溢泻，阴阳和，故能有子……七八，肝气衰，筋不能动，天癸竭，精少……八八，则……天癸尽……而无子耳。"人之初生到二八之前，虽有精室，但天癸不充，故而一般不化生生殖之精；二八前后，天癸渐充，精室开始化生精液，随着天癸的进一步增多，生殖之精化生加快，精满溢泻而能有子，张景岳说："小儿初生之时，形体虽成，而精气未裕。所以必女十四、男十六，而后天癸至，天癸既至，精气将盛也。天癸未至，精气未盛也"，"天癸……初生，真阴甚微；及其既盛，精血乃旺。故女必二七、男必二八而后天癸至。天癸既至，在女子则月事以时下，在男子则精气溢泻"。这里的"精气"、"精"，在男子即指生殖之精而言。由于天癸在体内的水平是从上升到稳定，从稳定再下降的有规律的变化，因此，精室化生精液的规律也与天癸的变化相似，即表现为缓慢化生期、旺盛化生期和化生衰退期。一八至二八可称为缓慢化生期；二八至五八为旺盛化生期；五八之后，天癸渐少，精液的化生也逐渐衰退，称为化生衰退期。《内经》以五八为界限的阶段划分法与现代男性学研究的结果有相似之处。现代研究发现，20～39岁的男性，约90%的精曲小管含有精子细胞，而41～50岁时则降到50%；40岁时，精曲小管开始发生退行性变化，50岁左右时精曲小管管壁急剧增厚，生精功能严重障碍；40～50岁时，精液中精子数减少，畸形精子数增多，精子的活动率降低。可见，精液的质和量随年龄的增加而出现相应的变化。

如因各种原因导致天癸不充，则精室难以化生生殖之精，从而使生育能力丧失。因此，临床治疗男性不育症时，除考虑其他因素外，还应考虑从天癸论治。

四、天癸与性激素

从天癸的自然消长过程和发挥的生理功能来看，其实质类似于现代医学所说的性激素物质，在男性主要类似于雄性激素类物质。试以天癸的盛衰变化与血浆睾酮水平作一对比分析：中医理论认为，一八到二八时期是天癸水平的上升期，二八到五八之间为天癸的稳定期，五八以后天癸开始减少是为下降期。据现代研究，血浆睾酮浓度升高的年龄为12～17岁，血浆中睾酮由几乎测不出升高到13.86nmol/L；20～30岁时血浆睾酮水平可达20.80nmol/L；40岁以后血浆睾酮水平下降，50岁以后下降更明显，由20.80nmol/L逐渐降到17.33～6.93nmol/L。可见，两者的变化规律有一定的相似性，从下面的另一组资料的对比（表3-1）也可看出这种规律。

表3-1 天癸与血浆睾酮水平对比表

组别	《内经》论天癸	血浆睾酮含量（nmol/L）
青春期前儿童	肾气实，齿更发长	0.69 ~ 2.77
青春期前少年	天癸至，精气溢泻	4.16 ~ 20.80
成年男性	肾气平均，天癸旺盛	13.34 ~ 34.66
性腺功能低下、老年	肾气虚，天癸衰少	3.47 ~ 10.39

注：资料据《中国传统性医学》

天癸虽与性激素不能等同，但若将两者联系起来理解，可以加深对中医男科学的认识。

第七节 生殖之精与男性生理

精在中医理论中有多层含义，一是指精、血、津、液等广义之精，如《素问·经脉别论》中所述的"散精于肝"、"淫精于脉"、"输精于皮毛"、"毛脉合精"、"脾气散精"、"水精四布"等，包括了气、血、津、液、水谷精微在内的精微物质。二是指男精女卵的结合体，也即今之受精卵，如《素问·金匮真言论》之"精者，生之本也"，《灵枢·本神》之"生之来谓之精"，《灵枢·决气》之"两神相搏，合而成形，常先身生，是为精"等，即指此意。目前普遍将第二种含义之精理解为"先天之精"或"生殖之精"，但这与《内经》原意不相吻合，解释为"男精女卵的结合体"较妥。《灵枢·经脉》对此作了形象的描述："人始生，先成精，精成而脑髓生，骨为干，脉为营，筋为刚，肉为墙，皮肤坚而毛发长。"这不仅指出此精是男精女卵的结合体，而且还对这个结合体如何发育成胎儿作了大致的叙述。三是专指男性生殖之精，也即精液。《素问·上古天真论》中所说之"精气溢泻"、"精少"的精即指男性生殖之精。精液的生成与溢泻，是男性特有的生理，与脏腑经络的生理活动密切相关，受肾气与天癸的激发而化生，赖后天水谷精微以充养。

一、精液的生理特性

精液的初次排泄是男性性发育成熟的标志，是精液生理现象最显著的外在征象，它标志着男性已初具生殖能力。关于首次泻精的时间，《内经》记载是16岁左右。据北京市1963 ~ 1964年的调查统计，当时男子首次遗精的平均年龄为16.6岁，与《内经》所言基本吻合。但随着生活水平的提高等因素的影响，男性首次遗精的时间有所提前，分别由姚佩宽（1988）、刘达临（1989 ~ 1990）主持调查的结果表明，

1988～1990 年我国男中学生首次遗精出现的平均年龄为 14.4 岁，比 20 世纪 60 年代提前了 2 岁。首次排精之后 25 年左右的时间，生殖之精的化生与排泄处于旺盛的平稳时期，40 岁以后生精能力逐渐减弱，55 岁以后明显衰退，精液量减少，精子数目也减少，畸形精子及不活动精子明显增多，但直到 70 岁以后仍能化生精液，极少数甚至还有生育能力。总之，生殖之精的化生与排泄如上所述，有一个自然盛衰的变化过程。精液的生理特性有以下三个方面：

一是精满则溢。精液在后天水谷精微的不断充养下，生生化化，充盈精室，精满则溢。未婚之前，多梦而泻；既婚之后，则交合而出。精宜秘，亦恶滞。如强闭其精，往往导致精室瘀阻而变生疾病。《素女经》说："天地有开阖，阴阳有施化，人法阴阳随四时，今欲不交接，神气不宣布，阴阳闭隔……玉茎不动，则辟死其舍。"意即男不与女交合，精液不通泻阻于精窍而发病。《十问》云："脵气宛闭，百脉生疾"，也指因不合房事，精窍闭塞而生疾。说明精液满盈则要溢泻，如长期禁欲，精液不泻，不仅可引起疾病，而且于养生也极为不利。现代研究认为，禁欲者由于性器官的正常兴奋不能宣泄，而致局部充血，引起腰背疼痛。男性长期没有性生活，精液留滞过久，可使前列腺梗阻不畅，并有可能成为前列腺癌的发病原因之一，僧侣及神父患前列腺癌的发病率较之有正常性生活的人高，可能与此有关。由于禁欲不仅导致生殖器官的功能异常，而且还会影响整个人体的生理、心理，从而对人体的寿命产生一定的影响。可见，纵欲过度而妄加施泄对身体不利，但强抑闭固而不泻精，对机体也会产生不良影响，只有顺精液之性，满则溢泻，适时疏通精窍，才能保障精液生理活动的正常。

二是易亏难盛。精液是在肾气、天癸的激发下化生，赖后天水谷精微以充养。二八之前，肾气不充，天癸不盛，故精液化生非常缓慢；二八至五八之间，肾气盛，天癸充，精液化生旺盛，此期一般房事较频，五八之后，精液化生逐渐减少，如不节欲而妄加施泻，则使精液更少。可见，男性的生理特点决定精液总处于一个难盛易亏的变化过程中。临床对此要加以注意。

三是喜温恶燥。精液的化生必须有一个良好的内环境，过于寒凉易抑制精液的化生，过于燥热则易损伤已化生之精液，从而导致不育等疾病。现代研究也认为，阴囊睾丸的温度必须保持在一个恒定的范围，内环境温度过低或过高都不利于精曲小管的生精活动。因此，在男科临床中，无论治疗还是护理保健，都必须重视精液的生长特性，用药上，不可过于苦寒或燥热，而以甘润平和为贵。育龄男性保健上，不要长期从事高温或低温工作，不长时间洗温度过高的热水浴，少食烟酒及煎炒炙煿等辛香燥热之品等。

二、精液的产生

精液化生于外肾精室，受肾气、天癸的调节，赖后天水谷精微以充养。因此，脏腑、气血、经络的协调作用是精室化生精液的基础。

1. 脏腑与精液

脏腑是人体气血生化之源，肺主气、心主血、肝藏血、脾统血、肾藏精气。肺气的宣畅，肝气的条达，脾胃的健运，心血的旺盛，肾气的充实，都能促使精液化生旺盛而充盈。其中，精液的化生尤与肾、脾二脏关系密切。肾藏五脏之精，《素问·上古天真论》说："肾者，主水，受五脏六腑之精而藏之。故五脏盛，乃能泻。"然而肾中精气只是促使生殖之精化生的物质之一。二八以前，肾中精气不充，天癸不实，则生殖之精不化或化生不成熟；二八之后，肾中精气充盛，天癸充实，精室化生精液功能健全，精液充满；五八之后，肾中精气渐衰，天癸渐竭，则精液随之衰少。说明肾中精气的盛衰与精液的化生有直接的关系。但肾中精气与精液不是同一物质。生殖之精的化生必赖后天水谷精微以滋养才能成熟而具备生殖繁衍后代的功能。脾胃为后天之本，气血生化之源，人体出生后，水谷入胃，经胃的腐熟，脾的转输，将水谷精微运往全身以营养机体。外肾生化的生殖之精，亦须脾胃的精微物质以滋养，方能发育、成熟。若脾胃健运失常，或水谷不充，则精微物质匮乏，终致生殖之精失于滋养，引起不育、阳痿等病症。

此外，肺主气朝会百脉、肝藏血主疏泄、心主运行血液，均为生殖之精的化生提供物质基础，或提供动力。

2. 天癸与精液

天癸产生后，经过冲任二脉作用于精室，激发精室化生精液。天癸禀承于父母，蕴育于胚胎，充实于后天。因而，天癸带有父母机体的生命信息及其体质禀赋强弱的特征。天癸在激发精室化生精液的同时，已将这些生命信息储存于生殖之精中。如两性相合，这些信息又可通过男精女卵的结合体而传给下一代。生殖之精的多少随天癸水平的高低而变化，天癸水平下降后，生殖之精不仅在数量上会减少，质量也会降低。从天癸水平自然盛衰的变化过程来看，男性三八到五八这一时期，天癸最为旺盛，因而生殖之精的化生也最活跃，不仅数量充足，且质量较高，所以是男性的最佳生育阶段。

3. 气血与精液

气血是脏腑功能活动的物质基础，同时又是脏腑功能活动的产物。生殖之精的化生，除脏腑功能活动的协调配合与天癸的激发外，与气血的生理活动也有关联。气对生殖之精的化生具有推动、温煦、气化的作用（这里的气包括脏腑之气，如肾气、脾气、肺气、肝气、心气等）。血能滋养生殖之精，是精液化生过程中的主要物质基础，精室得血之滋养，则精液化生有源；如精室失于血之濡养，不仅精液化生乏源而致生殖之精减少，同时还会导致外肾的发育不良或萎缩。传统中医理论中把血与精液的关系称"精血同源，血能化精"。因此，临床论治精液精子数量减少、质量低下等所致的不育症时，应充分考虑到气血在精液化生中的作用，而给予相应的调治。

4. 经络与精液

经络在精液化生的过程中，作为运送脏腑精微、天癸、气血等物质的通道，如冲任之输送天癸、气血于精室；脾胃、肝、肾等均有经络与外肾精室相通，其他脏腑也通过经络的网络作用与外肾相联系。因此，各脏腑的精微物质和功能活动的信息均可通过经络传送到外肾、精室，参与生殖之精的化生。

总之，精液的产生是在脏腑、气血、经络生理作用的协调下和天癸对精室的激发而化生的，它是整个机体协同作用的结果。脏腑经络功能活动的失调，都有可能导致生殖之精的化生障碍。因此，男科临床治疗精液类疾病时，既要重视精室局部的问题，又要重视全身各脏腑功能活动的整体情况。

三、精液的排泄与闭藏

精液的排泄与闭藏，受肾、肝、心、脾、肺五脏功能的调节。精液排泄的前提条件之一是阴茎勃起，阴茎勃起是男性内在性欲表现于外的生理象征，关于阴茎勃起的机理，古代有比较详细的论述，如《素女经》用怒、大、坚、热"四至"来描述阴茎的勃起："夫欲交接之道，男候四至"，"四至"不至的原因是"玉茎不怒，和气不至；怒而不大，肌气不至；大而不坚，骨气不致；坚而不热，神气不至"，阴茎怒大坚热四至，为同房泄精提供了充分准备，即"怒者，精之明；大者，精之关；坚者，精之户；热者，精之门"。还有以"三至"来阐释阴茎勃起之理者，如《广嗣纪要》云："男女未交合之时，男有三至……三至者，谓阳道昂奋而振者，肝气至也；壮大而热者，心气至也；坚劲而大者，肾气至也。"阴茎勃起同房后能否泄精，也受脏腑功能活动的调节。肝司阴器，肾主阴器，肝主疏泄，肾主固摄，因此，肝肾在精液的排泄过程中发挥着重要作用。在天癸的激发作用下，肝之疏泄可以开启精关而助肾气推动精液外出，肾气的推动可助肝之疏泄，两者相互协调，共同促使精液外泄。心气的下煦，肺气的肃降等也为精液外泄发挥辅助作用。

精液虽藏于精室，但其主宰在心，固涩在肾，升摄在脾，疏泄在肝，宣肃在肺。若五脏功能正常，则精之藏泄有度，如脏腑活动失调，则可致精液或闭藏难泄，或疏泄太过而不秘。如肝之疏泄太过，或肺之宣肃过极，或肾气不固，或脾气下陷失于升摄，或心神失主等，均可致精关易启而发生遗精、早泄等病症；如失于疏泄、宣肃，或固摄太过，或心气虚弱难于下煦，又可导致精关难启或精关不启，引起不射精，射精迟缓，射精无力等病症。

四、精液的生理功能

精液的生理功能主要是主生殖以繁衍后代。二八之后，肾气盛，天癸充，精液化生成熟，如男女交合，男精女卵相合便能蕴育胚胎，繁衍后代。生殖之精带有父代机体禀赋强弱等生命信息，其质量的高低直接影响后代体质的强弱禀赋，因此，男性注意自身调养以保证生殖之精具有足够的数量和良好的质量，是生殖繁衍素质优良的后代的先决条件。二八之时，生殖之精尚未完全成熟，五八之后，生殖之精的数量减少且质量下降，都不是适宜的生育时期。而三八到五八之间，精液量足质优，加之体力旺盛，精力充沛，这一时期所育后代多体质强壮且聪慧。这一点已被现代医学研究所证实。从提高后代禀赋素质的优生角度出发，男性以 25 ~ 40 岁生育最为适宜。精液的另一生理功能是对机体的健康有间接的作用。生殖之精对男性自身的状况虽无直接的影响，但若过度施泄或过于闭涩，可影响机体健康。生殖之精的化生必须有天癸的激发和脏腑精微物质的充养，如恣情纵欲，施泄过度，必然会反馈性地引起精室化生生殖之精的功能加强，从而消耗更多天癸和脏腑精微物质，影响整个机体功能活动的正常进行，导致阳痿等疾病的发生。现代研究证实，过度的性生活因过量排泄精液，体内一些必需物质的大量丢失，从而导致机体生理功能的紊乱。可见，传统中医强调保精养生不无道理。至于过于闭涩，违反生理的自然规律，长期人为的固秘精液，也可导致机体生理功能紊乱而发生疾病。

第四章

中医对男科疾病病因病机的认识

第一节　中医对男科病因的认识

中医学认为，疾病的发生是致病因素作用于人体后使正常的生理活动遭到了破坏，导致脏腑经络、阴阳气血的功能失调所造成。男科病因亦是如此。但由于男科疾病与男性生殖相关，从而决定了男科病因有其自身的特异性。

一、外因

（一）外感六淫

六淫中，湿是男科疾病最常见的病因，其次为热、寒、风。

湿，又称湿邪，为长夏主气。外湿指自然界多雨或潮湿的气候环境，多发生在夏秋之交，属六气之一。这种气候或环境状态会使正气虚弱或体质湿盛的人发生疾病。湿为阴邪，其性重浊黏滞，易阻遏气机；湿性趋下，易袭阴位。故《素问·太阴阳明》曰："伤于湿者，下先受之。"湿为有形之邪，常兼夹为患，如兼热为湿热，兼寒为寒湿等。湿热为病，男科最为常见，多有肿胀、渗出及人体各种分泌物秽浊不清，如滴白、小便混浊等表现。多见于阴部疾病，如龟头炎、阴茎海绵体炎、睾丸炎、附睾炎及急、慢性前列腺炎等。湿热阻滞气机，耗气伤阴，常可导致阳痿；湿热郁久，能使气血壅滞，酿生脓毒，而见化脓性疾病，如睾丸脓肿、阴囊脓肿等，且易形成瘘管，而见病久难愈、正虚邪恋之证。湿热造成的男科病在南方多见，尤以沿海为最。

寒湿相合，易阻滞气机，损伤阳气，致性欲淡漠、阳痿、睾丸疼痛等病症。寒湿初侵，病轻易愈；久之，常因阳气损耗，正气虚衰，病重难愈。

热为阳邪，其性炎上，最易迫津外泄，消灼津液。热为温之渐，火为热之极，伤于人，可见高热、恶热、烦渴、汗出、脉洪数等症，还能导致痈肿疮疡。火热为病，或迫血妄行，损伤经络，而见血证，如血精症等；或阳气怫郁，壅遏气血，变生脓肿。如《灵枢·痈疽》曰："大热不止，热盛则腐，肉腐则为脓。"临床见于前列腺脓肿、阴囊坏疽等。热邪耗伤阴液，日久难复，常可导致组织不可逆损性损害，如睾丸炎引起的睾丸萎缩等。火热之疾，其症较剧，常可表现为典型的红、肿、热、痛的临床症候。

寒为阴邪，为冬季主气，其性收引、凝滞。寒邪为病，易直中经络，损伤阳气，影响气血津液正常运行。寒邪直中肾经，损伤肾阳，不能蒸腾气化，则水湿不运，可导致外阴局部病变，如阴茎包皮水肿等，如清·赵濂《医门补要》："欲后下床小便，寒邪乘虚侵入肾经，玉茎肿亮不痛。"寒邪直中肝经，寒凝血脉，气血运行受阻，可见少腹拘急、睾丸冷痛、阴囊潮湿、舌润苔白、脉弦迟等寒凝肝脉之证，甚则阴茎内缩，如《素问·举痛论》："寒气客于厥阴之脉，厥阴之脉者，络阴器系于肝，寒气客于脉中，则血泣脉急，故胁肋与少腹相引痛矣。"

风为阳邪，为春季主气，但四季皆有，故外风致病无季节性；寒、湿、燥、热（火）等邪多依附风而侵犯人体，故被称为"百病之长"。风性轻扬开泄，善动不居，具有升发、向外、向上的特点，致病突发多变。《素问·风论》曰："风气藏于皮肤之间。"风多与湿、热合并，可引起外阴皮肤疾病，如急性阴囊湿疹，以及某些过敏性男科疾病，多有瘙痒难忍的临床表现，且病位迅移，行无定处，消退后常不留痕迹。

（二）邪毒内侵

肝经绕阴器，肾开窍于二阴。若男子交媾不洁，邪毒可乘肝肾之虚而入于里。在发展过程中可累及人体脏腑和组织器官，影响患者的形、气、神各个方面，迁延不愈不仅使患者丧失劳动力而且危及生命。

《本草纲目》云："男女淫畏，湿热之邪积蓄既深，发为毒疮，遂致互相传染。"可见，不洁性交可导致湿热毒邪、虫毒等感染，如尖锐湿疣、性病性淋巴肉芽肿、生殖器疱疹、性病性念珠病、滴虫、阴虱、疥疮等，其发病迅速，常给患者造成严重的身心损害。

艾滋病为新近发现之病，祖国医学无此论述。根据现代医学对其的认识，结合其临床表现分析，艾滋病因为感染疫毒邪气所致。疫毒为湿热秽浊毒气，具有毒性大、传染性强及明显的趋内恶聚性，通过精窍或皮毛黏膜内侵，迅速传内恶化，以致正气衰败，五脏虚极，气血津液耗竭，阴阳不能维系，则阴阳离绝而死亡。

（三）药物伤害

药物有补偏救弊、调和阴阳的作用。如运用不当，反致阴阳平衡失调，使体质衰退，或影响性功能，或影响睾丸生精功能，导致男科疾病的发生。

滥用补肾壮阳药治疗阳痿，不仅难以改善性功能，且多带来严重后果。早在明清时代的医家已经注意到滥用温阳药治疗阳痿的流弊，如明·周臣《厚生训纂·御情》曰："阳痿不能快欲，强服丹石，肾水枯竭，心火如焚，五脏干燥，消渴立至。"

即使健康男性，如屡服壮阳药（如鹿茸、海马、附子、肉桂、淫羊藿、巴戟天及各种壮阳中成药），也会导致阳亢，出现早泄、遗精、阳易举而疲软等。壮阳药还可诱发痈疽疮疡。故《遵生八笺》认为"其毒或流为腰疽，聚为便痈，或腐其龟首，烂其肛门……药毒误人，十服九弊，不可救解，往往奇祸惨疾，溃肠裂肤"。

目前市场上治疗阳痿的中成药，90% 是同一类药，尽管其名称不一，但组成亦大多是鹿茸、鹿鞭、海马、淫羊藿、阳起石等以温肾壮阳药为主。我们曾对 400 例阳痿患者进行了分析，肾阳虚型仅占 7.06%，说明肾阳虚并非阳痿的主要病机。故妄用温肾壮阳药，往往误事。此外，若误服剧烈泻药，或长期过用苦寒，皆可导致脾胃衰败，气阴两虚，体质亏损一时难以恢复，出现性欲淡漠、阳痿、不射精等。

（四）外伤

男性外生殖器损伤，包括开放性损伤（切割伤、刺伤、贯通伤、横断伤等）和闭合性损伤。中国封建王朝中宦官须切除阴茎与睾丸，为完全性横断伤，由于横断伤伤其宗筋，故宦者无须，出现典型的"娘娘腔"。对"罪犯"施以残暴的宫刑，或征战中刀、剑所伤，均属于开放性损伤的范畴。闭合性损伤多为踢伤、骑跨、挤压，或从高处坠堕而至。如清·韩善徵《阳痿论》曰："人有坠堕，恶血留内，腹中胀满，不得前后，先饮利药。盖跌仆则血妄行，每有瘀滞精窍，真阳之气难达阴茎，势遂不举。"瘀血阻络，气血痹阻，阴茎失养可造成阳痿。

二、内因

（一）禀赋不足

由于父母体弱多病，或近亲婚配，或早婚多育，或老而得子，或其母孕期劳欲不节，常服药物，临盆子痫难产等，皆足以导致胎儿禀赋不充，出现生殖功能及第二性征发育不全。

肾藏精，为先天之本。因禀赋不足，肾精亏虚，元阴元阳不足，发生之机亦衰，易患早泄、阳痿、不射精、虚劳等疾；亦有因先天不足，生殖之精亦弱，导致不育者。明·汪绮石《理虚元鉴》说："因先天者，指受气之初，父母或已衰老，或乘虚入房，或病后入房，或妊娠失调，此皆精血不旺，致令所生之子夭弱。"肾气和精是构成男子正常生育功能的两个关键因素，肾气提供精生成的内环境，维持男子正常性功能活动，精是繁衍生育的基本物质，若禀受薄弱，先天不足，必累自身，故可导致生殖病变。这种病因引起的男性病，调治殊感棘手。

肾气强弱亦关乎体质因素。《素问·上古天真论》曾论及："有其年已老而有子者何也？岐伯曰：此天寿过度，气脉常通，而肾气有余也。"反之，肾气不足，则易早衰无子。亦有禀赋异常，为阴虚、痰湿、湿热体质者，易为其偏盛体质诱发不同男科疾病。

先天禀赋异常，可导致泌尿生殖系畸形，中医称为"胎疾"。如无睾症、天阉等皆与先天有关。《灵枢·五音五味》说："其有天宦者，未尝被伤，不脱于血，然其须不生，其何故也？岐伯曰：此天之所不足也，其冲任不盛，宗筋不成，有气无血，唇不荣，故须不生。"故《广嗣纪要》记载的"五不男"（天、漏、犍、怯、变）皆归咎于先天因素。

（二）七情内伤

七情即喜、怒、忧、思、悲、恐、惊七种情志变化，是人体对客观事物不同反映的精神活动状态。人的情志活动与内脏有密切的关系。《素问·阴阳应象大论》说"人有五脏化五气，以生喜怒悲忧恐。"可见精神活动必须以五脏精气作为物质基础。不同的情志变化对各脏腑又有不同的影响，心"在志为喜"，肝"在志为怒"，脾"在志为思"，肺"在志为忧"，肾"在志为恐"。正常的情志变化不能使人致病，但突然剧烈或持久的情志刺激，超过了正常生理活动范围，可使气机逆乱、脏腑气血阴阳失调，导致疾病称为"内伤七情"。七情之中，以忧、怒、恐、悲对男子的影响较大。

如劳心积虑，曲运神机；或见色忘情，慕恋不遂。思则气结，忧思过度则伤脾。脾为气血生化之源，又为统血之脏，脾气耗损则气虚血少，血少则不能化气生精，精少则精室空虚，气衰则不能鼓动推荡，以致宗筋失养，阳道不振，甚则精室虚寒或精室阻滞，导致不育。

怒为肝志，肝之疏泄太过，可出现阴茎异常勃起。若情志不畅，郁怒难释，肝气郁结，肝之疏泄失职，则男子生精、排精功能障碍，可见交接不泄；或肝木失于条达，宗筋疲而不用，而引起阳痿。如清·沈金鳌《杂病源流犀烛·脏腑门》曰："失志之人，抑郁伤肝，肝木不能疏达，亦致阴痿不起。"临床以肝伤所致的阳痿最为多见。

恐为肾志。恐则气下，惊恐伤肾，以阳痿、遗精、早泄、滑精、性欲淡漠等症多见。惊恐易致阳痿，尤其是性交时的意外受惊，常为导致阳痿的直接原因。《景岳全书·卷三十二》曰："凡惊恐不释者，亦致阳痿。经曰：恐伤肾，即此谓也。故凡遇大惊卒恐，能令人遗失小便，即伤肾之验也。又或于阳旺之时，忽有惊恐，则阳道立痿，亦其验也。"

悲为肺志。悲则气消，往往令人兴味索然。久之，难以激发气血至宗筋，亦不能激发君相生火，可致性欲减弱或消失，甚至阳痿。临床常见于大悲之后，阳事一蹶不振，极难恢复者。

（三）房事过度

房事过度，是指性生活不节，损伤肾精而言。肾藏精，主封藏，肾精不宜过度耗泄，若房事过频则肾精耗伤，而致肾气亏损，身体羸弱。如《素问·痿论》说："入房太甚，宗筋弛纵，发为筋痿。"

纵欲，伤精耗气，是房劳的根源。由于精气两亏，神失所养，致维持人体活动的基本物质——精、气、神俱伤，表现为精神委靡、形体消瘦、腰膝酸软、头晕目眩、视力减弱、阳痿早泄、不射精、脱发体弱；或五心烦热、咽干盗汗；或形寒肢凉，精滑精冷。纵欲精少，精子生发不及，是不育的原因之一。

纵欲日久，五脏俱亏，脏腑功能衰退，尤易被病邪侵袭。肝肾精亏，则水不济火；心肾不交，则心神不安其宅；脑为髓海，精亏则脑髓空虚，故神思呆滞，反应迟钝，几成废人；心火不足，不能生土，使脾胃气衰，纳食无味，日渐消瘦。肾阴虚不能上润于肺，则肺气不足，呼吸气短，易罹感冒之疾。

（四）劳逸失度

劳，亦称劳倦，包括神劳、形劳等方面；逸，指过度安逸。正常的脑力、体力劳动和体育运动，有助于气血流通，可以增强体质，加强机体的抵抗力。必要的休息，可以消除疲劳，恢复脑力和体力而不使人致病。若过度劳神、劳形，或过于安逸，都可导致男科疾病的发生。

神劳，是指思虑太过，损伤心神。亦可见于为物欲所惑而殚精竭虑、孜孜以求者。《灵枢·本神》曰："怵惕思虑则伤神，神伤则恐惧而流淫不止"，指出心神失养，肾气不固，而发流淫，遗泄耗精诸症多与心神驰越有关。朱丹溪认为"古人谓不见所欲，使心不乱。夫以温柔之盛于体，声音之盛于耳，颜色之盛于目，馨香之盛于鼻，谁是铁汉，心不为之动也"，指出凡此温柔、声音、颜色、馨香诸物欲，均为邪火易动的外在因素。由此可见思想无穷，心神所伤意淫于外，对男子发病影响之一斑。神劳还可导致阳痿。

劳形，亦称体劳，指劳力过度。《素问·举痛论》说："劳则气耗"。《素问·宣明五气论》说："久立伤骨，久行伤筋。"男子负重，每易罹患。劳力过度则伤气，久则气少力衰，神疲消瘦。长期持久地进行某种劳动，超过人体所能承受的限度，亦可由劳而倦，由倦而耗伤气血，影响脏腑功能。劳倦后勉强同房，多致阳痿、腰膝酸软，甚而久久难复。

逸，指过度安逸。《素问·宣明五气》曰："久卧伤气，久坐伤肉。"过逸少劳，甚则终日坐卧，则气血流动缓慢，脏腑功能活动降低，肌肉筋骨活动能力减弱，消化功能减退，抗病能力低下。轻则仅见两足痿弱，肢体乏力，饮食减少，重则影响肾之作强，而病阳痿、早泄之疾。过逸之人大多痰湿内盛，形体虚胖，腹部膨隆，阴下冷湿，易并发毛囊炎、外阴瘙痒等皮肤疾患。

（五）饮食所伤

人之生长发育，赖饮食之营养以维护。然而饮食失宜可以引起疾病。凡过嗜烟酒及辛燥食品，或过食寒凉生冷，或饥饱失常，或暴食暴饮，或食物不洁均可引起男科疾患。

若嗜食膏粱厚味，损伤脾胃，脾不升清，则湿浊内生，流注于下，蕴而生热，热扰精室，或因湿热流经肝脉，疏泄失度，产生遗精；或湿热蕴结，熏蒸宗筋致阴茎弛张，用事痿弱；或见尿道流白、阴囊湿疹、瘙痒等疾。

如过食辛热助阳之品，可使内热炽盛，冲任蕴热，热扰精室，而见遗精、早泄、阳强等症，甚则遗溺混浊，而见血精、血尿等。

过食寒凉生冷，损伤脾肾阳气，命火式微可致精室虚寒，精气清冷。轻则性欲淡漠、早泄，重则阳痿、不育。

酒性温热，可通络壮阳。如过量饮酒，煎熬津液，可令湿热内生，流注下焦，影响水道通畅及气血运行，出现尿频、尿急、尿赤灼热疼痛等症状。酒性热善行，凡下焦及宗筋有炎性病变时，饮酒后可加速炎症扩散，加重病情。

酗酒之人，因酒毒煎烁精室，是直接导致生殖病变的主因，或生子愚笨孱弱，或发育异常，甚则因精子死亡导致不育。

（六）自然衰退及其他

中医学把人的生、长、壮、老自然衰退的原因归咎于"肾虚"的结果。《素问·上古天真论》曰："丈夫八岁，肾气实，发长齿更；二八，肾气盛，天癸至，精气溢泻，阴阳和，故能有子；三八，肾气平均，筋骨劲强，故真牙生而长极；四八，筋骨隆盛，肌肉满壮；五八，肾气衰，发堕齿槁；六八，阳气衰竭于上，面焦，发鬓颁白；七八，肝气衰，筋不能动，天癸竭，精少，肾脏衰，形体皆极；八八则齿发去。"其指出男子到八岁左右，肾气开始充实；到十六岁，肾气旺盛，天癸成熟，能排精液；二十四岁时，发育完全成熟，筋骨强劲，智齿生长；到了四十八岁，阳气渐衰；年过六十四岁，性机能已渐减退，生殖能力也随之丧失。

人的自然衰退，随龄老化是不可违抗的自然规律，然而亦有因禀赋强壮及善养生者，能却老而全形。人到中年，肾气渐衰，早泄、阳痿发病率较高，多尿道疾患（如尿频、滴沥不尽、滴白等）及前列腺增生、尿失禁等男科疾患。

老年人肝肾亏虚，体质衰退，如性交次数过频，易发房劳。老年人气血阴阳多不足或出现偏盛偏衰，房事昏厥也较中青年为多。

男子 16 岁左右，精气溢泻，属于正常的生理现象。如频繁手淫，或手淫后焦虑、恐怖、内疚自责等病态心理，皆会影响性能力，甚则出现遗精、早泄或阳痿。

此外，禁欲或久旷之人，性交次数过少，也会导致男科疾病。《素女经》曰："阴阳不交，则生痰痛之疾；故幽、闲、怨、旷，多病而不寿。"阴茎缺少性活动的锻炼，久则失去其功能。绝欲对生理的影响，主要是机体气机升降失常，形成郁阻状态。由于性事乃生理健康男子的正常欲望，能宣泄激情，使肝气疏畅，如强制性压抑性欲，可令肝气失调，气机遏阻，血行不畅，而使人心烦意乱，失眠焦虑，头痛头晕，甚则阳痿等。

男子若抑制性或环境性禁欲，难免因思念异性而暗耗真阴，甚则阴虚火旺，热扰精室，精关不固，从而频发遗精，梦泄。

第二节 中医对男科病机的认识

病机，是疾病发生、发展和变化的机理，即致病因素作用于人体后，破坏了机体阴阳的相对平衡，所出现的各种病理变化。男科疾病的临床表现虽然错综复杂，就其发病机理不外脏腑功能失常（与肾、肝关系最为密切）、气血功能失调与冲任督带损伤三个方面。

一、脏腑功能失常

（一）肾

肾藏精，为水火之宅，职司封藏，为作强之官。精气禀受于父母，靠水谷精微的滋养，而由肾脏化生。肾精是人体生命活动的源泉，并有促进生长发育和繁衍生殖等重要功能。精气包括肾阴肾阳两部分，又称元阴元阳，分之则二，合之则一，两者相互依存，以保证机体之正常活动。若先天肾气不足，或早婚房劳，或手淫无度，或久病耗伤，肾脏藏精不足，一方面肾水亏竭，则阴虚内热；另一方面命门火衰，则阳虚内寒。而且阳事异常，作强不能，甚则不育不孕等病变也由之而生。

肾精气的盛衰，直接关系人的生育能力，且与天癸的至与竭有直接的关系，天癸的从无到有到竭，是肾中精气由不盛到盛到竭所决定的。肾的精气不足，则生殖能力减退，甚至缺如。

阳事异常，是肾主生殖功能的又一障碍。五脏是人身形强壮的根本，其中以肾最为重要，盖"肾受五脏六腑之精而藏之"（《素问·上古天真论》），肾中精气充盛，则身体强壮，聪慧而敏；若肾精匮乏，不但发育迟缓，形衰易老，痿软无力，作强不能。男女之精相抟，是以交媾的形式实现的。它主要依靠肾中精气的作用，若精气不足，则性欲低下，男子阳痿早泄，女子经闭不育，均与元阳虚衰有关。如《景岳全书·阳痿》说："火衰者十居七八，火盛者，仅有之耳"。肾阳虚则内寒丛生，故临证有明显寒象，临证可见阴头寒、阳痿、精气清冷、不育、性欲减退等病症。

肾阴亏损则精血不足，冲任失养而致精室空虚，可见无精、精竭、不育诸证。如阴虚生内热，虚火妄动，热扰精室，可致滑精；热伤血络可见血精；阴虚火旺也可出现阳强。由于阳虚及阳，阳损及阴，病程日久，往往出现肾之阴阳两虚，夹杂互见。

精来源于肾，其储藏和排泄也由肾主管。精气宜藏不宜泄，若肾封藏失职，不因交媾而精自出，是为遗精，多因精室受扰或精关不固所致。精室受扰系心肝之君火、肾之相火或湿热邪气等下注，扰动精室，影响其封藏功能，以致精液不安其宅而外溢。有时，相火亢盛，欲火内炽，阴不制阳，可见男子强中，女子白淫。

肾气虚衰亦可导致精关不固。在无火热邪气扰动精室的情况下，精之所以能安其处者，全在肾气充足，发挥其封藏的作用。若肾气虚损，则失其封藏之用，精不能安守而泄。

（二）肝

肝藏血，为将军之官，以血为体，以气为用，其性刚强，故以疏泄条达柔和为顺。宗筋为肝所主，肝筋结于阴器。宗筋有两个含义，一指前阴部，如《素问·厥论》说："前阴者，宗筋之所聚。"一专指阴茎，如《素问·痿论》曰："宗筋弛纵，发为筋痿。"如素多抑郁或暴怒伤肝，或他脏影响，可使肝的疏泄功能失司，宗筋失养，出现前阴病变。

肝属木，喜条达而恶抑郁；肝主疏泄，具有调畅气机和情志的作用。肝的疏泄功能正常，则气机调畅，气血和调，经络通利，宗筋得以濡养，用事自如。若情志不遂，郁怒伤肝，或思念太过，所欲不得，可导致肝气不畅，肝郁气滞。疏泄不及，则气失于疏通畅达，形成气机不畅、气机郁滞的病理变化，导致经络不通，宗筋失养。或因肝火炽盛，暴怒难抑，疏泄太过，气机紊乱，升发太过，下降不及，形成肝气上逆、肝火上炎的病理变化，亦可导致肝郁、肝火，使气机不行或紊乱，宗筋失养，发为阳痿。

肝之疏泄功能失司，还可导致男子排精失常，出现遗精、早泄或性事病变，如肝郁气滞血行不畅，脉络受阻，临床可见精索静脉曲张、阳强等病证；气郁化火横逆可迫血妄行，而见血精、血淋等症。

肝之疏泄太过，气机逆乱，横逆犯脾，肝病传脾或中焦虚弱，化源不足，肝失所养，可致肝脾同病，临床可见阳痿不举，烦躁易怒，胸胁胀满，食少纳呆，舌淡脉弦等。

肝藏血，具有贮藏和调节血量的作用。若肝藏血功能正常，肝血充足，肝木得养，疏泄得以冲和条达，气血充盈，则宗筋得以濡养，阴茎怒、大、坚、热。反之，若肝失条达，肝血亏虚，则阴茎勃起无力，甚至阳痿。

无论何种原因所致之瘀血阻络，影响肝之气血流注于宗筋，亦可出现阳痿不举，睾丸和小腹刺痛，舌紫暗或有瘀点、瘀斑，脉涩。

平素嗜酒或过食肥甘，酿生湿热，或感受湿热之邪，客于肝脉，导致湿热蕴结，亦可见癃闭、白浊、阴疮、肾囊痈、阳痿等疾。

久卧冰冷之地，或天寒入水，或啖食生冷，或房事后受寒，感受寒邪，侵袭机体，客于肝脉，导致寒滞肝脉，表现为阴茎萎软而缩，少腹拘紧疼痛，畏寒肢冷，小便清长，脉沉弦。

禀赋不足，或久病重病失养，或饮食化源不足，或失血，导致肝血亏虚，表现为阳痿不举或痿软无力。

若思虑焦劳忧郁太过，肝血暗耗，伤及肾精，或房事不节，肾精被伤，精血不能互生，导致肝肾亏虚，可见阳痿不举，耳鸣健忘，抑郁或易怒，五心烦热，腰膝酸软，失眠梦遗，舌红苔少，脉弦细数。

（三）脾

素体脾气不足，饮食不节，或劳倦思虑过度，损伤脾气，皆可致脾虚，而出现脾失健运、脾虚失摄或湿痰内生等病理表现。

脾失健运，一方面不能运化水谷精微，气血生化之源不足，以致气虚血少，无以化精则精室不能按期满盈，故精少、精竭，甚则不育。前阴为宗筋会聚之处，须得诸经尤其是阳明气血的温煦濡养，而后才能强劲有力，得行正常功能，即阳明盛则外势展。故阴器虽以筋为本，但以气血为用。阳事之用，以气血为本，而气血之盛衰则受阳明脾胃功能强弱之影响，脾胃功能强健，水谷化源充足，气血旺盛，则阴茎得以充养而能行房事。脾胃功能障碍，则宗筋弛纵，痿软不举。临床多见于脑力劳动者，发病原因多与饮食劳倦有关，阳痿常与脾胃疾病同见，多属虚证、寒证，间有虚实夹杂者。

脾不健运的另一方面表现为不能运化水湿，水湿停聚而痰浊内生。湿浊阻于精窍可见白浊、淋证、不射精等病症；若痰湿凝聚精室或玉茎，可见囊肿、子痈、子痰、玉茎结疽等病症。

（四）心

心藏神，主神明，为君主之官，主血脉而司血液运行。"神"是人的精神和思维活动。情欲之萌动，阴茎之兴举，必须先赖君火先动。心君功能正常，则阴茎兴举如常。如忧虑伤心，耗伤心血，或心火亢盛，或痰热扰心等，心病则神明失其所主，难行君主之令，从而致阴茎软而不举。

心属火，肾属水，肾水上济心火，心火下温肾水，心肾相交，以维持正常的生理功能。若肾阴不足，不能上济心火，心火独旺于上，燥扰精室，致精关不固，易发遗精、早泄、性欲亢奋等症。

血脉的病变，尤易引起血流瘀滞，特别是心脉痹阻，血不养心，对心脏的危害尤大，多因瘀血、痰浊阻络所致。这种病理变化所导致的阳痿，多在心病基础上发生，或与心病同见，其证多虚，间或可见实证，伴有心经症状，且多见于劳心过度者。

（五）肺

肺为相传之官，具有主气、主宣发、朝会百脉的功能，宣发气血精津以养全身。一旦肺病，则气血精津运行障碍、宗筋失于气血充养而阳痿。肺气亏虚，不能宣发气血津精，宗筋无以充养，且母病及子，肾脏受累；或肺通调水道无能，聚水之邪，致生湿热，湿热下注宗筋；或热灼津伤，肺叶枯萎，宣降失司，不得朝会百脉，气血无以输布全身，宗筋失养；或痰浊内生，壅阻肺气，肺之朝会百脉，宣发功能障碍，气血无以充养宗筋均可导致阳痿。肺病导致阳痿的病理特点是：多有反复发作的慢性肺病史，或阳痿与肺病同见，多伴肺经症状。

肺属金，肾属水。肺为金母。如肺肾关系协调，肺气清肃下行，则肾的气化功能旺盛，肾精及生殖之精的化生也能正常进行。反之，如肺脏病变，肃降无权，则肾脏的气化活动必然受到影响，肾精化生不足，往往导致生殖之精的异常。

肺主卫，为机体对外抗邪之藩篱。如肺的卫外功能不足，外邪可循经直达阴器，引起生殖系统的病变。如温毒客犯人体，在引发上焦温病（如痄腮、大头瘟等）的同时，可内传下焦阴器的病变（如子肿、子痈等）。

二、气血功能失调

精、气、血是相互转化的，精可化气，气可生血，血可化精。男子生精种子全赖精气为本，而以血为用，故气血失调直接影响精之生成。气为血之帅，血为气之母，气病可以及血，血病可以及气，彼此有极密切的联系。其病理变化，则有主次之分。气病及血以病在气分为主，血病及气以病在血分为主。故临床有"在气"、"在血"之称。男子病在气分者，有气虚、气郁、气逆、气陷、气闭和气脱；病在血分者有血虚、血瘀、血热、血寒，气血皆病者有气滞血瘀、气随血脱、血不荣经。兹分述如下：

（一）气病

1. 气虚
气虚是因气的不足而使男子的性功能活动衰退。若素体羸弱，或久病、重病、过劳、五脏损伤、阳气不足等，均可导致气虚。气主运行推荡和统摄精液，并主卫外为固，故气虚可致冲任不固，精室蓄精、摄精、养精之功能衰退，容易出现遗精、白浊、早泄、遗尿、尿频等证。气虚日久，精乏充养，则生长发育迟缓，而见弱精、少精之证。气虚之甚或日久失治，由虚而下陷，则固摄之功更趋衰减，可见滑精、脱肛、血精、癥疝等病证。

2. 气郁
气贵流通，气机郁滞则其升降出入之功能失司，可出现精神抑郁、胸胁满闷、口苦脉结等症，并可导致男科疾病的发生，如阳痿、乳病、不射精等。气郁日久化火，热伤血络，可见血精。

3. 气逆
气逆为气机当降反升。男科病之气逆多系情志所伤，以肝气横逆为主。肝气横逆而上，血之与气并行逆乱，此时如房事不节，便有产生房室昏厥之可能。

4. 气闭
气闭系指气机闭塞，多由浊邪外阻或气郁之极所致，从而出现突然昏闷而厥的病理状态。如房事过于激动而出现昏厥；痰浊阻塞尿道而癃闭；败精阻于精道不射精等。

5. 气脱

正气持续衰弱，以致气不内守而外脱。或因大出血、大汗等气随血脱或气随津脱而致气脱，从而出现功能突然衰竭的病理状态。男子房事无度，持强努挣，致使气随精脱而出现昏厥。

（二）血病

1. 血虚

血虚是指血液不足或血之濡养功能减退的病理状态。导致血虚的原因很多，或禀赋不足，或久病重病失养，或脾胃虚弱，饮食营养不足，化生血液之功能减弱，或急慢性出血证等。血虚则无以化精，可致精室不盈，血虚则冲任失养，可令冲任虚损，故不育、无精等病证可随之而生。

2. 血瘀

血瘀是指血流迟缓或瘀阻的病理状态。气滞可致血行受阻，气虚无力推动可致血运迟缓。或寒邪入血而血凝，或热邪入血煎熬血液等原因，皆可导致血瘀。故血气不和，百病则生。瘀者，淤也。瘀血引起的种种病象，都与阻滞、不通有关，如疼痛之痛处固定不移，如针如锥，久久不愈，局部青紫或红肿，皆缘于血脉流通受阻。如瘀血阻于宗筋，致使经气不利，出现以疼痛为主的男科病，如阴茎异常勃起、房室茎痛、阴痛、精索静脉曲张等。其疼痛特点为痛有定处，得寒温不减，甚则形成肿块。

3. 血热

血热是指血分有热，血行加速的病理状态。血热与感受热邪或肝火炽盛有关。火热之性具有炎烈冲激作用，故热邪可以损伤血络而迫血妄行。血热动于精室可致血精；血热扰于膀胱可致血淋。血热之临床表现，以既有热象，又有耗血、动血及伤阴为其特征。

4. 血寒

血寒与感受寒邪有关。一方面可由素体阳虚、寒从内生，以致阳气不运，影响精室之生化功能；一方面也可因外寒入侵客于精室，血为寒凝，经脉受阻，出现阴痛、缩阳等病证。

（三）气血同病

1. 气血两虚

气血两虚即气虚和血虚同时存在的病理状态。多因久病消耗，气血两伤所致；或先有失血而气随血耗，或先因气虚而血之生化无源，从而形成气血双虚。临证以面色淡白或萎黄，少气懒言，疲乏无力，形体消瘦，心悸失眠，肌肤干燥，肢体麻木等不足之证为特点，如阳痿、早泄、不育等证。

2.气血不荣经脉

气血不荣经脉是指因气血虚衰或气血失和，对筋脉、筋肉、皮肤之濡养减弱，使肢体筋肉之运动失常或感觉异常的病理状态。如气血不养阴茎则阴茎感觉功能丧失。

3.气滞血瘀

气滞血瘀系指气滞与血瘀同时存在的病理变化。由于气行不畅导致血运障碍，或因闪挫外伤等因素造成。肝主疏泄而藏血，心主血脉而行血，故气滞血瘀与心肝之生理功能密切相关。如气滞血瘀见于精室，则精室、精液病变随时可生。

三、冲任督带损伤

冲脉、任脉、督脉、带脉属于奇经八脉，此四经对精室的影响颇为重要。冲、任、督三脉皆起于胞中，一源而三歧并与肾脏及其经脉有密切的联系。而"胞中"在女子为子宫，在男子为精室，是生殖之精的藏育之所，带脉有约束提系诸脉的作用，若冲任督带损伤，皆可导致男科疾患。

冲任二脉的病理变化，主要表现在对性征和生殖功能的影响。冲任二脉起源于精室，循行于躯体之前，会于咽喉，络于唇口，故对第二性征的发育与成熟起重要作用，男女青春期前后出现的喉结、声音、胡须等两性分化，即是在冲任的作用下完成的。若先天不足，或后天损伤，皆会导致性征异常。如《灵枢·五音五味》说："今妇人之生，有余于气，不足于血，以其数脱血也。冲任之脉，不荣口唇，故须不生焉"，"宦者去其宗筋，伤其冲脉，血泻不复，皮肤内结，唇内不荣，故须不生"。冲脉为全身阴血汇聚之处，故有血海之称，为经络之要冲，若冲脉虚竭，势必导致精少、精竭而不育。任脉为阴经脉气总汇，所以其病表现于阴经，尤其是肝肾，故以肝肾二经脉走行之处患病为主，多表现于阴中、腹部，如房事茎痛、少腹拘急而痛、疝瘕等。

冲任二脉通过与其他经络的联属，贯穿内外表里，旁通博达，从而与五脏六腑及四肢百骸均有不同程度的联系。冲任二脉通过这些联系，将天癸的影响扩展到全身，正如《素问·上古天真论》所述：女子二七而天癸至，任脉通，太冲脉盛，月事以时下，故有子；七七任脉虚，太冲脉衰少，天癸竭，地道不通，故形坏而无子。男子二八肾气盛，天癸至，精气溢泻，阴阳和，故能有子；七八天癸竭，精少，肾脏衰，故无子。其中男子虽未提到冲任，但这是一种省略语法，因为冲任对男女在性方面的影响是对应的。即在天癸的作用下，促进性器官及第二性征的发育和成熟，促进生殖之精的化生，维持性功能。青春期后，人体无论在形体、气质及脏腑活动各方面均起了明显的变化，并出现男女之间的显著差异，即是这种影响的结果。而至七七、七八之后，天癸渐竭，冲任脉衰，两者对脏腑、肢体的影响骤然减退，冲任虚损极易引起脏腑功能的失调，机体内部会发生一系列生理、病理改变，这是导致更年期变化的内在基础。

督脉有总督诸阳经的作用，能统摄真元。其循行部位与阴器的联系极为密切，且与心、脑相通，故其职能主要是传递心神对宗筋的支配信息，对男子阴茎的勃起及射精等性事活动有重要作用。且督脉总督一身之阳，为阳脉之海，男子的阳刚之气，阴茎的坚举有力，与督脉有密切的联系。如督脉功能受损，会出现阳气虚衰的病征，因其支别由少腹上行，故可发生"从少腹上冲心而痛"的"冲疝"。督脉循阴器而循茎，故其病可影响阴器及生育，发生阳痿不举、射精困难等男科疾患。

带脉有约束提携诸脉的作用。带脉虚惫或受外寒所侵，可出现腰痛，"溶溶如坐水中"，甚而影响男子的性能力，若带脉失引，可致"阳明虚而诸经纵"，而见阴器痿软之疾，甚则阳痿失用。

第三节　男科疾病的病理特点

男性少儿期肾气难充。青壮年期以后肾气虽盛，然又易亏，但肾之气亏非朝日所为，其由必久。且男性疾病者多讳疾忌医，非治不可则不与人言，其治又多难与医者配合。由于上述多种原因，决定了男科疾病的病理特点主要表现在肾精易亏、发病缓慢、病程较长和短期内难以治愈等四个方面。

一、肾精易亏

男子以肾为先天，精气为其主。少儿时肾气是未盛，多肾气不足，或先天禀赋素弱或后天失养而致，主要表现为小儿发育迟缓，外生殖器发育不良、隐睾等。青壮时期，肾之精气虽已充盛，但每因不能自持而纵欲过度，不节房事，或久习手淫，致使精气亏乏，表现为失精、阳痿、早泄、不育等。久病、大病、过劳也可耗伤精气。因男子主气，以肾气为本，肾气既亏，卫外能力隐然下降，如遭到外邪侵袭，从而便可引起一系列男科疾病。更年期及老年期，肾之精气开始自然衰退，加上调摄不法，则可加速精气亏损，从而引起更年期综合征、阳痿、失精、前列腺肥大等疾病。总之，男性一生，肾气惟有亏耗而不会过剩，所以在男科疾病过程中多少都会有肾之精气的亏损，在诊治上必须时时考虑肾之精气，精气宜补不能伐。

二、发病缓慢

男科疾病多缓慢发生，早期不易发现而被忽视，得不到及时治疗，如前列腺肥大、阴茎癌、精索静脉曲张、阴茎痰核、子痈、阳痿、水疝等，均是由致病因素缓慢作用的结果。因此，在诊断治疗时必须考虑到这一特点，也即在诊断时要知道这些疾病的发生由来已久，而在治疗时必须明确这些疾病不会在很短时间内治愈。不仅医者要做到，而且还要告知患者，取得其配合，才能取得满意疗效。

三、病程较长

这一特点往往是由发病缓慢和患者讳疾忌医而引起的。由于男科疾病的发生比较缓慢，在症状表现明显、给患者带来明显痛苦或影响工作时，疾病便已经历了一定的过程，但这时患者又多因羞于启齿或其他因素而讳疾忌医，总想让自己的病不药而愈，然而疾病非但不能自愈，反而加重，以至于不得不求医治疗。所以，一般来说，男科大多数疾病到求医诊治时，其病程已较长。也正因如此，给治疗带来极大的困难。

四、难以治愈

男科疾病的另一个特点是比较顽固，在短时间内难以治愈康复。这一点是由前述三点决定的。男科疾病往往起病比较缓慢，病程历时较长，期间若治疗和护理不当，易于迁延反复，加之肾精本身具有难充易亏的特性，不能很快恢复其脏腑器官的功能，从而决定了男科疾病难以在较短的时间内康复。难以康复还有一个含义是指即使疾病本身已治愈，但患者思想上还心有余悸，担惊受怕于疾病复发；由于心理上的不稳定，反过来影响情志使疾病不易治疗。但必须指出，难于康复不等于不能康复，只要诊治准确，医患配合，养护相兼，医患均树立信心病能治愈，始终坚持治疗，就会促成疾病在较短时间内治愈。

第五章

男科疾病的诊法与检查

第一节　中医四诊

　　四诊，就是通过询问、观察、检查患者的症状、体征，藉以了解疾病发生、发展及其各种表现，帮助判断病情的方法，是中医学诊查疾病的主要手段。四诊是相互联系、不可分割的，其中任何一个环节都不可偏废，所谓"上工欲令其全，非备四诊不可"，强调了四诊在诊断中的重要性。由于男性具有独特的生理结构和功能，以及生、长、壮、老的规律，从而决定了男科疾病的诊察、辨证不同于其他各科的特点。在男科临床上，四诊的运用，依据病证的不同，当有所侧重，必须"四诊合参"，局部与整体相结合，才能更全面、系统地了解病情。

一、问诊

　　问诊，是医生通过对患者或陪诊者有步骤、有目的的询问，全面了解与疾病发生、发展有关的各种情况，为辨证论治提供可靠的依据。明代张景岳在《景岳全书》中把问诊列于四诊之首，认为问诊是"诊治之要领，临证之首务"。问诊是男科临床诊查疾病获得病情资料的主要手段，也是患者就诊时最先进行的诊查步骤，在四诊中占有重要地位。其基本原则，除了遵循一般疾病病史的采集方法外，尚应注意男科病所特有的规律。

　　由于男科疾病病位较隐蔽，常涉及患者隐私，患者往往具有各自不同的心理状态或出于某种顾虑，不愿如实反映病情，而指望医生凭切脉、望色诊断疾病；或由于性知识的贫乏，对自己的观点固执己见，等等。因此，问诊不仅是为了获得病情资料，还需通过问答途径，以纠正患者观念上的错误，解除其心理障碍。问诊应创造一个融洽的谈话气氛，医生要善于运用问诊艺术，对患者态度和蔼、富有同情心，耐心倾听患者的申述，并不失时机地给予疏导启发，减轻患者的心理负担，消除其顾虑，要帮患者建立起战胜疾病的信心。只有充分地取得患者的信任与合作，才能获得真实、确切的病史资料。

男科问诊的内容包括：一般项目、主诉、现病史、既往史、个人史、婚育与性生活史、家族史、药物过敏史。

（一）一般项目

一般项目包括姓名、年龄、婚否、籍贯、民族、职业等。其中以年龄最为重要。男性的生长、发育有其自身的规律。每个生理发育阶段，以生殖能力为主要标志。性机能是生殖的基础。人体生长发育分为生、长、壮、老各阶段，性机能和生殖能力的强弱，主要取决于肾所藏之精的盛衰。由此可见，男子的生理、病理在不同的年龄阶段具有不同的特点，从而决定了男科疾病在不同年龄阶段亦具有不同疾病的发生趋向。如遗精、滑精多发生在青少年。青壮年是性功能旺盛时期，如过度损伤肾气，则可发生阳痿、不育等。老年时，肾气衰减，命门之火不足，机体阴阳失调，可见性欲减退，更年期综合征、前列腺肥大、肿瘤等。

（二）主诉

主诉是患者前来就诊感觉最明显、最痛苦的症状，是促使患者就诊最主要的原因。主诉包括症状、部位、时间。主诉的确立，为进一步了解病史，确定诊疗打下基础。

（三）现病史

现病史往往是促使患者就诊的原因。主要询问发病时间、诱发因素或加重因素、缓解因素、症状间有无相互影响、疾病发生有无变化、治疗经过、用药及疗效如何等。通过现病史的问诊，抓住主要矛盾，既可为其他相关问题提供思路，又有助于鉴别诊断。如某些患者自诉患有"阳痿"，但并不一定是真正的阳痿，有的只是偶尔暂时的不勃起，属正常现象。这种情况多由疲劳、心情不安、醉酒或急性病、焦虑等所致。在诊断时，就要通过详细的询问，了解有无其他兼证，必要时可结合其他有关检查，以做出较准确的诊断。

（四）既往史

既往史主要是询问患者的既往病史，了解与现病史及男科疾病有关的病证，患者既往身体健康状况如何，曾患过哪些疾病，用何药治疗，药物的剂量、疗程，是否有过敏反应等，对当前的诊断具有较大参考价值。如不育患者，应询问幼年时是否患过腮腺炎、有无睾丸疾病史、有无外生殖器外伤史、有无外阴部手术史等，以帮助诊断疾病。

（五）个人史

个人史包括工作、生活、饮食、嗜好、居住环境、卫生习惯等，如有无长期频繁手淫史、有无吸烟、酗酒等不良嗜好等。

随着现代工业的发展，繁忙的体力、脑力劳动，或事业受挫致意志消沉，或为生活困难所困扰，以及夫妻间不和睦等因素，均可致情志抑郁，肝失疏泄，宗筋不用，发生阳痿等；不良的饮食习惯，尤其过嗜烟酒，常可导致某些男科疾病。如每日吸烟 20 支以上者，有 50% 的人可能发生精液异常。大量酗酒，可抑制性欲及损害睾丸生精细胞，导致阳痿或不育；家庭的居住环境、频繁手淫也会影响到性功能的发挥，导致阳痿、早泄、不射精等。

另外，许多职业对男性生殖功能都有毒害作用，如慢性苯、铅中毒，以及长期接触 X 射线或高温作业可影响睾丸的生精功能，均可致男性不育，因此应注意询问职业，这对于诊断男科疾病有着重要作用。

（六）婚育与性生活史

对于已婚男子，应询问其结婚年龄（必要时对于未婚同居者，也应询问其同居年龄）、妻子年龄、结婚前后健康状况、生育情况、对计划生育有无采取措施及采取何种措施。若结婚同居 2 年以上，未避孕而不孕育者，应建议男女双方同时检查，并询问检查结果。同时要了解其性生活频率、有无早泄或阳痿、有无性交疼痛、性交后有无不适等。

（七）家族史

了解患者父母、兄弟、姐妹、配偶及子女的健康状况，有无家族遗传疾病及性传播疾病史，某些男科疾病不仅是通过性交传播，而且生活接触如生活用具、衣物等，亦可造成间接传染。了解其直系亲属的死因是否为生殖系统疾病所致。如生殖系统肿瘤，可有家族遗传因素，因此询问家族史，有助于某些男科疾病的诊断。

（八）药物过敏史

有些药物对性功能有较强的抑制作用，如抗高血压药、利尿药及镇静药，可导致阳痿、性欲减退等；有些药物如激素，可引起暂时性或持续性的生精障碍而致不育；过服某些壮阳药，则可致性欲亢进。

二、望诊

望诊，即医生运用视觉观察患者的神色形态、性征、乳房、外肾、分泌物及排泄物等内容。人体的外部和五脏六腑有着密切的联系，脏腑气血阴阳失调，必然反映到体表，故通过望诊、观察人体的外在表象，即可推断脏腑气血的功能状况。望诊，对男科疾病的诊断有着重要的参考价值。是四诊的重要环节之一，通过望诊可获得诊断疾病有价值的线索和依据。

（一）望神

神，即精神、意识、神志，是人体生命活动的外在表现，通过望神可以了解患者机体精气的盛衰和病情的轻重。《灵枢·本神》曰："两精相搏谓之神"，《灵枢·平人绝谷》又曰："神者，水谷之精气也"。生命活动外在表现之神，是由父母先天精气结合而成，又依赖后天水谷精气的滋养。精能生神，神能御精，精与神共寓于形体中，故曰"形与神俱"（《素问·上古天真论》）。精气充盛，体健神旺，表现为精神饱满、目光明亮、神思不乱、气息如常，表明正气不伤，多病轻；反之，精气亏虚，体弱神衰，表现为精神委靡不振、目光呆滞、言语失伦，表明正气已伤，多病重。在房室过劳、遗泄久作的患者中，多可见一派神衰之象。男子以精为本，精气的盛衰对男科疾病有着重要的作用，直接影响到神的变化。因此，观察神的盛衰，可以了解脏腑精气功能的正常与否，衡量病情的轻重，判断病证的发展与预后。《灵枢·大惑》曰："五脏六腑之精气，皆上注于目而为之精。"故望神应以目为重点。精气充盛则目精有神，精气内夺则目陷无光。

（二）望面色

面部内应五脏六腑，为经络所会，气化所通，神明所变。所以，面部是望色的主要部位。观察面部的色泽变化，有助于推断脏腑气血的盛衰和病情的虚实性质。青色属肝，主寒证、痛证、瘀证，由于寒凝肝脉，使筋脉拘急，气血运行不畅，阻滞筋络脉道，可见于疝气、缩阳症、精索静脉曲张、阳痿、不育等病证。赤色属心，主热证，可见于射精疼痛、不射精、强中、精浊等病证。黄色属脾，主脾虚、湿证，多见于阳痿、早泄、遗精日久等病证。白色属肺，主虚证、寒证、失血，多见于阳缩、疝气、房劳伤等病证。黑色属肾，主寒证、痛证、血瘀、肾虚证，多见于阳痿、早泄、精少、不育等病证。

面部一定部位的色泽变化，亦可以反映男科疾病。如"女劳疸"，由于肾气虚而额头出现黑色，为该病的特征。总之，面部望诊，应结合全身情况，用于男科疾病的辨证。

（三）望舌

舌诊是中医诊断的重要部分，在男科的诊断上具有重要意义。舌诊包括望舌质、舌态、舌苔。一般来说，舌质主要反映脏腑的虚实、气血的盛衰；舌苔主要反映病位的深浅、病邪的性质、邪正的消长。

肝经实热，心火偏旺，舌质可见红色；阴虚火旺，舌质可见深红；肾阳虚，舌质可见淡白色；脾阳虚，舌质不仅淡白，而且舌体胖嫩，边有齿痕；肝肾阳虚，阴寒内盛，瘀血阻滞，舌质可见青紫而暗或紫色斑点。

舌苔一般来说，苔薄者病情较轻，苔厚者病情较重；苔黄者属热，苔白者属寒；

苔干燥者为伤津；苔润者为津液未伤或有寒湿。白厚而燥者，为湿郁化热，津液已伤；淡白润而厚，为内有寒湿；苔薄微黄，为邪热尚轻；苔厚深黄，为内热炽盛。苔黄厚而腻，为湿热壅盛；黄厚而干，为热盛伤津。苔灰黑润滑，为阳虚有寒；苔黑干燥，为火炽津枯。

男科的舌诊方法与其他学科基本相同，在临证时，应注意舌苔与舌质的结合，进行综合分析。

（四）望形态与性征

形态，即形体与动态。形体指人的外形、体质，动态指人的动静姿态。性征，即与机体发育阶段相适应的性功能的体征。望形态与性征即观察人的整个体质发育状况和身体活动功能。

人体是一个有机整体，内有五脏六腑，外应皮毛筋骨。故形体的胖瘦、强弱，能体现内在脏腑气血阴阳的盛衰。望形体可测知脏腑的坚脆、气血的盛衰、邪正的消长。由于男性所独有的生理特点，在不同的年龄阶段具有相应的体态和性征。16岁左右，身体逐渐发育成熟，四肢及躯干肌肉发达壮健，口唇胡须开始生长，阴茎及睾丸增大，阴囊皮肤变暗黑，阴毛变长，精液量增加。到20岁左右，达到完全成熟。这是肾精充盛、脏腑功能健全的表现。

1. 望毛发

毛发黑色，茂密荣润，是肾气足，精血充盈的表现。反之，毛发稀疏、脱落或干枯焦，为肾气虚衰，精血虚少的表现。

2. 望乳房

乳房属胃，乳头属肝。正常男性无乳房发育，如乳房发育或肿大，皆属异常。若男子单侧或双侧乳房增大，宛如女性，皮色不红不热，多为肝失疏泄，气血瘀阻，多为乳病。乳房肿硬、结块，推之不移，与体表皮肤不相粘连，多为乳癌。

3. 望外肾

望外肾，即外生殖器的望诊是男科望诊的一项重要内容。主要观察阴毛的分布、外生殖器有无发育畸形等。望外肾，不仅可测知脏腑精气的盛衰，而且也可直接观察其结构状态，其有无异常，对男科疾病的诊断有着重要价值。

（1）望外肾：包括望阴毛、望阴茎和望阴囊三部分内容。

（2）望阴毛：阴毛是男性的第二性征，青春期以后，阴毛开始逐渐增多，分布于下腹部和会阴部，典型呈菱形分布。

（3）望阴茎：主要观察阴茎的大小、形态、有无畸形，包皮的长短，有无包茎，有无包皮垢，同时应注意阴茎有无皮疹、溃疡、糜烂及颜色、形状，以及时发现性传播疾病。正常成人的阴茎，未勃起时一般平均长度为 6～10cm，直径 2～3cm，勃起时长度可增加一倍；成年男性包皮遮盖全部阴茎及尿道口，若包皮口不小，用手推之能露出龟头，为包皮过长；如果包皮口过小，用手推不能露出龟头者，此为包茎。若不注意卫生，包皮过长或包茎易致包皮垢沉积，常可引起包皮龟头炎。

（4）望阴囊：注意观察阴囊的颜色、两侧是否对称，有无皮疹、窦道、肿胀等。阴囊皮肤松弛下坠多属热证或气虚；阴囊收缩多属寒证。阴囊皮肤青筋暴露，囊中隐见一团如蚯蚓状软块，平卧时减轻或消失，站立或劳累后加重，多为精索静脉曲张。阴囊偏坠，皮色不变，咳嗽时有冲击感，平卧时肿物消失，为疝气的重要特征。阴囊肿大，透光试验阳性为睾丸鞘膜积液。阴囊肿大、质硬，皮红灼热者，多见于急性睾丸炎。单侧或整个阴囊体小上缩，站立时囊中空虚无物，多为隐睾或无睾症。

4. 望排泄物

观察患者排泄的尿、精液、分泌物的色、量、质及其性状的有关变化，是诊断男科疾病的重要依据。

（1）望小便：小便清长为寒，色黄赤为热；小便色白而混浊为白淫；点滴而出，不痛者为癃闭，痛者为淋证，尿中有砂石状物或尿中断为石淋，有血为血淋，有膏状物为膏淋。

（2）望前列腺液：正常的前列腺液为乳白色，质稀；当前列腺出现炎症时，前列腺液可为淡黄色或灰白色，质黏稠，伴有精囊炎时，可为红色或淡红色。

（3）望精液：正常精液为乳白色，禁欲时间较长时，可呈淡黄色，室温下30min 应完全液化，正常精液量为 2～6ml。一般通过询问患者了解，在必要时，可通过精液常规检查了解。精液量少，多为肾气不足；精液黄稠或带有血液，多为湿热扰动精室或阴虚火旺；精液清冷，多为肾阳虚；精薄稀少而味淡，多为肾精亏虚；血精多为精囊炎的主要特点。总之，望精液应结合问诊，并参考本章第二节有关精液检查的内容进行综合分析，才能不失偏颇。

三、闻诊

闻诊包括听声音、嗅气味两个方面。因为各种声音和气味都是脏腑生理和病理活动产生的，所以可以反映男性某些生理病理的变化，为辨证论治提供部分依据。

（一）听声音

听声音重点在于聆听声音的高低、强弱、缓急、语调的变化等。声音是表达人的思想、感情的重要形式。正常声音可因个体的不同或感情变化而有大小、高低、急缓之差异。声音高亢洪亮多为实证、热证；言语低微多为虚证、寒证；时时叹息多为情志不舒。成年男性声音以粗重为特点，如果患者声音尖细，同时第二性征不明显，则多为性发育不全。

此外，在叙述病史时，男性疾病患者，尤其是阳痿、早泄等性功能障碍患者，往往会压低声音进行叙述，以免别人听见，故在就诊时，尽量保持一名患者单独就诊，一方面以保护患者隐私，另一方面也可以减少外界环境对诊疗带来的影响。

（二）嗅气味

人体在患病后，脏腑气血及其代谢产物，由于受到邪气的熏蒸，通过呼吸、排泄物等发出一种异常的气味。一般包括患者的口气、体味、排泄物等气味。若味腥多属虚证、寒证；味臭多属实热；若腐臭、恶臭者，多因组织腐烂，多见于痈疽、癌症。

四、切诊

切诊，是医者运用手指的触觉对患者进行触摸、按压，以获得病情资料的一种诊断方法，包括脉诊和按诊两方面。

（一）脉诊

脉诊，是四诊的主要部分，也是中医特有的诊法之一。通过切按患者的脉搏，探查脉象，以了解病情，为辨证论治提供依据。

一般来说，男子之脉，较妇人为盛。不沉而动，其状劲而有力，但尺脉较弱，而寸脉较盛于尺脉。尺脉反映的是下焦、肾、精、天癸等生殖与性功能的多种信息。因此，在男科疾病的脉诊中，诊察尺脉尤为重要，男科常见脉象如下。

1. 沉脉

脉沉无力，主脾肾阳虚，气血不足，见于更年期综合征、性欲减退、早泄等病证；沉而有力，为寒滞厥阴、少阴；沉而无力见于肾气不足。

2. 数脉

数而无力，多为精气衰少；数而滑，多为湿热扰精。

3. 迟脉

迟缓无力，多为肾寒精冷；迟而细小，多为精血不足；迟而有力，多为精瘀不畅。

4. 涩脉

细涩无力，多为精气不足，尺脉弱而涩滞，多属下焦阳虚，命门火衰，主精冷，无子；涩而有力，多为精瘀不畅或血滞外肾。

5. 弦脉

弦而无力，多为肝郁血虚；弦而有力，多为寒滞肝脉；脉细弦，多为肝郁肾虚；弦细数，为阴虚火旺或肝肾阴虚；脉弦涩多属寒滞肝脉，瘀血内阻。

6. 滑脉

滑而数，多为湿热下注；滑而有力，多为痰湿；尺脉细弱而滑，多为痰湿，主不育、少精。

以上脉象为男科常见脉象，但需与其他诊法所得资料进行综合分析，才能做出诊断。

（二）按诊

按诊又称触诊，是医生对患者的肌肤、手足、脘腹及其他病变部位进行触摸按压，以测知其温凉、软硬、压痛、痞块及其他异常变化，从而推断疾病的部位和性质，多与望诊同时进行。男科触诊的部位主要为乳房、下腹部和外肾。

1. 按乳房

正常男性肩宽胸平，无乳房发育，如男性乳房肿大，必须进行触诊。触诊时，应注意有无肿块、肿块的大小、质地、表面是否光滑、活动度、压痛，以及与皮肤粘连等情况。检查方法为：以乳头为中心做一水平线和一垂直线，将乳房分成4个象限。按诊时，先检查健侧，后检查患侧。检查者的手指和手掌平置于乳房上，稍用力向胸壁按压。检查顺序为：外上方→内上方→内下方→外下方→乳头。在乳房按诊后，应仔细触按腋窝和锁骨上有无淋巴结肿大。

2. 按下腹部

腹股沟肿块，站立时增大，平卧缩小者，多为疝气；若阴囊内无睾丸，腹股沟处肿物可随体位变动而变动，可能是隐睾；阴茎癌发生转移或生殖器的慢性炎症，可引起腹股沟淋巴结的肿大。

3. 按外肾

按外肾，即触摸、按压阴茎、阴囊、睾丸、附睾、精索、前列腺及精囊腺等组织器官，以了解病情、判断病位。常与望诊结合进行。

触摸阴茎，应注意阴茎的大小、形态，包皮能否翻转，阴茎有无瘀斑，阴茎内有无硬结或肿块，尿道有无压痛等。阴茎头部肿块，多为阴茎癌的主要症状，在早期尚未溃破时，若不触诊则易漏诊。包皮过长的患者，在包皮内冠状沟处触及肿块，可能为包皮垢堆积形成。需进一步翻转包皮以鉴别。阴茎体部有硬结，压之不痛、但勃起时疼痛或勃起弯曲影响性交，可见于阴茎痰核。

正常情况下，睾丸居于阴囊中，左右各一，有弹性。附睾位于睾丸后缘外侧部，分头、体、尾三部分。触摸时，宜采取立位。以手掌轻托阴囊，四指与拇指轻捏推寻，检查睾丸之有无、数目、大小、软硬度、表面是否光滑及活动度等。成年男性正常睾丸体积在 15 ~ 25ml。如小于12ml，表示睾丸的功能受到损害，如小于8m1，且质地软，无精子，往往预后不良。如果阴囊内无睾丸，则见于隐睾症或无睾症。若阴囊增大，透光试验阳性，为水疝。若睾丸肿大，触痛明显，且向腹股沟放射，多为子痈。若睾丸肿块增长迅速，局部边界不清，伴肿大的硬性结块及局部沉重感而压痛较轻，则考虑肿瘤的可能性。附睾的任何部分增大，均为病理性改变。附睾炎急性期，附睾肿大；慢性期附睾多为结节状，轻压痛。附睾结核时，附睾尾部有肿块，质硬，压痛不明显，还可伴有输精管串珠样改变。精索增粗，触痛明显，为急性精索炎。若扪及蚯蚓状柔软团块，卧位可减轻或消失，则为精索静脉曲张。对于可疑患者可做深吸气试验，即让患者深吸气后，屏气以增加腹压，此时静脉血突然反流入蔓状静脉丛，可见静脉明显曲张。精索静脉曲张临床分为3级：Ⅰ级，患者站立时，能触按到轻微迂曲扩张的精索静脉，深吸气试验阳性，且蔓状静脉丛直径不超过2cm；Ⅱ级，按诊时很容易触及扩张的蔓状静脉丛，直径超过2cm；Ⅲ级，在阴囊皮肤表面即能看到扩张迂曲的静脉丛。

触摸前列腺、精囊腺时，可采取站立弯腰位或胸膝位进行，通过直肠指诊来完成。直肠指诊应排空膀胱后进行，医生食指戴指套后充分涂抹润滑油，然后轻轻按摩肛门，待患者放松后，再缓慢轻柔地伸入直肠。检查前列腺的大小、形状、质地、表面是否光滑、中央沟的深浅、有无波动感等。正常前列腺似栗子，大小为4cm×3cm×2cm，重量为10～20g，表面光滑，质地中等，有坚硬弹性感，两侧叶之间有中央沟存在。前列腺肿大，有热感，表面光滑规则，压痛明显，多为急性前列腺炎；大小不等，表面不光滑，质硬，压痛，多为慢性前列腺炎；肿胀，有波动感，多为前列腺脓肿；腺体增大，表面隆起光滑，边缘清楚，富于弹性，中央沟变浅或消失，前列腺向直肠壁凸出者，多为前列腺增生；若可扪及硬结，大小不一，边界不清，应高度怀疑前列腺癌。精囊位于前列腺外上方，形状不定，直肠指检一般触摸不到精囊腺。若能触及肿大的精囊腺，并有触痛，多为精囊炎。

第二节　西医检查

一、实验室检查

（一）尿液检查

1.尿液采集

尿液检查对泌尿生殖系疾病的诊断具有重要意义，一般收集清晨首次尿液，留取尿液不少于10ml，留尿前需清洗外阴及尿道口，留中段尿送检。

2.尿液常规检查

尿液常规检查内容主要包括尿色、透明度、pH、红细胞、白细胞、上皮细胞、管型、蛋白定性、比重及尿糖定性测定。

（1）尿色：正常尿液的色泽，主要由尿色素所致，其每日的排泄量大体是恒定的，故尿色的深浅随尿量而改变。正常尿呈淡黄色，异常的尿色可因食物、药物、色素、血液等因素而变化。

（2）透明度：正常新鲜尿液，除女性的尿可见稍混浊外，多数是透明的，若放置过久则出现轻度混浊，这是由于尿液的pH改变，尿内的黏液蛋白、核蛋白等逐渐析出之故。

（3）pH：正常尿为弱酸性，也可为中性或弱碱性，尿的酸碱度在很大程度上取决于饮食种类、服用的药物及疾病类型。

（4）细胞：在临床上尿中有重要意义的细胞为白细胞、红细胞及上皮细胞。①白细胞。正常尿白细胞为 0～2 个 /HP，异常时，离心尿每高倍镜视野≥5 个 /HP，多见于细菌性炎症如膀胱炎、尿道炎、肾盂肾炎及肾脓肿等。②红细胞。正常尿红细胞每高倍镜视野可见 1 个，若离心尿红细胞≥3 个 /HP 为镜下血尿，主要见于急性肾小球肾炎、急性肾盂肾炎、泌尿系结石、肿瘤、结核等。③上皮细胞：鳞状上皮细胞及移行上皮细胞偶见于膀胱炎、尿道炎，肾盂肾炎多见移行上皮细胞。急进性肾小球肾炎、肾小管损伤、肾移植术后排异反应时可多见肾小管上皮细胞。

（5）管型：老年人激烈运动后、发热、麻醉后偶见透明管型、颗粒管型、蜡样管型、脂肪管型多见于肾实质性损伤，细胞管型中白细胞管型多见于细菌性炎症，红细胞管型多见于急性肾小球肾炎、急性肾小管坏死，此外肾梗死、肾静脉血栓形成、急性高血压也可见到。肾小管上皮细胞管型多见于妊娠子痫及药物所致急性肾小管坏死。

（6）蛋白定性：正常 24h 蛋白定量 20～80mg/d，每日超出 15mg 或超过100mg/L 即为蛋白尿，生理性蛋白尿见于妊娠、高蛋白饮食后剧烈运动、发热、低温刺激、精神紧张、交感神经兴奋所致暂时性轻度蛋白尿。病理性蛋白尿多见于肾小球、肾小管病变、骨骼肌严重损伤、大面积心肌梗死、骨髓瘤等或全身疾病。

（7）比重：尿液的比重在 1.015～1.025，婴幼儿的尿比重偏低，尿比重受年龄、饮水量和出汗的影响。尿比重的高低，主要取决于肾脏的浓缩功能，故测定尿比重可作为肾功能试验之一。

（8）尿糖定性：正常人尿糖定性为阴性，糖尿一般是糖尿病指征，但也可见于进食高糖饮食、甲状腺功能亢进、慢性肝病、嗜铬细胞瘤、颅内高压、肾性糖尿等。

3. 尿三杯检查

遇血尿、脓尿时，应做尿三杯检查以定大致位置，清洗外阴及尿道口后，将最初一段尿留于第一杯中，中段尿留在第二杯中，终末尿留于第三杯中。第一杯尿异常，病变可能在前尿道，第三杯异常，病变在膀胱颈或后尿道，三杯均异常，病变在膀胱颈以上。

4. 尿细菌学检查

检查前最好用肥皂水、无菌水清洗外阴及尿道口，留中段尿检查，通过尿液培养，可确定何种细菌引起泌尿系统感染，常见有大肠杆菌、变形杆菌、铜绿假单胞菌、产气杆菌及金黄色葡萄球菌、结核杆菌等。

5. 尿液脱落细胞学检查

细胞学检查对泌尿系统上皮细胞瘤的诊断具有重要意义。脱落细胞学检查，应留清晨第二次新鲜清洁尿液，离心沉淀后立即涂片染色查找肿瘤细胞。主要用于诊断泌尿系统上皮细胞肿瘤，包括肾盂、输尿管、膀胱及尿道的上皮细胞肿瘤。

6. 尿液生化检查

留 24h 尿液于清洁容器内，记录尿量，混匀后送一部分尿液检查。

（1）尿酸（UA）：尿酸正常值为 2.4 ~ 5.9mmol/24h，增高多见于血中尿酸增高如痛风，降低见于肾功能不足。

（2）尿素氮、尿肌酐测定：尿素氮正常值为 321 ~ 535mmol/24h，降低可多见于肝肾功能不全；尿肌酐正常值为 8.8 ~ 13.0mmol/24h，在急性肾炎或肾功能不全时，尿肌酐含量下降。

（3）尿钙、磷测定：尿钙正常值为 2.5 ~ 7.5 mmol/24h，尿磷为 22 ~ 48mmol/24h，尿钙、磷排出量增高主要见于甲状旁腺功能亢进，可引起多发性尿钙结石。

（4）尿钾、钠测定：尿钠正常值为 130 ~ 220mmol/24h，降低见于长期禁食钠盐、尿毒症、肾上腺皮质功能亢进，增高见于慢性肾炎、肾上腺皮质功能减退等；尿钾正常值为 51 ~ 102 mmol/24h，降低见于严重失水、尿毒症及肾上腺皮质功能减退，增高见于利尿剂应用、肾上腺皮质功能亢进等。

7. 尿激素检查

（1）尿 17- 羟类固醇测定：正常值为男：22 ~ 27.6μmol/24h；女：16.6 ~ 22μmol/24h。增高多见于肾上腺皮质功能亢进、双侧增生者增加较多、癌肿增加最多。降低多见于肾上腺皮质功能不全、肝硬化等。

（2）尿 17- 酮类固醇测定：正常值为男：34.7 ~ 52μmol/24h；女：24.3 ~ 34.3μmol/24h。可作为肾上腺功能及睾丸功能的指标。增高见于肾上腺皮质功能亢进、睾丸间质细胞瘤等，降低见于垂体功能减退、肾上腺皮质功能减退、睾丸切除后性功能减退、甲状腺功能减退及一些慢性病如结核、肝炎、糖尿病等。

（3）尿儿茶酚胺测定：正常一般为 <1655nmol/L。增高常见于嗜铬细胞瘤、进行性肌营养不良、重症肌无力、神经节细胞瘤及剧烈运动后的正常人，降低常见于营养不良、颈部脊髓的横截和家族性自主神经功能失常等。

（4）尿醛固酮测定：正常值为 2.8 ~ 27.1mmol/L。排出量增高见于原发性醛固酮增多症、充血性心力衰竭、肾病综合征、部分高血压及甲状腺功能亢进等引发的继发性醛固酮增多症。

（二）前列腺液检查

1. 前列腺液收集

前列腺液的采集是通过按摩前列腺获得的：前列腺液自尿道口流出后第一滴应弃去。用玻璃片收集标本作显微镜检查。如需作前列腺液培养，应于按摩前消毒阴茎头，用无菌试管收集。如患者经前列腺按摩后当时未能排出前列腺液，可挤压前尿道收集腺液，或嘱患者即刻排尿，做尿常规或培养检查，并与按摩前的尿常规、尿培养做比较。

2. 前列腺液分析

前列腺液分析是诊断前列腺炎的一种方法，采用前列腺按摩法取得前列腺液，涂片作显微镜检查。正常前列腺液稀薄呈乳白色，含有较多折光性强的卵磷脂颗粒，少许白细胞、上皮细饱、精子，偶可见到淀粉样颗粒，慢性前列腺炎时，白细胞数 ≥ 10 个 /HP 或有成堆的白细胞，卵磷脂小体明显减少。前列腺液中混有精囊分泌液时，有大量精子。前列腺液中出现少量红细胞，可能由于按摩太重而致。如前列腺液呈血性，可能为精囊炎症或肿瘤。

（三）精液分析及检查

精液检查是男子不育症患者诊治过程中一项重要项目。精液分析可反映睾丸精子发生及附性腺功能状况。在评价男性生育力方面，分析精子的数目和质量，可为临床寻找不育的原因和疾病诊断、疗效判定提供客观依据。精液检查证实无精子可作为男性绝育手术效果的重要指标。在人工授精过程中，筛选质量优良的精子，也要通过精液分析加以确定。精液检查也有其局限性，检查结果有人为的差误和个体标本间的差异。因此，对不育的诊断应结合临床及某些特殊检查（精液的生化、免疫、内分泌等）综合分析才可得出正确判断。

1. 精液常规检查

（1）精液标本采集：精液收集前应嘱患者禁欲 3 ～ 7 天。应收集全部精液标本，收集精液的容器要清洁干燥，取精后立即或 30min 内送检。不宜用普通避孕套收集精液。手淫采精液方法是临床常用的方法，采精液者可直接在实验室进行。遇手淫法困难者可试用电按摩帮助采集。作精液分析应 1 周采集标本一次，为消除同一个体排精可能存在的差异，应连续检查 2 ～ 3 次。

（2）精液物理性状检查

1）颜色和气味：精液是一种半流体状的液体，有一定的黏度。用玻璃棒挑动黏丝长度为 3 ～ 5cm，倾倒时成为涌流。黏度过高或过低，均反映精液质量不佳，一般刚射出的精液为灰白色或灰黄色，自行液化后则为半透明的乳白色或灰黄色，长时间未排精人的精液则略带淡黄色，老年男性精液呈黄色，有的精液呈棕黄色或带血，则称为血精。正常精液标本具有刺激性气味，一般认为这种气味是由前列腺分泌液产生的。

2）凝固与液化：刚射出的精液稠厚呈冻胶状，若不凝固可考虑有射精管阻塞或先天性精囊缺如。精液离体后 15 ～ 20min 内会逐渐液化，若液化时间延长或不液化，可能是前列腺液中的蛋白水解酶缺乏，多见于有前列腺和精囊疾病的患者。

3）黏稠度：待精液完全液化后测定黏稠度。用一吸管吸入一定量精液，当吸管移出精液时，精液从吸管口呈丝状拉出，一般认为精液黏丝 3 ～ 5cm 为正常。高黏稠精液常伴有液化不全而阻碍精子的穿透。

4）酸碱度：精液 pH 应在射精后 1h 内测定。用精密试纸或 pH 仪检测精液。正常精液为 7.2 ～ 8.0，当 pH 增高到 8.0 以上多见于急性附性腺炎症或附睾炎患者，而慢性附性腺炎可使 pH 减至 7.2 以下，先天性精囊缺如或功能下降或射精管阻塞，都可使 pH<7。

5）精液一次排出量：正常一次精液排出量为 2 ~ 6ml，精液量常与射精频度有关。每次射精量如少于 1ml 或多于 8ml，应认为异常。精液量病理性减少可提示附性腺功能性缺陷或存在逆行射精。先天性双侧输精管、精囊缺如患者精液量可为 0.2 ~ 0.5ml。精液量过多会降低精子密度，可能与禁欲时间过长或附性腺功能亢进有关。

6）精子密度及精子总数：精子密度是指每毫升精液中的精子数目，常采用血细胞计数器按红细胞计数方法测定。一般认为成年男子精子密度应大于 $2×10^7$/ml。精子密度为 0 ~ $5×10^6$/ml 者称无精子症和重度少精子症，大于 $5×10^6$/ml 而少于 $2×10^7$/ml 者为少精子症，精子密度大于 $2.5×10^8$/ml 者为多精子症。精子总数是指一次射精的精子总数，即精子密度乘以精液量。精液量过高，精子总数正常，使精子密度降低，生育力下降。若精子密度正常而精液量过低也会引起生育力低下。因此，精子密度与精子总数同等重要。

7）精子的活率：指精子总数中活精子所占的比例。一般认为存活率 >75%，即不被着色为正常。

8）精子活力：测定时可采用压片法，将完全液化的精液充分混匀，取一滴置于清洁玻片上，加盖玻片，室温下静置 1min，低倍镜下随机选择 10 个视野，观察精子活动状态。

按 WHO 推荐的方法将精子活力定为 4 级：

a 级：精子活动良好，呈快速、活泼的直线前向运动。

b 级：精子能活动，但方向不明确，呈快速或迟钝的直线或非直线前向运动。

c 级：精子活动不良，原地打转或旋转移动，前向运动能力差。

d 级：精子不活动。

正常精子活力为 a 级活动精子 ≥ 25% 或 a+b ≥ 50%，精子活率和活力的关系为：正常精液精子活率为射精后 1h>60%，3h>50%，6h>30%。精子活力射精后 1h 无显著变化，6h 活力良好的精子占 20% 左右，若 6h 活动为良好的精子降至 5% 以下，则可直接影响生育。

（3）精子细胞形态学检查：精子形态是衡量男子生育力的重要指标。观察精子形态可采用精子涂片染色法，即用苏木精 - 伊红染色，然后在光学显微镜下计算 200 个精子中正常及各类畸形精子所占百分数。在正常精液中，形态正常的精子平均占 80%。

1）正常精子形态：正常精子如蝌蚪状，由头、体、尾三部分构成。头部略扁，呈椭圆形。头长 3.0 ~ 5.0μm，宽 2.0 ~ 3.0μm。体中段细长，与头纵轴呈一直线。体长 5.0 ~ 7.0μm，宽 1μm。层部长而弯曲能活动，一般长 50 ~ 60μm。正常精子亦可存在生理变异，如小头、大头、尖头、圆头、幼稚型和衰老型等。

2）异常精子形态：畸形精子主要包括大圆头精子、小圆头精子、尖头精子、梨状头精子、无头精子、双头精子、混合畸形、体部畸形、尾部畸形。

精液细胞学分析被认为是预测男子生育力的一个较为稳定的参数，精子形态学的任何变异都反映出睾丸受损害，如精液中未成熟精子超过2%～3%是睾丸受损的征象。WHO新近标准，正常形态精子大于或等于50%，正常情况下异常精子可达30%～40%。如果畸形精子率大于50%则提示睾丸病变，其病因可能由感染、外伤、性激素失调或遗传因素所致。

（4）精液其他成分：正常精液中可见有极少量白细胞和红细胞或炎性细胞，正常人精液白细胞每高倍视野少于5个，白细胞增多，常提示炎症存在。

（5）精子的凝集：正常人精液液化后常见有零散、小的精子凝集堆，由3～10个精子与细胞或异物等黏附在一起。病理情况见大量精子黏附，有较多较大的精子凝集堆，主要表现为头对头、尾对尾或混合型凝集。这可能与精子黏附力增加或凝集抗体的形成有关。

（6）精浆的生化检测

1）果糖定量测定：精浆中的果糖是精囊的产物，可用于先天性精囊缺如和无精症的病因诊断。正常人精浆果糖含量为6.7～25mmol/L，精囊的病变、射精管部分梗阻，雄激素缺乏均可使精浆果糖水平低于正常。先天性精囊缺如或射精管完全梗阻可致精浆中果糖消失。

2）精浆酸性磷酸酶（ACP）测定：正常值为48.8～208.6U/ml，其与精子活力和代谢有关。慢性前列腺炎者，ACP值下降，良性前列腺肥大或前列腺癌患者ACP则增高。

3）精浆柠檬酸测定：柠檬酸由前列腺分泌，当与Ca^{2+}结合后能影响精液的液化，并可激活前列腺液中的酸性磷酸酶，从而对精子活力产生影响。柠檬酸含量可判定前列腺的功能状态。正常参考值≥52μmol/L次射精，精液中的柠檬酸影响精液的液化过程，并能激活酸性磷酸酶，当前列腺炎和雄激素缺乏时含量降低。

4）精浆肉毒碱测定：正常参考值为（461.56±191.63）mol/L，附睾本身并不合成肉毒碱，通过检测附睾肉毒碱的水平，可以确切了解附睾的吸收和分泌功能，肉毒碱作为脂肪酸代谢的重要辅助因子为精子在附睾内成熟提供必要的能量代谢。

5）精液α-葡萄糖苷酶活力测定：正常参考值为35.1～87.7U/ml，α-葡萄糖苷酶主要由附睾分泌，该酶对某些与附睾有关的不育症，如阻塞性无精症，具有肯定的诊断价值，对鉴别输精管阻塞病变所致与睾丸生精障碍所致的无精症具有一定意义。

6）锌元素测定：锌是精液中微量元素之一，锌直接参入精子生成、成熟、激活和获能过程，并可维持胞膜结构的完整性和稳定性，保持精子活力。并能抑制精子的酵解和氧化，减慢精子活动。锌还能改变睾丸的生精速度，影响精子代谢。因此，锌元素是调节生育的重要因子。可用原子吸收分光光度计测量精浆锌浓度，正常精浆锌值为（2.1±0.95）mmol/L。

（7）精子的免疫学检查：精子是一种自抗原，有较强的抗原性，可诱发机体产生特异性抗体。抗精子抗体（AsAb）是不育的重要免疫因素。正常情况精子抗原受到血睾屏障的隔离，不发生抗精子自身免疫。在病理条件下，如输精管道阻塞、睾丸或附睾的炎症、损伤等，均可造成精子与自身免疫系统接触的机会。在体内引发抗精子抗体，进入血清或生殖道分泌液中，干扰精子的活动功能，阻碍授精。据检测，在男女不育的病因中，免疫因素占3%。检测精浆的AsAb对免疫性不育的诊断、疗效判定有其重要的意义。人类的抗精子抗体大致可分为两类：①精子凝集抗体：此种抗体可引起精子凝集。②精子制动抗体：该种抗体可使精子的活动能力丧失。

1）免疫学检查的适应证：①少精子症，精子存活、活力、活动率低，精子凝集、精液液化延迟，畸形精子率高等。②生殖系慢性感染或睾丸损伤者。③宫颈黏液精子穿头试验异常者。④自发性精子凝集现象。⑤精道梗阻解除后仍不育者。

2）方法：精子免疫学检测方法很多，其中有精子凝集试验、精子制动试验、免疫珠实验、酶联免疫吸附法和免疫荧光抗体试验等。目前WHO推荐的抗精子抗体测定为免疫珠实验和混合抗球蛋白反应（MAR）实验。

A.混合抗球蛋白反应（MAR）精子抗体的检测实验

a.用新鲜精液的直接MAR实验的操作步骤：取充分液化后的精液15～20μl与IgG标记红细胞悬液15～20μl，在玻片上混匀，再滴上羊抗人IgG血清稀释液15～20μl再混匀，静置3min后在400倍光镜下观察结果。

b.用体液标本的间接MAR实验步骤：由直接MAR证实为表面精子抗体阴性的新鲜精液0.5ml，在离心管内用pH 7～8的等渗缓冲液离心洗涤除去精浆，沉渣与待测体液标本共同培养1h，在离心洗涤除去未与精子表面结合的游离免疫球蛋白，用等渗缓冲液重新混悬。取致敏化后的精子悬液15～20μl与IgG致敏红细胞悬液15～20μl混匀，滴加羊抗人IgG血清稀释液15～20μl再混匀，静置3min，在400倍光镜下观察结果。

结果判断：以10%以上的活动精子与红细胞发生混合凝集为阳性，40%以上活动精子与红细胞发生混合凝集可大致判定为与精子抗体有关的不育。

B.免疫珠实验：采用包被羊抗人IgG、IgA的亲水性聚丙烯酰胺珠（免疫珠）来检测精子表面结合抗体，或待测血清（宫颈黏液）中的抗精子抗体。

a.直接法：将新鲜待测精液1滴，一式3份，分别加1滴最适稀释度的羊抗人IgG、IgA、IgM包被的免疫珠悬液，混匀加盖玻片，置湿盒1h，然后在光学显微镜下观察。

b.间接法：测精浆或血清、宫颈黏液中各Ig类别的抗精子抗体，将精液用缓冲液洗涤，校正精子浓度，加入适量待测血清，及精子悬液，水溶1h后，用缓冲剂洗涤2次，取玻片1张，依次滴加新鲜液化精液，羊抗人IgG血清1滴，4%致敏红细胞1滴，充分混匀，盖上玻片，用光学显微镜观察。

结果判断：如果每高倍镜视野下可见免疫珠，黏附到2～3个以上动的精子，实验为阳性。

C.酶联免疫吸附试验（ELISA）：将精子抗原吸附到聚苯乙烯固相载体表面，其固相抗原可与待检标本中的 AsAb 结合，并同加入的抗人 IgG 酶结合物起反应，形成抗原－抗体－酶结合物免疫复合物。最终在酶底物作用下显色。结果判定，阳性呈明显蓝色，阴性为无色。临床研究有资料表明，不明原因不育妇女血清检测 AsAb 阳性率明显高于有生育力妇女 AsAb 的检出率。

（8）精子的功能检查：常规的精液检查很难对精子的授精状况作出客观的判断。因此，人精子功能检查，对男子不育的精液质量分析有重要意义，对原因不明不育男子诊治有重要的临床价值。常见精子功能试验方法有：精子穿卵实验；精子－宫颈黏液相互作用；精子核功能测定；精子膜功能测定等。

1）精子穿卵实验：是精子穿透去透明带金黄仓鼠卵实验（SPA）的简称，是测定精子获能、顶体反应、精子卵膜融合能力及精子核解聚能力的经典方法。

方法：在无菌小培养器中盛入 2～3ml 液体石蜡，吸取已获能的精子悬液 0.1ml 注入液体石蜡下，然后取去透明带仓鼠卵 15～20 个注入获能滴内，37℃含 5% CO_2 培养箱中温育 2～3h 后观察结果。授精后吸出卵子用 BWW 培养液洗 3 次，除去表面未穿透卵的精子，将受精卵放在载玻片上，四周涂抹少许凡士林，将盖玻片轻轻盖在受精卵上，在相差显微镜下直接观察。已受精的卵胞浆中有肿大的精子头并附有精子尾。正常生育男性 SPA 时卵子授精率一般为 10%，≥10% 为正常（SPA 阳性），<10% 为异常（SPA 为阴性）。

2）精子－宫颈黏液相互作用实验：分有体内实验和体外实验。体内实验即性交实验，体外实验主要包括玻片实验和毛细管穿透实验。

性交后实验（PCT）：是测定宫颈黏液中活动精子数，借以评价性交后若干小时内精子存活及功能表现。方法：在排卵期性交后用不带针头的注射器，吸取阴道后穹隆宫颈口、宫颈管的黏液置玻片上，显微镜下观察精子的存活情况。

宫颈黏液中精子的活力分为 0～Ⅲ级，0 级不运动，Ⅰ级原地运动，Ⅱ级运动缓慢，Ⅲ级直线运动。在标准实验中，宫颈口及宫颈管黏液中每高倍视野有 10 个以上Ⅲ级前向直线运动精子，则表示正常，在延迟实验中，宫颈口黏液中活动精子数有所减少，但宫颈管内黏液中活动精子数不 < 5 个 /HP。

毛细管穿透实验：该实验是通过在体外观察精子是否穿透毛细管内的宫颈黏液，以评价精子的穿透力，并可鉴定导致性交后实验异常的因素是在男方还是在女方。

实验前患者禁欲 24h，穿透前将排卵期的宫颈黏液或其他穿透介质吸入毛细玻璃管内，顶端用胶泥封口，下端插入精液池内，盛精液 0.2ml，垂直放入 37℃水浴盆内 1h，观察结果。测定精子在毛细玻璃管中的穿透高度，并记录活动精子的数目。

结果评价：WHO 推荐根据穿透高度、穿透密度和活动力指标，采用评分的方法对结果进行判断，评定时间可据自己实验时间而定。

穿透高度：领先精子高度，单位：mm。

穿透密度，选择一段毛细管（精子最多一段）计算其中的精子数。

活动力：按毛细管中上 1/3 段中精子的前向运动分 0 ~ Ⅲ级，0 级无前向运动，Ⅰ级前向运动精子占 25%，Ⅱ级前向运动精子占 25% ~ 50%，Ⅲ级前向运动精子超过 50%。

对实验结果评分，取各项指标的累计分值。7 ~ 9 分为优良，4 ~ 6 分为良好为差，0 分实验结果阴性。

3）精子核功能测定：精子核占其头部的 65%，由结合蛋白的 DNA 构成，荧光染料吖啶橙与双链 DNA 结合后会发生绿色荧光，与单链 DNA 结合时出现红色或黄色荧光，有双链 DNA 的精子才会受精。

方法：禁欲 24h 后手淫法取精液，30min 后取 1.0ml 液化精液，用 pH 7.4，0.01mol/L PBS 洗 3 次，弃上清，调整精子浓度为 2×10^7 条 /ml，涂片，晾干。甲醇固定。用新鲜配制的吖啶橙染液染色 5min，水洗，晾干后，用荧光显微镜高倍镜观察，有授精能力精子双链 DNA 为绿色。无授精能力精子呈红色或黄色，计算 300 条精子，算出有授精能力精子的百分率。

4）精子膜功能测定：精子膜上含有丰富的多聚不饱和脂肪酸及多种蛋白成分，精子膜的功能与精子获能、顶体反应及精卵融合密切相关，精子膜功能测定，可预见精子的受精能力。

方法：取液化精液 0.1ml，加 37℃预温的低渗膨胀试剂 0.85ml 混匀，置 37℃水浴 30min 后再加入伊红 Y 溶液 0.05ml，混匀，室温放置 2min，镜下观察精子尾部肿胀程度，只有精子整个尾部肿大呈球状，才证明精子膜无损伤，精子功能良好。

2. 血 PSA 检查

前列腺特异性抗原（PSA）是由前列腺上皮中已分化的粒状分泌细胞产生的相对分子质量（Mr）约为 34 000 的大分子单链糖蛋白，它具有极高的组织器官特异性。血清中 PSA（即总 PSA：t-PSA）有不同的分子形式，与丝氨酸蛋白酶抑制剂可形成复合物。不与蛋白酶抑制剂络合而以游离形式循行于血液中的称为游离 PSA（f-PSA）。血清中正常情况下，富含 PSA 的前列腺腺泡内容物与淋巴系统间存在着由基膜、基底细胞和内皮层构成的屏障，使 PSA 很少或不会通过淋巴系统进入血液循环，所以外周血中 PSA 浓度很低，只有当前列腺癌、良性前列腺增生（BPH）及一些泌尿系器官感染时，血清 PSA 浓度才会上升，其总阳性率为 69% ~ 92.5%，63% ~ 70% 的早期前列腺癌患者 PSA 浓度高于正常值（男性 < 4ng/ml），因此，目前公认 PSA 是前列腺癌最有价值的肿瘤标志物，已被广泛应用于前列腺癌的诊断和临床分期。但由于前列腺良性增生的患者 PSA 也相应增高，因此两者之间存在相当的交叉，还需进行详细检测来加以区分。最近的研究证实，测定血清中不同分子形式的 PSA，对于区别前列腺癌和 BPH 有重要意义，因 Pca 早期，血清 t-PSA 值尚未明显升高时，血清中 f-PSA/t-PSA 就开始下降，说明测定 f-PSA/t-PSA 值来检测 Pca 比单纯测定 t-PSA 较为优越，当 PSA 阈值为 4 ~ 15ng/ml 时，应用 f-PSA/

t-PSA 比值来区别前列腺癌和 BPH 的特异性最高。此外 PSA 对前列腺癌、前列腺炎预后有一定参考价值，当病情缓解或完全消退时 PSA 值下降，反之病情恶化时 PSA 值迅速上升。注意事项：血清 PSA 检查不应与前列腺按摩同步进行，一般应为前列腺直肠按摩前（至少 2 周未做或尿道插管等）进行，采血 2 ~ 3ml，用 ELISA 方法检测较为准确。

3. 男性生殖内分泌检查

男性生殖内分泌检查主要是通过测定血浆 T(睾酮)和 FSH(卵泡刺激素)、LH(促黄体生成素)、E_2（雌二醇）、PRL（泌乳素）的含量，以及氯米芬（克罗米芬）刺激试验、GnRH（促性腺激素释放激素）刺激试验和 HCG（人绒毛膜促性腺激素）刺激试验来判定下丘脑 - 垂体 - 性腺轴的生殖调节功能状态，并为分析睾丸功能衰竭的原因提供可靠的判断依据，对男性生殖疾病的诊断、治疗效果的监察有重要意义。

（1）睾酮（T）：是由睾丸 Leydig 细胞合成，主要由睾丸、肾上腺分泌，其主要功能是促进男性第二性征的发育，并维持他们的正常状态。正常人血清睾酮水平昼夜有差别，清晨是睾酮分泌高峰，因此在上午 9 时许取血为宜。睾酮分泌过多见于睾丸良性间质细胞瘤、先天性肾上腺皮质增生症。睾酮分泌不足见于垂体病变、甲状腺功能减低、原发性睾丸发育不良、高泌乳素血症、Kallman 综合征、Klinefeter 综合征等。

（2）血清雌二酵（E_2）测定：男性 E_2 主要来自睾丸，正常值男性青春期 0 ~ 11ng/L，成人 0 ~ 10ng/L，血清 E_2 浓度是检查丘脑下部 - 垂体 - 生殖腺轴功能的指标之一，主要用于青春期前内分泌疾病的鉴别诊断，也是男性睾丸或肝脏肿瘤的诊断指标之一。

（3）黄体生成素（LH）与卵泡生成素（FSH）测定：下丘脑合成和以脉冲方式分泌促性腺激素释放激素（GnRH），GnRH 进入垂体门脉系统，刺激垂体前叶细胞合成和释放黄体生成素（LH）和卵细胞刺激素（FSH），垂体 LH、FSH 也是以脉冲方式释放的。LH 可刺激睾丸间质细胞产生睾酮，同时睾酮反馈调节使垂体和下丘脑 LH 分泌减少。FSH 作用于支持细胞，促进精子的生成，而支持细胞又产生抑制素，抑制素负反馈调节致使 FSH 分泌减少。LH 正常值男性成人为 5 ~ 28U/L，FSH 正常值男性成人为 3 ~ 30U/L。FSH、LH 正常基本上可以除外生殖内分泌疾病。LH 及 FSH 两者均低提示下丘脑或垂体病变，从而影响睾丸间质细胞合成睾酮，睾酮水平也相应降低。LH 及 FSH 升高表明由于睾酮水平低，不能反馈 FSH 及 LH 分泌所致。因此病变往往发生在睾丸本身。当 LH 降低而 FSH 正常，睾酮减低多见于 LH 缺陷。

（4）泌乳素（PRL）测定：PRL 是腺垂体产生的，对男性性功能的影响起重要作用，在睾酮存在条件下，对男性前列腺及精囊的生成有促进作用，还可增强 LH 对支持细胞的作用，使睾酮合成增加。正常值男性为 0 ~ 20μg/L，泌乳素异常受多种因素影响，一般高于正常 1 倍以上才有意义，高于正常 10 倍多为垂体肿瘤且

PRL升高常伴有睾酮下降。

（5）促性腺激素释放素（GnRH）实验：该实验适用于鉴别丘脑及垂体病变，受试者清晨空腹取血后，将GnRH 50～100μg溶于生理盐水5ml静脉注射，于15min、30min、60min、90min、120min取血测LH。正常男性成年人在15～60min时LH升高2倍以上，否则考虑垂体病变，正常反应或延迟反应（峰值在60min后出现）考虑下丘脑病变，如Kallman综合征，或应用GnRH 240～250μg溶于生理盐水500ml内静脉滴注，4h滴完，在输液前20min及注药当时及注药后15min、30min、45min、60min、90min、120min、150min、180min、240min测LH，通常出现2个高峰，15～60min时为第1高峰，90～120min为第2高峰，前者为垂体释放功能，后者为合成储备功能。因此，注药后无反应表明垂体病变，第2峰延迟发生为下丘脑病变，仅有第1峰，无第2峰则意味着垂体释放功能正常但合成或储备功能异常。

（6）绒促性素（HCG）刺激实验：HCG具有类似LH生物活性，可促使间质细胞合成睾酮。采用HCG 2000～5000U，连续4天，每天肌内注射1次，注射后取血测睾酮水平与注药前对比，正常反应者睾酮应增高2倍，外源性给予HCG后继发性性腺功能低下则无反应。

二、男性生殖活组织检查

（一）睾丸活检

睾丸活检在男性学中是一种简单而无害的重要的检测方法。通过睾丸活检，能直接评估睾丸生精子的功能及生精障碍的程度，估价生育能力并能提供直接资料，且能对睾丸合成类固醇激素的能力及其障碍进行定量评分，对提供诊疗方案和预后有一定的参考价值。通常只选择较好的一侧睾丸做活检，必要时可做双侧。

1. 适应证 ①睾丸正常的无精子症；②睾丸正常的严重少精子症，经治疗效果不佳者；③睾丸小的少精子症或无精症。

2. 活检方法

（1）经阴囊皮肤穿刺活检：1%普鲁卡因局部麻醉，用粗的组织穿刺针吸收睾丸组织条切片或用带倒钩的针刺入睾丸内，回抽时倒钩带出睾丸组织送病理切片检查。

（2）手术方法：术者用左手拇指、示指将睾丸固定于阴囊皮肤下，避开附睾，做局部麻醉，切开阴囊皮肤，逐层分离阴囊壁各层组织，切开睾丸鞘膜壁层，用小拉钩显露切口，并在此处睾丸白膜上切一小切口，轻轻挤压睾丸组织，直接用锐利的小剪刀剪下一小块凸出白膜外的睾丸组织，大小为4mm³，取材后白膜用3-0丝线缝合，阴囊皮肤用1号丝线缝合。睾丸组织用Bouin液固定，染色一般采用苏木－伊红染色。

（3）Johnsen 评分：通过睾丸组织的病理观察，对精子的发生障碍可作出定性判断。通过 Johnsen10 级积分法可对精子发生及精子发生障碍的程度作出定量的判断。Johnsen 积分共 10 级，积分越高，精子发生越好。反之，精子发生障碍越重。10 级积分法标准见表5-1。

表 5-1　Johnsen 10 级积分法

积分	组织学标准
10	完好的精子发生和许多精子，生精细胞层次规则
9	有很多精子，但生精细胞排列紊乱，管腔内有脱落的生精细胞
8	切片中仅发现少量精子（<5 ~ 10）
7	无精子，但有许多精子细胞
6	无精子，仅少许精子细胞
5	无精子及精子细胞，但有较多精母细胞
4	极少量精母细胞，而无精子和精子细胞
3	仅有精原细胞
2	仅有支持细胞，无生精细胞
1	完全透明变性，精曲小管中无细胞可见

（4）睾丸活检的临床意义：①睾丸活检正常，而精液无精子，首先应考虑梗阻性无精子。②生精功能低下型，精液检查往往属少精子症。③成熟障碍型或生精阻滞型，若能除去引起睾丸损害因素，常能取得良好的效果。④睾丸严重病变，即使用多种方法也难以恢复生育能力的情况有：唯支持细胞综合征、克氏综合征、严重生精障碍型。

（二）前列腺穿刺活组织检查

该法主要为判明前列腺肿块的性质及做前列腺肿瘤组织学的分型，多采用会阴穿刺或经直肠前列腺穿刺法。

1.适应证

（1）临床疑有前列腺癌，为确诊和早期治疗。

（2）直肠指检发现前列腺肿块。

（3）发现有肿瘤标志物（前列腺特异抗原和前列腺酸性磷酸酶）。

（4）前列腺 CT 检查或直肠 B 超发现可疑病变。

（5）放射线检查发现转移病灶而不知原发灶。

2. 穿刺方法

（1）经会阴穿刺活检法：患者采用截石位，常规会阴消毒，铺巾，沿会阴正中做皮内浸润麻醉。右手持穿刺针刺入切口，左手食指插入直肠内按住所要切取前列腺组织部位，引导穿刺针穿入到达病变部位，将针芯推入 3 ~ 4cm，固定后将套管针向前推进直到针芯尖端，即可取得所需的前列腺标本。抽出穿刺针左手食指继续压 2 ~ 5min 止血。

（2）经直肠穿刺活检法：目前多采用超声检查定位的多点式穿刺（Franzen法）。术前 1 天应用抗生素，患者取截石位，术者左食指戴上指套和 Franzen 设计的戒指式穿刺针导引器并涂上润滑剂，右手持配有 23 号细长针及 10ml 注射器的手枪式把柄，把细针插入导引器内，针尖露出戒指外，用藏戒指的食指插入直肠达到前列腺部，当触到病变区，将细针用力刺入病灶内，右手利用枪式把柄使注射器造成负压，针尖在病变区内移动，利用负压将病变部细胞或组织吸引到针腔内，在拔除内套针前先消除负压（轻轻地释放活塞压力，以便不再产生吸吮）以免针尖拔除后空气进入注射器，针腔内的标本也随之进入注射器。针头抽出后将针内组织排在玻片上。此操作可重复穿刺 6 ~ 8 针，以提高前列腺穿刺阳性率。术后用抗生素预防感染。

（三）海绵体活检

阴茎海绵体由平滑肌弹性纤维、动脉、神经等构成，阴茎勃起组织细胞超微结构的病理改变，对阴茎勃起功能具有显著影响，有文献报道，阳痿患者阴茎海绵体组织疏松结构消失，大量胶原纤维增生。因此阴茎海绵体活检，可直接评价海绵体功能，在某些阳痿患者的病因诊断中非常必要。

海绵体平滑肌活检常采用穿刺法，局麻下从龟头包皮沟处，阴茎背侧方切开 2 ~ 3mm 经龟头进针，活检针与阴茎同方向，通过白膜至海绵体，一只手牵扯阴茎保持平直，另一只手控制板机使活检针从前向后弹出，取出穿刺针，将活检组织投放在 Bouin 液中固定，包埋切片，染色（Masson trichrome 技术染色，也可用苏木-伊红染色），最后将切片进行显微镜和计算机分析，重点分析平滑肌密度。如发现海绵体平滑肌密度降低则可诊断器质性病变。海绵体活检以不应损害海绵体结构为前提，且取出组织应具有代表性，可反映整个海绵体结构，因该活检为创伤性，易造成血肿、感染、瘢痕等并发症，所以临床要严格掌握其适应证。

（四）尿动力学检查

尿流动力学检查是研究排尿功能障碍的一门新兴学科，包括排尿的流体力学与排尿的电生理学。随着科技的发展，现今尿流动力学检测设备已经计算机化，其研究主要集中在下尿路，在泌尿男生殖系统外科临床工作中，下尿路尿流动力学检查可为排尿障碍患者的诊断、治疗、方法选择及疗效评价提供客观依据。目前，临床上常用的检查技术主要包括：尿流率测定、多种压力测定、肌电图测定、动态放射学观察等。

1. 尿流率测定

尿流率是指单位时间排出的尿量，常以 ml/s 为单位，在评估排尿功能障碍时，最简单且最有用的方法就是尿流率的测定，一般作为临床上排尿障碍的筛选性检查。

尿流率主要反映下尿路梗阻性疾病，但不能区分梗阻是机械性或动力性原因。因该项检查无创伤、简便，为尿流动力学的最基本检查，常用于下尿路功能性疾病的筛选，亦可作为评价疗效的客观指标。尿流率主要参数有最大尿流率（Qmax）、平均尿流率（AFR）、排尿时间（VT）、尿流时间（FT）及排尿量（VV）等，其中 Qmax 最为重要。

Qmax 是判断排尿状况的重要指标：Qmax > 20ml/s 为正常，< 10ml/s 为异常，居于两者之间为可疑异常。由于尿流率受膀胱收缩和尿道阻力共同影响，因此低尿流率本身并不能直接说明其产生原因是下尿路梗阻抑或膀胱无力。只有在排除逼尿肌收缩无力后才能将低尿流率归因于尿道梗阻，同时只有在了解逼尿肌收缩能力的基础上，才能将尿流率降低的程度与尿道梗阻的程度联系起来，否则将会得出错误的结论。除此之外，年龄、尿量、体位、心理因素及排尿时尿线落到集尿器的部位对结果亦有影响，应予注意。对结果可疑者应重复检查。

2. 尿道内压测定

尿道内压测定是在膀胱无收缩的情况下，以曲线形式记录尿道全长多个部位的静止压力。主要用来了解尿道括约肌功能，通用括约肌压力测定法、气囊导管测压、灌注法测定。

（1）适应证：膀胱颈部梗阻、前列腺切除术后的检查、尿失禁、尿道功能测定、尿道神经测定、人工尿道括约肌术后效果测定。

（2）正常值：尿道测压通常以灌注法测定为主，灌注介质多选用生理盐水，速度为 2 ~ 10ml/min，以 1 ~ 2mm/s 速度机械控制退管速度，记录各点压力，自动描记压力曲线，同时需测定膀胱内压，观察有否无抑制性收缩，因后者可使膀胱内压升高，传至尿道影响尿道测压结果。

正常尿道压力分布图呈抛物线状，参数包括最大尿道压、尿道闭合压、功能性尿道长度等。正常成年男子最大尿道压为 85 ~ 126cmH$_2$O，功能性尿道长度为（5.4±0.8）cm。尿道压升高常见于尿道梗阻、狭窄及逼尿肌与外括约肌收缩不协调，尿道压力降低可见于括约肌或神经病变。因尿道内压受多种因素影响，且不同方法测定的结果也不一样，因此测定结果需要多方面综合分析。

3. 膀胱内压测定

膀胱内压测定是测定膀胱功能，即逼尿肌及支配逼尿肌有关神经的功能，此检查主要通过测定膀胱内压与容积间的关系，反映膀胱功能。

（1）适应证：多种类型的尿失禁、遗尿症、原因不明的慢性尿频、尿急、尿痛、排尿困难，多种治疗效果的预测及疗效观察，排尿神经生理及病理方面的研究，以及神经性勃起功能障碍的诊断。

（2）方法：患者平卧位，经尿道放入压力检测管，用二氧化碳以每60 ~ 120ml/min 的速度充入膀胱或用水充入膀胱，同时记录膀胱压力曲线。

（3）正常值：正常情况下，当液体进入膀胱后，膀胱压力会逐渐增高，随容积的增加，膀胱壁通过张力的增加以适应膀胱的扩张，到一定压力时，膀胱内压力不变。当逼尿肌拉力到极限时，压力进一步增高，待排尿时，逼尿肌压力曲线进一步升高，正常人排尿后无残余尿，膀胱容积在 120 ~ 150ml 有尿急。在膀胱测压同时，可记录会阴部肌电图的变化。

三、男性生殖放射学及超声检查

通过男性生殖放射学及超声等检查可观察男性生殖系本身病变及周围脏器病变对男性生殖系引起的继发变化。

（一）X 线检查

平片检查可用来了解精囊、输精管、前列腺、阴囊、阴茎部位有无高密度钙化或结石影。

1. 检查方法

前列腺平片摄片取仰卧正位，X 线球管向下倾斜 20°，以耻骨上为中心射入，可避免精囊区与耻骨重叠。阴囊平片摄片可采用半坐位，置阴囊于水平片位作正位或斜位摄片。阴茎平片可取仰卧摄斜位片。

2. 影像特征

输精管结核时常可见沿输精管走行的小斑点钙化，精囊钙化时多可发现大小不等的砂砾样密影，而前列腺结核钙化常呈砂粒状，位于两旁多对称。

（二）造影检查

1. 输精管、精囊造影

（1）造影方法：常采用经输精管法检测，患者取平卧位，在常规会阴皮肤消毒后，用 1% 的普鲁卡因或利多卡因局麻，切开阴囊皮肤，暴露需检查的单侧或双侧输精管，使之游离 1 ~ 2cm，通过输精管穿刺向输精管内注入 5% 泛影葡胺2.5 ~ 3ml，注毕即拍片，要求所拍范围应包括双侧输精管、壶腹及射精管。

（2）影像特征：正常输精管、精囊及射精管被造影剂充填，少量造影剂进入膀胱示精道通畅。若输精管精囊发育不良或缺如者，常可与同侧泌尿系畸形并存。输尿管开口异位于精囊或射精管致使精囊扩大。有精囊炎时输精管精囊轮廓境界不清，精囊迂曲扩大或充盈不良与不充盈，其腔道狭窄不规则。如系结核时精囊变形、输精管瘢痕狭窄、边缘呈虫蚀状。精囊肿瘤时精囊内呈现多个大小不等、边缘不规则的充盈缺损。前列腺中叶增生者，射精管受压弯曲；前列腺侧叶增大时，射精管靠拢中线，精囊壶腹受压、上移致精囊扩大。前列腺癌时射精管变形、狭窄、僵硬、阻塞，精囊与壶腹部可出现破坏和压迫移位。

2. 选择性精索静脉造影

常规消毒后，采用 Seldinger 法，从股静脉经皮穿刺接入导管，经下腔静脉至右肾静脉，使导管置于左精索静脉开口水平，在 Valsalva 法控制下，推入造影剂 10 ~ 30ml，以每秒 1 张的速度拍片，共 10s，也可采用逆行精索静脉造影法达到同样诊断目的。精索静脉内曲张者，可见精索静脉明显增粗扩张，呈蜿蜒迂曲，周围的侧支血管也明显扩张及增多。但该方法有损伤性，故不作为常规检查。精索静脉造影用于了解隐睾的位置、精索静脉瓣膜情况，帮助确诊一部分不育症的病因。

3. 阴茎海绵体造影

常规消毒阴茎部，局麻下，在阴茎龟头近侧的侧方穿刺，用 15％的泛影葡胺 20ml 快速注入海绵体，在电视监视下，观察海绵体内充盈造影剂情况，拍正位片及斜位片，阴茎异常勃起，造影示造影剂于海绵体内潴留，纤维性海绵体炎患者勃起组织不显影，阴茎硬结症常显示患处造影剂不充盈，海绵体变形缩小，边缘不规则及阴茎中隔增宽。

4. 选择性阴茎动脉造影

阴部动脉造影是评估阴茎供血异常的定位及定性的主要方法。主要适应证为：①主动脉下端阻塞而导致间歇性跛行者；②疑有髂总动脉完全阻塞者；③骨盆骨折外伤后出现阳痿者；④青年人原发性阳痿疑为阴部动脉血管畸形者；⑤阳痿经 NPT、ICI 试验阴性者，多普勒检查有动脉供血不全，有血管重建适应证者。

操作方法：需在血管造影检查台上进行操作，经一侧股动脉逆行穿刺插入导丝，再插入动脉导管，在电视监视下，将导管插入对侧髂内动脉，同时在阴茎海绵体内注入血管活性药如 PGE_1 10μg，嘱患者倾斜 30°，阴茎偏向非造影侧，注射 30％造影剂 60ml，并连续快速摄片，然后将导管移至穿刺侧髂动脉，再进入穿刺侧髂内动脉同法注射造影剂摄片，若造影满意，可清晰观察阴部动脉、阴部海绵体动脉及其分支。

由于阴部内动脉造影是损伤检查，还可造成血肿、血栓形成、动脉痉挛、动脉内膜剥脱等并发症，因此应严格掌握其适应证及禁忌证，对患有严重高血压、糖尿病及脉管炎者禁忌采用。

（三）CT 检查

CT 在生殖系统疾病的鉴别诊断方面也得到广泛的应用，如肾囊肿、多囊肾、肾癌、肾盂癌、嗜铬细胞瘤，以及前列腺增生、前列腺癌，睾丸发育异常及睾丸肿瘤等疾病，CT 对于这些疾病的诊断及了解其病理进展均有重要的临床意义。

（四）男性磁共振成像检查

自 1980 年代磁共振成像（magnetic resonance imaging，MRI）广泛应用于临床以来，由于其特殊的成像原理及优异的空间分辨力，不但能清晰地多方位地显示解剖形态，而且能提供病变组织病理生化方面的信息，已成为现代医学中不可或缺的诊断手段。同样，在研究诊断治疗有关男性疾病的领域中，如前列腺炎、前列腺增生、前列腺癌、隐睾症、睾丸鞘膜积液、睾丸肿瘤、睾丸损伤等，MRI 的诊断价值亦日益引人注目。特别是在男性生殖系肿瘤方面，在诊断和鉴别诊断早期生殖系肿瘤方面没有突出的特异性与敏感性，不易作为常规检查方法，但在协助临床进行分期诊断上都有不可替代的作用，通常可通过了解生殖系肿瘤周围组织有无受侵而作出诊断，目前的 MR 机尚不能对前列腺癌、睾丸肿瘤进行细胞学分型，但对有无肿瘤及对肿瘤的分期是很有价值。

（五）超声检查

超声诊断仪产生的超声波束发射到人体待检测部位，经过不同的组织界面，因声阻差异而发出的反射波被仪器接收，在荧光屏上显示脏器断面的声像图，依此可判断器官组织有无病变及其病变的性质。

检查时患者体位依受检脏器部位而异。探头在受检部位做一系列纵、横断面扫描，择其清晰而有代表性的声像图作为诊断依据，必要时照片或录像。

超声检查是对肾上腺、肾脏、膀胱、前列腺及睾丸疾病的辅助诊断方法。尤其适用于下述情况：肾上腺肿瘤，测定肾脏位置、形态及活动度，肾脏囊性疾病，肾实质性肿块，肾结核，肾结石，肾周围血肿或脓肿，肾脏移植后排异反应，膀胱肿瘤、结石，膀胱残余尿的测定，膀胱憩室，前列腺增生、前列腺癌、前列腺结石，睾丸肿瘤、鞘膜积液，非特异性附睾炎等。

四、男科腔内器械检查

泌尿系统内腔镜检查是泌尿生殖外科最常用的诊断和治疗手段，随着科技的不断进步，各种导管技术的广泛应用更加促进了泌尿内腔镜在泌尿生殖外科疾病中的诊治作用。

（一）阴囊内腔镜检查

（1）阴囊镜检的适应证与禁忌证：睾丸、附睾、精索及鞘膜病变病因不清楚者，均可考虑作阴囊镜检，通过直接观察或取组织作活检，有助于明确诊断。对病因已清楚的病变，可通过阴囊镜进行手术治疗。凡有下列情况者均不宜作阴囊镜检：①阴囊皮肤炎症。②急性睾丸炎。③急性附睾炎。④急性睾丸鞘膜炎或急性精索鞘膜炎。⑤交通性鞘膜积液。⑥腹股沟斜疝。⑦伴有内、外科严重疾患全身情况不佳者。

（2）阴囊镜检查方法及操作步骤：局麻或骶麻下，取截石位，常规冲洗、消毒会阴、阴囊皮肤，铺无菌巾，助手将拟进行镜检的一侧阴囊内的睾丸挤向前方紧贴阴囊前壁，术者在阴囊前壁偏下方用尖刀作一 0.5cm 长的小切口，刀尖依次切入睾丸鞘膜腔，此时可见少量淡黄色清液排出，用两把组织钳在切口两侧将阴囊壁全层夹持，其中，包括皮肤、阴囊肉膜及睾丸鞘膜，助手提起两把组织钳，徐徐置入F11 号小儿电切膀胱镜，在生理盐水持续灌注下，用 30°镜进行观察检查，灌注液从镜鞘周围切口的间隙溢出。先察看一侧的睾丸、附睾、睾丸附件及其周围的鞘膜，然后绕过睾丸转到另一侧进行观察，在灯光照射下，加上观测镜的放大作用，鞘膜腔内的情况非常清晰，甚至肉眼看不清的东西，镜下部显示得清清楚楚。正常的睾丸、附睾、鞘膜在镜下观察呈淡红色，表面光滑、润泽，其表面的血管纹理清晰。若有炎症，则呈现不同程度的充血水肿，有时可看见分泌物及粘连带。附睾囊肿呈球状凸出，根据其内涵液的清晰度而呈现不同程度的透明性。附睾结核常见于附睾尾部，呈结节状，充血，有时可见黄色结核结节。附睾腺瘤样瘤呈凸出肿块，表面颜色不一定有什么改变。因阴囊位置浅表，其内容都可以触摸到，边观察边触摸其立体感很强，而且对病变部位的定位十分准确。

（3）术后处理：内镜检查术毕排空鞘膜腔内灌注液，放橡皮膜引流，切口小可不予缝合，术后托起阴囊，24h 后拔出橡皮膜，并应用 4 ~ 5 天抗生素，预防感染。术后并发症主要为阴囊切口皮肤水肿、出血及感染等。

（二）尿道内镜检查

（1）适应证与禁忌证：经一般检查和 B 超、X 线检查，仍不能诊断的尿道、前列腺、膀胱疾病。有尿道狭窄、急性炎症期及全身出血疾患者不宜做该检查。

（2）操作方法：患者取截石位，常规外阴消毒，尿道内局麻，插镜前用左手提起阴茎，右手执镜鞘与阴茎同方向将镜鞘送入尿道膜部，轻轻下压平镜体，放入膀胱，取出闭孔器用玻璃量杯收集尿液测残余尿并观察尿的颜色及清晰度。检查膀胱，一般先从里开始即将膀胱尿道镜推向三角区尽端，然后沿镜的轴心，边旋转边观察，旋转 1 周后，将镜逐渐向后退出并旋转观察，直至检查到膀胱颈部，观察尿道时以 0°、5°观察镜较合适，更换观察镜同时排空膀胱，然后边灌水，边从膀胱颈部开始在膀胱尿道镜退出过程中观察尿道，直至尿道外口。

（3）术后处理：常规应用抗生素 2 ~ 3 天，鼓励患者多饮水，以防止泌尿系感染。常见的并发症有发热、血尿、尿道及膀胱损伤。

第六章

男科疾病的辨病与辨证

通过对四诊及现代检查所得资料进行分析研究，从而对男科疾病作出确切的诊断，为临床治疗提供可靠的依据，是男科临床实践工作中极为重要的一环。诊断的正确与否，直接影响疗效的好坏。中医男科的临床诊断应辨病与辨证相结合，先辨病，后辨证，证从病辨，以病统证。重视疾病病名的诊断与鉴别诊断，在病名诊断确定的基础上，再进行辨证。确定病名可从总体掌握疾病的发生、发展与转归，辨证则可以了解疾病在不同阶段、不同个体的特殊性。只有对疾病的总体情况和不同阶段表现出来的特殊性有了全面的了解后，才能制订出既顾及疾病总体又针对不同阶段的治疗方法；只有将辨病论治与辨证论治有机地结合在一起，才能更好地提高男科临床的治疗效果。

第一节　辨病

辨病，即对临床所表现出的症状、体征及实验室检查结果进行全面分析和类病辨别，从而为疾病作出病名诊断。许多男科疾病临床上可以表现出类似的症状，必须透过错综复杂的症状找出其本质，才能对疾病作出正确的诊断，为治疗提供可靠的依据。下面从男科辨病的意义、步骤与方法作扼要介绍。

（一）男科辨病的意义

男科辨病，是对男科疾病发生、发展、转归等总体规律和不同特点的认识和把握。对男科疾病进行准确的病名诊断，根据疾病的总体规律而制订贯穿疾病始终的治疗原则，即辨病论治。辨病不仅可以从整体上指导疾病的治疗，还能对疾病的转归和预后作出预测。辨病为辨证论治打基础，辨病治疗是针对某一疾病贯穿始终的基本病理变化进行治疗，不论为何因何证，选用有针对性的专方、专药进行治疗，均有助于疗效的提高，如蜈蚣之治阳痿、路路通之治疗不射精等。只辨证，不辨病，则很难把握疾病的全貌，从而治疗也往往难以取得较好效果。如睾丸疼痛可由睾丸炎、附睾炎、附睾结核、睾丸血肿、睾丸肿瘤、痛性结节、附睾郁积、寒冷刺激等引起，不育可因性功能障碍、精液精子异常、免疫性疾病、生殖系感染、生殖器官器质性疾病，以及精神因素、物理因素、化学因素、药物因素、性技术因素等引起，不对引起睾丸疼痛或不育的疾病作出准确的病名诊断，就难以从整体上把握疾病的病理变化，进而采取针对性的辨病治疗方法。仅靠辨证论治则又只能解决疾病在某一阶段的主要矛盾，对整个疾病的治疗效果必然不理想。所以，男科辨病的意义就在于作出准确的病名诊断，把握疾病总体情况，为辨病论治方法的确立提供依据。

辨病与辨病论治固然重要，然而也不应忽视辨证论治。而是应在辨病准确、辨证清楚的前提下，将辨病论治与辨证论治的方法有机地结合起来，作为一个总的治疗方法对疾病进行治疗。

（二）男科辨病的步骤与方法

对症状表现不复杂的疾病，辨病相对容易，一般只要根据主要表现及症状发生的先后顺序，结合体征和现代医学检查，就可作出病名诊断。但对症状表现复杂或没有自觉症状的疾病，或一种症状可见于多种疾病时，要作出准确的病名诊断则相对较难。在临床实践中，男科辨病的步骤和方法可按抓住症状表现特点，明查局部病变特征，认真鉴别疑似病症，借助现代检测技术等顺序进行。

1. 抓住症状表现特点详细询问病史

抓住症状表现特点，是进行男科辨病的第一步。抓住症状表现特点，就是以患者诸多症状中，找出在其中占主导地位、患者感到最痛苦或最需要解决的一个或几个症状，为辨病打下基础。有时根据患者的主要症状就可作出病名诊断，如患者主诉同房时阴茎不能勃起或勃起不坚，不能插入阴道者，一般可辨病为阳痿；如患者主诉在同房时，阴茎虽能勃起，但在阴茎尚未进入阴道或刚进入阴道时就难以抑制地射精者，一般可辨病为早泄；如患者主诉经常在睡梦中发生射精且感到身体不适者，一般可辨病为遗精病；如患者主诉结婚两年没有孩子且女方各种检查正常并未采取任何避孕措施者，一般可辨病为男性不育症等。

对于病情简单、症状较少、主要症状一目了然者，可以根据主症作出病名诊断，如上所述。但有的患者，不仅病程较长，病情复杂，而且症状表现多而杂乱，患者诉说的主要症状又不止一个，这时就不能轻意根据患者的主诉作出诊断，而应根据男科学的有关基本理论和基础知识，从症状出现的先后顺序、症状之间的相互关系、各种症状的轻重程度等各种因素分析、比较、筛选，找出贯穿疾病始终且程度最重的主要症状，然后再据此主要症状作出诊断。如患者诉说同房时阴茎不能勃起、夜梦射精，腰骶坠胀疼痛，会阴酸胀，尿道滴白等，而患者感到最痛苦的是不能过正常的性生活。根据患者的主诉，似乎可以辨病为阳痿和遗精。但进一步分析，腰骶、会阴酸坠疼痛、尿道滴白发生的时间最早，且贯穿于整个疾病过程，而同房阴茎不能勃起和夜梦遗精是疾病发展到一定时候才出现的。故对这一疾病可初步辨病为慢性前列腺炎；有的患者诉说了很多症状，而这些症状有许多是其中的主症诱发的，如诉夜梦射精、同房时阴茎尚未进入阴道即射精、阴茎勃起时弯曲疼痛，伴失眠、心悸、食少、头昏等症状。根据这一组症状似可辨病为遗精、早泄等，但再仔细询问，得知由于阴茎勃起时弯曲疼痛，很难过正常的性生活，因而精神紧张，心绪不宁，继而发生早泄、遗精，随着遗精、早泄的出现，失眠、心悸、头昏、食少等症状亦同时兼见。可见阴茎勃起弯曲疼痛是这一组症状中的主要症状，其他症状都是继发于主症的次要症状或由主症所诱发，主症是阴茎痰核（阴茎硬结症）的特征性症状，因此对这一患者所患疾病可辨病为阴茎痰核。针对阴茎痰核辨病辨证治疗，主症消除能正常同房后，其他症状也随之消除。如辨病不准确，诊断为早泄、遗精，采用收敛固涩的方法治疗，不仅不会取效，反会加重病情。

还有的患者，由于某种原因，在叙述病情时，隐瞒了对辨病起关键作用的症状，这就要求医者不仅要取得患者的充分信任，使其与之合作。同时还要从患者的职业、与所述症状有关联的疾病等各种因素中去推断、分析，寻找正确答案。如曾遇一推销员患者，因失眠、夜间易惊、听见响声后即心悸不宁而求诊。患者患病已3年余，曾去许多医院诊治，多诊断为神经衰弱（西医）或惊悸（中医），治疗无效。后经反复诱导，患者才告知已不能同房3年，其原因是在一次外遇中被公安机关对旅馆进行例行查房惊吓所致，辨病为阳痿。经心理疏导和药物治疗，半月之后能过正常性生活，其他症状也随之消除。

2. 明查局部病变特征

男性疾病中的许多疾病具有外科疾病的特征，即疾病的外在体征明显，只要通过一看二触，便可作出诊断。因此，应对患者进行全面的体格检查，明查局部的病变特征。如主诉性交阴茎疼痛，在阴茎背侧有单个椭圆形斑块，或条索状硬结者，可以辨病为阴茎痰核；阴囊内睾丸缺如或只有一个睾丸者，可辨病为隐睾症；阴囊皮肤瘙痒、丘疹、水疱、糜烂、渗液者，可辨病为急性阴囊湿疹；男性乳房大如妇人、乳中有硬结者，可辨病为男子乳病（男性乳房异常发育症）等。总之，男科中的阴茎疾病、睾丸疾病、阴囊疾病、前列腺疾病等通过仔细的局部检查，一般都可作出准确的病名诊断。

3. 认真鉴别疑似病症

不同的男科疾病可以表现出相同或类似的症状；一个症状可出现于多种男科疾病中。因此，必须从主症、局部病变特征等多方面加以分析，认真进行疑似病症的鉴别诊断。如阴茎疼痛、睾丸疼痛、阴囊肿大及不射精与阳强、遗精、逆行射精等的鉴别诊断等。如阴茎疼痛是男科常见的一个症状，可由多种疾病引起，诸如阴茎外伤、阴茎癌、尿道结石或异物、尿道炎、龟头包皮炎、阴茎异常勃起、阴茎硬结症等。这些疾病除有阴茎疼痛这一症状外，又都有各自的不同特征，只要对患者伴随的症状及体征进行认真分析，就可作出诊断。如阴茎疼痛有外伤史，且伴局部青紫或瘀斑者，可辨病为阴茎外伤；阴茎疼痛伴局部肿物凸出外翻如菜花状，且溃烂流脓血者，可辨病为阴茎癌；伴排尿困难或尿流突然中段，或新鲜血尿者，可辨病为尿道结石或异物；伴尿频、尿急、尿道烧灼感者，可辨病为尿道炎；疼痛局限于龟头包皮处，伴局部红肿或糜烂者，可辨病为龟头包皮炎；伴阴茎勃起持续不软缩，阴茎胀硬甚则深红或暗红者，可辨病为阴茎异常勃起；阴茎疼痛只在勃起或性交时发生，伴勃起弯曲，且局部有结节状或条索状硬结者，可辨病为阴茎硬结症。

　　男科临床诊断对患者同时兼见的几种疾病应加以辨析，分清谁先谁后、谁主谁次，以及究竟属于何病，如果主次颠倒或辨病错误，会给治疗带来困难。如不射精与阴茎异常勃起、逆行射精、遗精等，其表现有类似之处或存在因果关系，应仔细辨别：不射精是指同房时阴茎能保持坚硬状态进入阴道，但性交过程中不射精，无性高潮出现；阴茎异常勃起症，阴茎进入阴道后可以射精，但射精后阴茎仍不疲软，持续勃起且多伴疼痛；不射精症因性交时不射精而延长性交时间，因而阴茎勃起时间也较长，但退出阴道后即可软缩；两者的鉴别要点在于有无射精。不射精与逆行射精两者均是无精液排出体外，但不同的是不射精症在性交过程中无性欲高潮出现，也无射精的感觉；逆行射精症则在同房过程中有性欲高潮和射精的感觉，只是精液逆流入膀胱而不是从前尿道排出，性高潮后留取尿液离心沉淀涂片镜下观察可发现精子，或将尿液作果糖定性检查而呈阳性。不射精与遗精本是相互矛盾的两个疾病，但有部分不射精患者伴有遗精现象，它与单纯的遗精病的共同点是在睡眠过程中均有精液溢泄，但不同的是遗精病不仅睡眠泄精而且在同房时也射精，不射精伴遗精者则是睡眠时有精液流出而同房时不射精。不射精者出现的遗精是对同房不射精的一种泄精方式的补偿，是不射精症导致的伴随现象，因此，不能将其辨病为遗精病。不射精伴有遗精现象者治疗较容易，不射精治愈后遗精也多随之消失，如误将其辨为遗精病而施以收涩固精之法，不仅不能治愈遗精，反而会因精关的更加瘀阻而加重不射精的病情。再如，早泄与阳痿、遗精的鉴别；早泄与阳痿都有不能进行正常性交的共同点，但各自又有其特点，早泄是阴茎能勃起，但在阴茎尚未进入阴道或刚进入即发生射精，不能达到性高潮，射精后阴茎软缩而不能进行性交或再行性交；阳痿则是阴茎不能勃起或勃起不坚而难以进入阴道进行正常性交，一般没有射精。早泄不及时治疗，有可能进一步发展成阳痿；某些阳痿可能是早泄进一步发展的结果，有的阳痿患者可同时伴有早泄。因此，对两者的辨病就要分清主次，谁先谁后。早泄与遗精都是非其时而精液外泄，但早泄为有性交准备，而是在性交开始或尚未性交时其精自泄，遗精则是在无性交欲望而意念妄动引起的精液自泄。两者可以同时发生于一个患者身上，辨病时也应分清主次。

　　4. 借助现代检测技术

　　在临床中，对某些男科疾病的辨病仅靠望、闻、问、切四诊远远不够，需借助现代检测技术作详细的检查，才能对其作出进一步接近疾病本质的诊断。如阳痿病的诊断并不难，但要分清其属于精神性阳痿，还是属于器质性阳痿，以及器质性阳痿的血管性、神经性、内分泌性等的不同，就必须进一步借助仪器检查。再如不育症，凡结婚两年以上，女方身体健康又未采取避孕措施而未怀孕者，一般即可作出诊断，但引起不育症的原因非常复杂,如先天发育异常、内分泌功能紊乱、生殖器官疾病、全身性疾病、理化因素、生殖系感染、遗传因素、免疫因素、精液精子异常、性功能障碍等,仅其中的精液精子异常又有精液量的过少或过多、精子计数少或无精子、精子密度过高、精子活动率降低、精子活力低下、死精或畸形精子过多、精液黏稠度增加或不液化、精液感染(如支原体感染)、精子抗体阳性等不同。只有借助现代检测技术进行检查,对阳痿、不育作出准确的亚型病名诊断,才能为治疗提供更好的依据。否则,临床治疗就难以取效,甚至劳而无功。如精神性阳痿容易治疗,而器质性阳痿治疗较困难,静脉漏引起的阳痿用药物治疗根本无效,高位截瘫所引起的阳痿也不可能用药物治愈。再如不育,属性功能障碍和某些精液精子异常所致者,较易治愈;如因小睾丸不产生精子、先天性输精管缺如等所致者,则是不可逆的。

综上所述,男科病诊断的方法,既要充分发挥传统四诊方法的优点和长处,又要吸收现代先进的检查与检测手段,只有将传统方法与现代方法有机地结合运用到男科实践中去,才能提高男科临床的诊断水平,这也是中医男科学今后应不断研究和探索的课题和方向之一。

第二节　辨证

辨证,就是将四诊所得资料,结合现代检测结果,通过分析归纳,以分辨疾病的原因、性质、病位及邪正盛衰,从而作出证型诊断的过程。证是疾病在发生发展过程中某一阶段主要矛盾的具体表现,疾病在不同的发展阶段,因其主要矛盾不同,可以表现出不同的证,故辨证具有一定的时限性。这就要求在临床实践中,即使是同一疾病,也要根据患者每次就诊时的病情变化从症状体征进行辨证分析,辨证必须在辨病的基础上进行,根据脏腑阴阳气血的状况及病因病机等方面去推求疾病的本质,从而为辨证论治提供依据。

男科疾病有的属内伤杂病,有的属外科疾病,因此,在辨证时既要运用内科病的辨证方法,又要运用外科病的辨证方法,由于男科临床的特殊性,对一些疾病分证论治,对另外一些疾病则予以分期论治。皆以符合疾病实际为前提。同时还可将两种辨证方法有机地结合起来进行辨证,对疾病既分证又分期,可更好地反映疾病的病理变化。男科辨证亦不外以脏腑阴阳气血辨证和病因辨证为基础,将其灵活运用,并反映出男科特色,就是男科辨证。本节对男科辨证的思路与方法及男科辨证的重点以扼要讨论。

(一)男科辨证的思路与方法

1.抓住病机特点

病机特点是指贯穿于疾病始终的基本病理变化。只有牢牢抓住这一病变规律才能使辨证更准确。因为总的病理变化也是不同证候的病变实质。如子痰一病，属于痨瘵病范畴，其基本病机是痨虫侵蚀肾子，而在不同的发展阶段或在不同的个体上可表现出不同的证，如初期多表现为痰湿互结，化脓期多表现出痰热蕴滞，溃后期多表现为气血亏虚；又如阴茎痰核一病，其总的病机是痰浊瘀结于阴茎肌腠之间，但在不同的患者或疾病发展的不同过程中可表现为肝郁气滞痰结，脾肾两虚痰阻，或偏于痰浊凝聚，或偏于血脉瘀滞，而这些证相应的临床表现，亦不外痰浊为患。再如慢性前列腺炎的整个病机是痰浊瘀阻，但因病程的长短不同，有无复感外邪等因素，在不同的时候可分别表现为湿热蕴滞、阴虚火旺、肾阳亏虚、气滞血瘀等不同证型。因此，只有将疾病的总体病机与不同阶段的病理变化结合起来分析，才能作出既反映疾病总体规律又显示疾病不同阶段病机变化的证型诊断。

2. 分清疾病性质

要作出证型诊断，必须对病证的性质进行辨析。寒、热、虚、实是所有疾病在其变化过程中表现出来的基本性质，男科疾病的病性变化亦离不开这四个方面，不过需具有男科特点而已。

（1）寒证是感受外寒或寒邪内生所表现的证候。多因外感寒湿，或过食生冷，阴寒内盛或内伤久病耗损阳气，阴寒内生等引起。男科疾病中的缩阳、阴冷、阳痿、寒疝、水疝、精清不凝、性交茎痛、慢性前列腺炎、精索静脉曲张、慢性睾丸炎、阴茎硬结症、精液囊肿等病都可表现出寒证。证候常表现为会阴部冷凉，阴囊收缩，睾丸冷痛遇寒加重，得暖则舒，面色㿠白，畏寒喜暖，肢冷蜷卧，口淡不渴，小便清长，大便稀溏，舌淡苔白，脉沉迟或沉紧等。

（2）热证为感受湿热或热毒，或虚热内生所表现的证候。多因外感湿热、热毒之邪，或寒邪郁久化热，或七情内郁化火，或过食肥甘厚味和煎炒炙爆及嗜食烟酒而酿生湿热，或房室过度耗伤阴精而阴虚内热等引起。男科疾病中的遗精、不射精、血精、阴茎异常勃起、精液不液化、阴囊湿疹、急性睾丸炎、龟头包皮炎、急性前列腺炎、阴囊化脓性疾病等多表现为热证。证候表现有火热炎上的特点，如会阴部灼热，阴囊红肿热痛，性欲亢进，尿道灼痛，发热口渴，小便短黄，大便干结，舌红苔黄腻或黄燥，脉数有力等。

（3）虚证是机体脏腑功能减退的证候。多因先天不足，饮食失调，七情内伤，劳倦过度，房室不节，久病、重病失于调护等引起。男科疾病中的隐睾、阴茎短小、性征发育不良、不育、阳痿、遗精、早泄、性欲低下、肿瘤晚期等多表现为虚证。证候表现为面色不华，精神委靡，身倦乏力，形体消瘦，自汗盗汗，头晕目眩，形寒肢冷，腰膝酸软，排尿无力，性欲淡漠，大便溏薄，舌胖嫩或舌边齿痕，脉细弱或沉细无力等不足之征。

（4）实证为机体感受外邪，或体内病理产物积蓄所表现出的证候。多因感受寒湿热毒，或痰浊、水湿、瘀血、败精等滞留不去而引起。男科疾病中的急性睾丸炎、阴囊血肿、睾丸血肿、阴茎异常勃起、急性前列腺炎、鞘膜积液、阴茎硬结症、痛性结节、精索静脉曲张等多表现为实证。证候出现为发热，生殖器官疼痛，尿道灼痛，阴囊丘疹糜烂，少腹胀满，大便秘结不通，舌质暗红或有瘀斑，舌苔厚，脉实有力等。

3. 明辨脏腑定位

详察病位，确定疾病与脏腑经络的关系，为临床治疗选择针对性方药提供依据。脏腑经络定位一般从发病诱因、既往病史、临床表现的脏腑经络症状三个方面进行分析。如阳痿病，见于青壮年患者，其发病与精神因素有关，既往有情志不调或肝系疾病史，临床表现出心烦易怒或抑郁不舒、胁肋胀痛、脉弦等肝经脉症，说明阳痿的发生与肝之功能失调有关，即脏腑定位在肝，如见于脑力劳动者，发病与饮食劳倦有关，既往有脾胃病史，临床表现出脾胃症状者，其病位可定在脾胃；如病见于老年或体弱患者，发病与恣情纵欲有关，既往有肾系病史，临床表现出肾系脉症者，即可定位于肾；如病见于中老年患者，发病与气候变化有关，既往有反复发作的慢性肺系病史，或阳痿与肺系疾病同见，临床表现出肺系脉症者，即可将病位定于肺；如病见于中老年患者或劳心过度者，发病与忧思劳倦有关，既往有心系疾病史，或阳痿与心系疾病同时并见，临床表现出心经脉症者，即可将病位定于心。对疾病进行准确的脏腑定位，才能方证相符，切中病机。如遗精病之因于湿热下注所致者，宜分清系何脏湿热，选用具有针对性的方药，如属脾胃湿热下注者，当选三仁汤；属肝经湿热者，当选龙胆泻肝汤；属肾经湿热者，当选萆薢分清饮合四妙散；属膀胱湿热者，当选八正散，使药证相符，以获效机。

4. 了解患者体质

男性禀赋以阳为主，但每一男性的体质又各不相同。体质的差异对男科疾病的发生发展起着重要的作用，素体阴虚者，性欲多强，但阴茎勃起硬度不够，且易疲软，也易产生精子少、精液液化时间过长、早泄、房劳、生殖系结核等，其病理变化多有化热趋向，易见虚热或实热的证候。阳虚体质者，性欲多弱，易发生不射精或精液流而不射、阳痿、精子活力低下、阴茎短小、隐睾、阴冷、缩阳、房事伤寒、前列腺肥大等，其病理变化易向寒的趋向转变，表现出虚寒或寒实证候；如素体痰湿较多，或素体湿热较甚者，其病则多痰浊互阻或湿热下注等。

同一男科疾病发生于不同的个体会表现出不同的证，其差异由男性体质决定。详细了解患者的体质情况，不仅有助辨证，而且还能据此分析病理变化的发展倾向，从而防微杜渐，未病先防。

5. 把握形神关系

在男科临床中，有的形体疾病是由精神因素所致，而有的情志变化又为形体疾病所诱发。分清孰先孰后，把握形神关系，对指导临床治疗有重要意义。如工作繁重、思想压力较大；或新婚初次同房心情紧张；或夫妻感情不合而勉强同房等，皆可导致早泄、阴茎勃起不坚或阳痿等病的发生，这是情志乖违导致形体疾病。由于外伤、内分泌疾病等导致的阳痿，因患者不能过正常性生活，可诱发失眠。心情烦躁，或情绪抑郁苦闷等精神症状，这是形体疾病导致情志病变。现代社会竞争激烈，有的因工作负担、家庭、社会等因素的影响，感精神压抑，隐曲难伸，从而易致肝郁不疏，日久则气滞血瘀，从而引起阳痿、不射精、遗精等多种疾病，为男科临床常见的因精神因素导致的形体疾病。在房事过程中，以神御形，形随神动，形神相合，内外协调，则房事顺调。如脏腑气血亏虚，形体不支，虽有欲念，但形难随神，因而房事难成；如情志不遂，心神不悦，即使形体壮盛，因欲念淡漠，虽勉而为之，亦多不成功。前者乃形体之变，后者为情志之因。形体疾病与情志变化在男科疾病的发生发展过程中，常互为因果，形成恶性循环。因此，辨证不仅要洞察形体之变，而且要了解情志之因，追本溯源，弄清因果关系，针对形神之变，采用不同治法。属形体疾病诱发情志病变者，以药物治疗为主；属情志异常导致形体疾病者，以心理治疗为主。或药物治疗与心理治疗相结合，形神双调俾使形病除而情志安，情志调而形病愈。

6. 洞察证候转归

证具有阶段性和时限性，随着疾病的发展，证候亦随之而变。因此，在辨证过程中，要熟悉疾病的演变规律，洞察证候转归，从而为治疗提供确切依据。如急性细菌性前列腺炎，初起一般表现为湿热蕴结下焦的证候，随着病情的发展，证候要随体质差异及热邪轻重发生变化：素体阴虚者，可演变为阴虚火旺的证候；素体阳虚者，可演变为阳虚湿滞的证候；或因热邪煎熬津液和湿阻气机等导致湿浊蕴滞、气滞血瘀，出现湿浊瘀滞的证候，从整个疾病的转归来看，就是由急性转变为慢性的过程。在制订治疗原则时，应根据证候的发展趋势而定，方因证立，药随病易，湿热下注的治法当清热利湿，如素体阴虚者，利湿之品不可多服久服，以免伤阴之弊；如素体阳虚者，苦寒清热之剂亦不可过用，以免更伤阳气使中阳式微，阳虚湿阻。治疗时还当佐以化瘀导滞之品，以免湿浊瘀阻更甚。如此有的放矢，机圆法活才能将急性前列腺炎彻底治愈而不转为慢性。又如腮腺炎性睾丸炎，因感受疫疠之毒引起，最初多表现为热毒壅盛的证候，随着病情的发展，热毒伤肾，可出现肾精亏虚的证候，甚则导致不育。因此，治疗之初必须运用大剂清热解毒，使疫毒在短期之内得以祛除，并少佐固护肝肾之品，以防疫毒伤精。继而应投补肝养肾之品以复精气。再如睾丸的急性化脓性感染，初期多表现为热毒瘀滞证候，如不及时施治，热毒炽盛肉腐成脓，耗伤气血而出现气血两亏。因此，病变之初宜大剂清热解毒，佐以理气活血之品促痈肿消散，截断疾病向成脓期发展的途径。如失治误治，病已成脓，又当及时托里透毒排脓，使热毒随脓外泄，以免耗伤气血。脓尽毒去，则当补益气血，生肌收口。从以上分析可以看出，在辨证中把握疾病证候演变的重要性，它不仅可以推测疾病的预后，而且能为临床治疗的遣方选药拓宽思路。

（二）男科辨证的重点

男科疾病的辨证同其他科疾病一样，在脏腑阴阳气血经络辨证及病因辨证等方法的指导下进行，但因其生理病理的特殊性，因而辨证的重点又有别于其他科疾病。男科临床中的辨证重点有二，一是以肝肾为中心的脏腑辨证；二是以痰湿热瘀为重点的病因辨证。

1. 以肝肾为中心进行脏腑辨证

五脏六腑均与男科病的发生发展有联系，但关系最为密切者，当首推肝肾二脏。男科疾病的脏腑辨证应以肝、肾为重点，围绕心、肝、脾、肺、肾进行。

肝之生理功能紊乱可以导致许多男科病，如阳痿、不射精、遗精、缩阳、乳病、疝气等，伴见情志抑郁，或急躁易怒，胸胁胀满、少腹会阴坠胀、口苦、目眩、睾丸疼痛等症状。男科肝病证候有肝气郁结、肝经湿热、寒凝肝脉、肝脉瘀阻、肝阴不足等。

肾之生理功能异常可以引起阳痿、遗精、早泄、不育、隐睾、阴茎发育不良、睾丸萎缩、房劳诸症等男科疾病，多伴有腰膝酸软、耳鸣耳聋、小便频数、夜尿增多、早衰健忘等症状。在男科疾病中，肾病证候有肾阳虚、肾阴虚、阴阳两虚、肾气亏虚、肾精不足及阴虚火旺等。

心之病理变化与性功能障碍有关，可以导致性欲减退或亢进、阳痿、早泄、遗精、梦交、更年期综合征等病症，伴有心悸、心烦、失眠、多梦、健忘等症状。心病在男科疾病中的证候类型主要有心血亏虚、心火亢盛、心神不宁等。

脾之生理功能异常，可以引起遗精、阳痿、生殖器官发育不良、阴冷、不育、早泄、小便闭癃、更年期综合征、水疝等男科疾病，伴见腹胀便溏、神疲乏力、面色萎黄、食欲不振、身倦体困、气短懒言等症状。脾病在男科疾病中较常出现的证候有脾（胃）阳虚、脾（胃）阴虚、脾（胃）湿热、中气下陷、脾湿下注等。

肺之生理功能异常也会导致男性疾病的发生，但一直未引起足够的重视。男性疾病中的阳痿、精子活动障碍引起的不育、腮腺炎性睾丸炎（卵子瘟）、前列腺肥大尿潴留、遗精等都可因肺之生理活动异常而引起。患者常伴有反复发作的咳嗽、形寒怕冷、痰多、咽干口燥、烦渴欲饮、呼吸气促等症状。肺病在男科疾病中的证候有肺热气壅、肺阴虚、肺气不足等。

2. 以痰湿热瘀为重点进行病因辨证

随着男科疾病微观研究的深入，发现实邪导致男性疾病的情况很多，如痰、湿、热、瘀等。湿与热既可外受，也可内生；痰与瘀既为致病因子，又为病理产物。男科病以实邪为主的临床证候，常见的有以下几种。

（1）湿热蕴结证：多见阴囊丘疹糜烂，阴部瘙痒、尿急、尿频、尿痛、小便黄赤，茎中灼热涩痛，大便艰滞不爽，舌红苔黄腻，脉滑数或弦数等。

（2）痰浊凝结证：多见睾丸慢性肿块，阴茎皮下索条状或斑块状硬结，乳房结节，硬结局部皮色不红，少有疼痛或微痛，精液黏稠不化，舌淡苔腻，脉滑实有力等。

（3）瘀血阻滞证：常见证候表现为睾丸硬结，前列腺肿大，子系增粗且有串珠样结节，少腹、会阴、阴茎根部、睾丸、阴茎等局部刺痛，痛处不移，以夜间为甚，或局部皮色青紫、瘀斑、血肿，舌暗或瘀斑，脉细涩等。

（4）热毒壅盛证：多见阴囊或龟头包皮处的红、肿、热、痛，前列腺脓肿，恶寒发热，口渴饮冷，小便赤热，大便燥结，舌质红苔黄，脉洪数有力等。

（5）败精瘀阻证：多见射精不爽或疼痛，或精不射出，会阴及睾丸坠胀疼痛，附睾肿胀而软，精液黏稠不化或呈团块状，死精或畸形精子增多，精子活动能力低下，舌质紫暗，脉沉涩等。此证型可见于慢性前列腺炎、附睾郁积、精液囊肿、不射精、遗精、精液不液化症、精子凝集症、死精或畸形精子增多症等男科疾病中。

病因辨证必须与脏腑辨证相结合，才能全面反映出疾病不同阶段的病理变化和证的实质。如湿热证因其具体证候不同而有脾胃湿热、肝经湿热、肾经湿热、膀胱湿热之别。辨明病邪所在，有利于针对性地选方遣药。

第七章

男科疾病的治则与治法

第一节　中医治疗原则

1.治病求本

在治病时，必须抓住疾病的本质病和证，根据病和证的不同情况采用不同的治法。中医男科临床中，某些疾病和证候往往错综复杂，较难辨识，若不紧紧抓住求本这一关键，其治疗往往收不到预期效果，如子痈与子痰多伴有睾丸疼痛，在某个阶段可表现出相同的证，但不能识别其是子痈或子痰，仅据证去治疗，则很难收效。再如失精一病，在临床上有寒、热、虚、实等不同证型，若不能认证，只知失精之病用固涩之法治疗，也是不够的。所以只有在正确的识病、认证的基础上，针对病和证的特点立法处方，才能取得良好的临床效果。

2.固精护肾

男子以肾为先天，以精为根本，肾精难成易亏，精性喜温恶寒，属阴属水。因而，治疗男科疾病时必须以固精护肾为先，用药不宜过于苦寒，宜温不宜寒，宜补不宜泄。但具体治疗时，必须做到温而不过热，补而不过滞，若热之所过或补而过腻，则可伤精、滞精。

3.局部整体同治

男科疾病多数是局部性的病理改变，但局部与整体是不可分割的，所以在治疗时，必须局部整体同时进行，只治局部而忽视整体或只治整体而忽视局部，都不会取得满意疗效，只不过根据不同情况有所偏重。如失精一病，主要是精关失调所引起，治疗时必须固涩精关与调整心、肝、脾、肾等脏腑功能，只涩精或只调整脏腑功能都难以取得良好效果。再如精血一病，只知止血而不清脏腑邪热或补脏腑气血，也很难收效，只有清除肝、脾、肾之热邪，再加止血才能达到预期效果。

4.辨病辨证用药结合

辨病用药与辨证用药相结合的治疗方法，是男科疾病治疗的最切合实际的方法。病和证是同时存在的，辨病用药治疗相对稳定的病，辨证用药治疗可变的证，这样一来，固定的病和可变的证都得到同时治疗，因而能取得满意疗效。若仅辨病论治或辨证论治，都只能治疗到疾病的一个方面，因此必须两者结合。如男子乳病这个病的本质是男子乳房的异常发育，是个器质性的包块，因此在治疗乳病这个病时，必须始终贯穿"软坚散结"这一辨病论治的方法；同时根据乳病在不同的发展阶段或不同的个体上所表现出来的证进行辨证论治，肝郁标治本合理，同时还要因人、因地、因时制宜。

第二节　中医常用治法

中医常用治法主要有扶正、祛邪以及扶正祛邪同用三类。

一、扶正治法类

扶正，即补益五脏、补气血阴阳精等。其有增强体质，促进脏腑功能，使气血阴阳肾精充足的功能。亦能增加机体抗病能力，促进疾病康复。在男科中主要用于性功能障碍、不育及其他男科疾病康复的后期。

1. 补肾填精法

该法主要用补肾益精的药物，来达到补肾生精的作用，具有促进精子生长、使精液量增多、提高性功能、抗衰老等作用。主要用于无精子症、少精症、阳痿、早泄、更年期综合征、性欲淡漠、房劳、早衰、先天发育不良等症。在治疗慢性前列腺炎、前列腺增生、阴茎发育不良等症中，亦常加入补肾益精药。在以其他治法（如固肾涩精法、补益气血法、回阳救逆法、健脾补心法、温补脾肾法等）为主的治疗中，补肾填精法亦常作为兼治法加入。

补肾填精法亦有偏温偏凉的不同。偏凉者，主要用于偏肾阴虚者，药如熟地、鸡子黄、制首乌、天冬、龟板胶、黑芝麻、海参、紫河车、阿胶、龟板、黄精、猪脊髓、雄鳖肝等；偏温者，主要用于偏肾阳虚者，药如肉苁蓉、鹿茸、菟丝子、枸杞子、蚕蛾、雀卵、蛤蚧、海马、腽肭脐、黄狗肾、雀肉、冬虫夏草、虾、羊鞭、雀脑、蚂蚁、蛤舌、牛骨髓等。方如：①龟鹿补肾汤：治疗阳痿（肾阳虚者），药用鹿角胶（熔化）、龟板胶（熔化）、枸杞子、肉苁蓉、炙黄芪、熟地黄、淫羊藿、益智仁、巴戟天、阳起石（打碎先煎）。水煎服。②龟鹿五子地黄汤：治疗不育症，药用熟地、淮山药、山萸萸、丹皮、茯苓、泽泻、五味子、车前子、菟丝子、枸杞子、覆盆子、龟胶、鹿胶。水煎服。

2. 固肾涩精法

该法主要用固肾涩精的药物，来恢复精关开启功能，达到控制精室容易开启的目的。主要用于肾虚所致的遗精、滑精、早泄等。在治疗慢性前列腺炎、不育、阳痿、男子更年期综合征、房劳等病中，亦常加入补肾固精药。单独运用固肾涩精法者较少，常辅以补肾阴、或补肾阳、或健脾益气、或清利法。常用的固肾涩精药如五味子、金樱子、莲子、山茱萸、桑螵蛸、肉豆蔻、赤石脂、芡实、覆盆子、益智仁、煅龙骨、煅牡蛎、刺猬皮等。方如金锁固精丸、秘精丸等。

3. 补益气血法

该法主要用补气补血的药物，来恢复身体气血虚弱状态，从而达到强壮身体，恢复性能力，提高精液质量的作用。主要用于气血虚弱所致的阳痿、遗精、早泄、早衰、精液质量不佳等症。在治疗慢性前列腺炎、更年期综合征、不育、生殖系结核等病中亦常加入。常与补肾法、固涩肾精法、活血化瘀法、软坚散结法合用。常用的补益气血药物有党参、黄芪、炙甘草、沙参、人参、当归、白芍、熟地、鸡血藤、阿胶、何首乌、紫河车等。方如补气黄芪汤（黄芪、人参、茯神、麦冬、白术、五味子、肉桂、熟地、陈皮、阿胶、当归、芍药、牛膝、炙甘草，为散服）。

4. 回阳救逆法

该法主要用温阳益气药，来峻补暴脱之阳，从而达到回阳救急散寒的作用。主要用于阳气暴脱、元气不固所致的房事昏厥、缩阳症。常由燥烈温阳散寒药与峻补元气之药组成。常用的回阳救逆药物如人参、黄芪、附片、肉桂、干姜等，方如四逆加人参汤。

5. 健脾补心法

该法主要用健脾养心安神的药物，来恢复脾脏的运化功能及脾气的涩摄功能、心神的安定，从而达到气旺神安的作用。主要用于思虑过度，或体力劳动过久造成心脾亏虚，心神不安所致的阳痿、遗精、早泄、性欲淡漠等症。在不育、更年期综合征治疗中，亦常加入该法。常与补肾法、固肾涩精法、疏肝解郁法联合运用。常用的健脾补心药物如党参、人参、桂圆肉、牡蛎、龙骨等，方如归脾汤。

6. 温补脾肾法

该法用温补脾肾之药，来恢复人体脾肾之阳，恢复人体衰弱的阳气。其具有振奋精神,恢复体质,提高精子活力,提高与恢复性能力的作用。主要用于久病脾肾阳虚，或脾阳虚日久损及肾阳，或年老阳气渐衰，或房劳等阴损及阳所致的性欲淡漠、阳痿、滑精、尿频、尿失禁、前列腺增生症、先天性睾丸发育不良、小阴茎、无精子症、死精症、精子活力低下、阴冷等症。在更年期综合征、房劳、生殖系结核、睾丸鞘膜积液、生殖系肿瘤、房事眩晕、房事尿床、性快感不足、性幼稚低肌张力症候群等症中亦常加入温补脾肾法。常与滋阴填精、益气血、养心、活血化瘀、疏肝解郁、化痰、软坚等法联合运用。常用的温补脾肾药如干姜、荜澄茄、附子、肉桂、鹿茸、肉苁蓉、淫羊藿、蛇床子、补骨脂、益智仁、蛤蚧、冬虫夏草、巴戟天、锁阳、胡桃仁、仙茅、韭子、阳起石等，方如寒谷春生丹（熟地、白术、当归、枸杞、杜仲、仙茅、巴戟肉、山萸肉、淫羊藿、韭子、肉苁蓉、蛇床子、制附子、肉桂。蜜丸，盐汤或温酒送服）。

二、祛邪治法类

祛邪，即祛除体内病邪及病理产物，改善机体机能紊乱状态。在男科治疗中，祛邪主要是祛除湿热秽毒、水湿、瘀血、痰结，以及气机失调等。在男科治疗中，主要有疏肝解郁法、活血化瘀法、清热解毒法、软坚散结法、清热利湿法、活血通精法、利湿化痰法。这些治法分别在男科各类疾病中广泛运用。

1. 疏肝解郁法

该法运用疏肝理气和血的药物，来解除肝气郁而不舒所致的各类男科疾病。因肝气郁，则致气血郁滞，所以理气和血是疏肝必不可少的治法。其具有解除精神抑郁，使心情畅达、宗筋气血通利的作用。主要用于因各种境遇因素，使心理压力长期不得缓解，或一时性的抑郁过激，或恐惧等所致肝气抑郁而造成的阳痿、早泄、不射精、性欲淡漠、阴茎异常勃起症等症。因肝主宗筋，又男科许多疾病造成患者心理压力大，心境不舒，且许多男科疾病病程较久，气血凝滞。所以在用其他治法治疗男科疾病中，亦常加入疏肝之法。常用的疏肝解郁药物如柴胡、郁金、刺蒺藜、白芍、青皮、青木香、川芎、香附、枳壳、蜈蚣、合欢皮、川楝子等，方如柴胡疏肝散、逍遥散、四逆散等。

2. 活血化瘀法

该法用通经祛瘀活血的药物，以达到畅通血行，使瘀阻通达的作用。其具有改善睾丸供血，使曲张之精索静脉血行加快，改善精子活力、活率，改善与延缓前列腺的纤维化、增生状态，加快生殖系炎症渗出的改善与吸收的作用。主要用于慢性附睾炎（包括结核性）、输精管炎、前列腺慢性炎症、前列腺增生、生殖系外伤所致肿胀疼痛、精瘀症、阴茎硬结症、外伤所致的阳痿、不射精、阴茎异常勃起症、生殖系肿瘤等症。在治疗生殖系的其他炎症、不育、性功能障碍、精索静脉曲张等症中亦常加入活血化瘀药物。活血化瘀法常用药物有钟乳石、血竭、丹参、莪术、延胡索、水蛭、红藤、皂角刺、姜黄、乳香、牛膝、全蝎、没药、穿山甲、红花、川芎、木鳖子、地龙、笔头灰、急性子、王不留行、路路通、桃仁、赤芍、当归等。方如通窍活血汤、血府逐瘀汤、少腹逐瘀汤等。

3. 清热解毒法

该法用清热解毒的药物，来解除热毒蕴结所致的各种生殖系急性炎症。急性炎症常有红肿热痛的特点，或肉腐为脓。该法具有消炎抗菌、消肿、对抗炎症造成渗出的作用。内服主要用于生殖系内在炎症，外用可用于生殖系外表炎症。该法用于生殖系各种急性炎症，如睾丸炎、附睾炎、输精管炎、急性前列腺炎、阴囊炎、阴茎海棉体炎、软下疳、性病性肉芽肿；外用主要用于包皮炎、龟头炎、外阴部溃疡。常与清利湿热法、活血化瘀法、滋阴法合用。清热解毒法常用药物有大青叶、板蓝根、败酱草、马鞭草、虎杖、黄连、黄芩、栀子、黄柏、金银花、蒲公英、连翘、龙胆草、苦参、黄药子、生地、紫花地丁、凤眼草、大黄等。方如仙方活命饮、五味消毒饮等。

4. 软坚散结法

该法运用具有化痰软坚散结的药物，治疗浊痰瘀血结聚而形成的阴茎硬结症、生殖系肿瘤等症。在前列腺增生症及病程较久的慢性前列腺炎、慢性附睾炎、输精管炎性堵塞等症中，常加入此法。软坚散结常用药物有昆布、海藻、三棱、莪术、穿山甲、牡蛎、浙贝母、皂角刺、虻虫、夏枯草等。方如丹参散结汤等。

5. 清热利湿法

该法主要运用清利湿热药，达到消除生殖系湿热的作用，多具有消肿、抗炎，改善炎症造成的血循缓滞状态的功效。主要用于淋病、非淋菌性尿道炎、后尿道感染性或充血性炎症、前列腺感染性炎症、输精管炎、生殖系疱疹、阴囊湿疹、阴囊急性蜂窝织炎、阴茎接触性皮炎、脓精症。总之，即适于下焦湿热所致男科疾病。亦常加入治疗阳痿、精索静脉曲张、精液液化迟缓、射精障碍、慢性前列腺炎、前列腺增生症、精阜炎、睾丸炎、附睾炎等症的其他治法中。并常与活血化瘀法、补肾法、疏肝解郁法、清热解毒法合用。常用的清热利湿药有栀子、石韦、泽泻、黄柏、木通、萹蓄、瞿麦、滑石、茵陈、地肤子、通草、车前子等，方如龙胆泻肝汤。

6. 活血通精法

该法主要运用活血化瘀或兼理气的药物，达到活血通精的目的，具有畅通精道及改善精液瘀滞状态的作用。主要用于不射精症、阻塞性无精症（或精道的不完全阻塞）、少精子症、精瘀症、阴茎异常勃起症等。在治疗不育症、阳痿、精索静脉曲张、慢性附睾炎等症中，亦常并用此法。并常与益气法、补肾填精法、清热利湿法、疏肝解郁法合用。活血通精法常用药物有急性子、路路通、牛膝、地龙、水蛭、穿山甲、桃仁、笔头灰、青木香、白芷、丁香、蜈蚣、延胡索、郁金、青皮、三七等。方如活血通精汤。

7. 利湿化痰法

该法主要运用化痰祛浊利湿的药物，来消除生殖系的痰湿凝聚与水肿，主要用于生殖系过敏所致的包皮水肿、精液液化不良、精液黏稠、阴囊水肿、阴囊脂肪过多症、鞘膜积液、精液囊肿、外阴浆液性囊肿等症。在治疗生殖系肿瘤、前列腺增生、慢性前列腺炎等症中，亦常加入此法。利湿化痰法常用药物有石菖蒲、萆薢、贝母、胆南星、苍术、牵牛子、防己、百部、白芷、蝼蛄、白芥子、僵蚕、法夏、云苓、白术等，方如五苓散加味方。

三、扶正祛邪治法类

扶正祛邪，即补益与祛邪合用。有的疾病，正气已伤，而外邪亦盛，只补正而邪不去，只祛邪则正不盛。所以，只有采用扶正祛邪之法。

1. 温肝散寒法

该法主要运用温阳与散寒之药，来治疗生殖系统受寒而发之疾病。主要用于寒邪直中肝经所致的阳痿、缩阳、阴囊汗多、阴冷等症。常用的温肝散寒药有附子、肉桂、干姜、小茴香、台乌、苍术、硫黄、吴茱萸、炮姜、丁香、蛇床子等。方如九仙灵应散。

2. 滋阴清热法

该法主要以滋阴药与清热药合用，治疗阴虚而内热生所致的男科疾病。常用于治疗阳痿、早泄、遗精、更年期综合征、房劳、性欲亢进等症。常用药物有生地、熟地、山药、山萸肉、天冬、麦冬、阿胶、何首乌、黄精、黄柏、知母、黄芩、丹皮等。方如知柏地黄丸。

3. 交通心肾法

该法运用泻心火、安心神、滋肾水的药物，来治疗心肾不交所致的男科疾病。在正常情况下，心阳下交于肾阴，肾阴上济于心阳，阴阳彼此协调，达到平衡，维持正常的生理活动。若肾阴不足心火独亢，或心火亢于上不能下交于肾，心肾阴阳失去了协调既济的关系，即为心肾不交。如因心神过劳，耗血伤阴，心火日旺，肾阴耗损，不足以上济心阳，即出现遗精、早泄、阳强等症。治疗这类病症，宜交通心肾法，两脏同治。常用药物有黄连、栀子、竹叶、灯心草、莲子心、茯神、远志、桂圆肉、龙齿、生地、熟地、山萸肉、天门冬、枸杞、旱莲草等。方如黄连阿胶汤。

第八章

男科常用药物与方剂

第一节　常用药物

1. 淫羊藿

性味归经：辛、甘，温。归肝、肾经。

功效：温补肾阳，益气强精。

主治：临床用于治疗肾阳不足、精气亏虚之性欲低下、阳痿，及因少精、精子成活率低、精子活力低下等所致的不育症。

2. 肉苁蓉

性味归经：甘、咸，温。归肾、大肠经。

功效：补肾阳，益精血，润肠通便。

主治：临床用于治疗肾精亏虚、肾阳不足而致的阳痿、遗精、早泄、不育、阴冷、更年期综合征等。

3. 巴戟天

性味归经：甘、辛，微温。归肾、肝经。

功效：补肾阳，强筋骨，祛风湿。

主治：临床用于治疗阳痿、遗精、不育等属肾阳亏虚兼夹寒湿所致者。

4. 锁阳

性味归经：苦，温。归脾、肾、大肠经。

功效：补肾阳，益精血，润肠通便。

主治：临床用于治疗阳痿、遗精、早泄、不育等属肾阳不足、精气亏虚所致者。

5. 补骨脂

性味归经：辛、苦，温。归肾、脾经。

功效：温肾助阳，纳气，止泻。

主治：临床用于治疗阳痿、遗精，遗尿尿频，腰膝冷痛，肾虚作喘，五更泄泻。

6. 韭子

性味归经：辛、甘，温。归肾、肝经。

功效：温补肝肾，壮阳固精。

主治：临床用于治疗肾阳虚衰,肝肾不足引起的阳痿、遗精、早泄、不育、睾丸疼痛、阴冷、阴汗等病症。

7. 菟丝子

性味归经：辛、甘，平。归肝、肾经。

功效：滋阴补肾，固精涩尿。

主治：临床用于治疗阳痿遗精，尿有余沥，遗尿尿频，腰膝酸软，目昏耳鸣。

8. 蛇床子

性味归经：辛、苦，温；有小毒。归肾经。

功效：温肾壮阳，燥湿，杀虫。

主治：临床用于治疗阳痿、遗精、阴冷、阴汗、阴痒、睾丸冷痛、癫疝、水疝等属肾阳不足、寒湿壅滞之病症。外治外阴湿疹。

9. 胡芦巴

性味归经：苦，温。归肾经。

功效：温肾，散寒，止痛。

主治：临床用于治疗肾阳不足而有寒湿的睾丸冷痛、阳痿、遗精、早泄、疝气等症。

10. 杜仲

性味归经：甘，温。归肝、肾经。

功效：补肝肾，强筋骨，安胎。

主治：临床用于治疗肝肾虚寒之阳痿、遗精、阴冷、阴汗、睾丸冷痛等。

11. 沙苑子

性味归经：甘，温。归肝、肾经。

功效：温补肝肾，固精，缩尿，明目。

主治：临床用于治疗肾虚腰痛，遗精早泄，白浊，小便余沥，眩晕目昏。

12. 仙茅

性味归经：辛，热；有毒。归肾、肝脾经。

功效：补肾阳，强筋骨，祛寒湿。

主治：临床用于治疗肾阳不足，命门火衰的阳痿精冷，遗尿尿频。

13. 山茱萸

性味归经：酸、涩，微温。归肝、肾经。

功效：补益肝肾，收敛固涩。

主治：临床用于治疗肝肾亏虚所致的阳痿、遗精、早泄、阴汗不止、更年期综合征等。

14. 五加皮

性味归经：辛、苦，温。归肝、肾经。

功效：祛风湿，强筋骨，利尿。

主治：临床用于治疗肝肾不足、寒湿内蕴所致之阳痿、阴冷、阴汗、睾丸冷痛、癫疝、水疝等病症。

15. 何首乌

性味归经：甘、涩，微温。归肝、肾经。

功效：补益精血，固肾乌须。

主治：临床用于治疗精血亏虚之遗精、滑精、不育，以及热毒壅滞肝肾之囊痈、子痈、卵子瘟等症。

16. 熟地黄

性味归经：甘，微温。归肝、肾经。

功效：补血滋阴，益精填髓。

主治：临床用于治疗肾阴不足的遗精，肝肾精血亏虚的腰膝酸软，眩晕耳鸣，须发早白，血虚萎黄，心悸失眠等症。

17. 枸杞子

性味归经：甘，平。归肝、肾经。

功效：补肝肾，明目。

主治：临床用于治疗肝肾阴亏、气精不足所致之阳痿、遗精、少精、精子活率降低、精子活力低下、更年期综合征等病症。有报道单用枸杞30g 每日嚼服，连用 3 个月治疗不育症数例而愈者。

18. 五味子

性味归经：酸，甘，温。归肺、心、肾经。

功效：敛肺滋肾，生津敛汗，涩精止泻，宁心安神。

主治：临床用于治疗阳痿、遗精、滑精、不育、更年期综合征等。

19. 石斛

性味归经：甘，微寒。归肾、脾经。

功效：养阴清热，益胃生津。

主治：临床用于治疗肾阴亏虚所致的阳痿、早泄、遗精伴见胃阴不足、舌干口渴、热病伤津等证效好。

20. 女贞子

性味归经：甘、苦，凉。归肝、肾经。

功效：补肝肾阴，乌须明目。

主治：临床用于治疗肝肾阴虚的腰膝耳鸣、血精、血尿、遗精等症。

21. 楮实子

性味归经：甘，平。归肝、肾、脾经。

功效：补肝肾，明目，利尿。

主治：临床用于治疗肾气亏虚引起的小便不利、频数、遗尿、尿线细、阳痿、早泄等症。

22. 金樱子

性味归经：酸、涩，平。归。

功效：固精缩尿，涩肠止泻。

主治：临床用于治疗滑精、遗精、遗尿、尿频等。

23. 益智仁

性味归经：辛，温。归肾、脾经。

功效：暖肾固精缩尿。

主治：临床用于治疗肾气虚寒之遗精、早泄、遗尿、尿有余沥、夜尿增多等症。

24. 覆盆子

性味归经：甘、酸，微温。归肝、肾经。

功效：益肾，固精，缩尿。

主治：临床用于治疗肾虚阳痿及肾虚不固之遗精、滑精、遗尿、尿频等症。常与枸杞子、五味子、沙苑子、芡实等为伍。

25. 芡实

性味归经：甘、平、涩。归脾、肾经。

功效：益肾固精，健脾止泻，除湿止带。

主治：临床用于治疗肾虚遗精、滑精、早泄、小便不禁等症。

26. 人参

性味归经：甘、微苦，微温。归心、肺、脾经。

功效：大补元气，补脾益肺，生津，安神。

主治：临床用于治疗脾肺心气虚弱之性欲减退、房后疲惫，并且对麻痹型、早泄型阳痿有显著疗效。另对于老年性继发性阳痿和性交次数减少、勃起困难，射精不足或丧失性欲者也均有一定疗效。还可用于精子活率低、活动力差所致的不育症。

27. 远志

性味归经：苦、辛，微温。归心、肾、肺经。

功效：宁心安神，祛痰开窍，消散痈肿。

主治：临床用于治疗阳痿、遗精、早泄等属心气不足者。此外，用之配伍桔梗、石菖蒲、路路通等治疗不射精、射精迟缓等有显著疗效。

28. 肉桂

性味归经：辛、甘，热。归脾、肾、心、肝经。

功效：补火助阳，散寒止痛，温经通脉。

主治：临床用于治疗脾肾阳虚的阳痿、早泄、滑精，以及寒滞厥少二经之睾丸疼痛、阴冷、阴汗等。

29. 续断

性味归经：苦、甘、辛，微温。归肝、肾经。

功效：补肝肾，强筋骨，止血安胎，疗伤续折。

主治：临床用于治疗伴有腰酸背痛、足膝无力的阳痿、遗精效果较好，也可用于慢性前列腺炎。另外，本品生用尚有清热解毒之功，用以治疗子痈、囊痈、急性前列腺炎、阴囊湿疹、卵子瘟等热毒壅滞之病症，可以入汤煎服，也可煎汤外洗或坐浴。

30. 天冬

性味归经：甘、苦，寒。归肺、肾经。

功效：养阴润燥，清火，生津。

主治：临床用于治疗用于肾阴不足,阴虚火旺的潮热盗汗、阳痿、遗精及内热消渴、肠燥便秘等症。

31. 山药

性味归经：甘，平。归脾、肺、肾经。

功效：益气养阴，补脾肺肾，固精止带。

主治：临床用于治疗肺肾阴虚所致的阳痿、早泄、遗精、不育,也可用治前列腺炎、精囊炎等。

32. 白果

性味归经：甘、苦、涩，平；有毒。归肺经。

功效：敛肺定喘，止带，缩尿。

主治：临床用于治疗遗精，早泄，白浊，小便频数，遗尿。

33. 砂仁

性味归经：辛，温。归脾、胃、肾经。

功效：化湿行气，温脾止泻，安胎。

主治：临床用于治疗脾胃虚寒、健运失常之阳痿、遗精，以及寒滞厥阴之阴冷、睾丸冷痛等症。

34. 丹参

性味归经：苦，微寒。归心、心包、肝经。

功效：活血祛瘀，凉血消痈，除烦安神。

主治：临床用于治疗前列腺肥大、慢性前列腺炎、阴茎痰核、阴茎异常勃起、血精、痛性结节、男子乳病、阴茎阴囊睾丸外伤、阳痿等属瘀血阻滞之病症。

35. 白芥子

性味归经：辛，温。归肺经。

功效：温肺祛痰，利气散结。

主治：临床用于治疗不射精、阳痿、阴茎痰核、阴茎异常勃起、子痰、子痈、附睾郁积、男子乳病、痛性结节、慢性前列腺炎、前列腺肥大等属痰湿阻络之男科病症，常与白僵蚕、穿山甲配伍同用，以取痰瘀同治之功。

36. 牛膝

性味归经：苦、酸，平。归肝、肾经。

功效：活血化瘀，引血下行，补肝肾，强筋骨，通淋涩，消肿。

主治：临床用于治疗阳痿、血精、不射精、阳强、阴茎痰核、慢性子痈、阴茎阴囊及睾丸外伤、精索静脉曲张、前列腺炎、前列腺肥大、精液不液化、痛性结节、附睾郁积等。

37. 土茯苓

性味归经：甘、淡，平。归肝、胃经。

功效：解毒，除湿，利关节。

主治：为治淋病、梅毒、尖锐湿疣等性传播疾病之要药，但用量宜大，一般30～60g。此外，还常用以治疗湿热下注所致之遗精、血精、前列腺炎、阴囊湿疹、龟头包皮炎、死精或畸形精子过多等病症。

38. 柏子仁

性味归经：甘，平。归心、肾、大肠经。

功效：养心安神，润肠通便。

主治：临床用于治疗心气亏虚、心肾不宁所致之夜梦遗精、阳痿、男性更年期综合征等病症。

39. 车前子

性味归经：甘，微寒。归肺、肾、肝经。

功效：利尿通淋，渗湿止泻，清肝明目，清肺化痰。

主治：临床用于治疗痰湿壅滞所致之阳痿、水疝、遗精、不射精、前列腺炎、前列腺肥大、尿潴留等病症。

40. 甘草

性味归经：甘，平。归心、肺、脾、胃经。

功效：益气补中，清热解毒，祛痰止咳，缓急止痛，缓和药性。

主治：临床用于治疗热毒炽盛所致的睾丸炎、前列腺炎等。炙甘草用于疼痛性男科病，并多与白芍、延胡索配伍运用。

41. 茯苓

性味归经：甘、淡，平。归心、脾、肾经。

功效：利水渗湿，健脾安神。

主治：临床用于治疗心肾不宁所致的阳痿、遗精、更年期综合征、恐异病、房劳心悸，以及水湿阻滞之阴肿、水疝、精液囊肿等病症。

42. 泽泻

性味归经：甘、淡，寒。归肾、膀胱经。

功效：利水渗湿，泄热。

主治：临床用于治疗湿热下注所致的阳痿、阳强、性欲亢进、遗精、射精疼痛、血精等病症。多与知母、龙胆草配伍运用。

43. 知母

性味归经：苦、甘，寒。归肺、胃、肾经。

功效：清热泻火，滋阴润燥。

主治：临床用于治疗阴虚火旺所致之遗精、早泄、性欲亢进、阳强、血精、阴囊湿疹、子痈、精液不液化等病症，多与黄柏配伍应用。

44. 黄柏

性味归经：苦，寒。归肾、膀胱、大肠经。

功效：清热燥湿，泻火解毒，退热除蒸。

主治：临床用于治疗湿热壅盛所致之遗精、早泄、性欲亢进、阳强、血精、阴囊湿疹、子痈、急性前列腺炎、囊痈等病症，多与知母、泽泻等配伍运用。还可用于下焦湿热引起的阴囊湿痒、睾丸附睾炎、小便灼热、淋漓涩痛等症。

45. 麦冬

性味归经：甘、微苦，微寒。归心、肺、胃经。

功效：养阴润肺，益胃生津，清心除烦。

主治：临床用于治疗心肺阴虚所致之遗精、精液不液化、更年期综合征等病症。

46. 石菖蒲

性味归经：辛，温。归心、胃经。

功效：芳香化湿，开窍醒神。

主治：在临床用于治疗心肾不宁所致之阳痿、早泄、遗精，以及精窍瘀阻所致之不射精、射精不爽等病症。

47. 玄参

性味归经：甘、苦、咸，寒。归肺、胃、肾经。

功效：清热养阴，解毒散结。

主治：临床用于治疗肺肾阴虚所致之遗精、精液不液化、血精，以及热毒壅滞所致之子痈、囊痈、前列腺炎等病症。

48. 沉香

性味归经：辛、苦，温。归肾、脾、胃三经。

功效：降气温中，暖肾纳气。

主治：临床用于治疗气滞厥少二阴之睾丸疼痛、阴囊胀痛、阴冷、输精管结扎后提睾肌痉挛以及气逆精出不循常道之逆行射精等病症。

49. 附子

性味归经：辛、甘，热，有毒。归心、脾、肾经。

功效：回阳补火，散寒除湿。

主治：临床用于治疗寒凝厥少二阴之阳痿、精子成活率低下、不射精、缩阳、色厥、夹阴伤寒、阴冷、睾丸冷痛等病症。

50. 黄芪

性味归经：甘，温。归肺、脾经。

功效：补气固表，利尿托毒，排脓，敛疮生肌。

主治：临床用于治疗肺脾气虚之遗精、不射精、阳痿、房劳伤、精子成活率降低、精子活动力低下，以及子痈、囊痈、子痰等破溃久不收口等病症。

51. 薏苡仁

性味归经：甘、淡，凉。归脾、胃、肺经。

功效：健脾渗湿，除痹止泻，清热排脓。

主治：临床用于治疗湿热下注引起的遗精、阳痿、子痈、子痰、血精、阴囊湿疹、水疝、癥疝、精液囊肿、附睾郁积等病症。

52. 蒲公英

性味归经：苦、甘，寒。归肝、胃经。

功效：清热解毒，消肿散结，利尿通淋。

主治：临床用于治疗湿热下注引起的热淋涩痛、前列腺炎、尿路感染、睾丸附睾炎等。

53. 荔枝核

性味归经：辛，温。归肝、胃经。

功效：行气散结，散寒止痛。

主治：临床用于治疗气血郁滞、阳气不舒引起的睾丸、会阴、小腹疼痛等症。

54. 萹蓄

性味归经：苦，微寒。归膀胱经。

功效：利水通淋，杀虫止痒。

主治：临床用于治疗湿热淋证、阴囊湿痒等。

55. 石韦

性味归经：苦，微寒。归肺、膀胱经。

功效：利水通淋，凉血止血。

主治：临床用于治疗前列腺增生、前列腺炎引起的小便淋漓，尿路感染引起的小便涩痛、血尿等。

56. 萆薢

性味归经：苦，微寒。归肝、胃经。

功效：利湿浊，祛风湿。

主治：临床用于治疗前列腺炎引起的尿道口滴白等症。

57. 通草

性味归经：甘、淡，寒。归肺、胃经。

功效：清热利湿，通气下乳。

主治：临床用于治疗湿热之小便不利、淋沥涩痛等。

58. 灯心草

性味归经：甘、淡，微寒。

功效：利尿通淋，清心除烦。

主治：临床用于治疗小便不利、淋沥涩痛。

59. 金银花

性味归经：甘，寒。归肺、胃、大肠经。

功效：清热解毒，疏散风热。

主治：临床用于治疗热毒炽盛的淋证、前列腺炎、睾丸附睾炎。

60. 败酱草

性味归经：辛、苦，微寒。归胃、大肠、肝经。

功效：清热解毒，消痈排脓，祛风止痛。

主治：临床用于治疗热毒蕴结的前列腺炎、睾丸附睾炎、尿路感染等症。

61. 白花蛇舌草

性味归经：苦、甘，寒。归胃、大肠、小肠经。

功效：清热解毒，利湿。

主治：临床用于治疗湿热蕴结引起的前列腺炎、睾丸附睾炎，非淋菌性尿道炎。

62. 马鞭草

性味归经：苦、辛，微寒。归肝、脾、膀胱经。

功效：截疟，治痢，清热解毒，活血散瘀，凉血通经，利尿。

主治：临床用于治疗湿热蕴结引起的淋证、子痈等和瘀血阻滞引起的尿痛、少腹、会阴疼痛。

63. 白芷

性味归经：辛，温。归肺、胃经。

功效：祛风解表、排脓、消肿止痛。

主治：临床用于治疗疼痛为主或炎症较重的前列腺炎、睾丸附睾炎。

64. 木瓜

性味归经：酸，温。归肝、脾经。

功效：舒筋活络，和胃化湿。

主治：临床用于治疗前列腺炎等引起的疼痛症状。

65. 红藤

性味归经：苦，平。归大肠经。

功效：清热解毒，活血化瘀止痛。

主治：临床用于治疗炎症较重的前列腺炎、睾丸附睾炎。

66. 仙鹤草

性味归经：苦、涩，平。归肺、肝、脾经。

功效：收敛止血，补虚，消积，止痢，杀虫。

主治：临床用于治疗尿血、血精、睾丸附睾炎等症。

67. 三七

性味归经：甘、微苦，温。归肝、胃经。

功效：散瘀止血，消肿定痛。

主治：临床用于治疗尿血、血精等出血症及瘀血阻滞证的疼痛。

68. 乌药

性味归经：辛，温。归胃、肾、膀胱经。

功效：行气，散寒，止痛。

主治：临床用于治疗少腹、会阴、阴囊冷痛及小便频数、尿道口滴白等症。

69. 小茴香

性味归经：辛，性温。归肝、肾、脾、胃经。

功效：祛寒止痛，理气和胃。

主治：临床用于治疗少腹、会阴、阴囊冷痛等症。

70. 小蓟

性味归经：甘，凉。归心、肺经。

功效：凉血止血，消散痈肿，利尿。

主治：临床用于治疗尿血、血精等各种血症。

71. 虎杖

性味归经：苦，寒。归肝、肺、胆经。

功效：利湿退黄，清热解毒，祛痰止咳，活血化瘀。

主治：临床用于治疗热毒蕴结的前列腺炎、尿路感染、睾丸附睾炎等。

72. 连翘

性味归经：苦，微寒。归肺、心、胆经。

功效：清热解毒，消肿散结。善清心火而散上焦之热。

主治：临床用于治疗热毒蕴结的前列腺炎、尿路感染、睾丸附睾炎等。

73. 黄狗肾

性味归经：咸，温。归肾经。

功效：补肾壮阳。

主治：临床用于治疗肾虚阳衰所致的阳痿、早泄、滑精、精冷无子、性欲减退等病症。也可单用，也可与菟丝子、肉苁蓉、仙灵脾等助阳补精之品配合使用。

74. 穿山甲

性味归经：咸，微寒。归肝、胃经。

功效：活血通经，导滞通精，下乳，消肿排脓。

主治：临床用于治疗血瘀阻络、精道瘀阻所致之阳痿、不射精、阳强、阴茎痰核、慢性子痈、血疝、精索静脉曲张、前列腺肥大、前列腺炎、痛性结节、男子乳病、附睾郁积等。

75. 地龙

性味归经：咸，寒。归肝、脾、膀胱经。

功效：清热熄风，平喘，通络，利尿。

主治：临床用于治疗阳痿、不射精、阴茎痰核、阳强、子痈、前列腺炎、精液不液化等病症。常与桔梗，菖蒲、穿山甲、路路通等配伍使用。

76. 刺猬皮

性味归经：苦，平。归胃、大肠、肾经。

功效：收敛止血，固精缩尿。

主治：临床用于治疗肾虚不固，遗精、遗尿等病。

77. 白僵蚕

性味归经：咸、辛，平。归肝、肺经。

功效：熄风止痉，祛风止痛，解毒散结。

主治：临床用于治疗痰浊阻滞宗筋脉道所致的阳痿、阴茎痰核、子痰、慢性子痈、不射精等。若与白芥子同用，疗效更佳。

78. 九香虫

性味归经：咸，温。归肝、脾、肾经。

功效：行气止痛、温肾助阳。

主治：临床用于治疗肾阳亏虚、寒滞肝脉而致的阳痿、阴冷、子痈、缩阳、阴茎痰核等病症。

79. 露蜂房

性味归经：甘，平，有毒。归胃、肝经。

功效：温运脾阳，调肝通络。

主治：临床用于阳明虚弱或肝郁络阻而致之阳痿、不射精等。治阳痿与蜈蚣配伍，治不射精与路路通配伍。

80. 水蛭

性味归经：咸，苦，平；有小毒。归肝经。

功效：破血逐瘀。

主治：临床用于治疗血瘀络阻所致之阳痿、前列腺肥大、慢性前列腺炎、阴茎痰核、精索静脉曲张，以及睾丸、阴囊、阴茎等部位之外伤血肿、瘀阻等病症。

81. 蜻蜓

性味归经：微寒；无毒。归肝、肾经。

功效：益肾强阴。

主治：临床用于治疗肾虚阳痿、遗精、早泄、性欲低下等。

82. 蚕蛾

性味归经：咸，温。归肝、肾经。

功效：补肝益肾，壮阳涩精。

主治：临床用于治疗阴器痿弱、阳道难兴而源于肝肾亏虚者，并多与大蜻蜓合用。还可用于早泄、梦遗、滑精、白浊等症。

83. 大蚂蚁

性味归经：咸、酸，温。归肝、肾经。

功效：益肾壮阳，养血荣筋，祛瘀通络，解毒消肿。

主治：临床用于治疗肾虚阳痿，遗精，男性不育，可配补肾益精壮阳之熟地黄、菟丝子、枸杞子、淫羊藿等同用。

84. 紫河车

性味归经：甘、咸，温。归肺、肝、肾经。

功效：益气养血，补肾填精。

主治：临床用于治疗肾气不足、精血衰少所致的阳痿、遗精、性欲低下、不育等症。

85. 蜈蚣

性味归经：辛，温；有毒。归肝经。

功效：疏达血脉，振阳起痿。

主治：临床用于治疗阳痿、不射精、阴茎痰核、慢性子痈、精索静脉曲张等。

86. 蝼蛄

性味归经：咸，寒。归膀胱经。

功效：利水通闭。

主治：临床用于治疗阴湿阻遏阳道所致的阳痿及前列腺肥大、慢性前列腺炎所致的排尿不畅、尿潴留。

87. 蟋蟀

性味归经：辛、咸，温。归膀胱经。

功效：利水通阳。

主治：临床用于治疗阴湿之邪阻遏阳道之阳痿，以及前列腺肥大、前列腺炎等所致之排尿不畅和尿潴留等，多与蝼蛄合用。

88. 鹿茸

性味归经：甘、咸，温。归肝、肾经。

功效：补肾阳，益精血，强筋健骨。

主治：临床用于治疗肾阳不足，精血亏虚所致阳痿、遗精、滑泄、腰膝酸软、筋骨乏力、头晕耳鸣及精神不振等症。

89. 鹿角

性味归经：咸，温。归肝、肾经。

功效：补肾助阳。

主治：临床用于治疗肾阳不足、精血亏虚的阳痿、遗精等证。

90. 鹿角胶

性味归经：甘、咸，温，归肝、肾经。

功效：补肝肾，益精血，止血。

主治：临床用于治疗肾阳不足、精血亏虚之虚劳羸弱、阳痿、遗精、早泄、不育、血精等症。

91. 鹿肾

性味归经：甘、咸，温。归肝、肾、膀胱经。

功效：补肾，壮阳，益精。

主治：临床用于治疗肾阳虚弱所致之性欲低下、阳痿、早泄、精少不育、睾丸坠胀疼痛等病症。

92. 冬虫夏草

性味归经：甘，温。归肾、肺经。

功效：益肾补肺，止血化痰。

主治：临床用于治疗肾虚阳衰、精髓不足所致腰膝酸痛、软弱无力、梦遗滑精、阳痿早泄、耳鸣健忘及神思恍惚诸症。

93. 海马

性味归经：甘，温。归肝、肾经。

功效：补肾壮阳，调气活血。

主治：临床用于治疗阳痿、遗尿、虚喘、癥积、疔疮肿毒。

94. 海龙

性味归经：咸、甘，温。归肝、肾经。

功效：补肾壮阳。

主治：临床用于治疗阳痿、不育。

95. 龟板

性味归经：甘、咸，寒。归肝、肾、心经。

功效：滋阴潜阳，益肾健骨，养血补心，止血。

主治：临床用于治疗心肝肾阴血亏虚之阳痿、遗精、早泄、血精，以及虚热炼液成痰而阻滞脉络之阴茎痰核、子痰、前列腺肥大等。

96. 鳖甲

性味归经：咸，微寒。归肝、肾经。

功效：滋阴潜阳，软坚散结。

主治：临床用于治疗相火妄动之遗精、滑精、早泄，以及痰瘀互结之阴茎痰核、前列腺炎、前列腺肥大、子痰、子痈等。

97. 牡蛎

性味归经：咸，微寒。归肝、肾经。

功效：平肝潜阳，软坚散结，收敛固涩。

主治：煅用治疗遗精、滑精、早泄等；生用治疗阴茎痰核、前列腺肥大、慢性前列腺炎、痛节结节等。

98. 蛤蚧

性味归经：咸，平。归肺、肾经。

功效：补肺气，助肾阳；益精血，定喘嗽。

主治：临床用于治疗肾阳不足，精血亏虚之性欲低下、阳痿、遗精、早泄、精少不育等病症。

99. 桑螵蛸

性味归经：甘、咸，平。归肝、肾经。

功效：助阳固精缩尿。

主治：临床用于治疗肾虚之遗溺尿频、滑精、心神恍惚、阳痿。

100. 乌贼骨

性味归经：咸、涩，微温。归肝、肾经。

功效：收敛止血，固精止带，制酸止痛，收湿敛疮。

主治：临床用于治疗早泄、遗精、血精等症。

101. 海狗肾

性味归经：咸，热。归肝、肾经。

功效：暖肾壮阳，益精补髓。

主治：临床用于治疗肾阳虚弱之阳痿、早泄、滑精、精冷无子，伴见畏寒，腰膝萎弱，小便频数清长之症。

102. 鸡内金

性味归经：甘，平。归脾、胃、小肠、膀胱经。

功效：运脾消食，固精止遗。

主治：临床用于治疗遗精、遗尿等症。

103. 麻雀肉

性味归经：甘、咸，性温。归肾经。

功效：壮阳益精、暖腰膝、缩小便。

主治：临床用于治疗肾阳虚弱之性欲低下、阳痿、早泄、不育。且本品药性较平和，为男性性保健食疗佳品。

104. 雀卵

性味归经：甘、咸，温。归肾经。

功效：补肾阳，益精血，调冲任。

主治：临床用于治疗精血亏虚所致的阳痿、早泄、遗精。

105. 滑石

性味归经：甘、淡，寒。归胃、膀胱经。

功效：清热利湿，清暑湿，外用清热收湿。

主治：临床用于治疗肝经湿热下注所致的遗精、梦泄、阳痿、早泄、血精、不射精、阳强、性欲亢进等多种性功能疾患。

106. 阳起石

性味归经：咸，微温。归肾经。

功效：温肾壮阳。

主治：临床用于治疗肾阳衰微、下元虚寒所致男子阳痿滑泄。

107. 龙骨

性味归经：甘、涩，微寒。归心、肝经。

功效：平肝潜阳，镇静安神，收敛固涩。

主治：临床用于治疗遗精、湿疮痒疹及疮疡溃烂后久不愈合之症。

108. 琥珀

性味归经：甘，平。归心、肝、膀胱经。

功效：定惊安神，活血散瘀，利尿通淋。

主治：临床用于治疗血淋、石淋、热淋、小便出血、癃闭不通等症，单用有效。

109. 硫黄

性味归经：酸，温；有毒。归肾、大肠经。

功效：杀虫止痒，壮阳通便。

主治：临床用于治疗肾火衰微、下元虚冷所致的阳痿、腰膝冷痛、遗尿尿频及虚喘冷哮等症。单用即效。

110. 石钟乳

性味归经：甘，温。归肺、肾、胃经。

功效：温肺平喘，益肾助阳纳气，利窍通乳。

主治：临床用于治疗阳虚冷喘，阳痿遗精，腰脚冷痛等症。

111. 赤石脂

性味归经：甘、酸、涩，温。归大肠、胃经。

功效：涩肠止泻，止血，外用生肌敛疮。

主治：临床用于治疗下焦失于固摄而致的遗精、早泄、血精等病症。

112. 花蕊石

性味归经：酸、涩，平。归肝经。

功效：化瘀止血。

主治：临床用于治疗血精、阴茎阴囊睾丸外伤、阴汗，以及囊痈、脱囊、子痈、子痰等溃后久不收口者。

113. 磁石

性味归经：辛、咸，寒。归肝、心、肾经。

功效：潜阳安神，聪耳明目，纳气平喘。

主治：临床用于治疗肾虚精亏、心胆气怯所致之性欲低下、阳痿、遗精、早泄等病症。

114. 猪苓

性味归经：甘、淡，平。归肾、膀胱经。

功效：利水渗湿。

主治：临床用于治疗水湿停滞之小便不利、水肿、淋病。

115. 乳香

性味归经：辛、苦，温。归心、肝、脾经。

功效：活血止痛，消肿生肌。

主治：临床用于治疗气滞血瘀所致的各种痛症。

116. 海藻

性味归经：咸，寒。归肝、胃、肾经。

功效：消痰软坚，利水消肿。

主治：临床用于治疗水肿、小便不利等症。

117. 五灵脂

性味归经：苦、甘，温。归肝经。

功效：活血止痛，化瘀止血，解毒。

主治：临床用于治疗瘀滞诸痛。

118. 血竭

性味归经：甘、咸，平。归心、肝经。

功效：外用止血生肌敛疮，内服活血化瘀止痛。

主治：临床用于治疗男科各种瘀血肿痛等。

119. 蒲黄

性味归经：甘，平。归肝、心包经。

功效：收涩止血，行血祛瘀，利尿。

主治：临床用于治疗血淋、尿血、诸痛经等症。

120. 血余炭

性味归经：苦，平。归肝、胃经。

功效：止血散瘀，补阴利尿。

主治：临床用于治疗男科各种出血病证。

第二节　常用方剂

1.五子衍宗丸

药物组成：枸杞子、菟丝子（炒）、五味子（蒸）、车前子（盐炒）、覆盆子。

处方来源：《丹溪心法》。

功能与主治：补肾益精。用于肾虚腰痛，尿后余沥，遗精早泄，阳痿不育。

2.六味地黄丸

药物组成：熟地、山药、山茱萸、茯苓、泽泻、丹皮。

处方来源：《小儿药证直诀》。

功能与主治：滋阴补肾。主治：遗精，腰膝酸软，消渴，性功能低下（先亢进，后低下），小便淋沥、余沥难尽、尿道灼热，及妇女肾虚，血枯闭经；小儿囟开不合，五软五迟等。

3.肾气丸

药物组成：熟地、山药、山茱萸、泽泻、茯苓、丹皮、肉桂、炮附子。

处方来源：《金匮要略》。

功能与主治：温补肾阳，利水消肿。主治：肾气不足，腰酸脚软，肢体畏寒，少腹拘急，小便不利或频数，排出无力，舌质淡胖，尺脉沉细；痰饮咳喘，水肿脚气，消渴，久泄。

4.鹿茸丸

药物组成：鹿茸（去毛，切，炙）、麦冬、熟地、黄芪、鸡内金、肉苁蓉、山茱萸、补骨脂、怀牛膝、五味子、茯苓、玄参、地骨皮、人参。

处方来源：《沈氏尊生书》。

功能与主治：益气养阴，调补肝肾，温阳利水，化瘀降浊。主治：小便频数、阳痿、遗精。

5.补天育麟丹

药物组成：鹿茸、人参、山茱萸、熟地、肉苁蓉、巴戟天、炒白术、炙黄芪、淫羊藿、山药、芡实、当归、蛇床子、菟丝子、柏子仁、肉桂、五味子、锁阳、黄连、砂仁、麦冬、紫河车、膃肭脐（烙）、蛤蚧。

处方来源：《辨证录》。

功能与主治：温肾平补，清心固涩。主治：早泄，滑精。

6.聚精汤

药物组成：生炙黄芪、生熟地、枸杞子、制黄芪、制首乌、当归、茯苓、益母草、丹参。

处方来源：徐福松教授治疗男性不育症经验方。

功能与主治：滋肾填精、补益气血。主治：精子减少症。

7. 逍遥散

药物组成：柴胡、当归、白芍、白术、茯苓、炙甘草、薄荷、生姜。

处方来源：《太平惠民和剂局方》。

功能与主治：疏肝解郁，健脾养血。主治：肝气不达，疏泄失司，所欲不遂而致的不射精、阳痿、阳强、遗精、早泄等症。

8. 导赤散

药物组成：生地、木通、生甘草、淡竹叶。

处方来源：《小儿药证直诀》。

功能与主治：清心养阴，利水通淋。主治：心经火热证。

9. 八正散

药物组成：车前子、瞿麦、萹蓄、滑石、山栀子、炙甘草、木通、大黄、灯心草。

处方来源：《太平惠民和剂局方》。

功能与主治：清热泻火，利水通淋。主治：湿热下注之热淋、石淋，尿频涩痛，淋沥不畅，甚或癃闭不通，小腹胀满，咽干口燥，舌苔黄腻，脉滑数。

10. 小蓟饮子

药物组成：生地、小蓟、滑石、木通、蒲黄、藕节、淡竹叶、栀子、当归、炙甘草各。

处方来源：《济生方》。

功能与主治：凉血止血，利水通淋。主治：血淋、尿血。

11. 萆薢分清饮

药物组成：川萆薢、炒黄柏、石菖蒲、茯苓、白术、莲子心、丹参、车前子。

处方来源：《医学心悟》。

功能与主治：清热利湿，分清去浊。主治：湿热白浊，小便混浊，尿有余沥。

12. 龙胆泻肝汤

药物组成：龙胆草（酒炒）、黄芩（炒）、栀子（酒炒）、泽泻、木通、车前子、当归（酒炒）、柴胡、生地、甘草。

处方来源：李东垣方，录自《古今医方集成》。

功能与主治：泻肝胆实火，清下焦湿热。主治：肝胆实火引起的胁痛，口苦，目赤，耳肿；或湿热下注所致的阴肿阴痒，白浊，筋痿阴汗，尿血，小便淋浊，妇女湿热下注等。

13. 清肾汤

药物组成：黄柏、生地、天冬、茯苓、炒山药、煅牡蛎。

处方来源：《杂病源流犀烛》。

功能与主治：育阴清热。主治：肾阴亏虚，相火偏亢之早泄。

14. 四妙散

药物组成：黄柏、薏苡仁、苍术、牛膝。

处方来源：《成方便读》。

功能与主治：清热利湿健脾，舒筋除痹。主治：湿热下注，两足麻痿肿痛或小便混浊，淋漓涩痛等证。

15. 金锁固精丸

药物组成：炒沙苑、蒺藜、芡实、莲须、龙骨、牡蛎。

处方来源：《医方集解》。

功能与主治：补肾涩精。主治：遗精。

16. 固精煎

药物组成：熟地、山药、山茱萸、五味子、菟丝子、远志、人参、甘草。

处方来源：《景岳全书》。

功能与主治：滋阴补肾，固精止泄。主治：早泄。

17. 济生种精丸

药物组成：菟丝子、韭菜子、桑螵蛸、白石脂、茯苓、熟地、沙苑子、龙骨、牡蛎、莲须、五味子。

处方来源：《济生方》。

功能与主治：温补肾气。主治：早泄，性欲淡漠，腰膝酸软，精神委靡，自汗淋漓，小便清长，舌淡苔薄白，脉沉细。

18. 参苓白术散

药物组成：莲子肉（去皮）、薏苡仁、砂仁、桔梗、扁豆（姜汁浸，去皮，微炒）、茯苓、人参、炒甘草、白术、山药。

处方来源：《太平惠民和剂局方》。

功能与主治：健脾益气，和胃渗湿。主治：脾胃气虚，痰湿中阻。

19. 三才封髓丹

药物组成：天冬、熟地、人参、黄柏、砂仁、炙甘草。

处方来源：《医学发明》。

功能与主治：滋阴补血，清火固精。主治：肾阴亏虚，相火妄动之遗精、阳强不痿。

20. 治浊固本丸

药物组成：黄连、莲须、茯苓、砂仁、益智仁、半夏、黄柏、猪苓、炙甘草。

处方来源：出自明·于抟《医学正传》引东垣方。

功能与主治：清热利湿，固肾健脾。主治：胃中湿热，流入膀胱，下浊不止之浊淋病。

21. 清心莲子饮

药物组成：黄芩、麦冬、地骨皮、车前子、炙甘草、石莲肉、茯苓、黄芪、人参。

处方来源：《太平惠民和剂局方》。

功能与主治：清心火，益气阴，止淋浊。主治：心火偏旺，气阴两虚，湿热下注证。

22. 橘核丸

药物组成：橘核（炒）、海藻（洗）、昆布（洗）、海带（洗）、川楝子（炒）、桃仁（炒）、厚朴（去皮，姜汁炒）、木通、枳实（炒）、延胡（炒）、桂心、木香。

处方来源：《济生方》。

功能与主治：行气血，止疼痛，软坚散结。主治：寒湿疝气。

23. 天台乌药散

药物组成：乌药、川楝子、木香、小茴香、青皮、高良姜、槟榔、巴豆。

处方来源：《医学发明》。

功能与主治：行气疏肝，散寒止痛。主治：寒凝肝脉，气机阻滞之小肠疝气，少腹引控睾丸疼痛，偏坠肿胀。

24. 暖肝煎

药物组成：当归、枸杞、小茴香、乌药、肉桂、茯苓、沉香。

处方来源：《景岳全书》。

功能与主治：暖肝温肾，行气止痛。主治：肝肾阴寒，气机阻滞，少腹疼痛，或疝气疼痛诸证。

25. 补中益气汤

药物组成：黄芪、人参、白术、当归、陈皮、升麻、柴胡、炙甘草。

处方来源：《脾胃论》。

功能与主治：补中益气，升阳举陷。主治：脾胃气虚，身热汗出，渴喜温饮，面色㿠白，少气懒言，四肢无力，舌淡，脉虚大；或气虚下陷引起的内脏下垂，或气化不利而致的癃闭等证。

26. 五味消毒饮

药物组成：金银花、野菊花、蒲公英、紫花地丁、紫背天葵子。

处方来源：《医宗金鉴》。

功能与主治：清热解毒，消肿散结。主治：疔疮初起，痈痒疔肿。

27. 少腹逐瘀汤

药物组成：小茴香、干姜、延胡索、当归、川芎、官桂、赤芍、蒲黄、五灵脂。

处方来源：《医林改错》。

功能与主治：活血祛瘀，温经止痛。主治：少腹瘀血积块疼痛或不痛，或痛而无积块，或少腹胀满；或经期腰酸少腹胀，或崩漏兼少腹疼痛等症。

28. 沉香散

药物组成：石韦、沉香、滑石、王不留行、当归、冬葵子、白芍、橘皮、甘草。

处方来源：《三因极一病证方论》。

功能与主治：理气活血，通淋止痛。主治：气淋实证。

29. 二仙汤

药物组成：仙茅、仙灵脾、当归、黄柏、知母、巴戟天。

处方来源：《中医方剂临床手册》。

功能与主治：助阳益精，滋阴泻火，调理冲任。主治：更年期综合征、高血压、闭经及其他慢性疾病，见有肾阴、肾阳不足而虚火上炎者。

30. 前列腺汤

药物组成：丹参、赤芍、乳香、没药、桃仁、红花、泽兰、青皮、川楝子、蒲公英、败酱草、王不留行、小茴香、白芷。

处方来源：《北京市中草药制剂选编》。

功能与主治：活血化瘀，行气导滞。主治：血尿、血精及慢性前列腺炎。

31. 秃鸡散

药物组成：肉苁蓉、五味子、菟丝子、炙远志、蛇床子。

处方来源：《汉方对疑难症之治疗》。

功能与主治：温肾助阳，敛精安神。主治：阳痿。

32. 菟丝子丸

药物组成：菟丝子、萆薢、补骨脂、防风、硫黄、续断、巴戟天、细辛、蜀椒。

处方来源：《圣济总录》。

功能与主治：温补肾阳。肾阳虚损之阳痿、梦遗。

33. 斑龙丸

药物组成：鹿角胶、鹿角霜、菟丝子、熟地黄、栀子仁、白茯苓、补骨脂。

处方来源：《医学正传》。

功能与主治：温补肾阳。用于精液异常之无精、少精、精子活动不良及精闭、阳痿、失精、早泄等属肾阳不足之证。

34. 桂枝茯苓丸

药物组成：桂枝、茯苓、丹皮、桃仁去皮尖、芍药。

处方来源：《金匮要略》。

功能与主治：活血化瘀，缓消癥块。主治：阳痿，遗精，淋浊，不射精，精不液化，少精，不育等辨证属血瘀证者。

35. 水陆二仙丹

药物组成：芡实、金樱子。

处方来源：《洪氏集验方》。

功能与主治：补肾涩精。主治：男子遗精白浊，小便频数，女子带下，纯属肾虚不摄者。

36. 开郁种玉汤

药物组成：白芍、香附、丹皮、白术、茯苓、天花粉、当归。

处方来源：《傅青主女科》。

功能与主治：疏肝健脾，解郁通关。用于阳强、梦遗、不育等肝气郁结者。

37. 益精活血汤

药物组成：桃仁、红花、王不留行、木通、延胡索、川牛膝、赤芍、熟地、覆盆子、知母、伸筋草。

处方来源：《河北中医》1987 年第 5 期。

功能与主治：活血通络，益阴填精。用于瘀血阻络之阳强。

38. 秘精汤

药物组成：金樱子、锁阳、芡实、沙苑蒺藜、莲须、煅龙骨、煅牡蛎、知母、黄柏。

处方来源：《内蒙古中医药》1990 年第 9 期。

功能与主治：滋阴清热，涩关固精。用于阴虚火旺，精关不固之早泄。

39. 枸橘汤

药物组成：枸橘（全枚）、川楝子、秦艽、防风、泽泻、赤芍、炙甘草、小茴香、高良姜、橘核、荔枝核、延胡索。

处方来源：《外科全生集》。

功能与主治：化痰散结，疏肝止痛。睾丸酸胀隐痛，阴囊稍肿，按时能触及硬结，腹部腹痛，喜温喜按，舌淡苔白，脉沉弦。

40. 五苓散

药物组成：泽泻、猪苓、茯苓、白术、桂枝。

处方来源：《伤寒论》。

功能与主治：利水渗湿，温阳化气。主治：鞘膜积液、癃闭。

41. 甘露消毒丹

药物组成：飞滑石、绵茵陈、淡黄芩、石菖蒲、川贝母、木通、藿香、射干、连翘、薄荷、白豆蔻。

处方来源：《温热经纬》。

功能与主治：清热解毒、利湿化浊通窍。用于肾囊风，子痈等。

42. 公英葫芦茶

药物组成：蒲公英、陈葫芦、冬葵子、车前子、瞿麦、石韦、藿香、王不留行、三棱、莪术、滑石、木通。

处方来源：《山东中医药杂志》1989 年第 2 期。

功能与主治：清热利尿，活血开闭。用于治疗膀胱积热所致前列腺肥大。

43. 知柏坤草汤

药物组成：知母、黄柏、牛膝、大黄、丹参、益母草。

处方来源：《中西医结合杂志》1985 年第 5 期。

功能与主治：养阴清热，活血行水。主治：阴虚火旺，气血蕴结于下焦。

44. 瓜蒌瞿麦丸

药物组成：瓜蒌根、茯苓、薯蓣、附子、瞿麦。

处方来源：《金匮要略》。

功能与主治：利水止渴。用于小便不利，水蓄膀胱，其人苦渴。

45. 黄连清心饮

药物组成：黄连、生地、当归身、甘草、茯神、酸枣仁、远志、人参、莲子肉。

处方来源：《内经拾遗方论》。

功能与主治：清热泻火，养心安神。主治：白淫，遗精，精滑。

46. 桂枝加龙骨牡蛎汤

药物组成：桂枝、芍药、生姜、甘草、大枣、龙骨、牡蛎。

处方来源：《金匮要略》。

功能与主治：平补阴阳，调和营卫，交通心肾，固精止遗。主治男子失精，早泄，女子梦交，自汗盗汗，遗尿，少腹拘急，阴部寒冷，头晕目眩，舌质淡，苔薄白，脉芤动，微紧。

47. 启阳娱心丹

药物组成：人参、远志、茯神、石菖蒲、甘草、橘红、砂仁、柴胡、菟丝子、白术、生枣仁、当归、白芍、山药、神曲。

处方来源：《辨证录》。

功能与主治：宣通心阳。主治：抑郁忧闷，早泄，阳痿不举，举而不坚。

48. 十子丸

药物组成：槐角子、覆盆子、枸杞子、桑椹子、冬青子、菟丝子、柏子仁、没石子、蛇床子、五味子。

处方来源：《证治准绳》。

功能与主治：平补肝肾，益精种子。主治：肾精亏虚，精虫异常。

49. 化精丸

药物组成：熟地黄、山萸肉、怀山药、麦冬、茯苓、丹皮、丹参、泽泻、知母、黄柏、五味子、颠茄片。

处方来源：《浙江中医杂志》1987 年第 5 期。

功能与主治：滋阴降火。主治：阴虚湿热之精液不液化症。

50. 锁阳固精丸

药物组成：沙苑蒺藜、山萸肉、芡实、莲须、覆盆子、菟丝子、枸杞、续断。

处方来源：《仙拈集》。

功能与主治：补肾涩精。主治：肾虚遗精。

51. 蜈蚣疏郁汤

药物组成：大蜈蚣、地龙、海参、蚕蛹、柴胡、香附、王不留行、白芍、当归。

处方来源：《吉林中医药》1989 年第 2 期。

功能与主治：疏郁滞而畅肝脉，行血气以荣宗筋。主治：肝郁阳痿。

52. 缩泉丸

药物组成：乌药、益智仁、山药。

处方来源：《妇人良方》。

功能与主治：本方是温肾缩尿之剂。主治：小便频数、遗尿等病症。

第九章

男科疾病的保健与护理

　　"人以性繁衍"，男科疾病直接涉及人类的性及生殖问题。由于性科学的禁锢，人们长期受到封建意识的影响。往往是"谈性色变"。而男科病患者，由于受到社会、家庭乃至个人的种种因素的影响，大多具有特殊的心理状态，患者常常讳疾忌医，羞于启齿，更不愿公开诉说，以致长期默默承受着沉重的心理负担。有些"患者"由于对性知识的缺乏，又常常怀疑自己患有某种男科疾病，为此而感到内疚、自责、恐惧不安，以致严重地影响了工作、学习及家庭的和睦。同时，给临床治疗也带来了一定困难。因此，男科护理工作就显得尤为重要。在充分重视由社会、家庭等诸多因素给患者造成的心理影响的基础上，根据病情，针对不同的个体，精心地辨证施护，亦是防治男科疾病，缩短疗程，提高疗效的重要一环。

第一节　预防保健

　　性活动作为人类生存、繁衍的一种自然本能，属精神生活，是生活的一部分。生活与性事密切相关，两者是一个有机的整体。没有性则生活缺乏情趣，离开了生活，则性活动失去了赖以存在的物质基础。健康、和谐的性生活，给日常生活增添了无穷的乐趣，是维系家庭的纽带、社会安定的有利因素。从这个意义上讲，性治疗不只是为了性生活的美满，而是为了美满的生活，为了保持人的健康体魄，也是优生优育，优化民族素质的需要。因此，生活与康复护理工作对性事疾病的防治有着极其重要的意义。

一、调理饮食，顾护脾胃

　　古人很早就已认识到饮食对养生、性事保健的重要作用。如《素问·藏气法时论》说："五谷为养，五果为助，五畜为益，五菜为充，气味合而服之，以补精益气。"《备急千金要方》则把食治列为医疗疾病诸法之首，书中说："夫为医者，当须先洞晓病源，知其所犯，以食治之，食疗不愈，然后命药。"并认为"食能排邪而安脏腑，悦神爽志以资气血"，可延年益寿，还可举"阳道"，兴"阳事"，延缓性衰老，又平调脏腑功能，利于病体的康复，备受历代医家推崇。

精是人体极重要的精微物质，是保持性欲和性功能正常的物质基础。男子以精为主，脾胃为后天之本、气血生化之源，具有主润宗筋和充养生殖之精的功能。由脾与肾、先天与后天的相互资生、促进，从而保证了生殖器官的生长、发育及性事活动的物质需要。但由于饮食不节，损伤脾胃，常可导致许多男科疾病发生，诸如阳痿、遗精、不育症等。如《临证指南医案》说："……又有阳明虚，则宗筋纵……"《杂病源流犀烛》亦说："有因脾胃湿热，气化不清，而分注膀胱者，……精随而出。"说明由于脾胃病变，一则致水谷精微乏源，宗筋失养不用；二则脾胃不运，精微变生湿浊而下流，导致阳痿、遗精等病证。由于饮食有荤素之分，五味之别及五味与五脏间有着特殊的亲和性，而生殖之精的化生对五味的比例有一定的需求，太过或不足，均可产生不利的影响。如《素问·六节藏象论》说："五味入口，藏于肠胃，味有所藏，以养五气。气和而生，津液相成，神乃生。"《金匮要略·脏腑经络先后病脉证第一》说："五脏病各有所得者愈，五脏病各有所恶，各随其所不喜者为病。"说明饮食五味协调有致，才能保证脏腑功能的正常和机体的健康。若饮食失节，五味偏嗜，既要直接影响到精气的化生，也可间接地通过脏腑的偏盛偏衰影响到性功能的正常发挥。现代医学研究证明，某些微量元素、维生素及酶类的缺乏，会影响性功能的健全，而产生相应的男科疾病。如缺钙，会引起性交后腰痛、手足抽动现象；缺铁可致性交后易疲劳乏力；缺锌可使睾丸萎缩，性欲减退。而钙、磷、锌等微量元素对激发精子活力有特殊功效。维生素能促进蛋白质合成，参与糖、脂肪代谢。各类维生素缺乏，可影响生殖腺机能，精子的生成和活力。如维生素 A 缺乏，可致精子产生能力减弱；维生素 E 缺乏，能造成睾丸损害等，从而引起少精、性功能减退，甚至不育。性功能障碍患者，多有身体虚弱，或先天不足，后天失养，机体阴阳失调，精血亏损。尤宜调理饮食，调整脾胃功能，使气血生化有源，精血充盈，促进疾病向愈或病后的康复。饮食护理，首先要做到饮食有节，不偏嗜，适当选用富含矿物质和微量元素的食物如海带、虾皮、紫菜、豆制品、粳米、黑大豆及动物的肝脏等；各类富含维生素的食物如植物油、芝麻、花生、乳类或乳制品、蛋类等；含优质蛋白质的食物如动物的肉类、乳类、鱼类、胎盘，等等。由于食物的种类繁多，有五谷、五果、五畜、五菜之类，且有主次之分，应根据食物的性味、机体阴阳偏盛偏衰、疾病性质等，辨证择食。同时，注意食物间的搭配和食型的选择。如鲜胎盘与黄豆、大枣炖服，能补肾益精，补养气血；猪肾配胡桃仁，可益肾固精；莲子同粳米煮粥，健脾益气，等等。在烹调动物类食物时，可适当伍入少许佐料，既避免其腥味，且增加其效果。如养阴食物中加入胡椒、花椒、生姜、肉桂等辛热调味品，可防其滋腻太过；助阳食物中加用木耳、香菇、冬笋等甘润之品，能制其辛燥之偏。食型，有饭、汤、粥、饼、包子等，根据治疗需要，可灵活选择。

二、起居有常，劳逸结合

《内经》认为"起居有常，不妄作劳"，是祛病延年的必要保健措施之一。如若"起居无节"，"以妄为常"，又"不知持满，不时御神"，势必损形伤神，耗竭真精，致生疾病。正常的性功能有赖于健康的心理和体魄，而有规律的生活，充足的睡眠是保证心脑健康的前提条件。现代医学认为，大脑是人类生命活动的中枢，人的一切活动都是在大脑皮质层高级中枢和皮质下中枢的调节下进行的。正常的性反应有赖于性刺激"感受传入—中枢整合—反射传出"这一经典反射弧的完整性和健全性。其中任何一个环节障碍，出现性兴奋或性抑制，都会导致阴茎勃起或射精障碍。许多性事疾病患者，由于情绪紧张，精神恐惧，常处于焦虑、抑郁的心理状态，以致严重的睡眠不足，伴见有失眠多梦、心烦易惊等症状，反过来又导致大脑皮层性中枢的应激性失调，从而影响疾病的康复。临床观察表明，阳痿患者，在睡眠充足之后，心神宁静，往往阴茎勃起有力；患早泄者，睡眠后性兴奋性降低，可以延长性交时间。现代医学用镇静催眠剂治疗性功能障碍，其道理也是相同的。因此，对男科病患者来说，起居有常，保持充足的睡眠，尤其重要。要安排好每天的生活作息，形成规律，养成习惯，持之以恒，保证形体与精神的健康，以利于疾病的康复。

"作劳"，包括劳力、劳心、房劳等方面。适当的劳作为人们日常生活之必需，但烦劳过度，则于人体有害。如《景岳全书》说："劳倦不顾者，多成劳损"，"不知自量，而务从勉强，则一应妄作妄为，皆能致损"。《医家四要》也指出："曲运神机则劳心，尽心谋虑则劳肝，意外过思则劳脾，预事而忧则劳肺，色欲过度则劳肾。"在各种劳损中，尤以忧郁思虑、烦劳过度，损伤心脾和恣情纵欲，房劳伤肾，导致男科疾病者比较多见。因此，要劳逸适度，劳适结合，对久病初愈，体未复原者，尤须注意，不可勉强施为。

三、调畅情志，和利血脉

情志活动，受心的主导和制约，有赖于肝气的疏泄、调达，太过或不及都可成为致病因素。在男科疾病的发生、发展和转归的过程中，情志致病作用尤为突出。情志致病，一是直接伤及内脏，二是影响脏腑气机，导致脏腑功能紊乱，气血不畅，天癸节律紊乱或精关开阖失常，引起性欲低下或亢进、阳痿、不射精等。因此，要调畅情志，和利血脉，避免五志过激，郁怒伤肝，促进疾病康复。

四、房事适度，节欲保精

"夫精者，生之本也"。精是生命的基础，既关系到人类生殖和生长发育能力，更关系到人体各种机能活动的能力。精盛则生命力强，能适应外界环境的变化，而不易受病；精衰则生命弱，适应能力及抗病能力均随之减低。同时，精的盛衰也是决定性能力的物质基础。人的性欲既不可绝无，更不能恣纵，当有节度。纵欲的危害，为历代医家所重视，一再强调恣情纵欲是导致疾病、早衰短寿的主要原因之一。纵欲是引起性事疾病，尤其是性功能障碍的主要原因。早在《内经》中就有"入房太甚，宗筋弛纵，发为筋痿"之论。《万氏家传养生四要》说："交接多则伤筋；施泄多则伤精。肝主筋，阴之阳也，筋伤则阳虚而易痿。肾主精，阴中之阴也，精伤则阴虚而易举。阴阳俱虚，则时举时痿，精液自出，念虑虽萌，隐曲不得矣。"欲多伤精。纵欲的直接后果是损精伤肾，继而导致脏腑之精不足，髓海不充，产生相应的病证，诸如腰痛、头晕、耳鸣、健忘、阳痿、早泄、不射精等。频繁的性交，不但影响精子的质量和数量，还会影响精子与卵子的结合和着床，是导致不孕不育的原因之一。凡贪色者，谓之淫。而婚外的两性乱交、同性恋等，不仅损及个体，更是危害家庭、社会的祸根，尤其是作为性传播疾病的主要传染途径和方式，当禁绝之。适度的房事生活能给人增添活力，使人精神愉快，心情舒畅。同时，亦给家庭带来和睦、安宁和幸福。"适度"，主要是指行房的频率。对此，古代医家出于固护精液，以养生延年为宗旨，有过诸多论述，不一而足。大凡在不同的年龄层次，不顾自身条件，超越正常的施泄频度而行房过多的，均可视为纵欲。患性事疾病者，尤当节制房事，而久病、大病初愈，元气犹怯者，不宜过早行房，避免疾病复发。如《伤寒指掌》说："病后气阴两虚，早犯房事，真元大伤，而复着外邪，邪入下焦阴分，销烁阴精，为病极重。"

五、戒除陋习，健身却病

不良的生活习惯是许多男科疾病的发病原因之一。尤其是手淫、吸烟、酗酒等为害最深。手淫，古代中医称为"外淫"、"强泄"等。在现代性医学中，属自身性行为的一种。一般是指自己用手刺激外生殖器，以满足性欲的活动。作为一种补偿行为和性宣泄手段，在性要求一时得不到满足的情况下，通过手淫可以达到性的暂时性满足和自我安慰。从有关文献来看，手淫现象，在各个年龄层次都有发生，而未婚青年有此现象者约占70%。已婚者，则被作为性要求的补偿方式。在幼儿和青少年，手淫是一种习得性行为；在成人，则是缓和性张力的最常见原因，偶尔手淫，并无害处。若成习惯或强迫性手淫，则会给身心健康带来损害。手淫过度，不只是造成肾精的亏损，宗筋损伤，出现精神委靡、头晕头痛、健忘失眠、腰膝酸软、阴茎不适感等生理方面的病证。更重要的是对心理健康的影响。"长期与过度的手淫所发生的最清楚的一种结果是自觉或自我意识的畸形发展，或近乎病态的发展，而和自觉的心理相须相成的自尊的心理则不发展"。（《性心理学》，潘光旦译）手淫作为一种非正常的性发泄手段，与社会风尚、行为规范、生活习俗等相悖。染上手淫恶习的人往往陷入十分矛盾的心理状态，表现为高度的情绪紧张、焦虑、悔恨、自责、烦恼等，并成为阳痿、早泄、不射精、性欲减退、前列腺炎等男科疾病的病因。

因此，戒除手淫，消除心理障碍，不仅有利于健康，且有利于男科疾病的康复。

中医学把酒后入房列为性事禁忌之一。认为"饮食之类，……唯酒不宜"（《竹林女科》）。如若"以酒为浆，以妄为常，醉以入房，欲竭其精，以耗其真，不知持满，不时御神，务快其心，逆于生乐，起居无节，故半百而衰也"（《素问·上古天真论》）。认为饮酒入房，贪图淫乐，耗散真元，损伤肾精，是伤生损寿的根本原因，并可造成多种疾病。因酒醉入房，气竭伤肝者，于男子则精液衰少，阳痿不举。且"酒性淫热，非唯乱性，且亦乱精，精为酒乱则湿热其半，真精其半……"（《竹林女科》），亦是不育症的常见原因之一。现代医学认为，烟酒是性功能障碍的病理因素。酒精对性唤起和性能力有衰减作用。少量饮酒可产生刺激或减少对性的抑制。酒量过多，即使未达到酒醉水平，也将会迅速抑制性唤起及人的一般性行为。据文献报道，酒精是导致性功能障碍的常见原因之一。慢性酒精中毒的男性，大约 40% 有阳痿，5% ~ 10% 有射精障碍。由于大量酒精摄入能触发焦虑不安情绪而导致勃起失败，形成失败—焦虑—失败的恶性循环，在紧张、焦虑情绪影响下使勃起功能丧失。同时，慢性酒精中毒者，常伴有明显的肝脏损害及内分泌紊乱，也可影响性功能和性欲。此外，过嗜烟酒，对精子的生成、成熟及畸形精子的比例都有明显影响，从而诱发不育症。因此，戒烟戒酒，是治疗男科疾病的先决条件。

很多慢性疾病都直接或间接地对男性性功能有不同程度的影响，诸如冠心病、高血压、糖尿病、慢性肾脏疾病及泌尿生殖系统疾病等。除了疾病本身所造成性解剖和性生理方面的影响外，大多患者还夹杂着心理因素，表现为性欲降低、阴茎勃起障碍、射精障碍、心理负担加重等。据估计，男性糖尿病患者中，有 40% ~ 60% 伴有阳痿。而患有高血压，应用抗高血压药物治疗者，有 10% ~ 15% 的人可因药物的不良反应引起性功能障碍。因此，加强体育锻炼，增强体质，减少疾病的发生，也是防治男科疾病的一个重要环节。临床上，许多男科病患者往往由于病程迁长，加之沉重的精神心理负担，以致体质虚弱，脏腑功能失调，气血不足，抗病能力降低，有碍于疾病的治疗与康复，更需要通过适当的体育锻炼，增强体质，以促进男科疾病的康复。

第二节　护理常规

通过医疗，可以减轻、消除患者的病痛，使其康复。然而，在医疗过程中，由于医者的言行不慎、态度粗暴，或医疗技术不精，用药不当等因素，同样会给患者造成肉体或精神、心理上的痛苦，对男科病患者来说，尤其如此。

一、用药护理

随着医学科学的不断发展，对男科病病因的认识在不断深化，药物对男性性生理机能的影响日益受到人们的普遍重视。药物作为防治疾病的主要手段，正确合理的用药是取得良好疗效的前提。反之，则会给人体造成不应有的损害。任何药物，凡能导致机体阴阳失衡，脏腑间生克关系失调，气血运行障碍或紊乱等，都可能导致男性性功能障碍或精液（子）生成受制，而诱发或加重男科疾病。临床研究表明，药物不仅能影响患者正常的性生活的维持和心理情绪，而且在一定程度上还可影响患者原有疾病的治愈。因此，在男科临床治疗中，如何有效地使用药物而不至于给患者造成不良的影响，是一个值得重视和深入研究的问题。

（一）用药宜忌与护理

用药宜忌与护理主要包括药物配伍禁忌、服药饮食宜忌、病证用药宜忌等3个方面。

1. 药物配伍禁忌

中医治病用药，以复方为主，单味药物经配伍组成复方，由药物间相互作用而产生的多靶位整体功效，更适合于复杂的病情。药物配伍得当与否，直接影响着整体效应。配伍得当，能增强疗效，减低毒副作用；反之，配伍不当，则会降低原有药效，甚至产生不良反应。早在金元时期，古代医家概括出了"十八反"、"十九畏"作为中药配伍禁忌。并已被收载《中国药典》，至今仍为中医临床用药的一项常规。尽管某些有名古方的用药超出"十八反"、"十九畏"的界限，如感应丸中巴豆与牵牛子同用；甘遂半夏汤中甘草、甘遂并用；以及海藻玉壶汤中甘草与海藻合用，等等。近年来亦有报道人参配五灵脂、丁香配郁金能增强疗效，未见毒性反应，说明"十八反"、"十九畏"中的某些内容同实际存在着出入，但无论文献记载、临床应用、实验研究，并没有肯定的结论。因此，在尚未弄清其药物相互配伍后的作用机理之前，应持审慎态度，若无足够根据及实用经验，当尽量避免盲目使用，以《中国药典》为据，将"十八反"、"十九畏"仍作为男科临床用药禁忌为宜。

2. 服药饮食宜忌

服药饮食禁忌，俗称"忌口"。在服药时，应宜忌哪些食物，对药效的发挥，有着不可忽视的影响。食物同药物一样，也具有性味、功能、主治。某些食物本身又是药物，如大枣、莲子、桂圆肉、生姜、桑椹、山药、乌梅、山楂、大麦、小麦、赤小豆、薏苡仁、海带等，故有"药食同源"之说；服用某药，应忌食某些食物，以避免药物与食物间相互作用而影响疗效。如服人参或人参制剂忌食萝卜；服含有生物碱的中药，应忌饮牛奶；服含有铁质的中药，应忌饮茶，等等。古代医学文献中有常山忌葱；地黄、何首乌忌葱、蒜、萝卜；薄荷忌鳖肉；鳖甲忌苋菜；茯苓忌醋及蜜，反生葱等记载。此外，还有乌梅不宜与猪肉同食；螃蟹不宜与柿、荆芥同食；鸡肉不宜与胡桃、荞麦同食；鸭肉不宜同大蒜、鳖肉同食，等等。根据病证的不同，忌食某些食物，是忌口的另一项内容。《黄帝内经》中有"心病忌温食，肺病忌寒食"。《灵枢·五味》亦有肝病禁辛，心病禁咸，脾病禁酸，肾病禁甘，肺病禁苦等记载，指出了某经疾病忌食某性质的食物。一般而言，疾病饮食禁忌总的原则是温热性病证忌食辛辣、油腻食物；寒性病症忌食生冷饮食；虚性病证忌食滑泄食物；实性病证忌食温补食物。具体来讲，如遗精、早泄者，不宜食滋腻、辛辣食物，如酒、葱、蒜、莲子、肥肉、油炸食品等。以免生热助湿。龟头包皮炎、阴茎冠状沟炎、坏疽性龟头炎、阴茎带状疱疹、阴囊湿疹、股癣等病，忌食鱼、虾、蟹、猪头肉、猪蹄、鹅肉、鸡肉等腥荤发物。药物性阴茎皮炎、包皮过敏水肿、阴茎头包皮固定性药疹等有过敏体质的患者，在服药时不宜同食鱼、虾、蟹、羊肉等异性蛋白的食物，以免诱发或加重病情。素体阳虚者不宜食生冷食物，如冰食、冬瓜、丝瓜、南瓜、绿豆等，以免损伤中阳。素体偏阴虚者，不宜食温热食物，如羊肉、狗肉、鹿鞭、海虾、雀肉、雀蛋、大枣、鲫鱼、韭菜等，以防助热伤阴。同时，也提出了五脏精气不足的"五宜"饮食方案。如《灵枢·五味》说"脾病者，宜食粳米饭、牛肉、枣、葵；心病者，宜食麦、羊肉、杏、薤；肾病者，宜食大豆黄卷、猪肉、粟、藿；肝病者，宜食黄黍、鸡肉、桃、葱"等。《金匮要略》则列"禽兽虫鱼禁忌并治"、"果实菜谷禁忌并治"专篇讨论饮食禁忌。

3. 病证用药禁忌

辨证用药是中医治疗学的精华。一般情况下，青壮年多体格壮实，肾气充盛，生机奋发，当避免妄用温补之品；而老年时期体衰肾气不足，或久病、重病，元气受损，则适当使用补肾助阳药物。如阳痿一病，青年患者少有肾虚、气血衰少的表现，其治重在心肝；而老年患者，则治在脾肾。对于素有脾胃病者，应慎用苦寒药物，以免重伤胃气。

4. 慎用相关西药

在中西医结合过程，往往中药配西药治疗，凡是对性欲、性功能、射精过程及睾丸生精功能有影响的药物应严格按所需的剂量，不宜过量，如某些抗高血压药、抗精神病药、皮质激素及避孕药、抗雄性激素药、组胺拮抗剂等，过量或久服均可引起男性科方面的一些改变，一旦发现就应减量或停服，以免产生严重后果。

（二）不同途径给药方法与护理

男科临床常用的药物剂型有汤剂、丸剂、胶囊、散剂、冲剂、栓剂等。中药的不同剂型有不同的给药途径，因而护理措施也异。

1. 内服给药

一般而言，补益药以饭前或空腹服为佳；补阴药宜早晚各1次服，可提高疗效；补肾药宜在早晚空腹，淡盐水送服，可引药入肾，以助药力。健胃药用于开胃的宜饭前服，用于消食导滞的宜饭后服。刺激性较大的药物，宜餐后服或同时进少许食物，以减轻对胃粘膜的刺激。为防止食物影响药物的吸收或消化酶对药物的破坏，可在空腹或两餐之间服药。中、西药同用，若有配伍禁忌，则应错开服药时间。根据药物剂型的不同服药方法亦异。汤剂有分服、顿服、频服、连服之不同。应根据病情需要、药物的性质及患者体质状况来选用。其他剂型的药物服法，如丸剂、胶囊宜用开水或药引、汤剂送服。水丸、糊丸应整个吞服；大蜜丸宜掰成小块吞服或嚼服。散剂、冲剂及贵重中药或芳香药物，如三七、琥珀、麝香等，宜用药引或汤剂冲服。服药时还应注意药物的温度和剂量问题。服药温度，首先是指中药汤剂的药液温度。一般有冷服、热服、温服之分。其次是指送服中成药或西药的开水、药引等的温度。总的原则是寒证用热药，宜热服，即"寒者热之"；热证用寒药，宜冷服，即"热者寒之"。不论汤剂或中成药，大凡止血、收敛、清热、解毒之剂宜冷服；理气、活血、化瘀、补益之剂宜热服。服药剂量有1天剂量和1次剂量之分。药物剂量的大小，直接关系到药物的疗效和毒副作用，剂量过大会引起药物中毒，而剂量过小又达不到治疗的目的。对一些峻烈有毒性的中药如附子、肉桂、阳起石、细辛、天雄、淫羊藿等，更应注意剂量。在已知能引起性功能障碍的西药中，药物剂量的大小与性功能障碍有明显关系，如胍乙啶每天给药剂量在25mg以上时，50%～60%的男性出现射精延迟或不能射精。甲基多巴每天剂量在1～1.5g，则有10%～25%的男性发生性功能障碍等。因此，合理用药，严格掌握药物的适应证及不良反应，既达到治疗目的，又防止药物对性功能的损害。

2.药物外治

《理瀹骈文》说："外治之理，即内治之理；外治之药，即内治之药，所异者法耳。"药物外治法，是利用药物直接作用于患者体表某部或病变部位，借冷热温度刺激和摩擦熏熨，使药物通过皮肤和粘膜吸收，而直到治疗作用。常用的有热熨、熏洗、巾敷、脐疗、坐浴、涂搽、直肠灌注及肛门栓塞等。保留灌肠的中药，如慢性前列腺炎或前列腺增生伴炎症时，可根据辨证确定方药、剂药，一般灌肠药剂量要比内服药剂量大，宜用浓缩煎剂，药量100～150ml，药液温度不宜过高（35～38℃），以减少对黏膜的刺激。灌肠前，嘱患者排空大便，以避免妨碍药物吸收。患者取侧卧位，使用硬质橡胶粗导管或肛管，蘸润滑剂后缓慢插入，深度为25～30cm，灌药速度不宜太快。灌药后，嘱患者保持平卧半小时，以达到保留目的。肛门栓塞，如前列安栓等栓剂使用药，宜低温（2～5℃）保存，以防被室温软化。临用时取出，嘱患者取侧卧位或胸膝位，给药者的食指戴上指套，蘸上润滑剂，将药栓轻轻纳入肛门。

二、局部护理

男科疾病主要是房事和阴部疾患。由于疾病部位隐蔽，不易被重视，常因局部卫生或衣服的摩擦等因素，而影响疗效或加重病情。因此，做好局部护理，有助于提高疗效，缩短疗程。具体有以下几个方面。

（1）注意个人卫生，勤洗涤，以淋浴为好，水温不宜过高，经常保持阴部洁净。

（2）内裤应宽大，忌穿紧身裤，以有利于阴部的血液通畅及阴囊散热。勤换内衣裤。患病期间，不宜骑车时间过长。久坐时应定时做缩肛运动，以改善久坐引起的会阴部瘀血。

（3）包皮过长、包茎者，宜早日施行包皮环切术。及清洗外阴，发免包皮垢沉种，减少对局部刺激。

（4）阴茎、阴囊部疾患，可用中药煎出液或浸出液浸透纱布后湿敷患部或乘热熏洗，以利于炎症吸收，促进局部血液循环。

（5）睾丸、附睾、阴囊等部位疾患，在治疗期间，可用阴囊托带兜起阴囊。急性期者，可给予冷敷，以减轻充血、水肿、疼痛；慢性期者，可给予热敷。保持阴囊清洁、干燥，减少感染机会。

（6）由于手淫、房事过度而发病者，应戒除手淫，并停止房事一段时间，以有利于康复。

（7）晚睡前，可用温水浸泡足部，养成侧卧习惯。睡觉时不得将手置放在外生殖器部位。

（8）前列腺疾患，医生检查、治疗时，手法要轻柔、和缓，按摩用力不宜过大，时间不宜过长，次数不宜过频。在急性期，禁忌按摩。亦可用中药如当归、苦参、蛇床子、野菊花、红花、败酱草等煎汤乘热熏洗会阴部，待水温适宜后坐浴，以促进炎症吸收。

（9）患有性传播性疾病时，如淋病、尖锐湿疣等，治愈前禁止同房，不可自行用手捏、抓，以防继发感染。

三、心理护理

人是自然、社会、思维的统一体，在人的健康和疾病中，无疑都包含着这三个方面的因素。在男科疾病中，社会、心理因素在影响、制约人的正常性活动的同时，也显现出是比生物因素更重要的致病因素。临床研究和大量事实表明，精神心理状态对许多男科疾病的发生、发展、转归、预后有着重要的影响。尤其是心理素质脆弱者，更容易受到外界事物、环境的影响，而产生焦虑、抑郁交炽错杂的复杂心理紊乱状态。这些紊乱现象并非药物所能解决，而应施以心理治疗，此时心理治疗显得比药物治疗更为重要，正如马克思所说："一种美好的心理比十付良药更能解除心理上的疲惫和痛楚。"

由于男科病特定的病位、病情，加之受传统封建观念的影响，患者往往讳疾忌医，不愿公开求治或不能全面真实地反映病状，不仅影响了疾病的诊治，且患者也承受着沉重的精神、心理负担，陷入矛盾的心理冲突之中。因此，对男科疾病的治疗，就不单是解除患者身体的痛苦，更要医治患者精神、心理方面的创伤。因此，针对不同男科病证患者的心理特点，因人而异采取相应的心理护理措施，是男科疾病治疗的一项重要工作。

（一）性功能障碍患者的心理护理

男子的性功能包括性欲、阴茎勃起、性交、情欲高潮和射精等几个方面。整个过程由一系列复杂的条件反射和外条件反射构成。因此，具有正常的男性生殖器官、正常的内分泌系统和神经的生理、生化反应及正常的精神心理状态，是维持男性正常性活动的基础。

精神心理因素在男性性功能障碍的发生、发展过程中占有重要地位。其作用形成既可以是直接或间接的致病因素，也可以是疾病过程中继发或伴随的现象。据不完全统计心因性性功能障碍约占性功能障碍患者的50%。某些器质性性功能障碍患者甚至在治愈后，依然存在着精神心理因素，影响着性功能的恢复。

性功能障碍是男性性行为和性感觉的障碍，表现为性生理反常及缺失。对许多男性来说，性能力是自我力量和自尊心的重要象征。由于个体对环境要求与自身应付能力认知的不平衡，就会引起心理应激反应，并通过非特异性心理与生理反应表现出来，诸如焦虑、抑郁、恐惧、失望、自信力差、敏感多疑等。心理应激一旦产生，反过来又影响着性生理反应的唤起与表达，从而形成担心失败—引起失败—加重畏惧心理—再次失败的恶性循环。因此，心理护理的目的，就在于打破这种恶性循环，帮助患者克服心理障碍，消除或减少情绪反应的不良影响，促使其恢复性交能力。

（1）医务人员必须充分了解患者的心理状态，关心同情患者，增强其治病信心。建立良好的医患关系，赢得患者及其家属的信任与合作，是取得疗效的关键。

（2）指导夫妻间的性操作技术，消除因单调、呆板的性交方式所带来的厌倦情绪，可防止由缺乏性知识而导致的性行为失败。

（3）通过夫妻间的语言或非语言密切交流，融洽感情，改善夫妻性生活关系，协调性生活，消除潜在的心理应激源。

（4）在性功能障碍的治疗中，妻子起着重要的辅助治疗作用。妻子应主动参与治疗，而不要做旁观者。妻子的温柔、体贴、劝慰，可减轻丈夫的"性操作焦虑"，增强其自信心。

（5）为性活动选择适当的时机，避开情绪不佳、疲倦、身体不适等时间。

（6）改善不利于性活动的环境条件，减轻精神、心理压力。

（7）通过性教育，纠正患者以往形成的错误观点、习惯，让患者认识到，性生活并非简单地性交，性活动是一种自然的生理心理过程，是一种生活乐趣，而不是一种责任、负担，排除其不必要的思想顾虑，使其适应性功能的自然性。

（8）疏导启发患者"移情易性"，增强其自我调整能力，将精神注意力从疾病上转向其他方面积极参与有益于身心健康的活动如读书、散步、旅游等。

（二）前列腺疾病患者的心理护理

前列腺疾病会给人们的心理产生巨大的压力。同时，作为一种心身疾病所引起的心理应激反应，也对前列腺功能有着深刻的影响。特别是慢性前列腺炎，病程冗长，反复发作，症状时好时坏，常常会扰乱患者的"情绪性稳态"，引起一些全身症状如乏力、困倦，以及各种神经衰弱症状如健忘、失眠等。由于前列腺的慢性充血、水肿，以及炎症的存在。在性兴奋时，易引起前列腺的痉挛性、疼痛性收缩，从而导致直肠、睾丸或阴茎的疼痛，造成患者的焦虑、恐惧心理，甚则诱发性功能障碍，出现性欲低下、早泄、血精等。因此，对前列腺疾病采取综合治疗的同时，辅助适当的护理措施，如让患者知道本病虽难根治，容易复发，但对身体健康无大害；纠正患者不正常的性欲思虑和过度房事；调节情志，排除心理障碍等，对疾病的康复，无疑是大有裨益的。

（三）不育症患者的心理护理

男性不育症本身并非是一种独立的疾病，可由几种疾病如精子发生障碍、精液异常、输精管道阻塞或性功能障碍，精液不能进入阴道等引起的一种后果。据统计，已婚夫妇不育约占15%，而不育因素35%～40%归于男方。同时，也有一定数量是由于夫妇双方生育能力较低造成的。"不孝有三，无后为大"的传统观念常给婚后不育的夫妇造成巨大的精神压力。可以认为"不育是生活危机、心理性威胁及情绪应激的复合体"，"每对因不育症而求医的夫妇都受到一种绝望情感的折磨"。不育症往往是构成家庭这个小社会中的重要应激源，由于不育而使患者身受社会、家庭、心理、躯体冲击导致心理障碍的发生。患者在治疗前，夫妇双方很可能已经为不孕的问题发生争论，甚至口角，给感情蒙上了一层阴影；在看到同龄人或别人家的孩子时，心理会产生某种压力和负罪感；因为没怀孕，夫妻双方可能会相互埋怨、猜疑；为了怀孕，就会明确或含蓄地要求频繁的性生活，而频繁的性交，不仅导致生精机能紊乱，精液（子）量减少、质量不高，降低了受孕能力，而且会造成过度疲劳、精神紧张，增加了心理压抑感而消弱了性的亲近和欢乐。盼子不得，男方会错误地认为自己没有做父亲的能力就等于失去了男性的阳刚气概而变得忧郁、沮丧。由于造成不育症的原因很多，而每位不育症患者又可能存在多种致病因素。因而，对心理功能的冲击是多因素的复合作用。对不育症的治疗也是多方面、综合的，其中心理护理是一项不可忽视的内容。

（1）指导患者夫妇双方彻底检查造成不育的原因，针对病因积极治疗。

（2）通过性知识教育，消除患者对性征、生殖解剖和生殖生理的神秘感，使之对自己的病状有正确的认识，有利于治疗。

（3）夫妻间真诚相待，通过坦率地交流，表达相互间的渴望或担忧，沟通思想，增进夫妇之间非性交的爱抚和亲近，创建和谐的性生活。

（4）对怀孕受挫和性交困难而丧失信心的夫妇给予疏导、启发，并作适当性技术指导，减轻其紧张心理。

（5）调动患者自身的积极因素，调畅情志，增强愈病信心。

此外，对不具备有生育条件的夫妇，如小睾丸、无精子症、女性输卵管阻塞等，可详细给予介绍辅助生殖技术，如人工授精、试管婴儿等，以免产生绝望。

（四）生殖系统肿瘤患者的心理护理

癌症是一种心身疾病，已为世人所公认。早在 1883 年英国学者 Snow 用统计学方法分析情绪反应与癌的关系时，就指出"精神因素是癌症病因中最强烈的因素"。这一结论，亦被近年的神经内分泌－免疫机制的研究进展所证实。心理防御机制是尚未确诊的早期癌症患者用来消除对癌症恐惧的主要方式。一旦癌肿被确诊，患者由原有的恐癌心理进而陷入极度的恐惧，常表现出立即丧失工作能力、情绪抑郁、多疑、食欲下降、失眠、体重减轻，甚至举止失措。这种强烈的心理应激状态，对癌症的发生、发展、治疗效果及术后的康复，都产生着重大影响。因此，增强患者的心理社会适应能力，是康复和防止复发的综合性措施的关键。

（1）根据患者的具体情况，因人而异制订切实可行的护理措施，帮助患者树立和增强活下去的信心。

（2）医护人员及其家属应从生活、情感上关心、体贴患者，让其感到亲情的抚慰。避免不良的精神刺激。

（3）使患者认识到提高对家庭和社会环境适应能力的重要性，必须努力改变自身的心理应对方式，调整人际关系，摆脱心理困境。

（五）性传播疾病患者的心理护理

由于患者对性病知识的缺乏，加上家庭、社会舆论的压力，使其精神上极度紧张，不敢正视自己的问题。具体表现出如犯罪感、自卑感、恐惧、羞怯、报复心理、盲动心理，甚至麻木冷淡，无所谓心理等复杂的心理状态。因而，性病患者讳疾忌医现象十分严重，延误病情，也使性病蔓延难以控制。有些患者即使求医，也不愿吐露真实姓名、职业、住址。这些心理变化将直接影响患者对医务人员的信任而妨碍治疗效果。因此，根据患者各种心理障碍产生的原因，给予心理护理及指导，是性病防治工作的重要内容。

（1）通过性知识教育（包括性卫生、性生理、性道德及性病防治等知识），提高患者的认识能力，使其敢于正视自己的问题，积极配合治疗。

（2）医务人员对患者态度诚恳、言语温和，不应歧视、责怪患者，以免引起其反感和压抑的心理。

（3）尊重患者的隐私权，对其病情予以保密，使其有安全感，增加患者的自信心和对医务人员的信任感。

（4）因势利导，耐心启发，帮助患者从思想上树立正确的人生观，做到洁身自爱。

下篇·各论

第十章

常见证候论治

第一节　尿痛

一、概述

尿痛是指排尿时尿道及耻骨上区，甚则整个会阴部出现疼痛的症状，是男科临床常见症状，其发生大多与排尿的组织器官发生病变有关。

中医古籍中尿痛的描述多见于"淋证"。

二、病因

造成尿痛的原因较多，常见的有泌尿系感染、结石和异物、结核、肿瘤等。最多见的为膀胱炎、尿道炎，前列腺炎伴发尿路感染也可造成尿痛，疼痛性质可为灼痛或刺痛。也可由于结石、异物、肿瘤压迫等因素造成尿道梗阻，排尿时压力增大，平滑肌痉挛收缩而出现尿痛。

三、鉴别诊断与伴随症状

尿痛可以表现在多种疾病中，不同疾病的尿痛又会有不同的临床特点和伴随症状，临床时应加以鉴别。

1. 膀胱炎

膀胱炎引发的尿痛多在排尿终末时加重，并常伴尿频、尿急等膀胱刺激症状。急性期可见发热、恶寒等全身症状。尿培养细菌计数 >10 万 /ml 有临床意义。尿常规可见白细胞。

2. 尿道炎

尿道炎引发的尿痛多在排尿开始时出现疼痛，也可伴有尿频、尿急等膀胱刺激症状，尿常规可见白细胞、脓细胞。尿培养、尿道分泌物检查可明确诊断。

3. 前列腺炎

急性前列腺炎多伴随发热、恶寒、乏力等全身症状，局部可见尿痛、尿频、尿急、排尿困难、终末血尿、小腹或腰骶部及直肠刺激症状。直肠指诊可见前列腺肿大、压痛。慢性前列腺炎多无全身症状，局部可伴有尿频、尿急、尿痛、会阴不适、性功能障碍等。前列腺液检查可见卵磷脂减少，每高倍视野白细胞 >10 个。

4. 肾盂肾炎

急性肾盂肾炎同样可见尿频、尿急、尿痛等尿路刺激症状外，还伴有腰痛、肋脊角叩击痛，或全身症状如发热、恶寒、恶心、呕吐。血常规可见白细胞数升高，尿常规可见红细胞、白细胞、尿蛋白。

5. 泌尿系结石

泌尿系结石引起的尿痛较为剧烈，并常伴随血尿、排尿困难等症。泌尿系造影或 B 超检查可明确诊断。

四、中医论治

1. 湿热蕴结

湿热蕴结于下焦，尿痛多伴小便灼热，尿频，尿急，溺色赤黄，口干口苦甚至大便秘结，舌红，苔黄，脉滑数。治疗多以清热利湿为法，如用八正散、萆薢分清饮、五苓散等。

2. 气滞血瘀

尿痛多表现为刺痛、胀痛，可伴小腹、会阴胀痛、胸胁胀满，舌质紫或有瘀点，脉弦。治疗多以行气活血为法，如用血府逐瘀汤、桂枝茯苓丸等。

3. 脾肾不足

尿痛多表现为隐痛，病程缠绵，小便无力，溺痛不甚，遇劳则发，腰膝酸软，神疲乏力，舌淡苔白，脉沉无力。治疗多以健脾补肾，如用补中益气汤、无比山药丸等。

第二节　尿频

一、概述

尿频是指单位时间内小便次数增多。正常成人白天排尿 4~6 次，夜间 0~1 次。尿频患者轻者每日排尿 6 ~ 7 次，重者可达数十次，但排尿的总量是正常的。生理情况下，饮水过多、精神紧张或天气寒冷排尿次数可稍增加。

中医称尿频为小便频数、小便数、溲数等。

二、病因

临床上尿频主要可见生理性尿频和病理性尿频，生理性尿频主要见于饮水过多、精神紧张、气候寒冷时排尿次数增多，属于正常生理现象。病理性尿频最常见于感染性尿频，如膀胱炎、尿道炎、前列腺炎等。其次为前列腺增生，压迫尿道，为了克服阻力，膀胱肌肉肥厚，静止紧张力增加，产生尿频。另外，神经性尿频，如神经源性膀胱等，因精神过度紧张，反射性地引起尿意而尿频。此外，膀胱容量减少，如膀胱占位性病变、大量膀胱结石等、糖尿病、尿崩症、急性肾衰竭多尿期等也可引起尿频。

三、鉴别诊断与伴随症状

1. 泌尿系感染
一般尿频的同时可伴有尿急、尿痛等症状，急性期可伴有发热等全身症状。尿常规检查可发现有白细胞、脓细胞等，尿培养细菌计数多超过 10 万 /ml。

2. 前列腺增生
前列腺增生常见于老年男性，夜尿次数明显增加，可伴有排尿困难、尿无力、尿线变细等症状。直肠指诊可见：前列腺表面光滑，中央沟变浅或消失。B 超检查可明确诊断。

3. 精神性尿频
精神性尿频多伴有精神紧张，白天或晚间入睡前排尿次数增多，当分散注意力后，尿频次数可明显减少。一般常规检查无特殊。

4. 结石、肿瘤等
结石、肿瘤等多伴有排尿困难、尿痛，可伴血尿。膀胱镜、X 线、B 超可明确诊断。

四、中医论治

1. 湿热下注
小便频数短赤，灼热涩痛，可伴阴囊潮湿、口苦或大便不畅，舌红，苔黄，脉滑数。治疗多以清热利湿，如用八正散、五苓散等。

2. 气机郁滞
小便频数，量小窘急，多为郁怒之后，情志不畅，可伴胸胁、少腹胀满，舌淡苔白，脉弦。治疗多以疏肝理气，如用沉香散、柴胡疏肝散等。

3. 脾肾亏虚
小便频数，尤见夜尿频多，小便清长，遇劳则发，神疲乏力，舌淡苔白，脉沉细无力。治疗多以健脾益气、补肾缩尿，如用缩泉丸、补中益气汤、金匮肾气丸等。

第三节　血尿

一、概述

血尿是指排出的尿液中含有红细胞，是泌尿系疾病常见症状之一。小便颜色呈红色或洗肉水样者，称为肉眼血尿。尿液颜色无明显变化，仅显微镜下发现有较多红细胞者，称为镜下血尿。

中医称血尿为尿血、溺血。

二、病因

（1）泌尿生殖道疾病：如泌尿生殖道感染、结石、肿瘤、尿路损伤等。

（2）肾实质病变：如急性肾小球肾炎、IgA肾病等肾小球疾病，间质性、感染性肾炎等肾小管-间质疾病。

（3）其他邻近器官疾病：如精囊炎、腹腔感染或肿瘤、阑尾炎、结肠炎等。

（4）全身出血性疾病：如白血病、血友病、血小板减少等。

三、鉴别诊断与伴随症状

1. 假性血尿

假性血尿相对真性血尿而言，临床主要因食用某些食物（如色素、胡萝卜、火龙果等）及药物（利福平、苯妥英钠、酚噻嗪、硝基呋喃妥因等）可见小便似血色或咖啡色。此外，剧烈运动后、花粉及病毒感染亦可出现一过性血尿。多次复查尿常规观察红细胞数量可明确诊断。

2. 定位诊断

血尿定位诊断可通过血尿颜色或尿三杯试验（依次排尿分前、中、后三段留尿）鉴别。尿液呈鲜红色，多来自于膀胱的大量出血；尿液呈暗红色或酱油色多为陈旧性远端出血，如肾脏或输尿管出血。初始血尿，即第一杯含有血尿常提示前尿道出血。终末血尿，即仅在第三杯见到血尿，常提示后尿道、膀胱颈部、前列腺或精囊出血。全程血尿，即三杯中皆见到血尿，则提示病变发生在膀胱颈以上泌尿道。

3. 泌尿系感染

泌尿系感染多伴随尿频、尿急、尿痛等膀胱刺激证。

4. 肾炎

肾炎多伴随浮肿、发热、高血压、蛋白尿等症状。

5. 泌尿系结石

肾输尿管结石多伴有剧烈疼痛，甚至呕吐，肾区叩击痛，膀胱结石引起的血尿常伴尿道内疼痛及排尿突然中断。泌尿系 B 超可明确诊断。

6.泌尿系肿瘤

泌尿系肿瘤多伴有全程无痛性肉眼血尿。

四、中医论治

1.下焦湿热

湿热蕴结下焦，迫血妄行而见尿血鲜红，小便灼热、频数面赤口疮，心烦口渴，舌质红，苔黄，脉滑数。治疗多以清热利湿、凉血止血，如用小蓟饮子、导赤散等。

2.脾肾亏虚

脾肾亏虚，摄血无力而见血尿日久不愈，色淡红，头晕耳鸣，体倦无力，面色无华，舌质淡，脉沉无力。治疗多以补肾健脾，固摄止血，如用无比山药丸、归脾汤等。

第四节　射精疼痛

一、概述

射精疼痛是指男子在性交射精过程中发生的阴茎、睾丸、会阴及下腹部等部位的疼痛。多由参与射精的器官如附睾、精囊、输精管、前列腺和尿道等肌肉病变产生射精疼痛。

中医文献无该病名记载，现代中医多归为阴痛、房事茎痛范畴。

二、病因

（1）泌尿生殖道炎症：如附睾炎、精囊炎、前列腺炎等，尤其以急性炎症、或感染初期阶段，急性前列腺炎引发射精疼痛较为常见。

（2）性交过频：性交次数过频，生殖器官长期处于充血状态，或形成无菌性炎症、器官充血、水肿、射精时平滑肌痉挛导致射精疼痛。

（3）其他：如心理性因素、手术外伤、射精管梗阻、泌尿生殖系结石、肿瘤等。

三、鉴别诊断与伴随症状

1.心因性射精疼痛

心因性射精疼痛多因情志不舒，既往曾因性交时过度兴奋或动作过于剧烈导致神经肌肉痉挛出现射精疼痛，射精前过度焦虑。

2. 前列腺炎

前列腺炎局部可见尿痛、尿频、尿急、小腹或腰骶部疼痛，急性前列腺炎多伴随发热等全身症状，直肠指诊可见前列腺压痛或触痛。前列腺液常规可明确诊断。

3. 精囊炎

精囊炎可伴有血精，直肠指诊在急性精囊炎可触及肿大的精囊，且触痛明显，慢性精囊炎精囊质地变韧或有结节。B超、经皮输精管穿刺造影可明确诊断。

四、中医论治

1. 湿热蕴结

湿热蕴结下焦、精道不利，不通则痛，多见性交时射精疼痛，多为绞痛或隐痛，多伴有小便频数，阴囊潮湿甚至血精。舌质红，苔黄腻，脉滑数。治疗多以清热利湿，解毒散瘀，如用龙胆泻肝汤、五味消毒饮等。

2. 气滞血瘀

气滞血瘀脉络不通，精道不利或手术外伤，瘀血阻络。射精疼痛如针刺感，多伴情志不调、两胁胀痛或手术外伤史。舌质紫，脉细涩。治疗多以理气止痛，活血化瘀，如用血府逐瘀汤、枸橘汤等。

3. 肾精不足

肾虚精亏，行精不利，射精疼痛多为隐痛，多见久病体虚及肿瘤晚期，伴腰膝酸软，神倦无力，舌淡苔白，脉沉细。治疗多以滋肾填精，肾阴虚者多用知柏地黄汤或左归丸等；肾阳虚者多用金匮肾气丸或右归丸等。

第十一章

性功能障碍

第一节　勃起功能障碍

一、概述

勃起功能障碍是临床上最常见的男性性功能障碍，是指性交时阴茎不能勃起，或虽勃起但勃起不坚，或勃起不能维持，以致不能完成性交全过程的一种病症。美国国立卫生研究院（NIH）对勃起功能障碍的定义为：勃起功能障碍是指持续不能达到或维持充分的勃起以获得满意的性生活。该定义已获国际男科学界的广泛认可。勃起功能障碍按其程度可分为轻、中、重三度，按病因分为心理性勃起功能障碍、器质性勃起功能障碍、混合性勃起功能障碍三大类。勃起功能障碍发病率有增加趋势，Feldman 等对城乡普通人群中 40 ~ 70 岁的 1290 名男性进行调查，结果发现有不同程度勃起功能障碍者占 52.0%±1.3%。其中，轻度者 17.2%，中度者 25.2%，完全性 9.6%。

本病属于中医学的"阳痿"、"阴器不用"、"宗筋弛纵"等范畴。

二、病因病机

肾藏精，内寓真阴真阳。若元阳亏虚，真元虚惫，失于温煦，或耗伤阴精，阴损及阳，则精气虚冷，命门火衰，导致阳痿。而肝失疏泄、肝经湿热、肝血瘀阻，则是阳痿最常见的病机。忧思、恼怒、郁愤、思虑、猜嫉等精神刺激，是情志发病主因。情志因素往往影响肝的疏泄功能，无论疏泄不及或太过，肝气郁结或横逆，都可导致气机不调，血行紊乱，经络失畅，宗筋失养，发为阳痿。

肝疏泄失职，还可使水道失畅，水湿留滞经络，郁久变生湿热；过食肥甘，嗜酒过度，亦可变生湿热，浸淫肝经，下注宗筋，而致阳痿。

无论何种病因形成的瘀血，均可导致阳痿，因瘀血阻于络脉，宗筋失养，难以充盈，致阴器不用。老年多虚，因虚亦可致瘀。如气虚失运，血停为瘀；血虚失润，涩滞为瘀；阳虚血寒，凝滞为瘀；阴虚血稠，黏滞而瘀。这是老年患者因瘀致痿的常见病机。

三、辨病

（一）症状

应了解勃起功能障碍的病程，发病和进展情况，是逐渐发生还是突然发生；是间断还是持续发作；在什么情况下能勃起，勃起角度如何，能维持多长时间；有无夜间勃起或清晨清醒前勃起。

（二）体征

除全身范围外，应突出乳房、神经系统、睾丸及外生殖器方面的检查。注意患者的第二性征发育情况及有无男性乳房发育和乳头分泌；注意肛门括约肌的张力，以了解球海绵体反射是否正常，有无前列腺疾病；注意下肢有无感觉丧失、运动障碍、异常深腱反射或巴宾斯基征，以排除任何明显的神经异常；重点检查生殖器，如有无睾丸、睾丸的大小和质地；阴囊及阴囊内异常；阴茎有无畸形、包茎、龟头炎、包皮炎；是否作过包皮手术；观察尿道外口的位置，仔细扪摸阴茎干有无阴茎硬结或阴茎弯曲等。

（三）辅助检查

1. 常规检查

常规检查的项目包括神经系统检查、血浆性激素、甲状腺激素全套检查。

2. 特殊检查

特殊检查的项目包括夜间勃起测定、阴茎血压测定及血管系统检查、盆腔血管同位素扫描、盆腔窃血试验、血管活性药物试验、阴茎海绵体造影、盆腔和阴部内动脉造影及心理学检查（包括心理学的咨询、心理学会诊、明尼苏达多相个体调查表、加利福尼亚心理学调查表等）。

四、类病辨别

勃起不坚：通常是指在性交时，射精之前阴茎勃起不坚硬，可完成性交过程。往往因性交勃起不坚硬求诊，与阳痿患者之阴茎不能纳入阴道，或性交过程中因勃起不坚硬、勃起不能维持以致不能完成性交过程不同。

五、中医论治

（一）论治原则

中青年患者实证占多数，以情志所伤、湿热浸淫、瘀血阻络是主要病机，临床宜从肝论治阳痿，并抓住肝郁以致气血不畅、运行障碍、宗筋失充这一病机特点。而老年患者，年高体衰，往往同时患有动脉硬化、高脂血症、糖尿病等老年病，虚证或虚实夹杂证占多数。肾阴阳两亏、脾肾亏虚、命门火衰、瘀血阻络、痰湿困阻等病机较多。临床应抓住正虚或正虚邪实这一病机核心展开论治。

（二）分证论治

1. 肝气郁结

证候：阳痿伴见胸胁胀满，或窜痛，善太息，情志抑郁，咽部如物梗阻。舌淡少苔，脉弦。

治法：疏肝解郁。肝郁化火者宜疏肝解郁清热。

方药：逍遥散合四逆散加减（柴胡、当归、白芍、白术、生姜、薄荷、枳实、炙甘草）。

加减：酌加白蒺藜、紫梢花、川楝子、醋延胡索以共奏疏肝理气之功。若肝气郁结久病不治，易郁久化火，表现为胸胁灼痛，目赤口干，舌红苔薄黄，脉弦数，治宜丹栀逍遥散加味。

2. 肝气横逆

证候：阳痿伴见胸胁胀满疼痛，急躁，易怒。舌淡苔薄，脉弦而有力。

治法：平肝镇逆。

方药：逍遥散加减（柴胡、当归、白芍、白术、生姜、薄荷、炙甘草）。

加减：酌加龙骨、牡蛎、石决明、白蒺藜、羚羊角粉以平肝降气。肝气得舒，阳痿可愈。

3. 肝经湿热

证候：阳痿伴见阴囊潮热，或臊臭坠胀，阴囊瘙痒，胸胁胀痛灼热，厌食，腹胀，口苦泛恶，大便不调，小便短赤，肢体困倦，舌质红，苔黄腻，脉滑数。

治法：清热利湿。

方药：龙胆泻肝汤加减（龙胆草、黄芩、山栀子、泽泻、木通、车前子、当归、生地黄、柴胡、生甘草）。

加减：酌加蛇床子。该药辛苦燥湿，专治阳痿。

4. 瘀血阻络

证候：阳痿伴见睾丸刺痛，胸胁胀闷窜痛，性情急躁，胁下痞块，或腹、腰、阴部刺痛。舌质紫暗或有瘀斑瘀点，脉涩。

治法：活血化瘀通络。

方药：蜈蚣达络汤加减（蜈蚣、川芎、丹参、赤芍、水蛭、九香虫、白僵蚕、柴胡、黄芪、紫梢花、牛膝）。亦可用血府逐瘀汤加减（当归、牛膝、红花、桃仁、赤芍、川芎、生地、柴胡、枳壳、桔梗、甘草）。

加减：酌加水蛭、地龙、路路通增强活血通络之功。

5. 命门火衰

证候：阳痿兼见面色㿠白或黧黑，头晕耳鸣，精神委靡，腰膝酸软或疼痛，畏寒怕冷，或肢冷以下肢为甚，大便久泄不止，或完谷不化，或五更泄，浮肿腰以下甚，按之不起。舌淡胖，苔白，脉沉细。

治法：温补命门之火。

方药：寒谷春生丹加减（鹿茸、淫羊藿、巴戟天、肉苁蓉、韭菜子、杜仲、仙茅、蛇床子、附子、肉桂、熟地、当归、枸杞子、山萸肉、人参、白术）。

6. 肾阴亏虚

证候：阳痿伴见腰膝酸软，眩晕耳鸣，失眠多梦，遗精，形体消瘦，潮热盗汗，五心烦热，咽干颧红，溲黄便干。舌红少津，脉细数。

治法：滋阴补肾。兼有阴虚火旺者，宜滋阴补肾，兼清虚热。

方药：用左归丸加减（熟地、枸杞子、山萸肉、鹿胶、龟胶、菟丝子、牛膝、山药）。

加减：阴虚火旺者，宜上方加生地黄、牡丹皮、女贞子、旱莲草等清虚火药物，以滋阴降火。

7. 寒滞肝脉

证候：阳痿伴见少腹牵引睾丸坠胀冷痛，或阴囊收缩引痛，受寒则甚，得热则缓。舌苔白滑，脉沉弦或迟。

治法：温经暖肝散寒。

方药：暖肝煎加减（小茴香、肉桂、乌药、沉香、枸杞子、当归、茯苓）。

加减：酌加山萸肉、九香虫、仙茅、仙灵脾、肉桂以温肾壮阳，祛肝脉之寒邪。

8. 胆虚惊恐伤肾

证候：阳痿伴见悸动易惊，胆怯多疑，夜多恶梦。舌苔薄白，脉弦细。

治法：益肾补肝，壮胆宁神。

方药：用启阳娱心丹加减（人参、菟丝子、当归、白芍、远志、茯神、石菖蒲、生枣仁、砂仁、白术、山药、甘草、柴胡、橘红）。

9. 肝血亏虚

证候：阳痿伴见眩晕耳鸣，面色无华，夜寐多梦，肢体麻木，关节拘急不利，爪甲不荣，视力减退。舌淡苔白，脉细。

治法：补血养肝。

方药：归脾汤加减（党参、黄芪、白术、甘草、当归、生地、茯神、枣仁、木香）。

10. 痰湿阻络

证候：阳痿伴见形体肥伴，胸闷心悸，目窠微浮，胃脘痞满，痰涎壅盛，舌胖大有齿痕。苔白腻，脉滑。

治法：化痰，祛湿，通络。

方药：僵蚕达络饮加减（白僵蚕、防己、苍术、半夏、陈皮、茯苓、瓜蒌、薏苡仁、黄芪、露蜂房、生蒲黄、九香虫、桂枝、路路通）。

11.脾胃气虚

证候：阳痿伴见纳少，腹胀，饭后尤甚，大便溏薄，肢体倦怠，少气懒言，面色萎黄或胱白，浮肿，或消瘦。舌淡苔白，脉缓弱。

治法：补气，健脾，和胃。

方药：九香长春饮加减（九香虫、露蜂房、人参、黄芪、白术、茯苓、泽泻、山药、白芍、桂枝、炙甘草）。

（三）特色治疗

1.专方专药

（1）无比山药丸：每天2次，每次1丸。

（2）金匮肾气丸：长期服用可增强体质，提高性兴奋，达到治疗阳痿的目的。每天2次，每次1丸。

（3）逍遥丸：用于肝气郁结所致阳痿。每天2次，每次9g。

（4）龙胆泻肝丸：用于肝经湿热所致阳痿。每天2次，每次9g。

（5）六味地黄丸：用于肝肾阴虚阳痿者。每天2次，每次9g。

（6）龟龄集：用于肾阳亏虚之阳痿。胶囊剂，每天3次，每次1丸。

（7）五子衍宗口服液：用于肾虚遗精、阳痿早泄、不育、小便后余沥不清者。每天2次，每次10ml。

（8）杞菊地黄口服液：用于肝肾阴虚所致两眼昏花、视物不清、盗汗遗精之阳痿患者。每天2次，每次10ml。

（9）右归丸：用于肾阳不足，命门火衰所致畏寒肢冷、年老体虚、久病虚弱、阳痿遗精、肢体酸软等。每天2次，每次6~9g。

（10）三才封髓丹：用于肝肾不足所致遗精腰酸、精神疲乏、须发早白、阳痿不举。每天2次，每次6~9g。

（11）刺五加片：用于虚劳衰弱所致腰膝酸软、失眠、阳痿等。每天3次，每次3~4片。

2.名老中医经验

（1）徐福松教授诊治经验：徐福松教授认为阳痿是男子性功能障碍中最常见者，有因虚而致者，亦有因实而痿者，实者责之于肝，虚者责之于肾，临床不可概以虚证立论，须全面辨证而论治，其治疗阳痿常用的有疏肝解郁、清利湿热、活血化瘀、滋阴降火、温肾壮阳、脾肾双补、补肾宁神、补益心脾等八法，分别适用于肝郁不疏、湿热下注、血脉瘀滞、阴虚火旺、命门火衰、脾肾两虚、肾虚神却、心脾两虚等八证，选方分别为沈氏达郁汤或自拟起痿 1 号、柴胡胜湿汤或自拟萆薢汤、少腹逐瘀汤或活血散瘀汤、自拟二地鳖甲煎、还少丹或自拟熟地二香汤、自拟起痿壮阳汤、自拟起痿 3 号、归脾汤。其中，把疏肝解郁、清利湿热、活血化瘀归纳为"实则治肝"，把滋阴降火、温肾壮阳法归纳为"虚则治肾"，同时指出：治肾莫若治心，填精莫若疏肝，温补莫若清热，补虚莫若泻实。

徐福松又认为阳痿虽与心、肝、脾、肾四脏功能失调和气血经络失和息息相关，但其病"阴虚者十有八九"，力倡阳痿多阴亏说。其治本大法为在滋阴补肾基础上少佐补肾温阳之品 1～2 味，常用药物为生地、熟地、鳖甲、牡蛎、丹皮、天花粉、金樱子、桑寄生、川续断、枸杞子、菟丝子、五味子、茯苓等，其所创制的二地鳖甲煎、滋阴起痿汤、滋水清肝汤等诸多滋阴补肾专方，临床用于论治阳痿，获效甚显。指出：切莫一见阳痿，便不分青红皂白，妄投龟龄集、阳春药、男宝、鹿茸等温肾壮阳之品，投之有时虽能图一夜之快，但必招致百日之苦。临床每见越壮阳而越阳痿者，犹禾苗缺水（阴虚）则萎软（阳痿），只宜添水（滋阴）不宜烈日曝晒（壮阳）一样。

（2）王琦教授诊治经验：王琦教授论治阳痿的思路独具一格，一是寻求病因、辨病与辨证结合，认为阳痿既可独立出现，又可因某一原发病而继发，故全面分析成因，系统地结合辨证和辨病，进行针对性治疗是提高疗效的首要一环。二是注重体质、因人制宜，认为阳痿患者存在着体质差异，因而临证治痿与改善体质同时进行，药物治疗与饮食调养互用。三是注重调肝，以疏泄为主，提出"阳痿从肝论治"的观点，治以舒肝解郁、清肝利湿、活血化瘀等法。四是不惟药石，兼顾咨询指导，认为心理障碍是阳痿发病最常见、多发的因素，因而指出在用药的同时开展性咨询指导也是治疗的重要一环。并在辨病治疗阳痿方面积累有丰富经验，如动脉性阳痿用血府逐瘀汤合柴胡疏肝散，静脉性阳痿用当归补血汤并重用黄芪，高胆固醇血症性阳痿用桃红四物汤加生山楂、蒲黄，酒精中毒性阳痿用葛花解醒汤、血府逐瘀汤，糖尿病性阳痿用五黄桃红四物汤（黄芪、黄连、黄芩、生大黄、干地黄、桃仁、红花、当归、赤芍、川芎、葛根），高泌乳素血症阳痿用芍药甘草汤、当归芍药散、加味逍遥散，甲状腺功能亢进性阳痿用当归六黄汤、增液汤和消瘰丸，甲状腺功能减退性阳痿用八珍二仙汤加鹿茸、金匮肾气丸、地黄饮子，抗精神病药物物性阳痿用柴胡加龙骨牡蛎汤用茯苓、远志、磁石、生龙骨、生牡蛎，抗高血压药物性阳痿在辨证治疗基础上加羚羊粉、葛根、水蛭、地龙、益母草，男性更年期阳痿用二仙汤。

（3）李曰庆教授诊治经验：李曰庆教授通过几十年的临床观察，发现多数功能性阳痿患者既有肾虚的表现，又有肝气郁结症状，而表现为一种肾虚肝郁证候，认为其病机是标本相兼、虚实夹杂，肾虚为本，肝郁为标，单从肾、从肝或从心脾论治均有失偏颇，因而提出"补肾助阳舒肝解郁是功能性阳痿基本治则"的观点，补肾助阳喜用血肉有情之品如海狗肾、蛤蚧、仙灵脾、雄蚕蛾等，舒肝解郁药常用柴胡、当归、白芍、陈皮等。

3. 针灸治疗

（1）体针疗法：常用有效穴位有中极、关元、气海、三阴交、肾俞、命门。也可根据证候取穴。如肝气郁结者，取会阴、曲骨为主穴，急脉、中极、行间为配穴；肾虚者，取关元、中脘、肾俞、三阴交、百会为主穴，印堂、气海、大椎、命门为配穴；心脾两虚者，取心俞、内关、三阴交、关元、肾俞为主穴，足三里、大椎、印堂为配穴；湿热下注者，取蠡沟、关元、三阴交、阳陵泉为主穴，肾俞、肝俞、胆俞、太冲为配穴；器质性者，取肾俞、八髎、命门、环跳、膈俞为主穴，关元、气海、阳陵泉、足三里、三阴交、太冲、百会、印堂为配穴。针刺下腹部穴位时，必须使针感传到会阴部或阴茎。

（2）针灸并用法：取关元、中极、太溪三穴，针刺得气后留针，并温针灸 3 ~ 5 壮；另取会阴穴以艾条温和灸与雀啄灸交替使用。也可针刺次髎、曲骨、阴廉和灸大敦、神阙为主进行治疗。

（3）穴位注射法：取主穴肾俞（左右交替）配合关元、三阴交，取壮阳注射液皮试无反应后，穴位注射 2 ~ 4ml，每天或隔日 1 次，10 次为 1 个疗程。

（4）针刺与穴位注射并用：针刺阳痿穴。阳痿穴是一组穴位，即由脐部（神阙穴）到耻骨联合上（曲骨穴）连线任脉上三分之一、中三分之一、下三分之一各 1 穴，中三分之一穴旁开各 1 寸 2 穴，共 5 个穴。隔日针刺 1 次，留针 20min，用补法，12 次为 1 个疗程；针刺时以阴茎处有麻串感为度；同时针三阴交。穴位注射用穴长强，用 0.5% 普鲁卡因 20m1，7 号针头注射，每周 2 次，12 次为 1 个疗程。注射前做皮试，皮试无异常反应后，会阴局部常规消毒，顺长强穴刺入沿尾骨上刺至坐骨直肠窝处将药物注入，切勿注入直肠。

（5）辨证配穴：命门火衰主穴：关元、命门、肾俞。配穴：气海、三阴交、太溪。操作：针用补法。针关元时，针尖略偏向下，使针感向阴茎部放射。并用艾卷重灸命门、肾俞、关元。心脾两虚、惊恐伤肾主穴：心俞、内关、三阴交、关无、肾俞。配穴：中脘、足三里、印堂、大椎。操作：平补平泻。肝气郁结主穴：会阴、曲骨、内关、肝俞。配穴：期门、太冲、阳陵泉。操作：平补平泻。湿热下注主穴：蠡沟、关元、三阴交、阳陵泉。配穴：肾俞、肝俞、胆俞、太冲。操作：针用泻法。

（6）耳针：取耳穴肾、皮质下、外生殖器，以 0.6cm×0.6cm 胶布中央粘上王不留行子贴于上述三穴，然后用指稍加压。两耳交替进行，每周 2 次，10 次为 1 个疗程。

4. 按摩疗法

（1）腹部按摩：沿着腹壁由剑突部向耻骨联合部推动，由浅到深，由轻到重，循序渐进，每次 100 下。其次用左右手掌由两肋部向脐部推动 50 次。

（2）阴囊精索部按摩：医者用两手大拇指、食指、中指作揉搓样按摩精索 100 下，三指作揉搓泥球状按摩睾丸，由轻至重，循序渐进，每次 100 下。

（3）尾闾按摩法：尾闾按摩法古人称为"摩按龟尾"。操作方法：姿态取坐位。

1）按法：双手指罗纹面在八穆穴、腰俞穴、长强穴操作，手法要求深重以局部酸胀感为准，每次 1min。

2）摩法：双手掌同时或交替在尾闾操作，用摩法或按法，手法要深透，以深层微热为度，每次 3 ~ 5min。此法患者可以自己操作，但要坚持以恒。

（4）弹击睾丸法：用手指在睾丸上以弹击样冲击睾丸 3 ~ 5 次，用力不可过重。每天 1 次，6 个月为 1 个疗程，50 岁以上可经常进行，时间越长，效果越好。

（5）腰背部按摩法：取穴：肾俞、命门、腰阳关、次髎、中髎。手法：按、揉、擦、一指禅推、点法。操作方法：患者仰卧，先按揉肾俞、命门，手法不宜过重，在微感酸胀得气后，每穴持续按揉 2min。再用一指禅推次髎、中髎，每穴 1min 后改用点揉法，刺激要稍重，每穴约 1min。然后摩擦腰阳关，以小腹部透热为度。

5. 药物外治

（1）一行当百思想不忘方：蛇床子 3g，天雄、远志各 2g，桂心 1g，没食子 1 枚，上 5 味为末，丸如梧子涂阴茎龟头，纳玉泉中，稍时遍身热。补肾壮阳，增进男女性功能。

（2）种子真阳膏：香油 600g，甘草 60g，天冬、麦冬、生地、熟地、川牛膝、远志、蛇床子（以上酒浸）、香附子、谷精草、官桂、川续断、杏仁、狗胫骨、紫梢花、番木鳖、肉苁蓉、仙灵脾各 9g，上药入器皿中，文武火煎滤其渣。再下松香 120g 共煎，用槐柳不停搅动，不可太老。再下硫黄、龙骨、赤石脂各 3g，蟾酥 6g，黄占 120g，鹿茸 120g，煎至滴水成珠为度，不可老。出火之时，方下丁香、木香各 6g，乳香、没药各 12g，摊膏如钱大，贴脐中。50 天一换，用羊皮金摊贴，又贴左脚心。功效补肾壮阳。用于诸虚百损、阳虚无子、五劳七伤、阳痿不举，并妇人虚弱等证。

（3）贴脐膏：阳起石、蛇床子、香附、韭子各 3g，土狗（去翅足煅）7 个；大枫子（去壳）、麝香硫黄各 1.5g，上药共研细末，炼蜜为丸如指顶大。同房前 1h 以油纸护贴肚脐上，外用绢带固定，房事毕即去药。用于阳痿。

（4）敷脐方：白蒺藜 30g，细辛 30g，生硫黄 30g，吴茱萸 15g，穿山甲 10g，制马钱子 10g，冰片 5g，上药共研细末，备用。每用 3g 津调敷脐，并敷曲骨穴，胶布固定，2 天 1 换，上用暖水袋熨之。用于阳痿。

6. 食疗

可根据病情酌情选用韭菜炒羊肝、肉苁蓉炖羊肾、子鸡乌龟汤、东坡羊肉、冬虫夏草鸭等。

六、西医治疗

（一）治疗原则

由于勃起功能障碍的治疗有其一定特殊性，多数患者宁可选择无创或侵入性最小的治疗，而不愿选择创伤大、易出现合并症的治疗方法。故阳痿的诊断也应从侵入性最小、花费最省的检测方法开始，通过询问病史、体检及实验室检查中的阳性发现来选择治疗的方法。

（二）常用方法

（1）药物治疗：包括特异性磷酸二酯酶Ⅴ抑制剂、内分泌药物（性激素及促性腺激素、肾上腺皮质激素及甲状腺激素、多巴胺增效剂或拟多巴胺类）。

（2）手术治疗：如确诊系器质性阳痿，可考虑手术治疗。通常包括：高容量性阴茎海绵体血供再通术、低容量性阴茎海绵体血供再通术、阴茎血管显微外科吻合术、背深静脉结扎术、背深静脉切除术、尿道海绵体松解术及阴茎假体支撑疗法。

（3）阳痿患者的家庭作业：通常包括性器官意念转移、性器官意念集中、阴道含入和阴道含入时的移动四个阶段。

（4）心理治疗：对患者要有高度的同情心，要有充分的耐心；加强婚前教育；阳痿的精神治疗原则以简单、易于掌握为要，最好男女双方同时接受治疗，互相配合，方能获得良好效果。

七、预防与调护

舒情怀、调饮食、节房劳、普及性教育、早期积极治疗可能引致阳痿的各种疾病、避免服用可能引起阳痿的药物。与此同时女方要体贴、谅解男方，帮助男方树立战胜疾病的勇气。

八、疗效判定标准

（一）中药新药标准

近期治愈：治疗后3个月以内，阴茎勃起＞90°，性交机会的75%以上能成功。
显效：治疗后勃起＞90°，性交机会的50%以上能成功。
有效：治疗后勃起有改善，性交机会的25%以上能成功。
无效：用药前后各项指标均无改善。

（二）行业标准

治愈：症状消失，性生活恢复正常。
好转：阴茎能举，能进行性生活，但时好时差。

第二节 阴茎异常勃起

一、概述

阴茎异常勃起是指无性要求的、阴茎痛性的、持续长时间的勃起。性功能正常的健康男性，在有性刺激或性欲要求时，阴茎勃起可达数分钟至 1h 以上，一般不会有不适的感觉。但若在无性欲和性刺激情况下，阴茎持续勃起数小时以上，并伴有阴茎疼痛，则为阴茎异常勃起。有关本病发病率的统计，所见报道不多，国外有的报道本病的发病率较高，占泌尿科住院患者的0.4%。但国内一般认为本病发病率不高。本病可发生于任何年龄，常与某些特定病因有关系。

本病应属于中医学的"阳强""强中"等范畴。

二、病因病机

本病有虚实两端，虚者多因房劳过度，肝肾阴亏，相火偏亢，或妄服温肾壮阳之品，消灼肾阴，阴虚阳亢而致；实者多因肝经火盛，湿热蕴蒸，或跌打损伤，致瘀血停滞而致。情志所伤，肝经实火，病位在肝；膏粱厚味，嗜酒过度，酿生湿热，循肝经下注宗筋，病位在肝；跌打损伤，瘀血阻滞肝筋，病位亦在肝。参茸、五石所伤，肾中积热，病位在肾；恣情纵欲，相火亢奋，病位在肝肾。本病发病多与肝有关系，但切勿一概认为病位在肝。

三、辨病

（一）症状

在没有性冲动和性刺激时，阴茎持续性痛性勃起，超过 6h 以上；或性交完毕后，阴茎仍持续勃起，明显肿胀疼痛，难以耐受。

（二）体征

阴茎海绵体明显胀满，张力大，而龟头及尿道海绵体则萎软。若龟头及尿道海绵体也胀满，则可能是由于炎症性或神经性原因引起的长期勃起，此种病变有可逆性，胀满的阴茎海绵体呈弹性，稍可压缩，而不是木状。局部有瘀血斑应考虑损伤引起。有瘀点、淋巴结或脾脏肿大提示有血液学异常。神经系检查有助于识别引起神经功能方面的障碍。前列腺触诊可用于诊断前列腺的疾病或肿瘤。

（三）辅助检查

1. 常规检查

血常规、血液黏稠度、脑电图、腰椎 CT 的检查，可以帮助判断引起阴茎异常勃起的原发病。

2. 特殊检查

特殊检查包括：阴茎海绵体血气分析（鉴别低血流量性勃起和高血流量性勃起，并对治疗及预后提供参考）；海绵体彩色多普勒检查（判断海绵体动脉出血的部位及异常通道的情况）；海绵体造影（静脉淤积表明静脉闭塞型，海绵体快速回流为动脉型）。

四、类病辨别

1. 阴茎易举

阴茎易举是指在性刺激或无明显性刺激情况下，阴茎经常勃起，在射精后或注意力转移后可自行消退，中医又称阳物易举（清·胡增彬《类证治裁》）。其与阴茎异常勃起的不同点在于无阴茎持续性痛性勃起，可自行消退。阴茎易举多为生理性勃起，亦可见于某些疾病。如垂体 LH 分泌瘤、睾丸间质细胞瘤等，可同时有性欲亢进。

2. 不射精症

不射精症中医又称"精不射出"，指同房时无精液排出。西医学则指性兴奋正常，阴茎勃起功能良好，性交活动亦正常，但不能达到性欲高潮，即无射精快感终至不能在性交结束时射精的病症。不射精症与阴茎异常勃起的区别：不射精症是久交不泄，阴茎勃起较久，但移时即软缩；强中症是能泄精，但阴茎长时间勃起坚挺，有的达数天或数十天以上，两者不能混淆，病理与治疗均有差异。

五、中医论治

（一）论治原则

热毒阻于宗筋是阴茎异常勃起的病理基础，茎络瘀阻是本病病变过程中必然出现的病理转归。因此在治疗上应热则寒之，瘀则通之，以清热解毒、活血通络为本病治疗大法。其次，应根据患病个体的不同病因而确立治法。

（二）分证论治

1. 肝经火盛

证候：阴茎持续勃起疼痛，纵挺不收，伴烦躁易怒，面红目赤，口苦咽干，目眩耳鸣。舌质红绛，舌苔干黄，脉弦而有力。

治法：清肝泻火，化瘀软坚。

方药：当归龙荟丸加味（当归、龙胆草、芦荟、黄连、黄芩、黄柏、栀子、炒酒浸大黄、木香、麝香）。

加减：酌加赤芍、虎杖、延胡索、川楝子、水蛭以加强活血化瘀。

2. 肝经湿热

证候：阴茎长硬不衰，颜色晦暗，肿胀疼痛，伴阴囊湿热，口干不欲饮，肢体困倦，汗出黏腻，排尿困难，小便黄赤。舌红绛，舌体胖大，边有齿痕，舌苔黄腻，脉滑数或弦数。

治法：清热利湿，散瘀软坚。

方药：龙胆泻肝汤加味（龙胆草、柴胡、栀子、车前子、泽泻、木通、黄芩、当归、生地）。

加减：酌加赤白芍、桃仁、红花、炙甘草、黑豆等，以活血散瘀通络、缓急止痛解毒。

3. 阴虚阳亢

证候：阴茎坚挺不倒，硬胀疼痛，或交接后仍坚挺不收，可伴见流精不止，睾丸发胀疼痛，潮热盗汗，心烦少寐，腰膝酸软，颧红口干，小便困难短少。舌红苔少，脉细数。

治法：滋肾养肝，泻火软坚。

方药：知柏地黄汤合大补阴丸加味（熟地黄、淮山药、山萸肉、龟板、猪脊髓、牡丹皮、泽泻、茯苓、知母、黄柏）。

加减：酌加龙胆草、柴胡、木通苦寒直折相火，加王不留行、地龙、水蛭行枯滞之血则更佳。

4. 茎络瘀阻

证候：阳物强硬，久而不倒，茎肿而皮包紫暗，刺痛难耐，可兼见少腹拘急，尿涩而痛，烦躁不安。舌质紫暗或有瘀斑瘀点，脉沉涩。

治法：化瘀通络，活血软坚，消肿止痛。

方药：虎杖散合红花散瘀汤加减（虎杖、麝香、当归尾、红花、苏木、乳香、大黄、僵蚕、连翘、贝母、穿山甲、皂刺）。

加减：酌加王不留行、川牛膝、水蛭、地龙以活血；加黑豆、柴胡、木通、车前子以增强清热、消肿、解毒之力。

（三）特色治疗

1. 专方专药

（1）丹栀逍遥散：疏肝理气、清泻肝火，适用于阳强伴有胸胁不舒、烦躁易怒、胸胁胀痛、口苦烦躁、舌红苔黄、脉弦数之肝郁化火证候者。每次1袋，每天2次。

（2）泻青龙：清泻肝火、活血通络，适用于肝经实火之阴茎异常勃起。每次 1 丸，每天 2 次。

（3）龙胆泻肝丸：清热利湿、软坚通结，适用于肝经湿热之阳强。每次 1 袋，每天 2 次。

（4）知柏地黄丸：滋阴清热、软坚潜阳，适用于阳强之阴虚阳亢证候者。每次 1 丸，每天 2 次。

（5）大黄䗪虫丸：祛瘀通络、消肿止痛，适用于阳强之瘀血阻络证候者。每次 1 丸，每天 2 次。

2.名老中医经验

（1）刘欢祖教授诊治经验：刘欢祖教授认为该病的病因主要有以下三个方面：其一，因勤于诵读，刻苦搜索，日劳其心，耗伤阴血，则心火亢烈而不下交于肾；其二，因诲淫，淫欲频萌，心火不歇，肾中相火鼓应，致伤阴精，水不制火，阳热亢极；其三，因入房恣情纵欲，以欲竭其精，以耗散其真，真阴耗伤，则肾水不能上交于心，心火亢烈，子令母实，必令肝热，肾阴耗伤，水不涵木，必致肝阴不足，肝火强盛，因此该病既有君火之频炽不歇，又有肝肾相火之相应。其治疗必先宁心寡欲，远避房劳，更以滋阴清热之剂调理之，拟定"扶阴抑阳剂"（生黄芪 18g，天冬 15g，麦冬 15g，白芍 15g，黄连 8g，栀子 10g，黄柏 8g，知母 10g，玄参 15g，丹皮 10g，柴胡 5g，龙胆草 10g，朱砂 4g，珍珠母 20g，远志 10g）治疗该病。

（2）徐福松教授诊治经验：徐福松教授认为该病多属内虚外实证，内虚为本，外实为标。肾水不足，相火亢盛，水不制火。龙雷外越而不归宅；水不涵木，相火燔扰，血脉瘀滞，阴阳格拒，肾阳有升而无降所致。

3.针灸治疗

治疗阳强的常用穴为蠡沟、照海、气海、丰隆、八髎、三阴交、关元、肾俞，根据辨证可加减应用。

（1）方 1 取穴：太冲、三阴交、行间、肝俞、胆俞。方法：施泻法，留针 30min，每隔 5min 行针 1 次。适用于肝经实热、相火亢盛所致之阳强，以达清泻肝火之功用。

（2）方 2 取穴：肝俞、太冲、少府、内庭、神门。方法：以泻为主，留针 30min。适用于肝经实火所致之阳强，以清泻肝火。

（3）方 3 取穴：行间、太冲、膀胱俞、三阴交、阳陵泉。方法：施泻法，留针 30min，每隔 5min 行针 1 次。适用于阳强之肝经湿热证候，以平肝泻火、清利湿热。

（4）方 4 取穴：太溪、气海、照海、行间。方法：平补平泻法，留针 30min。适用于阳强之阴精亏少、肾火亢盛证候，以达滋阴降火之功用。

（5）方 5 取穴：太溪、水泉、行间、太冲、中极、曲骨。方法：平补平泻法，留针 30min。适用于阳强之阴虚阳亢证候者，以达滋阴清热之功用。

（6）方 6 取穴：秩边、三阴交。方法：施泻法，留针 30min，每隔 5min 行针

1次。适用于阳强之瘀血阻络证候者，以达活血通络之功用。

4. 耳针治疗

常用穴位为外生殖器、睾丸、内分泌、神门。方法：轻刺激，留针 20min，或耳穴埋针、压豆。

5. 按摩疗法

（1）用推泄手足三阳经脉法，即患者俯卧，医者从上至下，分推按手足三阳经脉各 10 次。

（2）按揉心俞、肝俞、肾俞，即患者侧卧位，医师坐其背后，双手交替按揉心俞、肝俞、肾俞，以酸胀为度，每日 2 次，每次 10 ~ 15min。

（3）点按双侧三阴交、太冲、涌泉穴，各 1min 左右，每日 1 ~ 2 次。

（4）从下脘用手掌推法推至曲骨反复 30 ~ 50 次。

6. 药物外治

（1）缩阳丹：水蛭 9 条，入水盆养至七月七日，取出阴干，称有多少，麝香、苏叶三味各等份，研细末，蜜和为饼，用少许擦左脚心，立刻阳缩。

（2）丝瓜汁调五倍子末敷之即愈。

（3）芒硝 50 ~ 100g，炒热后以白棉布包好置于关元、中极穴处热敷，每次 30min，每日 1 ~ 2 次。

（4）朴硝、荆芥各适量，煎水外洗阴茎。

（5）湿渍疗法：当归、地龙、草乌、五灵脂、乳香、没药、白芥子各 15g，木鳖子（炒黄后研粉）5g，水煎取液 300m1，以布浸吸缠渍阴茎，每日早晚各 1 次，每次半小时。

7. 食疗

（1）车前草 30g，猪小肚 200g，煲汤，饮汤食猪小肚，适用于阳强之肝经湿热证候者。

（2）将桃仁 10 ~ 15g 捣烂如泥、去皮、研汁去渣，加入粳米 50 ~ 100g 同煮，适用于阳强之茎络瘀阻证候者。

六、西医治疗

（一）治疗原则

阴茎异常勃起是男科急诊，如果不治疗或治疗不及时，可引起勃起功能障碍。临床上多采用手术治疗的方法，使勃起的阴茎尽快松软，从而保存正常的性功能，除此之外，在发病 24h 内可积极配合保守治疗，治疗成功以后可以中药巩固治疗效果，以减少复发。

（二）常用方法

（1）药物治疗：镇静药、镇痛药、扩血管药、雌激素、抗凝药等。

（2）手术治疗：常用术式包括大隐静脉阴茎海绵体分流术、阴茎背静脉阴茎海绵体分流术、阴茎海绵体尿道海绵体分流术、阴茎头阴茎海绵体分流术等。以减少阴茎动脉血流供应，使勃起消退；增加静脉血液流出，消除瘀血，使勃起的阴茎尽快松软；保存正常性功能。

七、预防与调护

注意精神调节、劳逸结合、节制房事、戒除手淫；少食肥甘厚味、不宜嗜酒成癖、不宜过服五石（白石英、赤石脂、紫石英、硫黄、钟乳石）等壮肾温热药；避免各种强烈的性刺激，行房不能排精时，应及时检查治疗，以排除其他疾病引起阳强的可能；应用海绵体注射血管活性药物治疗勃起功能障碍时，一定在医生的指导下合理使用，避免诱发本病；一旦患病应及早就医治疗。

第三节　早泄

一、概述

早泄是指性交时间极短，甚则在阴茎尚未插入阴道前即已射精，且不能自我控制，以致不能继续进行性交的病症，是一种较常见的性功能障碍。

早泄为中医、西医通用之病名。中医又称为"鸡精"。

二、病因病机

肾主藏精，肝主疏泄，两脏均司精关开合，故与精液的闭藏和施泄密切相关。上述各种原因，无论是阴虚火旺，还是湿热下注，或肾气亏虚，均可影响肝之疏泄、肾之封藏，以致疏泄不利，封藏失职，精关约束无权，精关易开，精液外泄，而见交则早泄。该病与肝肾关系最为密切，其基本病机是精关约束无权，精液封藏失职。

三、辨病

（一）症状

性交时阴茎尚未插入阴道即已射精，或刚插入即射精。至于阴茎插入阴道后持续多长时间则不属早泄，由于个体的差异性及男女双方之间的性和谐等原因，至今尚无标准。除那些典型严重的早泄外，临床上许多所谓早泄患者，多无任何异常，只是自认为性交时间不够长而已。所以对阴茎插入阴道后维持多长时间为正常，还需要考虑到男女双方的性欲差别和性反应迟缓等情况，总之不能单纯以女方性满足与否来判断是否早泄，而应以同房时男方过早射精，不能继续性交，且未满足为诊断依据。

（二）体征

发现有无神经内分泌异常，有无早泄或其他性功能障碍的潜在原因，如内分泌疾病、阴茎硬结症、尿道炎或前列腺炎。

（三）辅助检查

辅助检查包括精神心理学个性分析法（minnesota multiphasic personality inventory，MMPI）、阴茎生物感觉阈值测定法（penile biothesiometry）、阴茎背神经体性感觉诱发电位测定法（dosal nerve somatosensory evoked potential，DNSEP）、球海绵体反射潜伏期测定法（bullbo cavernou sevoked potential，BCRSEP）。

四、类病辨别

1. 阳痿

阳痿指阴茎不能勃起，或勃起不坚，而不能进行性交；早泄则是性交时阴茎能勃起，但因过早射精，以致影响正常性交。但两者也有一定关系，早泄的进一步发展，可出现阳痿。临床上不少阳痿患者，在发病初期多有早泄现象。早泄是由性兴奋性增高而致，由于性兴奋增高，以致各中枢负担过重，最终导致衰竭，而进入抑制状态，这时即可出现阳痿，可以认为阳痿、早泄因精神因素引起者，是同一类障碍的两个过程和两种形式。早泄主要为功能性的，而阳痿除功能性外，也有一部分为器质性的，早泄经药物和心理治疗后预后较好，阳痿属功能性的预后较好，而器质性的药物和心理治疗效果较差，甚则无效。

2. 遗精

遗精是在无性交状态下，频繁出现精液遗泄，当进行性交时，可以是完全正常的，早泄则是在进行性交时，阴茎刚插入阴道或尚未插入阴道即射精；以致不能正常进行性交。临床上两者也多兼见，但其预后一般较好。

五、中医论治

（一）论治原则

对早泄的治疗，当根据不同病机，采取虚则补之，实则泻之的治疗原则。属于湿热者重在清利，慎用补涩，中病即止，不可过剂，以防伤正。阴虚火旺者，既要滋阴，又要清虚火。阴阳两虚者，应阴阳双补。早泄日久，久病体虚、年老体衰者，以虚证为多，治疗当以补虚固精为主。总以调理精关，使精关开合有度，精泄得控。另外，由于早泄多与精神心理因素有关，临床上应注意心理疏导，给予性生活指导。

（二）分证论治

1.肝经湿热
证候：性欲亢进，交则早泄，伴头晕目眩，口苦咽干，心烦易怒，阴囊湿痒，小便黄赤。舌质红，苔黄腻，脉弦滑或弦数。

治法：清泻肝经湿热。

方药：龙胆泻肝汤加减（龙胆草、栀子、黄芩、泽泻、木通、车前子、当归、生地、柴胡、甘草）。

2.阴虚火旺
证候：早泄，阳事易举，伴五心烦热，潮热，盗汗，腰膝酸软。舌红少苔，脉细数。

治法：滋阴降火。

方药：知柏地黄丸加减（生地黄、山萸肉、山药、知母、黄柏、泽泻、丹皮、茯苓）。

加减：酌加金樱子、沙苑蒺藜益肾固精；龙骨、牡蛎滋阴潜阳，兼以涩精。

3.肾气不固
证候：性欲减退，早泄，伴遗精，甚则阳痿，腰膝酸软，小便清长，或不利。面色黄白。舌淡苔白，脉沉弱。

治法：补肾固精，滋阴温阳。

方药：金匮肾气丸加减（生地黄、山萸肉、山药、泽泻、丹皮、茯苓、桂枝、附片）。

加减：酌加金樱子、桑螵蛸，以益肾涩精。

（三）特色治疗

1.专方专药
（1）秘精汤：生龙骨30g，生牡蛎30g，芡实30g，莲子30g，知母18g，麦冬15g，五味子10g。水煎服。

（2）金锁丸：龙骨31g，芡实94g，沉香62g，山茱萸62g，肉桂62g，附子62g，肉苁蓉62g，莲蕊62g。诸药捣碎为末，水泛为丸或炼蜜为丸，每服6g，每天2次。

（3）桂枝龙牡汤：桂枝10g，白芍10g，生姜10g，甘草5g，大枣15g，生龙骨30g，生牡蛎30g。

（4）加味金锁固精丸：沙苑子60g，生地20g，女贞子20g，煅龙牡各30g，知母5g，黄柏5g，芡实29g，金樱子20g，五味子20g，莲须60g，旱莲草20g，共为细末，莲肉煮粉为小丸，每服9g，每天2次，淡盐汤送服。

2. 名老中医经验

（1）王久源教授诊治经验：王久源教授认为早泄与心、肝、肾密切相关，其制在心，其藏在肾，其动在肝。故临证时每每从心、肝、肾入手。用药多以桂枝龙骨牡蛎汤为基本方。肾阴虚者多加山药、生地、熟地、旱莲草、女贞子等；肾阳虚者多加淫羊藿、巴戟天、肉苁蓉、鹿角胶等；心不守神者多加五味子、石菖蒲、琥珀、黄连等；肝失疏泄时，则多配合逍遥散或柴胡疏肝散。但是在临证过程中，心、肝、肾三脏的病证很少单独出现，往往相互夹杂，因此要灵活应用。此外，在治疗该病时还主张内治和外治相结合的方法以提高临床治疗效果。

（2）徐福松教授诊治经验：徐福松教授认为肝气郁结，疏泄太过则为早泄。当今男性多郁证，郁久化火，火灼精伤，肝血不足，肝火有余，是内伤早泄之主因，故治早泄但当少用或不用疏肝理气之品，尤其是柴胡，而应多用酸甘化阴之品，因酸能收涩，甘能缓急，在此基础上，常用"乌梅甘草汤"治疗，其药物组成如下：乌梅、甘草、生地、白芍、海藻、知母、天花粉、何首乌、泽泻、黄精。

3. 针灸治疗

（1）常用穴：肾俞、关元、气海、三阴交、大赫等，一般以平补平泻为法，还需根据病情进行加减配穴。肝经湿热者加太冲、八髎、丘墟、太溪，用泻法；阴虚火旺者加内关、太冲、太溪，宜平补平泻；肾气亏虚者加命门、中极，用补法，并可加用灸法。一般每天1次，10天为1疗程。

（2）取穴：气海、曲骨、足三里、膀胱俞。以上诸穴均用手捻补法，行针15min，每天1次，连针10次为1个疗程，一般做2个疗程。针曲骨向阴部方向刺，与气海2穴都有向阴茎放射感疗效最好。此法适于肾气亏虚型患者。

（3）取穴以足太阴脾经为主：三阴交、阴陵泉、中极，用泻法；此法适于湿热阻滞型患者。

（4）取肾俞、八髎穴。以毫针刺，用补法。每次留针20min，15次为1个疗程。可分别与前几组穴位交替进行。适用于各型患者。

（5）取穴肾俞、志室、命门、三阴交等，平补平泻。根据证型的不同进行加减配穴。肝经湿热加丰隆、阳陵泉、太冲、太溪，用泻法；阴虚火旺加涌泉、照海、太冲等，宜平补平泻；肾气不固加中极、关元等，用补法；心脾两虚，加脾俞、内关、神门等，用补法。每天1次，10天为1个疗程。

（6）耳针：取穴肾、精宫、神门、内分泌。针用补法，或埋针，或用王不留行贴压。

4. 按摩疗法

每晚临睡前用手指按压关元、气海、中极、肾俞等穴，并用双手依次揉按两足内外踝下后方、足心涌泉及大拇趾，亦可按顺时针方向旋转两足大拇趾各 10 次。

5. 药物外治

（1）用五倍子适量煎汤，于性交前熏洗会阴部及阴茎数分钟，待水温下降至 40℃左右，可将龟头浸泡在药液中 5 ~ 15min。每晚 1 次，10 ~ 20 天为 1 个疗程，待龟头皮肤黏膜变厚变粗即可。

（2）用细辛、丁香、五倍子各 15g，蛇床子 30g。上药共研粗粉，浸于 95% 200ml 酒精内，15 天后，将浸出液过滤，装入瓶中保藏。性交前以浸出液涂擦阴茎龟头部位，反复 4 ~ 5 次，然后同房。

（3）蛇床子、石榴皮、乌梅、细辛各 10g，菊花 5g，水煎冷却后，于性交前浸泡会阴部及龟头。每次 10 ~ 15min，10 ~ 20 天为 1 个疗程。

（4）敷脐法：露蜂房、白芷各 10g。将二药烘干发脆，共研细末，醋调成面团状，临睡前敷脐上，外用纱布盖上，以橡皮膏固定，每天 1 次，或间日 1 次，连续 3 ~ 5 次。

（5）涂药法：取罂粟壳粉、诃子肉粉、煅龙骨粉各等份，用凉开水调成糊状，于性交前半小时涂擦龟头部，对控制早泄有一定作用。

（6）药袋法：加味水陆二仙袋。金樱子 10g，芡实 20g，生牡蛎 15g，白蒺藜 15g，莲子肉 10g，益智仁 10g。共研细末，装入用棉布缝成的布袋中，缝严固定，系于腰脐、小腹或丹田穴。

6. 食疗

本病可根据病情酌情选用车前草煲猪小肚、胡桃栗子糖羹、枸杞酒、芡实粉粥、五味子膏、黄芪粥、莲子茯苓糕等。

六、西医治疗

（一）治疗原则

治疗前必须充分了解患者期望值和对治疗措施全面评估。治疗一般应该包括心理治疗、行为治疗、药物治疗等。早泄从根本上说是射精所需的刺激阈太低，如何提高射精的刺激阈是治疗成功与否的关键。因此临床上要应用各种方法延长患者发动射精的时间，推迟情欲高潮，重新建立理想的射精反射过程，使女方能享受性交的愉快，进而达到感情和谐。

（二）常用方法

（1）药物治疗：抑郁药包括氟西汀（优克）、舍曲林（左洛复）、曲唑酮

（美抒玉）、帕罗西汀、达帕西汀、万艾可（西地那非），局部外用麻醉剂（如内含 1% 的丁卡因，或 1% 的达克罗宁油膏，或 3% 氨基苯甲酸乙酯涂霜及含有前列腺素 E_1 的比法尔乳膏）。

（2）手术治疗：手术应只限于阴茎极度敏感的患者。目前有关这方面的临床资料还不多，其术后效果和长期疗效如何尚有待于进一步的观察、研究。

（3）心理疏导：要让患者了解一些性生理常识，以解除其紧张状态，消除恐惧心理，逐渐掌握性生活规律，避免早泄的发生。

（4）阴茎挤捏法：主要是通过女方对男子阴茎逐渐增加刺激，以提高男子射精的阈值，从而达到延长和控制射精的目的。一般坚持使用这种方法，早泄现象均能明显改善。待早泄现象改善后，再坚持使用这种方法治疗 3 个月，以巩固疗效。

七、预防调护

普及性知识、调畅情志、禁辛辣肥甘厚味、加强身体锻炼、保持规律的性生活、忌过度纵欲和长时间的禁欲。

八、疗效判定标准

中药新药标准：

近期治愈：治疗后 3 个月内，性交均能成功。

显效：75% 以上的性交机会有成功的性生活，射精时间均在性交 1min 以后。

有效：性交时能插入阴道，部分情况下性交 1min 以后射精。

无效：治疗前后诸症未变。

第四节　不射精

一、概述

不射精是指在性交时有正常的性兴奋和阴茎勃起，但性交中达不到性高潮，无精液射出者，又称为射精不能、射精障碍。该病在男子性功能障碍中并非少见，有报道不射精症约占男子性功能不全就诊者的 28%，且该病是造成男子不育的原因之一。有人统计在 1836 例男性不育症中，属功能性不射精者 364 例，约占 20%。西医学认为不射精症多为功能性的，多与大脑皮质、丘脑下部高级中枢功能紊乱，使脊髓射精中枢受到抑制，性交时性刺激往往达不到射精反射所需的阈值有关。也有一部分不射精为器质性疾病所致，这类患者无论在性交中还是睡梦中均无射精现象。

本病在中医文献中无单独论述，多将其归入"不育""阳强"等病中。

二、病因病机

不射精症的病因病机包括以下两个方面：一是湿热瘀血等病邪痹阻精窍，以致精道瘀阻，不能射精；一是肝肾亏虚，精关开合失调，而致不能射精。而无论虚证还是实证，其根本又都由于精道阻滞，精窍不开，以致精液不能外泄。

三、辨病

（一）症状

性生活时，有正常的性兴奋，阴茎勃起插入阴道，但不能出现性高潮，不能射精。常有功能性遗精史及手淫射精史，有心理创伤史或性知识缺乏。原发性不射精指性交中从未有过射精。继发性不射精是原来性交时能正常射精，后因某种原因影响发生了不射精。功能性不射精，一般仅在性交中不能射精，而手淫或淫梦中有射精现象，器质性不射精，则为任何情况下均无射精现象。

（二）体征

详细检查阴茎、睾丸、附睾、输精管的情况，并做直肠指检了解精囊及前列腺的大小、质地、有无触痛。

（三）辅助检查

1. 常规检查
常规检查的项目包括有尿液检查、前列腺液常规及细菌培养、B超（了解精囊有无扩张缺如）、CT扫描检查（头颅CT检查及椎管造影术或CT扫描）。

2. 特殊检查
特殊检查包括输精管道的放射线检查及排尿期膀胱尿道造影。

四、类病辨别

（一）逆行射精

逆行射精是指性交时能出现性欲高潮，亦有射精动作，但无精液射出，其病理主要是在性交射精时，膀胱内括约肌关闭不全，导致精液逆行射入膀胱内，其病以器质性病变为主。确诊的依据是性交后尿液检查可有精子和果糖存在。而不射精症虽然性交时亦无精液射出，但性交中既无性欲高潮出现，又无射精动作。其病主要为射精中枢处于抑制状态，输精道不通，精液不能射出而成，其病以功能性病变为主，性交后尿液检查无精子和果糖存在。

（二）阴茎异常勃起症

阴茎异常勃起症，中医又称为阳强，是指阴茎长时间的异常勃起，有时可达数天，甚则数十天。持续勃起，且在性交时能够射精，但射精后仍不萎软，多伴有阴茎疼痛，多为血管病变所造成。而不射精症则是性交时久交不泄，阴茎虽勃起时间较长，但移出时即可萎软，且多以功能性为主。

五、中医论治

（一）论治原则

本病以开窍通精为治疗原则。在此基础上还应根据疾病的虚实，采取实则泻之，虚则补之的治疗原则。无论何种证型均可加用开窍通精之品，如蜈蚣、蜂房、路路通、王不留行、石菖蒲、马钱子等。

（二）分证论治

1. 肝郁气滞
证候：阴茎勃起坚硬，交而不射，少腹及睾丸胀痛，多有情志波动史，伴烦躁易怒，或情志抑郁，梦中可有遗精，胸胁胀满，善太息。舌质淡红，脉弦。

治法：疏肝解郁，通精开窍。

方药：四逆散或柴胡疏肝散加减（柴胡、陈皮、川芎、香附、枳壳、芍药、炙甘草）。

加减：酌加路路通、石菖蒲以通精开窍。若肝郁化火者，可加龙胆草、栀子、黄芩等以清肝泻火。

2. 瘀血阻滞
证候：阴茎勃起色紫暗，或兼疼痛，交不射精，阴部胀痛，伴心烦易怒。舌质紫暗，脉沉细涩。

治法：活血化瘀，行气通精。

方药：血府逐瘀汤或少腹逐瘀汤加减（川芎、赤芍、红花、桃仁、柴胡、桔梗、生地、枳壳、当归、牛膝、甘草）。

加减：酌加穿山甲、路路通、蜈蚣、马钱子以加强活血祛瘀通血脉之功。

3. 湿热蕴结
证候：阴茎勃起，久交不射，可有遗精，伴胸脘痞闷，食少纳差，小便短赤，或尿后白浊；阴囊湿痒。舌质红，苔黄腻，脉滑数。

治法：清热利湿，通精利窍。

方药：四妙散加味（苍术、黄柏、薏苡仁、牛膝）。

加减：酌加路路通、麝香以通精利窍。若偏于下焦湿热，可用程氏萆薢分清饮。

4.肾虚精亏

证候：性欲减退，交而不射精、遗精，伴腰膝酸软，头晕神疲，小便短少。舌淡，脉沉细无力。偏阴虚可见五心烦热，潮热盗汗，舌红，少苔，脉细数。偏阳虚则见畏寒肢冷或阳痿，舌淡，脉沉迟。

治法：补肾益精，温阳通窍。

方药：右归丸加减（熟地、山药、山萸肉、枸杞子、当归、鹿角胶、菟丝子、杜仲、肉桂、制附子）。

加减：酌加川牛膝、路路通、王不留行通精利窍。若偏阳虚还可加仙茅、仙灵脾。偏阴虚的也可用知柏地黄丸。

（三）特色治疗

1.专方专药

（1）黄芪滑石汤：由黄芪、滑石、甘草、褚实子、茯苓、车前子、菟丝子、肉苁蓉、穿山甲、王不留行等组成。清水或开水3碗煎至1大碗，空腹服之，复煮临睡服。日服1剂，连服7剂。适用于气精两虚、湿热阻窍之功能性不射精症。

（2）通精灵

1）通精灵1号方：由附片、肉桂、淫羊藿、阳起石、生熟地黄、山茱萸、麻黄、蜈蚣、全蝎、地龙、僵蚕、当归、白芍药、韭菜子、牛膝组成。适用于肾阳偏虚之不射精症。

2）通精灵2号方：由知母、黄柏、生地黄、女贞子、枸杞子、龟胶、鹿胶、赤芍药、丹参、旱莲草、地龙、刘寄奴、王不留行、路路通、穿破石组成。适用于肾阴不足之不射精症。

3）通精灵3号方：由桃仁、红花、当归、丹参、滇三七、白芥子、茯苓、陈皮、木通、石菖蒲、冰片、桂枝组成。适用于瘀阻精道之不射精症。

4）通精灵4号方：由柴胡、白芍药、川芎、当归、枳壳、香附、郁金、生地黄、熟地韭菜子、车前子、穿破石、鳖甲、穿山甲组成。适用于肝郁精闭之不射精症。

（3）马钱通关散：马钱子0.3g，蜈蚣0.5g，冰片0.1g，共研细末，每晚睡前1h，用麻黄、菖蒲、虎杖、甘草各6g，煎汤送服，每天1次，30天为1个疗程，适用于各种不射精。

（4）制马钱子12g，小生麻黄12g，石菖蒲12g，蜈蚣18g，当归60g，杭白芍60g，生甘草60g，共研细末，分40包，每晚1包，黄酒送服。

2.名老中医经验

徐福松教授认为治疗该病要从以下4个方面入手。其一，要分清主次，掌握标本。功能性不射精其病在肾，肾功能失常，则精关开阖失度。故在疾病早期当以通精窍为主；而在疾病后期当以增强性功能为主，然后始能言及治疗不射精。其二，欲促射精，多用疏、导、调三法。所谓疏，就是疏肝理气，以恢复疏泄功能；所谓导，就是导湿热之蕴滞，导精液之下达；所谓调，就是调和气血，调理肾的开阖功能，使之归于常度。其三，重视个体化治疗。其四，不射精一症，其治疗关键在于审证求因。

3. 针灸治疗

由于不射精以功能性为主，多为大脑皮层、脊髓射精中枢抑制所致，通过针灸治疗，对神经系统，起到明显的兴奋调节作用。因此针灸治疗为不射精症的主要治疗方法之一。常用穴位有关元、中极、曲骨、三阴交、会阴、会阳、八髎、肾俞等。一般多采用强刺激，或用平补平泻，也可用电针。留针 20min，每天 1 次，10 天为 1 个疗程。对有明显阳虚者可加用艾条灸上述穴位。如与中药辨证治疗及性生活指导相结合，更能明显提高疗效。

4. 耳针疗法

取穴精宫、内分泌、肾、肝、神门、皮质下。每次选 2 ~ 4 穴，留针 10 ~ 30min。或选内分泌、皮质下、神门、肾、肝等穴位。进行按压或针刺，每天 2 次，每次 15 ~ 20min。

5. 按摩疗法

（1）手搓睾丸：患者自然仰卧位，双腿自然放松，双掌四肢并拢，托住阴囊，轻轻挤压睾丸；前、后轻柔搓动，每天睡前及早晨起床前，各作 5min，半月为 1 个疗程。

（2）按揉三阴交、足三里、肾俞穴，每次 10 ~ 15min，双侧交替，每天 2 ~ 3 次。

（3）按摩关元、气海穴，顺、逆时针方向各 120 次。

（4）每日夜晚睡前用热水洗脚后，以手掌摩擦双足涌泉穴，以发热为度。

6. 药物外治

（1）敷脐法：冰片 1g，王不留行 7 粒，为末调匀。用消毒干棉球擦净肚脐，将药填于神阙穴内，再用麝香止痛膏或虎骨膏贴封，3 天更换 1 次。或取麝香 0.3g 敷于脐心，外以普通胶布固定，可通关开窍，促进射精，此法适宜予各型不射精患者。

（2）热熨法：吴茱萸 50g，白酒适量，青盐 450g。将上药急火灼烫，和匀分装数袋，趁热熨小腹部（从脐下至耻骨联合）和阴囊，每次 20 ~ 30min，每天 2 次。

（3）熏洗法：细辛 20g，五倍子 30g，淫羊藿 20g。上药水煎后，趁热熏洗会阴部。每天 1 次，每次 15 ~ 20min。或同房前，用甘松 15g 煎汤，外洗会阴部。

7. 食疗

本病可根据病情酌情选用葵菜粥、香橼浆、赤小豆粥、远志枣仁粥等。

六、西医治疗

（一）治疗原则

本病的治疗目的常因人而异，从临床来看大多数患者是因久婚不育就诊，治疗的目的是为了生育。因此在治疗时，要尽可能避免使用那些对性功能、精子质量有影响的药物或方法。

（二）常用方法

（1）药物治疗：性交前服用麻黄碱或也可于性交前静脉注射 60mg 的脱羟肾上腺素。对雄激素水平偏低伴性功能减退的，可适当的补充雄性激素。对前列腺炎或其他泌尿系感染而引起的炎症水肿、充血等造成的不射精，可采取抗感染治疗。对有神经系统损伤者，可用维生素 B_1 及维生素 E。

（2）手术治疗：对明确阻塞部位和性质的一些不射精症，可采用外科手术治疗。

（3）性行为指导：对功能性不射精有着非常重要的作用和较好的疗效，尤其是对性知识缺乏者。经性行为指导后多能出现射精。

（4）心理治疗：首先要消除各种精神因素，解除焦虑、恐惧心理。可通过性感集中训练，减少忧虑，增强性感觉，建立起正常的性反射。

（5）电动按摩射精：对阴茎进行电动按摩方法帮助射精，是指采用特制的电动按摩射精器，由电流引起仪器头部振动，在接触阴茎头部和阴茎冠状沟后，可诱发射精。

七、预防与调护

注意夫妻之间的相互体贴与配合，建立美满、健康、和谐的家庭环境。注意婚前性教育和性指导。掌握一些性解剖及性生活知识，了解和掌握正常的性交方法和性反应过程，不宜过度节制性生活。生活要有规律，加强体育锻炼，加强自我心身健康和精神调节。

附：逆行射精

一、概述

逆行射精是指阴茎能正常勃起，性交时有性高潮和射精动作出现，但无精液从尿道外口射出，而是逆向射入膀胱的一种病症。该病又称逆射精和后向性射精。逆行射精在临床上的发病率不高，但因逆行射精，其精液不能进入女方阴道，常造成不孕，故受到临床重视。

此病中医文献中虽无相关病名的记载，但已有论述，隋代巢元方《诸病源候论》中描述为"肾气衰弱故也，肾藏精，其气通于阴，劳伤肾虚，不能藏于精，故而小便而精液出也"。

二、病因病机

肾气不足，日久则可造成瘀血，湿浊阻滞精道，更影响精液的顺行排泄，而精道阻滞日久，则会损伤肾气，故可出现肾气亏虚与瘀血湿浊等阻滞精道同时存在的虚实夹杂证，治疗就应注意各证之间的相互影响和转化，以便随证治之。

三、辨病

（一）症状

性交或手淫时有性高潮及射精快感出现，但尿道口无精液射出。性交后第 1 次尿中可出现白浊尿。患者可有泌尿生殖道及神经的手术外伤史、糖尿病史及应用肾上腺素能阻滞剂等病史。

（二）体征

由各种不同原因（如手术、外伤、生殖器炎症等）引起的逆行射精，伴有不同的体征。

（三）辅助检查

1. 常规检查
常规检查的项目包括主要是尿常规级精液分析。
2. 特殊检查
为了诊断尿道外括约肌痉挛、尿道成形术后的尿道狭窄与扩张，可以进行排泄性膀胱尿道造影；为了判断神经源性因素可选择尿流动力学检查和球海绵体肌反射潜伏时间测定。

四、类病辨别

不射精：指性交时，阴茎能正常勃起，性交持续时间较长，但达不到性高潮，无射精动作出现，无精液射出，其病理主要是射精中枢抑制，性刺激达不到射精阈值，而不能产生射精动作。

五、中医论治

（一）论治原则

治疗当根据虚实以补肾和通利为原则。其中偏于肾阳虚者以温肾助阳为主，偏于肾阴虚者以滋阴补肾为主。气滞血瘀者以行气活血为主，湿热阻滞者以清利湿热为主。对虚实夹杂者，又应补益与通利并用。

（二）分证论治

1. 肾气亏虚

证候：性交不射精，但有性快感，随即阴茎萎软，性交后尿液可见白浊，伴性欲低下，或阴茎勃起不坚，腰膝酸软，头晕神疲或畏寒肢冷。舌淡，脉沉细无力。

治法：温肾助阳，益气填精。

方药：金匮肾气丸加减（地黄、山药、山茱萸、茯苓、牡丹皮、泽泻、桂枝、制附子、牛膝、车前子）。

加减：酌加蜈蚣、蜂房，以增通利之功。若偏阴虚火旺改用知柏地黄丸。

2. 气滞血瘀

证候：阴茎勃起紫暗，交有快感，而无精液射出，或有外伤手术史，伴少腹胀痛，牵及睾丸，或有胁肋胀痛，烦躁易怒。舌质紫暗或有瘀点，脉细涩。

治法：理气活血，温阳通窍。

方药：少腹逐瘀汤加减（当归、川芎、赤芍、延胡索、没药、小茴香、炮姜、肉桂、五灵脂、蒲黄）。

加减：酌加蜈蚣、路路通、牛膝等活血通络之药。

3. 湿浊瘀阻

证候：交有快感，无精液射出，伴小便混浊，淋漓不尽或小便短赤，阴囊潮湿，甚则湿痒流水。舌红，苔厚腻，脉弦滑或滑数。

治法：利湿化浊，通关利窍。

方药：程氏萆薢分清饮加减（萆薢、石韦、车前、茯苓、石菖蒲、莲子心、灯心草、黄柏）。

加减：若湿郁化热者，可加导赤散。

（三）特色治疗

1. 专方专药

活血通精汤 当归、何首乌、鸡血藤、怀牛膝、益母草、血竭、金毛狗脊等组成。以黄酒为引，每天1剂，水煎服。适用于精血瘀滞所致之逆行射精。

2. 名老中医经验

（1）徐福松教授诊治经验：徐福松教授认为该病久病必瘀，瘀久必化热，瘀热蕴滞，气机逆乱，膀胱颈不能关闭或张力下降而致膀胱气化失常，精关开阖失度，使精液倒行逆施，注入膀胱。治当通其精瘀、清其瘀热、纠其气逆，使精道通而气机顺，膀胱气化复常，精关开阖有度、射精归于常道。临床上常用"顺精汤"（柴胡、郁金、王不留行、三棱、莪术、皂角刺、炮山甲、鳖甲、川牛膝、怀牛膝、炙麻黄、细辛、生地、知母、泽泻、黄柏、碧玉散）治疗。

（2）王久源教授诊治经验：对于逆行射精一症，临床上王久源教授主张以虚补，瘀通，郁疏的治疗原则进行临床辨证。

1）肝气郁滞型，治以疏肝解郁，通络开窍。方用逍遥散加减 [柴胡 10g，当归 15g，白芍 30g，白术 10g，茯苓 15g，甘草 6g，龙骨 30g（先煎），牡蛎 30g（先煎），怀牛膝 30g，黄芪 30g，露蜂房 18g，龙胆草 10g，苍术 15g，薏苡仁 30g]。

2）湿热瘀阻型，治以辛散温宣、清利湿热、通利精窍。方用麻黄连翘赤小豆汤加减（麻黄 10g，甘草 6g，连翘 15g，赤小豆 30g，生姜 10g，苦杏仁 10g，大枣 10 枚，桑白皮 10g，王不留行 15g，露蜂房 15g）。

3）脾肾阳虚型，治以温肾散寒、健脾固摄。方用金匮肾气丸加减 [熟地 30，山药 15g，山茱萸 15g，茯苓 20g，牡丹皮 10g，泽泻 10g，桂枝 10g，制附子 20g，沙苑子 15g，芡实 30g，龙骨 30g（先煎），牡蛎 30g（先煎），乌药 20g，益智仁 15g，桑螵蛸 15，白芍 30g，生甘草 10g，蜜炙麻黄 10g]。此外王久源教授主张临床应与就诊需求保持高度一致，对于逆行射精经药物治疗效果较差而又有迫切生育需求者，随着近年来辅助生育技术的发展，尤其是宫腔内人工授精（IUI）、卵泡浆内单精子注射技术（ICSI）等的广泛应用，可采用从膀胱采集精子作人工授精，切勿耽误生育时机。

3. 针灸治疗

（1）取曲骨、阴廉、三阴交、行间穴以毫针刺，用泻法。每次留针 20min，15 次为 1 个疗程。可适用于肝郁气滞、瘀血阻络、湿热蕴结型逆行射精患者。

（2）取关元、中极、足三里、太溪穴，以毫针刺，用补法。每次留针 20min，15 次为 1 个疗程。可适用于脾肾两虚型逆行射精患者。

（3）取肾俞、八髎穴，以毫针刺，用补法。每次留针 20min，15 次为 1 个疗程。可分别与前两组穴位交替进行。适用于各型逆行射精患者。

（4）耳针：取穴内分泌、外生殖器、睾丸、肾等。每周 2 次。

4. 按摩疗法

（1）按揉三阴交、足三里、肾俞穴，每次 10～15min，双侧交替，每天 2～3 次。

（2）按摩关元、气海穴，顺、逆时针方向各 120 次。

（3）每天夜晚睡前用热水洗脚后，以手掌摩擦双足涌泉穴，以发热为度。

5. 药物外治

熏洗法：性交前以甘松 15g 煎汤，温洗会阴部。

6. 食疗

（1）阳起石 60g，生黄芪 20g 水煎取汤液 50ml，去渣，加入糯米 50g 熬粥，适用于逆行射精之肾气亏虚证候者。

（2）通草 50g 煎取汤液，用之煮青小豆 50g，小麦 50g 成粥，适用于逆行射精之湿浊瘀阻证候者。

（3）王不留行 20g，穿山甲 20g，银耳 10g，加水炖至银耳熟烂，去药饮食银耳，适用于逆行射精之气滞血瘀证候者。

六、西医治疗

（一）治疗原则

因逆行射精可造成男性不育，因此要尽可能避免使用那些对精子质量有影响的药物或方法，此外还应积极治疗造成逆行射精的原发病，在进行膀胱或前列腺手术时应尽量避免损伤交感神经及膀胱颈部括约肌。

（二）常用方法

（1）药物治疗：可根据情况选用一些兴奋交感神经和降低副交感神经活性的药物。如一些拟肾上腺素药、抗胆碱、抗组胺药等。可于性交前半小时到 1h 口服盐酸麻黄碱 50 ~ 75mg，或用脱羟肾上腺素 60mg 性交前静脉注射。苯丁烯二酸溴苯吡胺和苯咪嗪具有抗组胺和抗胆碱能的特性，可治疗糖尿病神经病变引起的逆行射精。

（2）手术治疗：对轻度患者可采用硝酸银烧灼尿道内口和后尿道的方法。严重者，可用手术方法，重建膀胱颈，用肠线紧缩膀胱颈口，对阻止精液逆向射入膀胱有较好疗效。

七、预防与调护

积极治疗原发疾病，注意防治膀胱炎、尿道炎、糖尿病等，以减少引起膀胱颈部内括约肌功能紊乱的因素；调摄精神，保持心情舒畅，加强体育锻炼，切忌房事过频；禁服肾上腺素能阻滞剂，如胍乙啶、利血平等药物；避免手术及外伤损伤影响射精的神经。

第五节　性欲低下

一、概述

性欲低下系指成年男子因体内外各种因素的作用，在有效的性刺激下，性活动的欲望间断性或持续性降低，或者完全缺乏的一类疾病，也称性欲抑制或称无性欲。

性欲的个体差异性很大，很难有统一的标准，即使同一个人，性欲的高低也随年龄、精神状态、健康情况、生活环境、夫妻感情及性生活的经历而有所不同。因此，医生对这一疾病的诊断，必须非常实际和慎重。

传统中医对此没有明确的命名。"性欲低下"这一病名是近十余年才定下来的，以前曾称为"性欲减迟"、"性欲淡漠"、"性冷淡"等。有相当一部分患者本身对性没有要求，就其本人而言治疗与否没有多少意义，大部分患者都是在配偶的不满情绪，甚至提出离异的情况下勉强来医院求诊的，因而给临床治疗带来很大困难。

现代中医学家认为本病的发生主要是因为先天不足，或思虑太过，或郁怒伤肝所致，主要责之于肾、心、脾、肝四脏，临床多以补虚为主法，以温补肾气、调养心脾、疏肝解郁、养血为原则。

二、病因病机

中医认为性欲的产生是由神气血协和而发，肾主生殖及元阳之气；心主神明、血脉；肝藏血而主疏泄；脾为后天之本，生血之源，产后天之气血。因此当先天不足、天癸不充、命火虚衰，或劳心思虑过度，损伤心脾，或郁怒伤肝及久病伤阴耗血，肝络失养均可导致性欲低下。因此，无论何脏不足或损伤，均易引发性欲低下，特别是诸脏合病，病情发展更为明显。其病以虚为主，少夹实证，其病因病机各不相同，分证病机如下：

1.先天不足、肾气亏虚

先天不足、肾气早衰，或年少无知，频繁手淫，或房事不节、肾气亏损，迁延日久，一方面致肾阳不足、命门火衰。肾阳亏虚，波及于心，使心气失于温煦，发为本病；另一方面肾阴亏虚，阴虚则使心气失于滋养，发为本病。

2.劳思过度、心脾两虚

所愿不遂、思虑过度，或饮食不节、劳倦太过，迁延日久，皆可致心脾两虚。心脾两虚则使心气失养，发为本病。

3.肝气郁结

忧郁思虑、愤懑恼怒，或所欲不遂，精神抑郁；迁延日久，均可致肝气郁滞；

肝郁波及于心，使心气失常，发为本病。

西医病因病理，西医学对于性欲低下的病因学认识亦不够明确，一般认为可分为功能性和器质性两大类。

三、辨病

（一）症状

成年男子原本有规律的性生活中性欲突然降低，且在有效的性刺激下，性活动的欲望间断性或持续性降低，或者完全缺乏，自觉无任何性要求。

（二）体征

一般无明显体征，由某种疾病引起者，多有相应临床体征。

（三）辅助检查

（1）睾酮：男性血液中睾酮浓度有24h节律变化，一般晨间最高，下午可下降30％。睾酮可随年龄增长而逐渐下降。性欲低下者可能出现睾酮水平降低。

（2）泌乳素：凡性欲与勃起功能同时下降者，尤其是年轻人，应怀疑高泌乳素血症，常由垂体瘤所致。

（3）甲状腺素：甲状腺功能异常可导致性欲改变。凡怀疑甲状腺功能亢进或低下者，均应做甲状腺素水平测定。

（4）促卵泡生成素与黄体生成素：该两种激素可影响睾酮水平。

（5）其他检查：血常规、尿常规、血糖、电解质及肝肾功能检查对发现糖尿病、低钾血症、慢性肝肾疾病等有参考价值。

四、类病辨别

1. 性厌恶

性厌恶是患者对性活动或性活动思想的一种持续性憎恶反应。他（她）们的性感觉及性功能往往是正常的，只是对于产生性活动感觉有厌恶情绪。另外，性厌恶患者年龄多在40岁以下，而性欲低下患者则可发生在任何年龄。

2. 阳痿

阳痿是指性交时阴茎不勃起或勃起不坚，或勃起不能完成性交。性欲望较为正常。

五、中医论治

（一）论治原则

本病的产生与身体和心理因素有较为密切的关系，其主要表现为在体内外各种因素的作用下，不能引起性兴奋，也没有进行性交的欲望。中医认为本病是由先天不足、肾气亏虚，或劳思过度、心脾两虚，或郁怒伤肝、久病伤阴耗血所致，病证以虚为主，少夹实证。临证时当需分清虚实。若伴面色㿠白，腰酸腿软，形寒怕冷，或伴面色无华、失眠健忘、心悸胆怯、食欲不振、阳事日衰者为虚证；若伴情绪不宁、善叹息、胸胁胀满、失眠、舌淡苔薄者为虚实兼夹证、以实邪为主。其病变脏腑主要涉及心肾肝脾四脏，其中每一脏腑病变都会引发该证，先天发育不良者，多责之于肾；劳思过度者，多责之于心脾；郁怒伤肝者，多责之于肝。然脏腑相互关联，一脏有病可及他脏，发病终至五脏六腑合而为病，此时再图治疗，难度就更大。因此，临床多以补虚为主法，其中有温补肾气、调养心脾、疏肝解郁、养血为原则，分别选用各组药物。

（二）分证论治

1.先天不足、肾气亏虚

证候：性欲低下，伴面色㿠白、腰酸腿软、形寒怕冷、神疲倦怠，或见阳痿。舌质淡胖，脉沉细尺弱。病位在肾，以命门火衰为主要见证，多见于先天不足之人。

治法：温肾壮阳。

方药：五子衍宗丸加味（韭子、菟丝子、仙茅、巴戟天、淫羊藿、蛇床子、鹿角霜、女贞子、枸杞子、覆盆子、五味子、车前子）。

加减：若夜寐不安加夜交藤、灵芝；阴茎不易勃起加阳起石。

2.劳思过度、心脾两虚

证候：性欲低下，多见善虑、心悸胆怯、失眠健忘、面色不华、头晕神疲、食欲不振、阳事日衰。舌淡、脉细弱。病位在心脾，以气血虚弱为主要见证，多见于脑力劳动者或忧思过度之人。

治法：补益心脾。

方药：归脾汤加味（白术、党参、黄芪、龙眼肉、炙甘草、当归、黄芪、茯神、远志、酸枣仁）。

加减：若阳虚明显，可加仙灵脾、鹿角霜、肉苁蓉振奋阳气、提高性欲。

3.肝气郁结

证候：性欲低下，情绪不宁、善叹息、胸胁胀满、失眠。舌淡苔薄、脉弦细。病位在肝，以肝气郁结为主要见证，多见于夫妻感情不和之人。

治法：疏肝解郁。

方药：逍遥散加味（柴胡、白芍、当归、香附、茯苓、炙甘草、薄荷、枸杞子、女贞子、淫羊藿、茯神）。

加减：若气郁日久，血行不畅，可加川芎、赤芍，活血柔肝。

（三）特色治疗

1. 专方专药

（1）五子衍宗丸：由菟丝子、枸杞子、覆盆子、五味子、车前子组成。具有补肾固精之功效。适用于肾气亏虚所致的性欲低下。每次1丸，每天2次，口服。

（2）十补丸：由熟地、山药、山萸肉、泽泻、茯苓、丹皮、肉桂、附子、鹿茸、五味子组成。具有补肾壮阳之功效。适用于肾阳不足所致的性欲低下。每次1丸，每天2次，口服。

（3）固真丸：由菟丝子、芡实、山药、白术、人参、茯苓、炙甘草、远志、五味子、酸枣仁组成。具有行益气养心，健脾固涩之功效。适用于心脾两虚所致的性欲低下。每次1丸，每天2次，口服。

（4）柴胡疏肝散：由陈皮、柴胡、川芎、香附、枳壳、白芍、甘草组成。具有疏肝行气的功效。适用于肝气郁结所致的性欲低下。每次6g，每天3次，口服。

（5）仙鹿汤：由仙茅、补骨脂、鹿角胶（烊化）、肉苁蓉、黄精组成。适用于肾阳虚衰、阴精亏损之性欲低下。每天1剂，分2次温服。

（6）急性二仙兴阳汤：由急性子、仙茅、仙灵脾、巴戟天、何首乌、山茱萸肉、枸杞子、阳起石、茯苓、熟地黄、丹皮、肉桂、蜈蚣组成。适用于性欲低下。水煎，每天1剂，分2次温服。

（7）黄精增精丸：雄蚕蛾、鹿角胶、炮附子、淫羊藿、韭子、菟丝子、肉苁蓉、覆盆子、怀牛膝、枸杞子、黄精、石斛组成。上药共研细末，炼蜜为丸，每丸重9g。适用于肾阳虚所致的性欲低下、无精症。每天3次，每次1丸，黄酒送下。

2. 名老中医经验

陈代忠教授诊治经验：陈代忠教授认为性欲与脏腑、经络、气血阴阳、天癸有关，尤与天癸密切相关。肾虚、肝郁、血瘀可导致天癸衰少，进而导致性欲减退。临床上常用"疏活补肾汤"（柴胡、红花、五味子、当归、白芍、茯苓、桃仁、丹参、淫羊藿、巴戟天、肉苁蓉、枸杞子、女贞子、黄芪）治疗。诸药合用，能使肾虚、肝郁、血瘀得除，天癸渐增，性欲改善。

3. 按摩疗法

（1）每天起床、临睡前各按摩脚心1次，每次先以左手按摩右脚心100次，再以右手按摩左脚心100次。

（2）每天起床前，以两手紧贴天枢穴向下按摩至曲骨穴，往返按摩至发热为止，复以脐下按摩至耻骨部位，至发热为止。

4. 药物外治

将白蒺藜 30g、细辛 30g、生硫黄 30g、吴茱萸 15g、穿山甲 10g、制马钱子 10g、冰片 5g，共研细末，备用。每用 3g 水调敷脐，并敷曲骨穴，胶布固定，2 天 1 换，上用暖水袋熨之。连用 7 天。

六、西医治疗

导致性欲低下的病因病理是多方面的。治疗的首要目的，就是运用各种疗法去除病因，使病理发生逆转，使该病向痊愈的方向发展。常用方法有心理治疗、爱抚疗法、性交疗法、药物治疗等。

七、预防与调护

创造温馨的生活环境，进行规律和谐的性生活。及时治疗降低性欲的疾病，尽快停用降低性欲的药物。要树立战胜疾病的信心，经常进行适当的体育锻炼，适当多吃一些提高性欲的食品，如羊睾丸、麻雀肉、海虾、洋葱、韭菜等。

八、疗效判定标准

结合患者自我评价和（或）相关实验室检查结果综合判定。

显效：症状改善，可伴有相关实验室检查结果不同程度好转。

治愈：症状消失，性欲水平恢复至（或超过）发病前水平，可伴有相关实验室检查结果不同程度好转，甚至正常。

第十二章

男性不育

第一节　精子活力低下症

一、概述

对于精子活力的评价，WHO 正常标准 [四版，下同。是 a 级（快速直线运动）达到 25% 以上，和（或）a 级加 b 级（慢速直线运动）] 之和大于 50%。精子活力低下则指 a 级精子少于 25%，和（或）a 级加 b 级少于 50%，WHO 命名为弱精子症。有人统计，精子活力低下所致的不育占整个男性不育的 60% ~ 80%。其中，有原发的，也有继发的；有单纯精子活力低下者，也不乏伴有其他精液异常症等疾病者。因此是男性不育的主要原因之一。

由于本病是通过西医化验方法检查进行诊断之病，因此，中医学中无"精子活力低下"之病名及记载。但本症与中医"精寒""精冷"等证有关。多因先天禀赋不足，或久病体虚，或房劳过度，致肾阳亏虚，肾精不足，气血亏虚，或嗜肥甘茶酒，湿热内蕴，下注肝经而成。现代中医学家辨治本病体系已经形成，临床疗效也比较满意。

二、病因病机

本病多因先天禀赋不足，或久病体虚，或房劳过度，致肾阳亏虚，肾精不足，气血亏虚；或嗜食肥甘茶酒，湿热内蕴，下注肝经而成。分证病机如下：

（1）先天禀赋不足，或房劳太过，导致肾阳亏虚，气化失司，作强不利而致精子活力低下。

（2）久病体虚，气血不足，精失所养，则精子活力低下。

（3）饮食不节，嗜食肥甘，酗酒恋茶，酿湿积热，下注精室，阻遏阳气，气机不利而致精子活力低下。

三、辨病

（一）症状与体征

弱精子症患者临床可伴见多种虚弱现象，如神疲乏力、头晕耳鸣、记忆力减退、纳谷不佳、腰膝酸软等。并可因伴有前列腺炎、附睾疾患、精索静脉曲张等疾病而具有不同临床症状与体征。但也有部分患者除精液常规异常外并无明显的临床症状与体征。

（二）辅助检查

（1）精液常规分析：对于精子存活率及活动力指标误差较大者，应进行2次以上的反复检测。

（2）染色体核型分析：对于精子存活率及精子活动力很低，以及可疑存在遗传性疾患的患者应常规作染色体核型分析。

（3）激素水平测定：常规激素水平测定可发现和了解下丘脑－垂体－睾丸轴的病变情况。

（4）睾丸活组织检查：经药物较长时间治疗无明显改善者，可行睾丸活组织检查以明确睾丸的生精状况，并可对是否行生殖辅助技术提供依据。

四、类病辨别

1.精子存活率减少

精子存活率减少是表示死精子数的比例，侧重于精子的存活与否，而本病则是侧重于在活精子的基础上，精子的运动和运动能力的下降，两者不能相混淆。

2.少精子症

少精子症主要是精子数量方面的改变，精子活力低下主要是精子活动力方面的改变，精液检查参照标准不同。少精子症指精子密度减少，及总数减少，亦可合并精子活力降低。但单纯的精子活力降低症，精子密度基本在正常范围。

五、中医论治

（一）论治原则

肾阳亏虚、命门火衰、肾精不足、气血亏虚均属虚证，治疗上当以扶正为本，以恢复精子活力；而湿热内蕴属实证，治宜清热利湿以祛邪，邪去则精自安。

（二）分证论治

1. 命门火衰

证候：a 级精子少于 25% 或 a 级加 b 级少于 50%。婚久不育，阳痿早泄，形寒肢冷，伴见腰膝酸软，小便清长，夜尿频多。舌质淡胖，苔白润，脉沉弱，两尺尤甚，或脉微细。

治法：温肾助火，活精助育。

方药：右归丸加味（附子、肉桂、熟地、鹿角胶、枸杞子、山萸肉、山药、当归、杜仲、巴戟天、肉苁蓉、鹿茸）。

加减：若兼脾阳不足，运化失司者，可加干姜、白术以温运脾阳。

2. 肾精亏虚

证候：精子活力弱而少，不育。伴见腰膝酸软，头昏耳鸣，神疲乏力，健忘多梦。舌淡苔薄白，脉沉细。

治法：补肾益精，活精助育。

方药：五子衍宗丸加味（枸杞子、覆盆子、菟丝子、五味子、紫河车、鹿角胶、车前子）。

加减：可酌加紫河车、鹿角胶等以加强补肾生精之力；若偏于肾阴虚，伴精液不液化、死精子多者，可加地骨皮、牡丹皮、生地等滋阴清热凉血。

3. 气血两虚

证候：精子活力在正常标准以下，不育。伴见神疲乏力，面色萎黄，心悸气短，食少便溏，形体瘦弱。舌质淡胖，边有齿痕，脉弱。

治法：气血双补，益精助育。

方药：十全大补汤加味（人参、黄芪、当归、熟地、白术、茯苓、肉桂、白芍、川芎、甘草）。

加减：若兼遗精者，加金樱子、龙骨以固肾涩精；偏寒者，加淫羊藿以兴阳益精。

4. 湿热下注

证候：精子活力低于正常标准，精液黏稠色黄，或不液化，婚后不育。伴两目红赤，胸胁胀痛，睾丸肿胀热痛，小便短赤，大便干结。舌红，苔黄腻，脉弦数。

治法：清肝胆，泻湿热，益精助育。

方药：龙胆泻肝汤加减（龙胆草、黄芩、栀子、泽泻、车前子、柴胡）。

加减：若湿热较重，可加金钱草、瞿麦等利尿通淋之品。

（三）特色治疗

1. 专方专药

（1）温肾益精汤：药用炮天雄 6 ~ 9g，熟地、菟丝子、怀牛膝、枸杞子各 20g，炙甘草 6g，淫羊藿 10g，水煎服，每天 1 剂。适用于肾阳虚，命门火衰之精子活力低下症。

（2）加味五子衍宗丸：药用鱼鳔胶、车前子、五味子各 10g，菟丝子、枸杞子各 20g，沙苑子、覆盆子各 15g。改丸为汤，每天 1 剂，水煎分 2 次服用。适用于肾精亏损型精子活力低下症。

（3）生精汤：生地黄、赤芍药、草薢、菟丝子各 15g，黄柏、牡丹皮各 10g，车前子（布包）、淫羊藿各 20g，枸杞 12g。阴虚较甚者，加重生地黄用量；阳虚显著者，倍用淫羊藿；湿胜者，重用草薢；热胜者，重用黄柏。每天 1 剂，水煎分 2 次服。

（4）添精种子汤：鱼鳔胶、沙苑子、菟丝子、枸杞子、淫羊藿、急性子、杜仲。若兼见腰膝酸软，四肢不温，动则汗出，睾丸湿冷，射精量少，脉沉无力，两尺尤甚之肾阳虚衰者，当补肾壮阳，用补肾生精汤加减：药用鱼鳔胶、沙苑子、熟地黄、菟丝子、淫羊藿、附子、巴戟天、车前子等。若无明显症状者，则配服去浊生精汤加减：药用鱼鳔胶、阳起石、急性子、韭菜子、草薢、荔枝核、橘核、路路通等。前方共为细末，炼蜜为丸，每丸 9g，每天早晚各服 1 丸。

（5）祛瘀生精汤：丹参、赤芍药、牛膝、桂枝、桃仁、红花、鹿角片、橘核、乌药、甘草。若气虚者，加生黄芪；睾丸冷痛者，加小茴香、荔枝核；湿热瘀阻者，加蒲公英、败酱草、木通、穿山甲；气郁不舒，小腹胀满者，加三棱、莪术；睾丸痛甚者，加川楝子。适用于气滞血瘀之精子存活率低者。

2. 名老中医经验

（1）王琦论治经验：王琦对弱精子症用药经验是"补肾填精、活血化瘀，兼清湿热"。中医认为肾藏精，主生殖，肾的精气盛衰直接关系到人的生殖功能和生长发育。肾精亏损是男性不育的主要病机之一，因此补肾填精是基本大法。补肾填精具有三方面内涵。其一，育肾阴以填精。肾阴、肾精互为相依，同为肾的物质基础，故以黄精、枸杞子、五味子、熟地等滋阴填精。其二，益肾气以生精。如菟丝子，淫羊藿等益肾气以生精。其三，调气血以化精。气血相依，精血同源，故以党参、当归等补益气血，使气血充盛则精得化生。同时补肾药中配伍活血化瘀药能起到良好作用，故方中配以丹参、水蛭等活血化瘀之品。男子精子成活率降低与精浆的质量密切相关，精囊、前列腺等附属性腺炎症是影响精子成活率的常见原因。近年来发现解脲支原体感染亦是影响精子质量的重要因素。因此，常选用蒲公英、败酱草、车前子等清热、利湿、泄浊、解毒之品，现代药理研究亦证明这些药物对这些病原微生物有明显抑制作用。

（2）秦国政教授基于"精血同源"理论，从脾肾入手论治精子活力低下症：精子活力低下是男性不育症中重要因素之一，其病因病机复杂，病情变化多样，临床治疗困难。秦国政教授根据精子活力低下症的临床特征表现、证治规律，基于"肾藏精，主生殖"、"脾为气血生化之源"、"精血同源"的理论基础，从肾虚、脾气亏虚入手，以健脾益肾、活血养精为法，脾肾同治，阴阳双补，共奏种子之功。

方用聚精助育汤加减。方中生熟二地甘微温，枸杞子味甘平，补肾阴而生肾精，生炙黄芪甘微温，健脾益气，共为方中君药；制首乌甘微温，平补肾阳、滋阴益肾、填精益髓，精血同出一源，太子参味甘平，炙黄精味甘平，健脾益气、养血生精，菟丝子辛甘微温，健脾补肾益精共为方中臣药；沙苑子性甘温，温补肝肾、固精，续断辛微温，补益肝肾，共为佐药；益母草苦辛微寒，活血通精，鸡血藤苦甘温，补血活血通络，丹参苦微寒，活血养血共为使药。纵观全方，寒温并用，补涩兼施，从而达到健脾益肾、活血养精的功效。

（3）徐福松教授治疗重在先后天：徐福松教授认为治疗男性不育症固然要以肾虚为轴心。以补肾为主，但更推崇《傅青主女科》中的"脾为后天，肾为先天；脾非先天之气不能化，肾非后天之气不能生。补肾而不补脾，则肾之精何以遂生也"这一句话。因肾为先天之本，故临床很重视补肾，常以归芍地黄汤加减，偏于阳不足者加上仙灵脾、续断，偏于阴不足者加枸杞子。而脾为后天之本，先天之精有赖于后天之精的不断充养，才使肾精充裕，发挥其"主生殖"的功能，若脾胃虚弱，运化无力，则气血难以化生。临床一般常加川茯苓、薏苡仁这两种药物固护脾胃。

3. 针灸治疗

（1）选穴关元、气海、肾俞、脾俞、命门、中极等。用补法，每天1次，10次为1个疗程，或隔姜灸治。

（2）针大赫、曲骨、三阴交，灸关元、中极；或针肾俞，灸肾俞、命门。先行针刺，取补法，捻转得气后，隔姜艾灸3壮为度。隔日交替针灸1次，15次为1个疗程。

4. 食疗

（1）青虾炒韭菜：青虾250g洗净，韭菜100g洗净，切段，先以素油炒青虾，加入调料再加入韭菜煸炒，嫩熟即可食用。可常食，对肾阳亏虚、命门火衰而致精弱者有辅助治疗作用。

（2）羊脊粥：羊脊骨1具，洗净，剁碎，肉苁蓉、菟丝子各30g以纱布包扎，加水适量，共煮炖4h，取汤加大米适量煮粥，粥熟后加入调料，即可食用。适用于肾精不足伴弱精者。

（3）薏苡仁粥：每次取薏苡仁30～60g，同大米100g同煮粥，早晚各食1次，具有清利湿热之功。适于因湿热所致的精子活力低下症。

（4）桂圆大枣汤：桂圆、大枣各30g，精瘦肉30g。加水适量煮汤，调味服食。适用于气血两虚所致的精子活力低下症。

（5）泥鳅汤：泥鳅200g，虾50g，将泥鳅放入清水中，滴几滴植物油，每天换清水，让泥鳅吃油及清水后，排出肠内粪物。煮汤，加调味品，随意服食。泥鳅性味甘平，含蛋白质、脂肪、碳水化合物、钙、磷、铁、维生素等。适用于肾阳虚衰所致的精子活力低下症者。

六、西医治疗

（一）治疗原则

针对病因治疗，内分泌功能低下者，可用维生素E、克罗米芬治疗；性腺或附性腺炎症、结核者，可用抗炎抗感染、抗结核治疗。

（二）常用方法

（1）核苷酸：如三磷酸腺苷等具有刺激精子活动的能力，尤其是促进精子的鞭毛运动，且又能在精子成熟和获能时提供能量。

（2）锌剂：元素锌与精子生成和活动度相关，当精液锌含量低于每毫升 $50\mu g$ 时，应补充锌剂，可以增加精子的活力。常用硫酸锌片，每次 $100 \sim 120mg$，每天3次，持续服用3个月以上。

（3）维生素：有研究表明，维生素是精子发生过程中必需的物质，具有维持上皮组织和各类细胞正常功能、结构完整的作用。维生素E具有抗氧化作用，可以减少或阻止不饱和脂肪酸与维生素A的氧化，增加维生素A的含量，并能抑制前列腺素氧化物的作用，增加精子的活力。这两种维生素可以联合运用。常用剂量为维生素E每次100mg，每天3次，连续服用3个月以上。维生素A每次5万单位，每天3次，连续服3个月以上。

（4）精氨酸：是精子代谢过程中和精子鞭毛运动的必需氨基酸，每天4g，分3次口服。

（5）人绒毛膜促性腺激素（HCG）：1500IU肌内注射，每3天1次，疗程3个月，停药 $1 \sim 2$ 个月可再用。

七、预防调护

（1）戒烟酒、浓茶及其他刺激性饮料和食物。
（2）治疗期间应避免不良因素的影响，如紧身裤、牛仔裤、桑拿浴、蒸汽浴等。
（3）节制房事，禁恣情纵欲。
（4）增强信心，按医嘱坚持服药，不可时断时续。

八、疗效判定标准

参照《中药新药临床研究指导原则》制订。
痊愈：用药后患者自觉症状消失，精液常规检查精子活动率提高至60％以上。
显效：用药后患者自觉症状消失，精液常规检查精子活动率较前提高20％。

有效：用药后患者自觉症状改善，精液常规检查精子活动率较前提高10％。

无效：患者自觉症状无改善，精子活动率无提高。

第二节　少精子症

一、概述

少精症，亦称精子减少症，或精子稀薄症。WHO称"少精子症"，其标准是精子计数（密度）低于20×10^6/ml，和（或）一次射精总的精子数低于40×10^6者。由精子数减少而致男性不育的发病率较高，是男性不育的主要原因之一。精子密度与生育能力一般呈正相关，以往认为正常男性精子计数不应少于6000万/ml，但临床发现亦有精子计数低于正常而受孕者。Smith等报告，精子数低于2000万/ml，仍有19%的人使女方怀孕。因此，判断男性的生育能力，不能单纯以精子数的多少来决定，精子数低于2000万/ml这个标准，只能说明睾丸生精功能明显下降，生育机会明显减少，临床上还应根据精液的其他检测值综合分析。

中医文献中没有少精症的记载。该病统属于中医的"精少"、"精清"、"精薄"等证中，属虚劳范畴。历代文献对此证阐述颇多，《诸病源候论》曰："肾主骨髓，而藏于精，虚劳肾气虚弱，故精少无子也。"《金匮要略》指出"精气清冷……故无子"，朱丹溪认为"精虚脉弱不能成胎者"。陈士铎也指出精少为男子不育六病之一。本病多因先天禀赋不足；或房劳太过耗伤肾精；或大病久病，气血两亏，肾精化源亏乏，最终导致肾精不足而成。本症在男性不育症中最为常见，中医辨证治疗效果亦较满意。特发性少精症有别于本章所论述的少精症。对少精症的诊断主要依靠的是实验室检查的结果。

二、病因病机

该病病位主要在肾，但也涉及心、肝、脾等脏。如气血两亏者，多责之心脾和肾；湿热下注证，则涉及脾、胃、肝、胆和肾。少精子症以虚证多见，肾精亏虚，肾阳虚衰，气血不足均属虚证；实证可见于湿热下注，精脉瘀阻；亦有虚实夹杂，或因虚致实，因实致虚者。分证病机如下：

（1）先天禀赋不足，肾精不充。

（2）房事不节，恣情纵欲，耗伤肾精而致精少不育。

（3）久病不愈，气血两虚，后天之精不足，化源空虚，肾精失于充养，致精少不育。

（4）饮食不节，过食辛辣厚味，酿湿生热，湿热下注精室，热灼阴液，湿阻精窍，均可致精少不育。

（5）久病入络，或外伤瘀血阻络，精道不畅，故精少而不育。

三、辨病

（一）症状与体征

本病的诊断主要依靠病史及精液化验检查，精子计数在 2000 万 /ml 以下（3 次化验结果的平均值），和（或）一次射精总的精子数低于 40×10^6。其他项目，如精子成活率、活动度、畸形率、精液量、黏稠度和液化时间等指标，可正常或异常。

1. 一般检查

主要检查身高、体重、血压、第二性征，以及有否慢性呼吸系统疾病如支气管扩张、慢性鼻窦炎、慢性支气管炎，消化系统如肝硬化，内分泌系统如糖尿病，遗传病如胰腺纤维囊性病，以及一些神经系统疾病等。

2. 泌尿生殖系统检查

（1）闻诊：精液的气味，正常精液略带腥味。若气味秽油恶臭者，多属实热证，气味清淡者多属虚寒证。

（2）视诊：重点在局部望诊。望前阴及体毛，借此可了解有无生殖器官畸形，同时也可以推测肾精的盛衰。精液望诊重点是观察精液的质地、颜色等。

（3）触诊：触摸肾子（即睾丸）、玉茎及切脉。肾子的大小、数量、质地等，直接反映肾气的盛衰、肾精的盈亏、续嗣能力的强弱。阴囊中空，或肾子如豆为先天不足之象。肾虚者脉多沉，尤以尺部为明显；精血亏少者脉多细涩；脉细小或虚弱者多为先天不足，或后天失养，气血两虚。

（4）听诊：患者语言的高低、强弱、清浊、缓急等变化，可以分辨病情寒热虚实。

3. 外生殖器检查

患者取站立位，须用双手法触诊。

（1）应注意检查阴茎，注意尿道口的情况，尿道上裂、尿道下裂、尿道口狭窄、严重包茎、外科创伤性瘢痕等均妨碍精子正常顺利进入阴道。

（2）阴囊皮肤：注意有无术后瘢痕、结核、肿瘤或其他炎症后窦道等。

（3）睾丸检查为重点检查项目：有无隐睾、异位睾、睾丸回缩等。

（4）检查附睾：有无附睾肿大、附睾结节等。

（5）检查精索：有无精索静脉曲张。

（6）腹股沟检查：有无腹股沟瘢痕、腹股沟淋巴结肿大等。

（二）辅助检查

对该病的诊断主要依靠实验室检查。

1. 精液检查

精子计数在 2000 万 /ml 以下（3 次化验结果的平均值）和（或）一次射精总的精子数低于 40×10^6。

2. 前列腺液检查

排除因前列腺炎症引起的少精子症。合并有前列腺炎症时，前列腺液检查可有白细胞增多、卵磷脂小体下降的情况。

3. 睾丸 B 超

看有无睾丸器质性病变及输精管病变，有无精索静脉曲张。异常者可针对病因治疗。

4. 激素内分泌测定

血清常规检测 T、LH、FSH、E_2 等，以了解下丘脑－垂体－睾丸轴的功能状况，如有必要，则可进行动态试验。如疑有肾上腺、甲状腺、糖尿病等病变需作诊断时，可检测相关内分泌内容。

四、类病辨别

1. 特发性少精子症

当精子密度 $<20 \times 10^6/ml$，但 $>1 \times 10^6/ml$ 时，如果性功能（包括射精功能）正常但精液化验结果少精子又找不出其他可适用之诊断（即目前尚找不出确切的病因）时，WHO 称其为特发性少精子症。

2. 精子活力低下症

精子活力低下症是指 a 级精子少于 25% 和（或）a 级加 b 级少于 50%，WHO 命名为弱精子症，主要是精子质量方面的描述。少精子症主要是精子数量方面的表现。

3. 死精子症

死精子症一病，亦称死精子过多症，是指精子成活率下降，甚至无一活精，导致不育的一种病症。过去认为精液化验时，如果死亡精子数超过 40% 即可确诊。WHO 中无死精子症定义，也就是说正常情况下允许有不高于 25% 的死精子。如此说来，超过 25% 的死精子，就应属死精子症范畴。

五、中医论治

（一）论治原则

少精症以补肾益精、疏通精道为治疗原则，可根据阴阳、气血的不足，以及病邪的性质加以辨证论治。

（二）分证论治

1. 肾精亏损

证候：婚后多年不育，精子减少，精液量少或稀薄。伴头晕耳鸣，精神疲惫，记忆减退。舌淡，苔白，脉弱。

治法：补肾填精。

方药：五子衍宗丸合七宝美髯丹加减（枸杞子、菟丝子、覆盆子、五味子、何首乌、补骨脂、怀牛膝、当归、车前子、茯苓）。

加减：可酌加鱼鳔、紫河车以加强补肾生精之力；若偏于肾阴虚，伴精液不液化、死精子多者，可加牡丹皮、地骨皮、生地、白芍、玄参滋阴清热凉血。

2. 命门火衰

证候：婚后不育，精液清冷，精子数目减少。伴腰膝酸软，畏寒肢冷，阳痿早泄，小便清长，夜尿频多，头晕耳鸣。舌质淡胖，脉沉细或沉迟。

治法：温肾壮阳，生精益肾。

方药：金匮肾气丸合保元汤加味（附片、肉桂、人参、黄芪、熟地、山药、山萸肉、牡丹皮、泽泻、茯苓、生姜、甘草）。

加减：若兼脾阳不足，运化失司者，可加干姜、白术以温运脾阳。

3. 气血两虚

证候：精子计数少，或精液量少，不育。伴面色萎黄，神倦乏力，心悸气短，失眠多梦，爪甲苍白，食少便溏。舌淡胖嫩，脉细而弱。

治法：补气养血，健脾补肾益精。

方药：河车种子丸（紫河车、人参、白术、茯苓、熟地、当归、肉桂、巴戟天、补骨脂、杜仲、锁阳、枸杞子、菟丝子、山萸肉、覆盆子、五叶子、生地、天冬、麦冬、山药、陈皮、牛膝、黄柏）。

加减：若偏于肾阴虚，伴精液量少者，可加白芍、玄参、生地滋阴清热凉血。

4. 湿热下注

证候：精子数目少，精液黏稠而不液化，婚久不育。口苦咽干，胸胁胀满，少腹或会阴部不适。舌红，苔黄腻，脉濡数或滑数。

治法：清热利湿，兼补阴精。

方药：龙胆泻肝汤合六味地黄汤加减（龙胆草、黄柏、栀子、金银花、连翘、车前子、泽泻、熟地、山萸肉、山药、牡丹皮）。

加减：脾胃湿重者可合用二陈汤；少腹及阴部酸胀者可加枸橘、川楝子。

5. 气滞血瘀

证候：精子数目少，精液量少，不育。伴面色紫暗，皮肤粗糙，少腹不适，茎中刺痛。舌暗红或有瘀斑，脉弦涩。

治法：行气活血，化瘀生精。

方药: 血府逐瘀汤加减 (桃仁、红花、赤芍、川芎、当归、柴胡、路路通、穿山甲)。

加减: 若气滞明显, 加枳壳、桔梗、木香等行气之品; 若瘀血较重, 加三棱、莪术等破血化瘀散结。

(三) 特色治疗

1. 专方专药

(1) 温肾益精汤: 炮天雄 6 ~ 9g, 熟地、菟丝子、怀牛膝、枸杞子各 20g, 炙甘草 6g, 仙灵脾 10g。水煎服, 每天 1 剂。

(2) 生精汤: 枸杞子、何首乌、党参、川断各 15g, 菟丝子、覆盆子、五味子、桑椹子、车前子、陈皮各 9g, 当归、熟地、仙灵脾各 12g, 黄芪 18g。水煎服, 每天 1 剂。主治精子数量少、成活率低、活动力差, 临床表现为肾阳虚的不育者。

(3) 五子生精汤: 潼蒺藜、菟丝子各 30g, 枸杞子、韭菜子、车前子、怀牛膝、北沙参各 15g, 五味子、覆盆子各 10g。水煎服, 每天 1 剂。服药期间节制房事, 增强营养, 戒烟酒。

(4) 聚精助育汤: 生黄芪、炙黄芪、枸杞子、太子参、鸡血藤、丹参、菟丝子、沙苑子、川续断各 30g, 生地、熟地、益母草各 15g, 制首乌、炙黄精各 10g。水煎服, 每天 1 剂。服药期间节制房事, 增强营养, 戒烟酒。

(5) 加减地黄汤: 熟地、山萸肉、巴戟天各 12g, 山药、枸杞、泽泻、仙灵脾各 10g, 肉桂、川黄连各 2g。气虚加黄芪 30g; 血虚加当归 12g。水煎服, 每天 1 剂。

2. 名老中医经验

(1) 王琦教授诊治经验: 根据肾藏精, 主生殖和补肾生精的理论, 以调补肾阴肾阳、填补肾精或益气养血为治疗大法。肾阳不足之精子缺乏等症, 治以温补肾阳、温肾填精, 代表方为金匮肾气丸、右归饮, 常用药为淫羊藿、菟丝子、鹿角胶 (鹿茸或鹿角片)、肉苁蓉、仙茅、巴戟天、附子、肉桂、锁阳。肾精不足、虚火亢盛者, 治以滋阴降火、补精益肾, 代表方为六味地黄丸、大补阴丸, 常用药为熟地、枸杞子、山茱萸、五味子、生地、女贞子、桑椹子。肾精亏虚者, 治当阴中求阳、阳中求阴、补益肾精, 代表方为五子衍宗丸, 常用药为淫羊藿、枸杞子、黄精、何首乌、紫河车、菟丝子、肉苁蓉、吴茱萸、鱼鳔胶。气血亏虚者, 治当益气养血种子, 代表方为补中益气汤。

(2) 徐福松教授诊治经验: 徐福松教授认为少精症应先辨虚实。虚证以肾虚为主, 又有肾精亏虚、肾气不足、命门火衰之别。实证分瘀血阻滞、湿热蕴阻。治疗原则应遵循虚则补之、实则泻之、瘀则通之。肾阴虚者当补肾填精; 肾阳虚、命门火衰者当温补命门之火; 肾气不固者, 当补肾气, 固精收涩; 脾阳不温者, 当温阳健脾; 瘀血阻滞者, 当活血化瘀、疏通精道; 湿热蕴阻者, 当清利湿热、疏通精道为主。

(3) 秦国政教授诊治经验: 秦国政教授则认为少精子症传统上多以肾之阴阳不足立论, 但是随着人们生活水平、生存环境等客观因素的变化, "肾虚夹湿热瘀毒"

已成为现代不育症的重要致病因素。秦国政教授认为临床上对少精子症的治疗，通过辨证论治和辨病论治，有些患者在补肾、填精的基础上加活血化瘀的药物往往能使患者生精能力增强，提高治愈率。现代药理研究也表明活血化瘀药物可改善组织供血和血液循环，减轻炎症反应及水肿，减少局部炎症的渗出，抑制纤维增生，促进腺组织的软化，改善组织缺血、缺氧，使睾丸、前列腺、精索静脉丛的血液循环改善，生精细胞功能得到重新调节，促进精子的产生和提高精子的活力。秦教授常用于男科临证的活血化瘀药有川芎、桃仁、丹皮、赤芍、水蛭、川牛膝、丹参、泽兰、山楂、穿山甲、皂角刺、王不留行、三棱、莪术等。

3. 针灸治疗

（1）肾精亏损者，取双侧肾俞、志室、太溪、三阴交；气血不足者，取双侧脾俞、胃俞、肾俞、足三里、三阴交。施针方法为补法，留针 30min，每天 1 次，10 次为 1 个疗程。

（2）取命门、肾俞、关元、中极等为主穴，隔姜灸，以艾灸 3 壮为度。有温肾壮阳，益气培元之功。适用于命门火衰之精子减少症。

（3）第 1 组：太溪、三阴交、关元、肾俞、脾俞；第 2 组：照海、阴陵泉、气海、志室、地机。针刺同时加灸，两组交替使用，隔日 1 次，10 天为 1 个疗程，疗程间隔时间为 1 周。

（4）取外生殖器、睾丸、内分泌、皮质下、神门。用王不留行粘于 0.5cm×0.5cm 胶布上，然后贴于耳穴。每周 1 次，每天嘱患者自行按压 3 次。

4. 食疗

（1）韭菜、鲜虾仁各 150g，鸡蛋 1 个，白酒 50g。韭菜炒虾仁、鸡蛋，佐膳，喝白酒，每天 1 次，10 天为 1 个疗程。适用于肾阳虚衰所致精少不育者。

（2）海参适量，糯米 100g。先将海参浸透，剖洗干净，切片煮烂，后加入糯米，煮成稀粥，调味服食。适用于肾精亏损不育者。

（3）胎盘 1 具，漂净，切成块，与老母鸡 1 只同煮，喝汤吃肉，半月 1 次。

（4）肉苁蓉粥：肉苁蓉 20g，羊肉 25g，大米 30g。将肉苁蓉切片或切块，与羊肉丁、大米共煮成稠粥，食之。

六、西医治疗

（一）治疗原则

查明原因，针对病因治疗。

（二）常用方法

1. 药物治疗

（1）克罗米芬治疗：用药方法有连续法和循环法。连续法每天口服 50mg，连用 6 个月；循环法每天 1 次，每次口服 25mg，连用 25 天停 5 天，为 1 个疗程，一般连用 6 个疗程。

（2）精氨酸治疗：每日服精氨酸 1g，疗程一般为 6 个月，一般可使 65% 的患者的精子数和活动力获得改善。

（3）睾酮治疗：以十一酸睾酮口服（商品名：乐仕），每天 1 次，或十一酸睾酮肌内注射，每月 1 次，共 3 个月；或皮下植入内含睾酮 25mg 的小丸，也可能使生精功能障碍获得改善。

2. 手术治疗

（1）睾丸固定术：成人隐睾一般仍可行睾丸固定术；若单侧隐睾且该侧睾丸已高度萎缩，应行睾丸切除，以防睾丸恶性变。

（2）精索静脉高位结扎术：对较重的精索静脉曲张而症状又严重者，或经非手术治疗症状未见缓解者，或已影响生育者可行手术治疗。

3. 其他治疗

在原治疗基础上用高压氧治疗。依据卫生部医用高压氧治疗方案选用 0.25MPa 吸氧 80min；每天 1 次，共 10 次，以后隔日 1 次，连续治疗 60 次为 1 个疗程。适用于婚后同居 1 年以上，性生活正常，愿意妊娠，排除女方不育因素，多年治疗不愈且未查出任何病因，经精液检查证实为少弱精子症的患者。治疗后精液改善，高压氧下细胞分裂活跃，提高了靶器官兴奋性，改善了睾丸的生精功能和生存环境。但治疗要求条件严格，疗程长，费用高，难以普及。

七、预防调护

（1）适当节制房事，忌恣情纵欲。

（2）饮食宜清淡，忌食肥甘厚味和辛辣之品，药食配合可提高疗效。

（3）避免不良因素的刺激，治疗原发病，如放射性物质、药物、生殖腺及附属性腺感染等。

八、疗效判定标准

治愈：症状消失，精液常规检查各项指标均正常，女方妊娠。

显效：症状消失，精液常规检查 3 次以上均正常，但女方未妊娠。

有效：症状改善，精液常规检查各项指标均得到不同程度提高，但未达到正常标准。

无效：经治疗 2 ~ 3 个月，未得到改善。

第三节　精液不液化

一、概述

正常情况下，精液排出体外 15～20min 后即开始液化，若超过 60min 仍不能液化者，则称为精液不液化。精液不液化是导致男性不育症的常见原因之一，因精液不液化而致男性不育症的发生率为 2.51%～42.65%。由于精液凝固不化，使精子发生凝集或制动，减缓或抑制了精子的正常运动，使其不能通过宫颈而致不育。临床上确诊精液不液化的依据主要是精液液化时间和精液的黏稠度。

在中医古籍中，没有精液不液化的类似记载。本症大致与淋浊、精寒、精热等有关。当代中医称精液不液化症为"精滞"。精液的正常液化有赖于阳气的气化作用，所谓"阳化气，阴成形"。精液为肾所属，故与肾的气化功能有直接的关系。凡阳不足，肾之阴阳失调，或湿热之邪，或寒凝血瘀，阻遏气机，均可导致气化失常，因而出现精液不液化。中医辨证精液不液化症有虚有实，治疗的关键在于使肾阴阳平衡，恢复其气化功能。

二、病因病机

（一）中医病因病机

（1）先天肾之阳气不足，失之温煦施化。

（2）后天失养，大病久病及肾，致肾阳不足，气化失司。

（3）寒湿、水湿之邪内侵，损伤阳气，致阳不化气行水。

（4）酒后房劳过度，或劳心太过，或五志化火，肾阴受损，致虚火内灼精室。

（5）嗜食辛辣醇甘厚味，或外感湿毒之邪致热下注，熏蒸精室。

（6）久病入络，或外伤，或忍精不射，败精瘀浊内阻，气机阻滞，精液不液化。

（二）西医病因病理

西医学认为，精液液化是由精液的酶系决定的，这些"液化因子"来源于前列腺和尿道球腺的分泌液。如果这些附属性腺感染或其他病变，都可以导致精液部分或者完全不液化。有人作过统计，90% 的精液不液化者患有前列腺炎，而前列腺炎患者中，精液不液化者约占 12%。由于精液不液化，使射入阴道后的精子运行困难，难以与卵子结合，而致不育。

三、辨病

凡精液排出体外后60min以上不能液化者，均可诊断为精液不液化症。临症还可见精液稠厚或黏稠如胶冻状，甚至呈块状。诊断该症时，还应同时检查是否合并前列腺及精囊炎症或先天性缺损。

四、类病辨别

生理性精液黏度增加者多见于长期禁欲，贮精不泄者。鉴别诊断的要点是：①液化时间；②精液黏度。生理性者液化时间虽然相对延长，但不超过1h，仍在正常范围之内；精液黏度相对增高，但用细棒挑起精液时没有拉丝，或略有拉丝但挑起即断，黏度仍在正常值的范围之内。

五、中医论治

（一）论治原则

本症的治疗以扶正祛邪、恢复气化功能为论治原则。扶正包括温肾阳、滋肾阴；祛邪又分利水湿、清利湿热和活血化瘀。对虚实夹杂者，则需攻补兼施。如阳虚水湿内停之精液不液化，既要温肾阳，又要利水湿。

1.分清寒热虚实

肾阳不足为虚证寒证；而寒邪直中，或寒凝血瘀者属实证寒证，或因虚致实证；水湿内停为因虚致实，虚中夹实证；肾阴亏损，阴虚内热为虚证热证；而湿热下注为实证热证。

2.辨清病变部位

精液不液化，主要病位在肾，如湿热下注证涉及肝胆、脾胃；气血瘀阻涉及肝、脾、肾；水湿内停涉及脾、肾和三焦。

（二）分证论治

1.肾阳不足证

证候：精冷不育，精液黏稠而不液化。伴见阳痿早泄、畏寒肢冷、夜尿频多，小便清长，腰膝酸软，眩晕耳鸣。舌淡苔白，脉沉迟而无力。

治法：温肾散寒，以助气化。

方药：金匮肾气丸合保元汤加减（附片、肉桂、山萸肉、熟地、山药、泽泻、牡丹皮、茯苓、人参、黄芪、甘草）。

加减：若阴寒盛者，可加小茴香、乌药、吴茱萸以行气化滞，温经散寒。

2. 阳虚水湿内停证

证候：精液黏稠不液化，不育，小便不利。兼见脘腹痞满，口渴不欲饮。舌淡苔白腻或滑，脉沉缓。

治法：温阳化气，利水化浊。

方药：萆薢分清饮加味（附子、益智仁、萆薢、石菖蒲、车前子、桂枝、乌药、猪苓、茯苓、泽泻）。

加减：若兼痰湿内阻，气血不畅者，可酌加陈皮、法半夏、生姜、路路通、穿山甲以化痰利湿，活血通络。

3. 肾阴亏损证

证候：婚后不育，精液黏稠不液化。伴耳鸣盗汗，五心烦热，口咽干燥，腰膝酸软，失眠健忘，或性欲旺盛。舌质红，少苔或无苔，脉细数。

治法：滋阴降火。

方药：液化汤（知母、黄柏、生地、丹参、赤芍、麦冬、天花粉、白芍、车前草、玄参、熟地、枸杞子、仙灵脾、竹叶）。

加减：若兼肝郁气滞，可加柴胡、郁金疏肝理气。

4. 湿热下注证

证候：婚后多年不育，精液黏稠不液化，精液腥臭黄浊，小便淋沥不畅，尿道灼热，黄赤混浊，甚则尿血，尿痛，小腹拘急，腰痛。舌苔黄腻，脉濡数或滑数。

治法：清热利湿，滋阴泻火。

方药：龙胆泻肝汤合知柏地黄汤加减（龙胆草、黄芩、栀子、泽泻、车前子、当归、生地、柴胡、甘草）。

加减：若病程较长，见湿久困脾耗气征象，可加黄芪、白术益气健脾。

5. 气血瘀阻证

证候：精液黏稠且不液化，量少不育而病程长，面色黧黑或皮肤色素沉着，少腹不适或胀痛，或射精时刺痛。舌质暗红有瘀斑，脉弦涩。

治法：活血化瘀，通利精道。

方药：少腹逐瘀汤加减（乌药、小茴香、干姜、肉桂、玄胡、川芎、五灵脂、赤芍、没药、当归、蒲黄、黄精）。

加减：若瘀血盛者，可加路路通、穿山甲加强通利精道之作用；若精少者，可加五子衍宗丸以益肾生精。

（三）特色治疗

1. 专方专药

（1）液化生精汤：药用丹皮、地骨皮、白芍、赤芍各9g，生地12g，玄参12g，生牡蛎30g，浙贝母12g，丹参15g，山萸肉9g，金银花18g，连翘、夏枯草、柴胡、竹叶、茯苓各9g，仙灵脾12g。水煎服，每天1剂，服3天停1天，共服 24 剂为 1 个疗程。适用于相火偏旺，热灼精液所致精液不液化症。

（2）痰瘀同治方：基础方组成：生晒参、川桂枝、细辛、蛇床子、小茴香、桔梗、皂荚子、红花、路路通、竹节三七。水煎服，每天 1 剂。肾阳虚加仙灵脾、肉苁蓉；阴虚火旺加川黄柏、龙胆草、龟板；脾虚湿热加山药、生薏苡仁、苍术、萆薢、滑石。

（3）液化丸：药用生地 200g，丹皮 50g，萆薢、淫羊藿、车前子各 150g，黄柏、石菖蒲、菟丝子、泽泻各 100g。以生地、车前子、菟丝子浓煎，过滤取法浓缩成膏，再将余药为末纳入膏中晾干，炼蜜为丸，每丸重 10g。每次服 10g，每次服 1 丸，早晚空腹时各服 1 次，1 个月为 1 疗程。

2. 名老中医经验

金维新用自拟液化生精汤（知母、黄柏、生熟地、赤白芍、牡丹皮、天冬、天花粉、茯苓、车前子各 9g，连翘 12g，丹参 30g，淫羊藿 15g，生甘草 6g）治疗 30 例肾阴虚相火旺型精液不液化症，收效良好。

华良才从"精瘀"论治精液不液化症，药用当归、鸡血藤、牛膝、益母草、何首乌、骨碎补、川断、狗脊，效果较好。

3. 中成药治疗

肾阳不足者，可选用金匮肾气丸和五子衍宗丸；肾阴亏损者，可选用知柏地黄丸；水湿内停者，可选用萆薢分清丸；湿热下注型可选用龙胆泻肝丸（短期间断服用）或八正散；气血瘀阻型可以选用桂枝茯苓丸。

六、西医治疗

本病可用液化剂对精液作体外处理。常用液化剂有 Alevaire 清洁剂、胰脱氧核糖核酸酶和含 5% α-淀粉酶的 Locke 混悬液等。这些液化剂均不影响精子的活动率和活力。具体用法为：用 Alevaire60ml 作性交前阴道灌洗，可以辅助精液在阴道内液化；或在排卵期性交后用含 5% α-淀粉酶的混悬液 1ml 注入阴道内并使臀部抬高 30min；亦可用 50mg 的 α-淀粉酶与可可脂做成的坐药，在性交后立即塞入阴道，帮助精液在阴道内液化。

七、预防与调护

（1）合理安排饮食，忌食辛辣油腻之品，戒烟酒。

（2）适当节制房事。

（3）治疗附性腺原发性疾病如前列腺、精囊腺炎症及结核、肿瘤者，需抗炎、抗结核和抗肿瘤治疗原发病。

八、疗效判定标准

依据《WHO 人类精液实验室检验与处理手册（第五版）》制订。

在室温条件下，或显微镜载物台预热至 37℃的标准实验室内进行精液检测。

显效：精液液化时间较治疗前变短，但仍大于 60min。

痊愈：精液液化时间小于 60min。

第四节　畸形精子症

一、概述

畸形精子症指精子的形态异常。在正常生育男性的精液中，一般精子异常的百分率不会超过 30％（染色后不超过 70％）。如果精液常规检查时，精子畸形率连续二次超过 30％（染色后超过 70％），就属于异常。世界卫生组织的专家认为，经特殊染色后精子的畸形数量大于 70％时，定义为精子畸形症；畸形精子症，以前的观点是指精液中异常形态精子数超过 20％的一种病症，是引起男性不育症的重要原因之一。本症亦称畸形精子过多症，是属于精子质量差的一种病症。WHO 无畸形精子症的明确定义。关于精子形态的正常标准，WHO《男性不育标准化检查与诊疗手册》要求 ≥ 30％ 头形态正常。也就是说，只有 <30％ 头形态正常则属病态，或者说，70％ 精子的头出现异常的时候，才算畸形精子症。当精子的畸形率大于 80％，可以造成不育症。虽然精子形态异常的种类繁多，但临床常见的畸形类型大约只有十来种。而复合畸形又称精子畸形综合征，即一个精子同时存在几种类型畸形，多由有丝分裂紊乱引起，而后者的百分率增加对生育的影响最大。

中医学中无"畸形精子症"的名称。认为本症多因于肾虚和湿热之邪下注，精失所养而出现畸形精子增多，导致男性不育。治疗上补肾益精为主，兼以清利湿热之邪。

二、病因病机

本症虚证者多见，凡畸形精子增多而伴腰膝酸软，头昏耳鸣，阳痿，遗精滑精等肾虚证候者属虚证。而畸形精子增多而伴精液不液化，脓精和少腹会阴疼痛者多属实证。此外还有虚实夹杂之证。分证病机如下：

（1）房劳过度、久病，或大病刚愈，致肾阴或肾阳虚弱，精失所养而致畸形精子增多。

（2）因饮食不节，湿热内生，或湿热毒邪内侵，蕴结精室，精子被邪毒所伤而致畸形精子增多，从而导致男性不育。

三、辨病

凡通过精液常规检查，镜下畸形精子超过 30％ 者，即可诊断为畸形精子症。

（一）症状与体征

本症临床表现颇不一致，有的患者无临床症状；部分患者有慢性前列腺炎、睾丸炎、精囊炎、精索静脉曲张等病史而伴有相应的症状与体征。

（二）辅助检查

1.实验室检查
（1）精液常规连续 3 次检查，畸形精子超过 30％ 以上。
（2）不成熟精子细胞超过 2％ ~ 3％ 以上。
（3）TBP 染色法染色后，用油镜观察精子，计算出正常和畸形精子百分率。

2.电子显微镜检查
有助于畸形精子形态的判定。正常精子分头、体、尾三部，长约 60μm，头部为椭圆形，尾部长而弯曲，外形如蝌蚪。正常精子的头部可有生理性变化，如大圆头精子、小圆头精子等。畸形精子是指头、体、尾的形态变异。

3.其他检查
染色体核型分析可有助于遗传性疾患的诊断；激素水平测定可了解下丘脑－垂体－睾丸轴的功能状况；前列腺液常规检查可排除前列腺疾病的影响。若疑有其他疾病亦可作相应的检查。

四、类病辨别

本症与精子凝集相鉴别。精子凝集是由于精子抗原和精子抗体的抗原抗体反应，造成精子头对头，或尾对尾，或头对尾等集结在一起。而精子畸形则是指单个精子的形态异常，以及精液中形态异常精子数目的增多。

五、中医论治

（一）论治原则

针对该病症的主要病机，宜以补肾益精、清热利湿解毒为治疗原则。以期使肾主生殖，生精及精子运功能恢复正常。

（二）分证论治

1. 肾阳虚

证候：精液清冷，精子畸形率增高，婚后不育。并见阳痿早泄，畏寒肢冷，腰膝酸软，小便清长，夜尿频多。舌淡胖，苔薄而滑，脉沉细或沉微。

治法：温肾壮阳，生精助育。

方药：赞育丹加减（熟附子、肉桂、巴戟天、仙茅、淫羊藿、蛇床子、韭子、肉苁蓉、熟地、当归、枸杞子、山萸肉、白术）。

加减：腰痛明显，加杜仲；大便稀，加白术、补骨脂；阳痿早泄，加巴戟天、金樱子。

2. 肾阴不足

证候：精液量少而畸形精子增多，婚后多年不育。伴形体消瘦，腰膝酸软，五心烦热，头昏耳鸣。舌红少苔，脉细而数。

治法：滋阴补肾，降火益精。

方药：六味地黄丸合五子衍宗丸加减（熟地、山药、山萸肉、牡丹皮、泽泻、菟丝子、五味子、枸杞子、覆盆子、车前子）。

加减：精液中有脓细胞者，可加知母、黄柏以清降虚火解毒；若遗精滑精者，可加金樱子、龙骨以涩精止遗。

3. 湿热下注

证候：精液黏稠或不液化，镜检畸形精子数多，或白细胞增多，有脓细胞，婚后不育。并见腰酸，下肢沉重，小腹会阴胀痛不适，身倦乏力，口苦心烦。舌红苔黄腻，脉沉弦或数。

治法：清热利湿，解毒生精。

方药：利湿益肾汤（萆薢、薏苡仁、土茯苓、车前子、山药、白术、肉苁蓉、牛膝）。

加减：若湿热甚者，可加黄柏、栀子清利下焦湿热；有瘀滞而见少腹会阴疼痛者，加桃仁、红花、穿山甲以行气活血，化瘀通经。

（三）特色治疗

1. 专方专药

（1）益精灵：淫羊藿500g，锁阳、巴戟天、熟地黄各250g，山萸肉、附子各90g，肉苁蓉200g，枸杞子150g，黄芪250g，当归90g，韭菜子60g，车前子60g，菟丝子、茺蔚子、桑椹子各150g，龟板胶、鹿角胶、甘草各100g。上药用60度白酒15kg左右浸泡，7～15天后即可饮用。每天3次，每次25～50ml，饭前饮，亦可以菜送下。适用于肾阳虚证。

（2）补肾益精汤：药用仙灵脾40g，山萸肉30g，枸杞子15g，菟丝子12g，女贞子12g，鹿角胶（烊化）12g，党参15g，当归12g，甘草6g，何首乌10g。水煎服。适用于肝肾不足所致的畸形精子症。

（3）生精冲剂：枸杞子、菟丝子、丹参、当归、黄芪、熟地黄、桃仁、红花、覆盆子、人参、五味子、牛膝、陈皮等。每天1剂，水煎服。

（4）滋阴降火汤：生地黄、熟地黄、白芍、麦冬、知母、黄柏、当归、白术、陈皮、大枣等。每天1剂，水煎服。

（5）通精煎：丹参、莪术、川牛膝各15g，当归尾、桃仁、柴胡各10g，生牡蛎30g，生黄芪30g。肝郁者加橘叶、橘核、荔枝核、小茴香各10g；湿热者加车前子、知母、黄柏各10g；气虚者加党参、白术各10g；阳虚者加附子、桂枝各10g；阴虚者加生地黄、白芍药、炙鳖甲各15g。每天1剂，水煎，分2次服。适用于气滞血瘀所致之畸形精子过多症。

（6）回春汤：生地黄12g，山茱萸、山药、枸杞子、桑椹子、菟丝子、远志各10g。若火旺者加知母、黄柏各10g，天冬、麦冬各10g。每天1剂，水煎，分2次服。适用于阴虚火旺所致之畸形精子过多症。

2. 名老中医经验

（1）王琦教授诊治经验：王琦教授从"湿热瘀毒虫"入手治疗畸形精子症，在补肾填精的基础上，往往用清热解毒、利湿化浊、活血化瘀的治疗思路。常用药为白花蛇舌草、土茯苓、车前子、黄柏、知母、柴胡、枳壳、蒲公英、败酱草、鱼腥草等。

（2）徐福松教授诊治经验：徐福松教授认为治疗畸形精子症应辨明虚实，虚则补之、实则泻之，忌犯虚虚实实之错。主张临床上多用子类药物，因其富含脂类及微量元素，对精子发生、成熟、获能、酶活性等都有帮助，有助于改善精子畸形情况。

（3）陈磊教授诊治经验：陈磊教授认为，脾肾两虚、湿盛血瘀为畸形精子过多症的主要病因病机，临床上补肾健脾、化瘀通络法是治疗畸形精子症的常用方法，在补肾益精的基础上，酌情配以活血化瘀药。用自拟的二仙汤加减治疗，方药为：淫羊藿、熟地黄、龟板、菟丝子、仙茅、知母、肉苁蓉、巴戟天、桃仁、红花。在此基本方基础上再随证加减。

3. 针灸治疗

（1）针刺太冲、侠溪、风池、肝俞、胆俞。补法，隔日1次，留针30min。

（2）命门、三阴交、关元、足三里。补法，每天1次，隔日灸1次，留针20min。

4. 食疗

（1）清炒虾仁：取河虾肉500g，鸡蛋清2只，以及干淀粉等调料。先将虾肉洗净，用食盐拌合，再加入蛋白搅拌，加干淀粉和匀。另用油滑锅后，加入熟猪油，烧至四成熟加入拌好的虾肉，熟之前加入调料取锅，即可食用。具有温肾壮阳之功。

（2）枸杞粥：枸杞子60g，粳米120g。将枸杞子洗净后与粳米同煮成粥即可食用。具有滋补肝肾阴血之功。

（3）核桃仁炒韭菜：核桃仁50g，韭菜适量。先以香油将核桃仁炸黄，后入洗净切成段的韭菜，翻炒，调以食盐。佐餐随量食用。

（4）冬虫夏草鸭：雄鸭1只，冬虫夏草5枚，食盐、姜、葱等调料少许。雄鸭去毛及肠杂，洗净，放沙锅或铝锅内，入冬虫夏草，调料，加水，以小火煨炖。

六、西医治疗

（一）治疗原则

对因治疗为主。

（二）常用方法

1. 药物治疗

生精功能障碍可用克罗米芬治疗，每天1次，口服50mg，持续60天；前列腺炎和精囊炎者，需抗炎抗感染等治疗。维生素C、维生素E血管舒缓素等，促进睾丸生精功能。

2. 手术治疗

若为精索静脉曲张引起，需进行精索静脉高位结扎术。

3. 其他治疗

（1）上泳法结合宫腔内人工授精：适用于男方确诊为畸形精子症，女方经妇科常规检查、基础体温测定、输卵管通畅检查、B超监测卵泡发育、尿液黄体生成素（LH）峰值法监测排卵，血LH、卵泡刺激素（FSH）、催乳素（PBL）、雌激素（E）、孕酮（P）等检查均未见明显异常，或经治疗后各项指标达到正常者。

（2）卵泡浆内单精子注射（ICSI）和常规体外授精联合：适用于以畸形精子为主的不育患者。

七、预防调护

（1）饮食有节，戒烟酒。

（2）注意个人卫生，特别是外生殖器的卫生。

（3）节制房事，不恣情纵欲。

八、疗效判定标准

显效：临床症状消失，精液分析精子密度 $\geqslant 20 \times 10^6/ml$，a级精子 $\geqslant 25\%$，精子畸形率 $< 30\%$，或女方怀孕。

有效：临床症状明显减轻，精子密度 $\geqslant 20 \times 10^6/ml$，a级精子 $\geqslant 25\%$，精子畸

形率31% ~ 70%。

无效：经3个疗程治疗精液分析无改善。

第五节　脓精症

一、概述

正常情况下，精液中没有脓细胞，白细胞计数少于（等于）1×10^6/ml。如果精液中发现脓细胞，而且白细胞计数大于1×10^6/ml，且伴不育者，称为脓精症或精液白细胞过多症。脓精症是男性不育中的常见病，约占男性不育总数的17%，其主要因生殖系统感染所致。

中医学中虽无"脓精症"之名称，但认为本病与"精浊"、"淋证"、"精热"等证有关。湿、热、毒是其主要病因，基本病机为湿热积毒，疫邪不除，内蕴精室，日久不去，化腐成脓而致脓精。因此，治宜清热除湿，解毒化脓。

二、病因病机

本病的病机特点是湿热之邪久郁不清，邪伏精室，化毒成腐，甚至引起瘀浊阻滞的病理改变。或湿热不清，日久常易伤阴，出现阴虚火旺，灼精炼液，化腐成脓。湿热或阴虚，引起邪伏精室，化腐成脓是其基本病机，虚实夹杂是本病的病机特点。

1. 湿热下注

嗜食辛辣厚味、酗酒，生湿蕴热，湿热之邪循经下注；感受疫邪，治疗不彻底，邪伏精室，蕴积日久，化毒成腐，引起脓精。

2. 阴虚火旺

房事太过，或嗜食温燥之品，或热病伤阴，致肾阴亏损，阴虚火旺，灼精炼液，化腐成脓。

西医病因病理：西医学认为，脓精是因生殖系统炎症，感染化脓，精液排出时脓细胞伴随而下所致。附属性腺有感染病灶，治疗不当，致使精液中白细胞数目增多。

三、辨病

脓精症（精液白细胞过多症）的诊断主要是依靠病史及实验室检查，症状和体征主要体现在生殖系统炎症方面的表现。

（一）病史

婚后一年不育史。

（二）症状

本病起病缓慢，症状复杂且无特异性，可分为局部和全身症状，主要表现在疼痛、尿路症状、生殖系统症状等方面。

（1）疼痛：主要表现为会阴部、肛门、后尿道坠胀不适或疼痛，睾丸、阴茎等处不适隐痛。

（2）尿路症状：常见尿道口有乳白色分泌物，尤其在排便等腹压增加情况下出现，尿频、尿急、尿痛、尿有余沥、排尿困难，排尿时尿道常有烧灼感，夜尿增多。

（3）生殖系统症状：可见性欲减退、阳痿、早泄、射精疼病等性功能紊乱的表现。

（三）体征

1.一般检查

主要检查身高、体重、血压、第二性征，以及有否慢性呼吸系统疾病如支气管扩张、慢性鼻窦炎、慢性支气管炎，消化系统如肝硬化，内分泌系统如糖尿病，遗传病如胰腺纤维囊性病，以及一些神经系统疾病等。

2.泌尿生殖系统检查

（1）闻诊　精液的气味，正常精液略带腥味，若气味秽油恶臭者，多属实热证，气味清淡者多属虚寒证。

（2）视诊　重点在局部望诊。望前阴及体毛，借此可了解有无生殖器官畸形，同时也可以推测肾精的盛衰。精液望诊重点是观察精液的质地、颜色等。

（3）触诊　触摸肾子（即睾丸）、玉茎及切脉。肾子的大小、数量、质地等，直接反映肾气的盛衰、肾精的盈亏、续嗣能力的强弱。玉茎中有硬结，拒按，多为阴茎痰核；尿道口流脓，尿道部拒按为淋证；阴囊中空，或肾子如豆为先天不足之象；肾子红肿热痛且拒按多为子痈。肾虚者脉多沉，尤以尺部为明显；精疲亏少者脉多细涩；脉细小或虚弱者多为先天不足或后天失养，气血两虚；肝郁气滞不育者脉多见弦等。

（4）听诊　患者语言的高低、强弱、清浊、缓急等变化，可以分辨病情寒热虚实。

3.外生殖器检查

患者取站立位，须用双手法触诊。

（1）应注意检查阴茎，注意尿道口的情况：尿道上裂、尿道下裂、尿道口狭窄、严重包茎、外科创伤性瘢痕等均妨碍精子正常顺利进入阴道。

（2）阴囊皮肤：注意有无术后瘢痕、结核、肿瘤或其他炎症后窦道等。

（3）睾丸检查为重点检查项目：有无隐睾、异位睾、睾丸回缩等。

（4）检查附睾：有无附睾肿大、附睾结节等。

（5）检查精索：有无精索静脉曲张。

（6）腹股沟检查：看有无腹股沟瘢痕，有无腹股沟淋巴结肿大。

4.直肠指诊

直肠指检（digital rectum examination，DRE）是泌尿男科医生的基本操作技能，随着实践经验的积累，通过DRE可对前列腺大小作出粗略的估计，大多数情况下能够区别"小"的和"大"的前列腺。DRE时要注意前列腺的腺体边界、形状大小、质地硬度、对称性、中间沟情况、表面光滑程度、是否有结节或压痛等。还应了解直肠黏膜和腺体的活动性有无受限甚至固定，精囊能否触及，直肠内有无其他肿块，以及肛括约肌张力、肛管的感觉、骨盆肌随意收缩力等。

DRE的优点在于不需特殊仪器设备，简单快速，无侵袭性，费用低廉。目前DRE不仅仍是泌尿外科的常规检查，更是前列腺疾病时必须检查的项目。

（四）辅助检查

对该病的诊断主要依靠实验室检查。

（1）精液检查：①精液中发现脓细胞；②精液中白细胞，1×10^6/ml；③精液黏稠，色黄。

（2）尿液检查：合并尿路感染时，尿常规检查可有白细胞或脓细胞，应常规作尿培养，有细菌时应作药物敏感试验。

（3）前列腺液检查：合并有前列腺炎症时，前列腺液检查可有白细胞增多，卵磷脂小体下降的情况。

四、类病辨别

脓精症的诊断关键是精液中有脓细胞和白细胞计数增多。因长期未曾排精，精液也可能变得黄稠，但精液化验未见脓细胞，白细胞计数也在正常值范围内，须与本症鉴别。

五、中医论治

（一）论治原则

针对脓精症的主要病因病机，治疗上以清热利湿、解毒排脓为论治原则。其中实证者，当清利湿热，清热解毒，祛腐排脓；虚证者则宜滋阴清热，泻火解毒。对阴虚火旺而兼有湿毒之邪者，当虚实兼顾，既清热滋阴，又解毒除湿。

（二）分证论治

1.湿热蕴结证

证候：婚后不育，精液浓稠，味腥臭，精检中白细胞记数大于1×10^6/ml，伴见口苦咽干，胸胁痞满，少腹或会阴部不适，阴囊湿痒。舌红苔黄腻，脉濡数或滑数。

治法：清热利湿，解毒排脓。

方药：龙胆泻肝汤合五味消毒饮加减（龙胆草、黄柏、栀子、车前子、泽泻、金银花、连翘、蒲公英、紫花地丁、枸杞子、紫河车）。

加减：若湿久困脾，气郁气虚，可加陈皮、郁金，健脾理气。

2. 肾阴亏损证

证候：精液量少黄稠，精液中有脓细胞、白细胞数大于 $1 \times 10^6/ml$，婚逾一年不育。伴见形体羸瘦，潮热盗汗，五心烦热，性欲亢进，早泄。舌红少苔，脉细数。

治法：滋阴泻火。

方药：知柏地黄丸加味（知母、黄柏、熟地、山萸肉、山药、茯苓、泽泻、丹皮）。

加减：若兼湿毒蕴结，可加土茯苓、金银花、蒲公英以清热解毒，利湿排脓。

（三）特色治疗

1. 专方专药

解毒益精汤：金银花、连翘各24g，蒲公英、紫花地丁各20g，生地、当归、白芍、覆盆子各15g，黄柏、知母、龙胆草各12g，紫河车粉（冲服）15g，生甘草10g。水煎服，每天1剂，煎2次，早晚各服1次。服药10天，复查精液。

2. 名老中医经验

（1）王琦教授诊治经验：临床上，将该症的病因病机归纳为湿、热毒、阴虚、火旺。发病的关键是湿热和虚热之邪蕴积，化毒成腐成脓。治疗实证常用龙胆泻肝汤、五味消毒饮、甘露消毒丹等方化裁，而虚证则以大补阴丸、知柏地黄丸加减。不论是实证，还是虚证，或者是虚实夹杂之证，在对因治疗的同时，往往加一两味补肾益精之品，如枸杞子、覆盆子、紫河车等，一则是为了防止热邪继续伤及阴精；二则是益肾精以加强肾之藏精、主生殖之功能；三是有扶正祛邪之功。

（2）戚广崇教授分证论治经验：戚广崇治疗脓精症有特色：①精室湿热，清热除湿以涤精；②痰凝浊阻，蠲痰化浊以利精；③阴虚火旺，降火滋阴以填精；④气滞血瘀，理气活血以通精；⑤肾气不足，益气补肾以增精。并且认为，脓精症急性期可考虑中西医结合治疗，往往可以提高疗效，缩短疗程。强调同时应戒绝烟酒及辛辣刺激性食物，多饮水，注意休息，节制房事。对女方应同时检查。如有感染应一起治疗，以免相互传染。对脓精症慢性期以中医辨证为主。

（3）徐福松教授诊治经验：徐福松认为精液中脓细胞过多者，加用蒲公英、红藤、败酱草等清热解毒的药物。当患者合并有排尿乏力、尿后余沥、滴白、会阴部不适等前列腺疾病症状时，用"萆薢汤"进行治疗；而当患者有少腹、会阴部胀痛及附睾炎时候，常加用《外科全生集》中的"枸橘汤"并合用牡蛎、昆布、海藻、荔枝核等类药物；当有附睾结节或有精液不液化时，便改从痰论治，以"消瘰丸"加减治疗。

3. 针灸治疗

会阴、肾俞；次髎、关元两组穴位。两组穴位交替使用，1次/天。采用捻转手法留针30min，每隔10min行针1次。

4. 按摩疗法

因前列腺炎引起的脓精症，可进行前列腺定期按摩，每周1次。有助于因炎症腺管阻塞的腺液排泄，以利于疾病的康复。

5. 药物外治

（1）因前列腺炎引起的脓精症，可用野菊花栓1粒，塞入肛门，1～2次/天，连续2周。

（2）消炎痛栓1粒，塞入肛门，1次/天，连续3天。

6. 食疗

（1）薏苡仁粥 薏苡仁30g，粳米60g。将薏苡仁、粳米共同煮粥。一周服用2～3次。

（2）小米莲子绿豆粥 绿豆50g，小米50g，大米50g，莲子10粒一起洗净，莲子洗净后用水浸泡30min，全部放入锅中，加1000ml水，小火炖40min即可食用。

六、西医治疗

（一）论治原则

本症治疗原则是做精液的细菌培养，根据药敏试验的结果，选用敏感抗生素，进行治疗。如果没有条件做培养，可根据感染部位，选用有针对性的抗生素。

（二）常用方法

本症主要是药物治疗：目前常用的药有喹诺酮类如氧氟沙星，司帕沙星等；四环素类如米诺环素、多西环素等；大环内酯类如罗红霉素、阿奇霉素等抗生素注射或口服。此外，复方磺胺甲噁唑、利福平、甲硝唑等亦可对症选用。

七、预防与调护

（1）早发现，早治疗。该症急性期疗效好，而慢性期则相反，故本症治疗宜早。

（2）忌食辛辣、厚腻之品，戒酒。

（3）适当节制性生活，治疗期间最好禁止同房。

八、疗效判定标准

《中药临床研究指导原则》中因前列腺炎导致脓精症的疗效判定标准：

痊愈：症状消失，EPS 检查连续 2 次以上正常，肛诊压痛消失、质地正常或接近正常，B 超检查大致正常。精液中白细胞计数少于（等于）1×10^6/ml。

显效：症状基本消失，EPS 检查连续 2 次以上白细胞值较前减少 1/2 或 < 15 个高倍视野，触诊压痛及质地均有改善，B 超检查有所改善。精液中白细胞计数明显减少。

有效：症状减轻，EPS 检查较前改善。精液中白细胞计数减少。

无效：症状、体征及 EPS 检查均无改善或加重。精液中白细胞计数大于 1×10^6/ml。

第六节　无精子症

一、概述

无精子症是指连续三次以上化验检查，所射精液中无精子。该症是导致男性不育症的主要病因之一。本病定义没有争议。发病率占男性不育症的 6% ~ 10%。造成无精子症的原因概括起来有两大类，一是睾丸生精功能衰竭，二是输精管道阻塞。是男性不育症中的疑难顽症。

中医学中没有"无精子症"的病名，属"无子"、"绝孕"、"不育"、"虚劳"、"无嗣"等范畴。《玄珠妙语》一书中所指"五不男"，其中"天"、"变"与本病也有密切关系。本症的病因可概括为虚、瘀、毒。所谓虚是指肾阴阳俱虚，肾精亏虚，或脾胃虚弱，气血化生不足；瘀则是指痰湿、寒积等结于精道，瘀血内阻；毒是指疫毒、热毒侵淫肾子而精不生。病机为肾气亏损，生殖之精难生，或精道阻塞，精阻难出。治疗上均存在困难。

二、病因病机

无精子症病位在肾、肝、精室。本病以虚证多见，其中又以肾虚为主，包括肾阳虚、肾阴虚、肾阴阳俱虚及脾肾两虚；实证病机多为气滞血瘀或湿热瘀阻。此外，还有一些虚实夹杂之证，肾虚兼夹血瘀或肝郁等。分证病机如下：

（1）先天禀赋不足，或发育不良，肾气不充，肾子体小或缺如，而致无精。

（2）房事太过，恣情纵欲，而致肾精亏损，生殖之精不生。

（3）大病久病，虚损太过，脾失运化，精血乏源而致无精。

（4）饮食不节，湿热内生，或感受疫毒之邪，精室被扰，精子难生，或侵犯精道，精阻难出。

三、辨病

无精子症的诊断主要依靠的是精液化验检查结果。生精细胞检测或睾丸活检结果为诊断的金标准。

（一）症状与体征

（1）输精管增粗或串珠状，附睾结节，或两者缺如，提示为梗阻性无精子症。
（2）睾丸体积小于 11ml，或隐睾、无睾等，提示睾丸功能不良。

（二）辅助检查

1. 实验室检查
（1）内分泌激素（FSH、LH、PRL、T、E_2 等）测定：有助于判断睾丸功能衰竭是原发性或继发性。
（2）精浆 α - 葡萄苷酶测定：有助于梗阻性无精子症的诊断。

2. 输精管、精囊造影
方法有：①经输精管法；②经皮肤直接穿刺法；③经尿道插管法。可明确有无阻塞及阻塞部位。正常输精管、精囊及射精管被造影剂充填，少量造影剂进入膀胱示精道通畅。若输精管、精囊发育不良或缺如者，常可与同侧泌尿系畸形并存。输尿管开口异位于精囊或射精管致精囊扩大。有精囊炎时输精管、精囊轮廓境界不清，精囊迂曲扩大或充盈不良与不充盈，其腔道狭窄不规则。如系结核时精囊变形，输精管瘢痕狭窄，边缘呈虫蚀状。精囊肿瘤时精囊内呈现多个大小不等、边缘不规则的充盈缺损。

3. 睾丸活检
睾丸活检为确诊的金标准。

4. 性染色体检查
性染色体检查诊断克氏征。

四、类病辨别

1. 无精症
无精症是指既无精子也无精液，无精子症则是有精液而无精子。

2. 不射精症
不射精症为男性射精功能障碍性疾病，主要特点是同房时无射精动作，无快感，无精液射出，但多数又有梦遗现象。

3. 逆行射精
逆行射精亦为射精功能障碍性疾病，其特点是精液不从尿道口射出，而逆流于膀胱。性交后，检查男方尿液，发现较多精子即可确诊。

4.先天性无精子

先天性无精子是指睾丸生精细胞与生俱来的萎缩、退化，不能产生精子；阻塞性无精子是指睾丸能产生精子，但因输精管道阻塞，而精子不能排出。

五、中医论治

（一）论治原则

针对本症的主要病机，治疗上当以补肾生精、疏通精道为原则，肾阳虚者当温补肾阳，肾阴虚者则须补肾阴。气滞血瘀者当理气活血化瘀；湿热蕴结，瘀热内结者，则须清利湿热，活血化瘀；瘟毒之邪下注者，当清热解毒。如果确属先天不足，肾子软小甚至缺如，则无望治愈生子，如无其他不适可不予治疗。

（二）分证论治

1.肾虚证

证候：以无精子、不育为主症，并见睾丸偏小偏软，性欲低下，阳痿早泄，腰膝酸软，自汗盗汗，头晕耳鸣，面色无华。舌红或淡，苔薄白，脉细弱。

治法：补肾生精。

方药：聚精汤加减（鱼鳔、胎盘、鹿茸、地黄、沙苑子、何首乌、山萸肉、当归、白芍、甘草梢）。

加减：若偏于肾阳虚者，可加菟丝子、蛇床子、韭子以温补肾阳；偏于肾阴虚者，可加生地、丹皮、知母、黄柏以滋肾阴，泻相火；兼脾虚者，可加党参、白术、茯苓以健脾益气化湿，以化后天之精，充养先天之精。

2.瘀热证

证候：无精子，不育，睾丸大小正常。伴见腰痛，会阴部疼痛，睾丸胀痛，小便末有白浊或尿后余沥不尽。舌边尖红、或暗红，脉滑数或涩。

治法：化瘀清热，通利精道。

方药：红白皂龙汤加减（夏枯草、金银花、蒲公英、车前子、泽泻、黄芩、黄柏、红花、皂角刺、地龙、泽兰、香附）。

加减：若偏于肝胆湿热也可用龙胆泻肝汤加减；脾胃湿重可合用二陈汤；少腹及阴部酸胀者可加川牛膝、益母草。

3.肾虚血瘀证

证候：精液中无精子，久婚不育，久治不愈。伴腰膝酸软，头昏耳鸣，小便清长，夜尿多，少腹、会阴部不适或疼痛，射精时茎中刺痛。舌暗红或紫，脉沉细涩。

治法：补肾益精，活血通精。

方药: 五子衍宗丸合血府逐瘀汤加减(菟丝子、五味子、枸杞子、覆盆子、车前子、桃仁、红花、当归、赤芍、川芎、柴胡)。

加减: 若肾虚甚者,可加仙茅、仙灵脾以加强温肾生精之力。

(三)特色治疗

1. 专方专药

(1)生育丸: 处方药用红参40g,鹿茸10g,鹿角胶、枣皮各60g,枸杞、熟地、黄芪、五味子各80g,海狗肾、蛤蚧各1对。将上药共为细末,炼蜜为丸,每天2次,每次10g。适用于肾精亏损、元气大伤所致无精子症。

(2)生精汤: 药用枸杞9g,韭子、菟丝子、补骨脂、肉苁蓉、生熟地、紫河车各12g,仙灵脾、制首乌各15g。水煎服,每天1剂。适用于肾阳虚所致的无精症。

(3)五子桃红四逆散: 由五子衍宗丸合四逆散加桃仁、红花而成。适用于肾精虚损、瘀血阻滞精道、肝气郁结所致无精症。水煎服,每3~4天1剂,每月服7~10剂。阳虚者加紫河车、海狗肾、仙茅、淫羊藿、巴戟天、锁阳;阴虚加熟地、山药、山萸肉、天冬、麦冬、女贞子、旱莲草;湿热者,加黄柏、知母、龙胆草、野菊花、仙灵脾、枸杞子等,益肾精,利湿热。

(4)祛瘀生精汤: 丹参、赤芍药、牛膝、桂枝、桃仁、红花、鹿角片、橘核、乌药、甘草。每天1剂,水煎,分2次服。适用于血瘀精阻所致无精子者。

(5)补肾益精汤: 淫羊藿40g,山茱萸30g,枸杞子15g,菟丝子12g,女贞子12g,鹿角胶(烊化)20g,党参20g,当归15g,甘草6g,何首乌15g。每天1剂,水煎分2次服。适用于精血亏虚所致无精子者。

2. 名老中医经验

(1)王琦教授诊治经验: 王琦教授认为无精子症首先要分别梗阻性无精子症和非梗阻性无精子症,并需全面考察男性不育因素。真性无精子症是指睾丸缺乏生精能力,假性无精子症是指睾丸有生精功能但因输精管阻塞而不能排出精子。中药对无精子症治疗报道虽多,因缺乏病因学分类,其疗效很难评估。一般说对梗阻性无精子症和因感染因素(输精管的梗阻大多是获得性的,其中感染造成的梗阻较常见,40%~50%的梗阻性无精子症的病因是感染,其中淋病和结核是最常见的附睾性梗阻),常用方剂是血府逐瘀汤或桃红四物汤加三棱、莪术、土茯苓、蒲公英、白花蛇舌草等。对于棉酚中毒无精子症可试用土茯苓为主治疗,土茯苓对棉酚中毒有解毒作用。给小鼠分别灌服土茯苓水煎剂,具有拮抗急性和亚急性棉酚中毒作用。

(2)徐福松教授诊治经验: 徐福松教授认为无精子症有虚有实。虚为肾虚精竭,实为邪阻精窍。前者难以逆转,后者或有生机。治疗上以补肾生精、疏通精道为原则。肾阳虚者当温补肾阳,肾阴虚者则补肾填精。气滞血瘀者疏肝通络、活血化瘀;湿热蕴结者,清利湿热。

3. 针灸治疗

（1）取肾俞、关元、三阴交、次髎、气海、足三里。针法用补法，每天 1 次，15 次为 1 个疗程。

（2）针刺取任督、足少阴、足太阴经穴为主，用补法；或隔姜灸关元、气海，针三阴交；或隔姜灸命门、肾俞，针太溪。每组各灸治 5 天，每天 1 次为 1 个疗程。

（3）取外生殖器、睾丸、内分泌、皮质下、神门。用王不留行粘于 0.5cm×0.5cm 胶布上，然后贴于耳穴。每周 2 次，每天嘱患者自行按压 3 次。

（4）取肾俞、心俞、志室、夹脊。局部叩刺。

4. 推拿疗法

（1）睡前或清晨，轻揉少腹两侧及睾丸，每次 10min。

（2）旋转按摩会阴、急脉（腹股沟中点），各 50 ～ 100 次。

（3）按揉关元、气海、三阴交等穴，或膈俞、肝俞、脾俞、肾俞等穴，每次 10min。

5. 食疗

（1）猪腰 2 个，杜仲 30g，核桃肉 30g，同煮食。

（2）薏苡仁、莲子肉各 30g，莲心 6g，猪膀胱 100g。洗净切块，煲汤，喝汤吃猪膀胱。

（3）双鞭壮阳汤 枸杞子 20g，肉苁蓉 10g，菟丝子 15g，狗鞭 10g，牛鞭 100g，羊肉 100g，母鸡肉 50g，花椒、生姜、料酒、猪油、味精、食盐各适量。服食时将肉类放入碗内，加食盐、猪油、味精等调味佐餐或单食。

六、西医治疗

（一）治疗原则

查明原因的针对病因治疗。症状体征表现明显的对症治疗。

（二）常用方法

1. 药物疗法

对睾丸生精功能障碍者，在经检查证明尚有治疗希望时，可选用克罗米芬、含锌制剂、维生素 E、绒毛膜促性腺激素等，具体用法参见少精子症节。

2. 手术治疗

精索静脉曲张、隐睾及输精管阻塞所引起的无精子症，可采用手术疗法。如精索静脉高位结扎、精索静脉与腹壁下静脉吻合、双侧输精管吻合、双侧隐睾固定等。

3. 其他治疗

（1）经皮附睾精子抽吸术（PESA）和睾丸精子获取术（TESE），筛查后行卵细胞胞质内单精子注射（ICSI）。适用于男方经 3 次以上精液检查均未见精子。

（2）输精管吻合术。适应范围：①输精管阻断后，因子女死亡或残废、配偶死亡或离异而再婚，要求再生育者；②先天性输精管节段性闭塞或缺如，后天性输精管节段性炎性闭塞需复通者；③外伤或手术意外损伤输精管需复通者。

（3）输精管附睾吻合术。适应范围：①附睾尾或体部阻塞。由于淋病奈瑟菌、衣原体、支原体、结核杆菌及其他致病微生物所致的慢性附睾炎，鱼肝油酸钠、精氨酸锌等附睾体尾部注射所致的化学性炎症，或输精管绝育术后所致的附睾体尾部精子肉芽肿等原因造成的附睾体或（和）后部附睾管阻塞，而输精管和近睾段附睾管通畅且要求复育者。②先天性附睾体尾缺如或附睾不连接。由于先天性异常所致的附睾体尾部缺如，附睾体尾或头体不连接致输精管道不通而符合适应证①的条件，且染色体检查未见异常者。

七、预防调护

（1）避免不良因素的刺激，如放射线、高温、穿紧身牛仔裤等。

（2）早发现，早治疗。

（3）饮食有节，不吃棉籽油，不宜多食辛辣厚味、戒烟酒。

（4）注意房事清洁，避免婚外性行为，防止生殖系感染。

（5）节制房事，保护肾精，配合积极治疗。

八、疗效判定标准

治愈：经治疗配偶怀孕者。

显效：精液各项指标均达到或接近临床正常值者。

有效：精液检测找到精子者。

无效：治疗 4 个月后，精液检测仍未找到精子者。

第七节　免疫性不育

一、概述

免疫性不育是指以精子作为抗原，在体内激发免疫反应所引起的不育症。精子作为一种抗原物质，可刺激细胞的吞噬过程和网织内皮系统的反应，最终通过输入途径导致免疫反应。这种免疫反应包括局部免疫反应和全身免疫反应。精子免疫反应涉及体液免疫和细胞免疫。WHO 标准以精液化验值为主要依据，免疫珠试验：

附着珠上的精子大于10%；MAR试验：附着颗粒上的精子大于10%。世界卫生组织人类生殖研究、培训特别规划署Roue等报道6407例男性不育患者中，免疫性不育占2.7%，而在继发性不育中免疫因素占4.0%。

中医学无"免疫性不育"的记载。但许多理论如"正气"与免疫功能，"正邪相争"与免疫反应等均内含免疫学思想。现代中医认为本病病位主要在肝肾，其次在肺脾，病因之本为体虚，标为损伤和外邪侵袭。

二、病因病机

本病位主要在肝肾，其次在肺脾。属正虚邪恋之证。凡肾阴阳不足者属虚证，而湿热、气郁血瘀所致者属实证。虚实也可同时存在，而出现虚实夹杂。当然本病也有无证可辨者。分证病机如下：

（1）先天禀赋不足，肾气不充；或房事不节，耗损肾精，精室紊乱，精凝不散。

（2）饮食不节，过食辛辣厚味、嗜烟酗酒等，湿热内生，扰乱精室，精凝不散。

（3）情志抑郁，气机不畅，肝失疏泄，或不慎外伤，瘀血内结，气机阻滞，精凝不散。

三、辨病

免疫性不育症患者临床可能既无症状也无体征，精液化验各项指标正常。该症的诊断依据是精子凝集实验阳性、性交后试验亦阳性。测定精子凝集实验的方法有多种，如精子明胶凝集实验，精子制动抑制试验，麦芽凝集素受体试验，以及性交后试验。

（一）症状与体征

免疫性不育症临床表现不一，可能既无症状也无体征。只是在检查不育原因时才发现精子抗体阳性。一般临床表现或口干、溲黄、便秘、盗汗等；或易感冒、鼻塞、咽病等；也有见纳差、便溏等消化系统症状。

（二）辅助检查

1. 精液免疫学检查

临床上对2次或2次以上精液常规检查正常，排除性功能障碍之男性尿路感染时，白细胞计数及分类有参考价值，主要表现血白细胞升高。由于膀胱逼尿肌失代偿不育症患者，即给予免疫指标测定，主要是检测血清或精液中的抗精子抗体。

精子免疫学检测（主要是抗精子抗体检测）方法很多。其中有精子凝集试验、精子制动试验、免疫珠试验、酶联免疫吸附法和免疫荧光抗体试验等。目前WHO

推荐的抗精子抗体测定为免疫珠试验和混合抗球蛋白反应（MAR）试验。免疫珠试验：是将聚丙烯酰胺珠用抗免疫球蛋白包被后制成，将这些免疫珠与疑有精子表面抗体覆盖的精子混合则会显示免疫珠在精子表面黏附（直接试验）；间接法是用来检测血清、精浆或宫颈黏液中的抗精子抗体。首先用正常供精者精子和含有抗精子抗体的标本（血清、精浆或宫颈黏液）混合孵育 1h 后，再与免疫珠混合孵育。至少有 20％的精子显示头部有免疫珠黏附，才能判断为阳性。MAR 可用临床试剂盒检测。免疫学检查的适应证：①少精子症，精子存活、活力、活动率低，精子凝集、精液液化延迟，畸形精子率高等。②生殖系慢性感染或睾丸损伤者。③宫颈黏液精子穿头试验异常者。④自发性精子凝集现象。⑤精道梗阻解除后仍不育者。

2. 精浆免疫抑制物质测定

常用 SPIM 抗补体试验和 MIM 单向免疫扩散试验。

3. 精浆免疫球蛋白测定

抗精子抗体阳性者 IgM 增高。

四、类病辨别

1. 精液不液化

精液射出后 1h 仍不液化，镜检有时可见到精子黏团物，但精子凝集试验阴性。

2. 慢性生殖道炎症

精液检查也可见到凝集现象，但精子凝集试验阴性。且有用抗炎药物后，凝集现象很快消除或明显减轻。

五、中医论治

（一）论治原则

本病病位主要在肝肾，其次在肺脾，属正虚邪恋之证。凡肾阴阳不足者属虚证，而湿热、气郁血瘀所致者属实证。虚实也可同时存在，而出现虚实夹杂。当然本病也有无证可辨者。

（二）分证论治

1. 肝肾阴虚湿热证

证候：婚后多年不育，精子凝集实验阳性。并见午后潮热，五心烦热，口渴喜饮，腰膝酸软，尿黄便秘，夜寐盗汗。舌红苔少，脉细弦略数。

治法：滋阴降火，清热利湿。

方药：知柏地黄汤加减（生地、白芍、知母、丹皮、枸杞子、泽泻、茯苓、车前子、碧玉散）。

加减：头晕耳鸣者，加女贞子、旱莲草，失眠多梦者加酸枣仁、夜交藤。

2. 肺脾气虚易感证

证候：以不育、精子凝集试验阳性为主症。伴见鼻塞，咽痛咳嗽，或有纳少便溏，腹胀腹痛，恶心欲吐，头昏自汗，面色无华，平素易感冒。舌淡，苔薄白，边有齿印，脉细而弱。

治法：补肺健脾，清肠泄热。

方药：参苓白术散合香连丸加减（人参、白术、黄芪、山药、茯苓、木香、砂仁、黄连）。

加减：若痰湿较重，可合用二陈汤以健脾化湿。

3. 气滞血瘀证

证候：不育，射精量少，精液化验有凝集，免疫珠试验阳性。伴生殖系外伤史，或慢性附睾睾丸炎，或小腹会阴时有刺痛，且痛处不移。舌质紫暗或有瘀斑，苔薄而白，脉弦或涩。

治法：活血破瘀，行气散结。

方药：少腹逐瘀汤加减（桃仁、红花、当归、川芎、赤芍、延胡索、蒲黄、灵脂、没药、小茴香、肉桂）。

加减：会阴疼痛明显者，可加延胡索、川楝子等以活血行气止痛。

4. 阴阳平和证

证候：一些患者，自觉无明显不适，既无症状，也无体征，以不育来诊，经精液化验，有大于 10% 的精子被抗体包被。

治法：脱敏散凝，调精助育。

方药：王氏脱敏生育方（苍术、忍冬藤、当归、赤芍、青皮、泽泻、泽兰、车前子等）。

加减：失眠多梦者加茯神、夜交藤；痰湿明显者加厚朴、苍术等健脾燥湿。

（三）特色治疗

1. 专方专药

（1）抗体转阴方：生地黄 12g，泽泻 12g，牡丹皮 15g，碧桃干 10g，碧玉散 15g（包），知母 10g，茯苓 15g，鳖甲 30g（先煎），牡蛎 30g（先煎），枸杞子 15g，车前子 10g（包）剂，白芍 20g。每天 1 剂，水煎，分 2 次服。适用于肾阴亏虚之免疫性不育。

（2）脱敏生育方：苍术、忍冬藤、当归、赤芍药、青皮、泽泻、泽兰、车前子。将上药制成冲剂，每次服 10g，日服 2 次，开水冲服，连服 3 个月为 1 个疗程。适用于免疫性不育。

2. 名老中医经验

（1）徐福松教授诊治经验：徐师认为，本病病机在于患者素体不足，肝肾亏虚，引动下焦湿热，湿热循肝经结于精道，气血不和，日久精血瘀滞；或有局部损伤，伤及先天屏障，与湿热互结，精血瘀滞；或肺脾气虚，易于外感，邪热入于营血，归于精室，阻滞精道。病位首在肝肾，次在肺脾；体虚为本，损伤或感染为标。病机为正虚邪恋，本虚标实。徐老认为，男子免疫性不育的治疗，西医以免疫抑制剂为主，但其对抗体的消除不具有特异性，并且不良反应较大。中医则按本虚标实、虚实夹杂辨证论治，临床疗效较好，患者乐于接受。"精泰来"颗粒是徐师在中医辨证论治的基础上，根据辨病论治思想研制而成。方由生地黄、桑寄生、泽泻、生蒲黄、益母草、丹皮等药物组成，对不同证型及无证可辨的无症状患者，均可选用。对于精浆抗精子抗体的治疗，徐师给予更多的重视。如临床有精血抗体均阳性者，他根据"精血同源"理论，常在辨证论治中，加入四物汤及生蒲黄、鸡血藤、仙鹤草、土茯苓、白花蛇舌草等入血分、走精道的中药，以增强扶正祛邪的功效。对于部分患者抗精子抗体虽然由阳性转为阴性，但精子质量反而下降者，徐老则考虑在纠正免疫失调时，与祛邪药物的过多使用有关，治疗中则适当加入补益肝肾类药物，以减少或避免药物对机体功能的损伤。

（2）王琦教授诊治经验：王琦教授认为免疫性不育与过敏体质有关。因为在同一有害因素作用下，并不是所有人均罹患免疫性不育，这是过敏体质者机体生理功能和适应性调节能力紊乱或低下的表现。"正气存内，邪不可干；邪之所凑，其气必虚"，故认为正气亏虚是本病的根本原因。在治疗上经常加用抗过敏的药物。

（3）秦国政教授诊治经验：用抗免汤（自拟方）进行治疗：生熟地、制首乌、川续断、枸杞子、菟丝子、生炙黄芪、太子参、沙苑子、黄精、益母草、鸡血藤、丹参、乌梅、珍珠母、威灵仙、仙鹤草等。此方适用于临床表现为免疫性不育症伴有腰膝酸软、阳痿、早泄、神疲乏力、大便溏稀等；或伴有尿频、尿急、尿不尽感下焦湿热表现，舌淡红，苔白或薄白，脉沉弱或弦细；或无明显不适症状，仅表现为抗精子抗体阳性。此症多属虚实夹杂或虚证，以脾肾亏虚为主，兼夹湿热瘀阻，宜健脾益肾，滋阴除湿。方中有大量健脾益肾之补药，增强机体免疫力；鸡血藤、丹参、益母草养血活血、化瘀通络；威灵仙祛风除湿，通经活络；仙鹤草凉血解毒；乌梅、珍珠母滋阴涩精止遗、生津清热。现代药理研究发现：丹参对机体有免疫调节作用，能双向调节细胞因子的分泌，可抑制抗体生成，还可消除过剩的抗体，对已沉积的抗原抗体复合物有促进吸收与清除的作用；乌梅具有抗过敏作用，可抗炎消肿，抑制毛细血管通透性，中和体内的过敏原；威灵仙具有抗炎，抑制毛细血管通透性作用；仙鹤草亦也有增强免疫的作用；珍珠母因其含大量钙剂（碳酸钙）故可增加患处毛细血管的致密度，减少渗出，抑制炎性介质的释放，利于炎症的消除，抑制免疫反应。

（4）庄田畋教授诊治经验：庄教授提出气血失和、瘀热互结是本病的辨证要点，活血化瘀是本病的治疗关键。采用补肝肾、清热、利湿、化瘀为治疗大法，使用自拟"清化消抗汤"治疗，取得满意的临床效果，药用：生地、旱莲草、女贞子、枸杞子等滋补肝肾之阴，柴胡、夏枯草疏肝清热，黄柏、泽泻、丹皮清热凉血活血；重用益母草、赤芍、郁金、丹参、蛇舌草活血化瘀。诸药合用，共奏滋补肝肾、疏肝清热、活血祛瘀之效。庄教授还强调治疗的序贯性，即先除标实之邪毒、后补本虚之不足，要求除邪务尽，邪净后补虚强精。若久病或精凝为主要表现时，伍以化痰软坚散结之品如浙贝、桔核、荔枝核、莪术、夏枯草、玄参、牡蛎、穿山甲等。

3. 针灸治疗

肾阳不足，可取肾俞、关元、命门、太溪。肺脾气虚，可取脾俞、百合、关元、三阴交、神门。精室湿热，可取肾俞、志室、中极、三阴交、阴陵泉、足三里。

4. 食疗

（1）羊乳狗肉方：羊乳 1000g，黑狗肉 500g，用文火同煮，然后吃肉喝汤。适用于肾精亏损之免疫性不育症。

（2）苡仁银耳粥：银耳 100g，薏苡仁 100g。用文火煮成粥，加少许食糖，每天食 2 次。适用于湿热内蕴之免疫性不育症。

六、西医治疗

（一）治疗原则

对因治疗、免疫抑制剂治疗及雄激素治疗为主。

（二）常用方法

1. 对因治疗

彻底治疗原发病，如因附睾炎、精囊炎所导致的免疫性不育，可运用抗生素治疗；因局部损伤而导致的精子抗原暴露，可运用外科手术进行修复和切除病灶。

2. 免疫抑制剂治疗

免疫抑制剂疗法一般适用于血清精子凝集抗体滴度 ≥ 1：64，或精液中精子抗体滴度 ≥ 1：32 者。免疫抑制剂治疗，有以下几种方法：

（1）泼尼松（强的松）：每次 5mg，每天 3 次。

（2）泼尼松龙（强的松龙）：每天 40mg，2 周为 1 个疗程。

3. 性交时使用避孕套治疗

性交时用避孕套 6 ~ 12 个月，使精子抗原不能进入女性生殖道内，不再产生新的抗精子抗体，待女方血清内原有的抗体效价降低甚至消失时，在排卵期不再用避孕套性交，使在未形成抗体前达到受孕目的。

4. 人工授精疗法

人工授精过去主要适用于无精症和少精症患者，随着免疫技术的不断发展，通过在体外对精子表面的抗体作特殊的处理，使其失活，然后便可进行人工授精。

七、预防调护

（1）加强体育锻炼，增强体质，提高机体免疫能力。

（2）饮食有节，少食辛辣厚味，合理膳食，加强营养。

（3）房事有节，注意个人卫生，保持外阴清洁卫生，避免生殖器官的外伤或手术损伤。

（4）患病后应注意有规律地性生活，如配偶抗精子抗体阳性者，性生活时应使用避孕套。

八、疗效判定标准

参照《中药新药临床研究指导原则》制定此疗效评定标准。

治愈：配偶受孕。

显效：虽未受孕，但精子的数量、活动力等检查已正常，AsAb 滴度下降 1/2。

有效：精子功能虽不正常，但精子的数量、活动力等改善，AsAb 滴度下降 1/3。

无效：治疗前后无明显变化，AsAb 滴度无改变。

第十三章

阴茎与阴囊疾病

第一节 龟头包皮炎

一、概述

龟头包皮炎是指发生于龟头、包皮及冠状沟的炎性病变。中医典籍中常把此病称为阴头疮、阴蚀疮、阴头风、湿阴疮等。

二、病因病机

（一）中医病因病机

1.病因

本病主要表现为湿、热、毒邪为患，应责之于肝脾两脏。

（1）肝经湿热：过食鱼腥发物、茶酒五辛、湿热蕴结；或雨后湿蒸，坐卧湿地以致湿邪外袭，郁久化热。

（2）脾虚湿困：饮食不节，劳倦太过，脾气虚弱，运化失司，水湿内停，滞于肌膜。

（3）外毒乘袭：外阴不洁、性交不洁、中药毒、包皮龟头外伤、化学性刺激损伤等，均可乘虚而侵及包皮和龟头而发病。外毒为其主要病因。

2.病机

湿、热、毒邪，内侵肝脏，下绕阴器以致脉络瘀阻，皮肤红肿、渗液；若湿热郁久，热盛内腐则局部溃烂化脓。

（二）西医病因病理

1.包皮过长

阴茎头完全被包皮包裹，但能上翻露出尿道口及龟头，称为包皮过长。

2. 包茎

包皮口狭小，或包皮与龟头粘连，使包皮不能上翻而露出尿道口和龟头者称为包茎。

上述两种因素常易造成尿液、精液、包皮垢等在包皮囊内积存并刺激龟头及包皮的皮肤黏膜，加之患者由于局部刺激感并常用手搔抓、揉搓易造成表皮破损而发生感染。

3. 局部不洁及致病微生物

由于不注意局部的清洗而致垢物堆积，各种细菌、寄生虫、霉菌得以滋生，停留局部造成局部的炎性病变。

综上所述，包皮过长、包茎及局部不清洁是导致该病的主要原因。龟头、包皮处的皮肤黏膜发生炎症反应，而以渗出性炎症为主，表现为血管扩张、水肿、出血等。

三、辨病

（一）症状

局部潮湿、痒、痛或有灼热感，摩擦后症状加重，行走不便。可有排尿困难或尿频、尿急、尿痛。轻者无全身症状，重者则有疲劳、乏力、低热等，甚则可见寒战、高热等症。

（二）体征

急性炎症初期包皮内板、龟头黏膜出现潮红、肿胀，继而若将包皮翻开可见龟头和包皮内面充血和糜烂，甚至有浅表小溃疡。有恶臭的乳白色脓性分泌物。若包皮过长者，包皮肿胀，包皮口缩小不能上翻；可以引起龟头水肿甚至缺血坏死。腹股沟淋巴结肿大及有压痛。后期可引起包皮龟头部粘连，包皮不能上翻，甚至造成尿道外口狭窄。

（三）实验室检查

部分患者可以有血白细胞总数增高，中性粒细胞比例增高。而分泌物涂片或细菌培养可以发现各种致病微生物，是一项重要的检验项目。

四、类病辨别

1. 软性下疳

软性下疳是由链锁状杆菌（杜克雷嗜血杆菌）引起，患者有不洁性交史。冠状沟，包皮系带两侧之小窝内和包皮内侧、龟头、阴茎等处初起可见红色丘疹，以后变为脓疱，继而破裂形成表浅溃疡，呈穿凿状或潜蚀性，触之柔软剧痛，容易出血。其分泌物较龟头包皮炎少，臭味也较轻。腹股沟淋巴结常有肿大、疼痛或形成脓肿继而破溃。分泌物直接涂片或用培养基接种脓液检查出杜克雷杆菌是诊断本病的重要手段。

2. 阴茎梅毒

此病是由梅毒螺旋体引起，患者有不洁性交史。于阴茎冠状沟，包皮内侧或边缘、龟头等处可见一个或多个病灶。初起时患处微红，以后成为直径 1cm 左右的硬结，表面糜烂，继而形成溃疡，溃疡面表浅，疮面平整，基底宽阔，边缘高起似纽扣状，局部无疼痛及瘙痒感，触之如软骨样硬。在糜烂面或浅溃疡分泌物中含有大量螺旋体，以暗视野检查发现梅毒螺旋体即可确认为本病。

3. 淋病

淋病是由淋球菌引起。患者多有不洁性交史，有尿道外口红肿、发痒、疼痛、尿道口流脓，部分患者两侧腹股沟淋巴结肿大、疼痛，甚至化脓。尿道脓液涂片染色检查可见多形核白细胞内有革兰阴性双球菌存在，或培养有淋球菌生长是本病的特殊检查方法。

4. 特异性坏疽性阴茎头炎

本病为龟头的急性或慢性破坏性溃疡性病变，常常由于各种化脓细菌等感染，多由螺旋体及梭形杆菌混合感染所致。初发时龟头及包皮黏膜有微小糜烂，表面有大量黄白色臭味渗出液，逐渐形成溃疡，严重者可发生坏死，甚至可因败血症而死亡。分泌物涂片或细菌培养可以发现螺旋体与梭状杆菌。

5. 阴茎疱疹

此病为病毒引起。于龟头、包皮、冠状沟和阴茎背侧皮肤等处见成群的水疱，破溃后形成浅表溃疡。病程较短，常有复发史。从溃疡表面分泌物中分离出特殊的疱疹病毒是重要的鉴别诊断依据。

五、中医论治

（一）论治原则

本病主要表现为阴茎头及包皮处红、肿、热、痛、渗液、破溃等，由于体质因素等不同，临床仍需分辨病因、病位、寒热、虚实等。

年老体弱，病程较长，精神不振，面色少华，局部溃疡口难愈合甚则向内陷入等症为脾胃虚弱，气血两虚之证。体质尚好、病程较短，身热，便干，溲赤，局部红肿、疼痛等为肝经湿热之证。局部以水肿、渗液等湿象为主，兼食纳不佳，倦怠乏力，肢体沉重，主要责之于脾。应以健脾利湿为主；局部发红、疼痛、灼热感，兼有口干、口苦、心烦易怒等表现时，主要责之于肝，应以清肝泻火、泻毒利湿为主。就局部的红、肿、热、痛表现而言，本病属于热症。治宜泻火清热。素体阴虚或有实火之人，易于热化，甚则表现为一派毒火炽盛之象，如过用寒凉，脾胃受伤，运化失司，湿邪更易停滞于体内。本病只要坚持治疗，大多痊愈，预后较好。

临床上对此病多采取祛风胜湿、清热消肿、利湿解毒或健脾祛浊，托毒消肿、和营生肌之法。

（二）分证论治

本病可根据局部病变程度分为红斑期、渗出期、溃烂期论治。

1. 红斑期

证候：龟头或包皮处出现水肿性红斑，轻微疼痛，局部发痒或有灼热感，伴口干，心烦，小便短黄。舌尖红、苔薄微黄，脉滑数。

治法：清热泻火，兼以凉血化瘀。

方药：导赤散加减（生地、木通、竹叶、生甘草梢）。

加减：若血热之象甚者可加赤芍、丹皮、紫草等清热凉血之品；热邪炽盛者加栀子、芦荟等；局部痒甚者加地肤子、白鲜皮以祛风解毒止痒。

2. 渗出期

证候：龟头包皮局部皮肤糜烂、渗液，向周围浸润，擦之易出血，局部疼痛加重，行走不便，伴口苦，面红目赤，身热，小便黄赤。舌苔黄腻，脉弦滑数。

治法 清热利湿，解毒。

方药：龙胆泻肝汤加减（龙胆草、栀子、黄芩、木通、泽泻、车前子、生地、柴胡）。

加减：局部渗液较多者加黄柏、牛膝以加强清利下焦湿热之功；热毒炽盛者可加蒲公英、紫花地丁、金银花、连翘等以清热解毒。

3. 溃烂期

证候：龟头包皮局部皮肤溃烂化脓，有脓性分泌物，局部肿胀加剧，重者溃烂向四周扩散，甚者波及阴茎及阴囊，疼痛加重，伴发热，口干、口苦、急躁易怒等症；或伴身疲乏力、纳差、少言懒动等症。舌边尖红，苔黄腻，脉弦滑数；或见舌淡苔腻，脉濡。

治法：对于体质壮实，以湿热实火为主要表现者，治宜清热利湿解毒；对于脾气虚弱者，治宜健脾醒胃、托毒消肿生肌。

方药：清热利湿解毒用龙胆泻肝汤合五味消毒饮加减。龙胆泻肝汤清热利湿；五味消毒饮中金银花、野菊花、蒲公英、紫花地丁、紫背天葵子清热解毒。

健脾醒胃、托毒消肿生肌用复方参芪三花汤加减。方中太子参、黄芪益气托里；七叶一枝花、腊梅花、苏花、皂刺、土茯苓清热解毒、托脓外达；陈皮、桔梗既能健脾又能清化痰浊。

加减：若尿赤涩痛者加滑石、通草以清热利尿；糜烂溃疡处渗出多者加茵陈、土茯苓以清热解毒除湿；大便秘结者加大黄以泻火导滞兼以凉血逐瘀。

（三）特色治疗

1. 专方专药

（1）防风、艾叶、川椒各 10g，明矾 5g。煎水外洗，每天 1 剂，每天 1～2 次。适应于阴茎或包皮红赤灼热，疼痛瘙痒及肿胀等症。

（2）大蓟根适量，捣烂敷阴茎。

（3）五神汤　由茯苓、车前子、金银花、牛膝、紫花地丁组成。水煎服，每天分两次服。适应于湿热下注所致的阴茎或包皮红肿热痛等症。

（4）复方知柏三花汤　由知母、黄柏、玄参、腊梅、龙胆草、白芷、苏花、七叶一枝花、蝉蜕、薏苡仁、丹皮、赤芍、甘草组成。水煎服，每天分两次服。适应于急性龟头包皮炎或该病早期因湿热蕴结而致局部红肿疼痛甚至伴溃疡的实证患者。

2. 药物外治

（1）参叶三花三白汤外洗：用人参叶 30g，七叶一枝花、野菊花、腊梅花、白蔹、紫草各 20g，白芨 9g，白芷 5g，水煎取液适量，冷湿敷及洗涤局部，每天 1 剂，早、晚各洗 1 次。适应于龟头包皮炎伴肿、痛、渗液及溃疡。

（2）黄柏 15g，煎汤适量，待温后，将包皮上翻浸洗，每次 15min，每天 2～3次。适应于龟头包皮炎的急性期红、肿、热、痛等症。

（3）以内服中药第三煎药液适量，待温后浸洗包皮及龟头约 15min，每天 2～3次。

3. 中成药治疗

小败毒膏：适应于热毒壅盛，炎症初期以红肿疼痛为主者，每次 10～20g，每天 2 次。

犀黄丸：适应证同上，每次 3g，每天 2 次。

4. 悬托阴茎

以纱布带将阴茎头部悬起，系于腰部，避免下垂，能减少局部摩擦，对于肿痛较明显的龟头包皮炎较为适用。

六、西医治疗

（一）药物治疗

1. 局部用药

对于病因明确者针对致病因素选择不同的外用药。或酌情选用利于消肿生肌的药物。

2. 全身用药

酌情使用抗菌或抗霉菌药物。品种、给药途径及用量等皆宜根据每个人的不同情况来决定。

（二）手术治疗

如果包皮或龟头炎伴有包茎或包皮过长时，待急性炎症控制后需进行包皮环切术。如果伴有尿道外口狭窄者宜行狭窄尿道外口的整复手术。

一般情况下，龟头包皮炎经治疗后逐渐好转，预后良好。但若一味以苦寒药泻火解毒，以致脾胃受伤则对疾病调治不利，甚则迁延难愈。故苦寒药不宜过重，也不宜久用，同时要注意调理脾胃。如果病程长，久治不愈，应注意有无阴茎癌的可能。

七、预防调护

（1）讲究个人卫生　如经常清洗阴茎，保持阴茎的干燥及清洁，这是预防龟头包皮炎十分重要的措施。

（2）早期手术治疗　对于包茎及包皮过长者，应尽早手术治疗。

（3）勤洗澡，经常清洗阴部，勤换内裤。内裤应柔软且不宜过紧。

（4）注意调整饮食，少食油腻肥甘及辛辣刺激之品，少饮酒。

八、疗效判定标准

根据红斑、丘疹、水疱、糜烂及痛痒症状分4级评分：0=无，1=轻，2=中，3=重。以疗效指数为评定依据。疗效指数=（治疗前评分－治疗后评分）/治疗前评分×100%。

痊愈：症状和体征完全消失，疗效指数100%，镜检（真菌及细菌）结果为阴性。

显效：症状及体征明显减轻，疗效指数>60%，镜检结果阳性。

好转：症状及体征减轻，疗效指数>20%，镜检结果阳性。

无效：症状及体征无改变或加重，疗效指数≤20%，镜检结果阳性。

第二节　尿道炎

一、概述

尿道炎一般指非特异性尿道炎，主要由大肠杆菌、链球菌或葡萄球菌等引起。

二、病因病机

（一）中医病因病机

1.病因

（1）膀胱湿热：多食辛热肥甘之品，或嗜酒太过，酿成湿热，下注膀胱；或下阴不洁，秽浊之邪侵入膀胱，发而为病。

（2）脾肾两伤：饮食肥甘，或贪凉饮冷以致损伤脾胃，脾失健运、湿浊内停，久而化热或病后湿热余邪未清，蕴结下焦，致小便混浊疼痛。

2.病机

本病主要为湿热蕴结下焦，导致膀胱气化不利，若病延日久，脾肾两虚，固摄无权，可致小便频多，甚至失禁。

（二）西医病因病理

1.病因

（1）细菌感染。

（2）尿道口或尿道内梗阻。

（3）其他：尿道损伤、结石、异物、肿瘤、尿道内器械检查、留置导尿管等可引起继发感染。

2.病理

镜下表现为黏膜明显水肿，有大量白细胞、浆细胞和淋巴细胞浸润。毛细血管显著扩张，尿道球腺肿大或有脓细胞球堵塞。若为慢性尿道炎则有尿道黏膜充血，并有肉芽肿形成，显微镜下可有淋巴细胞、浆细胞和少量白细胞浸润，并有纤维化现象。

三、辨病

1.症状

尿频、尿急、尿道烧灼样疼痛或尿道远端有痒感，尿道有分泌物，或有血尿。耻骨上区或会阴部钝痛。一部分患者可以无明显症状。

2.体征

急性尿道炎的患者尿道口红肿，黏膜可以外翻，尿道处压痛，从阴茎根部向尿道口挤压，有黏液性或脓性分泌物，尤其是晨起后首次排尿之前检查尿道口，有黏液性或脓性分泌物黏着。

3.实验室检查

（1）尿常规检查：尿中有红细胞及脓细胞。

（2）尿道分泌物涂片镜检或细菌培养。

（3）其他：根据情况还可以作前列腺液的检查，或尿道造影、尿道镜检等，了解有无尿道狭窄、尿道内异物等。

慢性尿道炎往往是急性尿道炎未经彻底治疗转化而成，或者是慢性前列腺炎等蔓延而来，继续发展可造成尿道狭窄，尿道口梗阻等。

四、类病辨别

1. 急性膀胱炎

急性膀胱炎可有尿频、尿急、尿痛伴会阴部或耻骨上区疼痛与压痛，常有脓尿、终末血尿或全程血尿，中段尿培养有细菌生长等。

2. 膀胱肿瘤

膀胱肿瘤可有尿频、尿急、尿痛，但往往有无痛性血尿，尿液脱落细胞检查可以发现瘤细胞，膀胱镜检、X线检查、B超等可鉴别。

3. 前列腺炎

前列腺炎虽有尿频、尿急、尿痛等症状，但该病以会阴部不适或疼痛为主，肛门指诊前列腺肿大、压痛，B超可提示前列腺肿大。

4. 淋病

淋病表现为尿频、尿急、尿痛、尿道口红肿、有稀薄或脓性分泌物等；有冶游史或接触史，尿道分泌物涂片或培养可以查出淋病双球菌。

5. 滴虫性尿道炎

滴虫性尿道炎症状、体征与尿道炎相同；但尿道分泌物中可以查出滴虫。

6. 急性肾盂肾炎

急性肾盂肾炎症状、体征与尿道炎相似。但该病往往伴腰痛及全身症状，如发热、头痛、全身痛等，肾区叩击痛阳性，脊肋角压痛阳性等。

五、中医论治

（一）论治原则

本病初期多为实证，表现为膀胱湿热症候；后期正气耗伤，则为虚实夹杂，即脾肾两虚兼湿浊下注。实指邪气实，表现为小便滴沥刺痛，尿道口留有浊物；虚指正气虚，表现为神疲乏力、四肢倦怠、腰膝酸软等。病在下焦，与脾、肾两脏关系密切。本病多以热症为主，表现为尿道口发红、尿道灼热感等。脾虚、肾气不足或湿热内蕴为病发之内因；下阴不洁，秽浊之邪入侵为病发之外因。本病若能及时施治，尤其是体质较好的患者，可以较快的治愈；若遇体虚、久病等人。或治疗不当，病程迁延，发展成为慢性尿道炎，晚期会造成尿道狭窄，出现排尿困难，尿流变细，排尿无力等，还可以引起急性或慢性尿潴留。

本病初期，邪实为主，治宜清利湿热；后期正虚邪未尽，治宜扶正祛邪，多以健脾益肾兼以利尿通淋。

（二）分证论治

1.膀胱湿热（初期）

证候：湿热蕴结下焦，膀胱气化失司，故见小便短数，灼热刺痛，尿色黄赤；湿热与气血搏结于少腹，气机不畅则拘急胀痛，尿道口红肿，有秽物泌出皆属湿热下注之象；口干口苦不思饮，食欲不振为湿浊内停的表现。舌红苔黄腻、脉濡数均为湿热之象。

治法：清热利湿。

方药：八正散加减（萹蓄、瞿麦、木通、车前子、滑石、大黄、山栀、甘草梢）。

加减：若大便秘结、腹胀者可重用生大黄，必要时加用枳实，以通腑泄热。若湿热伤阴者去大黄，加生地、知母、白茅根等以养阴清热。

2.脾肾两虚（后期）

证候：病程日久，或过服寒凉之药，或久病体虚，劳伤过度以致脾肾两虚。湿浊留恋不去故小便不甚赤涩，淋沥不禁。正气虚弱，与邪气抗争无力，故时作时止，遇劳即发，肾气虚弱故腰酸膝软，脾气不足，不能运化水谷精微至周身故神疲乏力，气血不足、脾肾两虚故舌淡红，苔薄白，脉沉细弱。

治法：健脾益肾。

方药：无比山药丸加减（山药、茯苓、泽泻、熟地、山茱萸、巴戟天、菟丝子、杜仲、牛膝、五味子、肉苁蓉）。

加减：如脾气虚弱，症见小便点滴而出，四肢倦怠可加升麻、黄芪、党参等益气健脾；若肾阴不足，症见面色潮红、五心烦热、舌红脉数者，可加知母、黄柏、丹皮，减巴戟天、肉苁蓉等以滋阴降火；若肾阳虚衰者，可加用附子、肉桂以温补肾阳。

（三）特色治疗

（1）鲜马齿苋300g，红糖90g。用法：马齿苋洗净切碎，和红糖一起放入砂锅内加水煎，水量以高于药面为度，煎沸半小时后去渣取汁约400ml，睡前服下，盖被出汗。每天服3次，每次煎1剂。

（2）鲜千里光90g，桉树叶90片。用法：先将千里光水煎30min，然后加桉树叶再煎3～5min，即可内服。每天1剂，分3次服。每次服前均需复煎并加入桉树叶30片。

（3）鲜金钱草全草60～90g，鲜车前草30～60g，滑石粉30g。用法：将上药装入容器内，加水浸过药后，煎取250～300ml药液，分2～3次服，每天1剂。

可加白糖少许调服。

六、西医治疗

（一）药物治疗

急性期用抗生素治疗，或根据细菌培养及药敏试验选用敏感度高的抗生素进行治疗。抗生素的种类、给药途径、用量及持续给药多长时间等皆需根据不同患者的病情决定。必要时尚可联合用药。

（二）手术治疗

对于慢性尿道炎伴有尿道狭窄者可施行尿道扩张术。

本病若治疗及时、彻底，大部分患者可以在短期内治愈，对于因尿道先天畸形或尿道损伤及异物等造成的尿道炎应积极去除这些诱发因素，否则尿道炎易反复发作。一部分体虚或久病患者，加之治疗不当可使病程迁延转成慢性尿道炎，甚至对全身造成影响，表现为发热、乏力等。对已婚患者久治不愈，应对其爱人进行检查，同时治疗。

七、预防调护

1.预防

（1）积极去除各种病因，如治疗包茎、包皮过长、尿道狭窄等，彻底治疗细菌性前列腺炎、精囊炎等；尽量避免尿道内器械检查、留置导尿等。

（2）保持阴部清洁，坚持经常性的局部清洗。

2.调护

（1）注意体温变化。

（2）定期作尿常规等检查，动态观察病情变化。

（3）多饮水，忌食辛辣刺激性食物。

八、疗效判定标准

治愈：症状消失，排尿通畅，尿常规检查正常。

显效：症状明显改善，尿道外口有少量分泌物，尿常规检查接近正常。

有效：症状稍改善，尿道外口分泌物还较多，尿常规检查不正常者。

无效：未达到以上标准者。

第三节　珍珠状阴茎丘疹病

一、概述

本病又称阴茎冠乳头状瘤病、冠状沟或龟头丘疹，可能为一种生理、发育上的变异。本病多见于青壮年。

二、病因病机

1.病因
本病致病原因尚未明了，一些学者认为包皮过长、局部分泌物的刺激与本病有一定关系。

2.病理
本病组织病理显示被致密结缔组织包绕的血管网，并有轻度淋巴细胞浸润。其上表皮棘层细胞中心变薄，外围较厚。

三、辨病

1.症状
本病一般无自觉症状，有炎症时可以有轻度瘙痒。

2.体征
本病于龟头后缘和冠状沟处或冠状沟的边缘可以见到一些白色、皮肤色、黄色或淡红色的珍珠状半透明圆顶丘疹，或圆锥状、球状、不规则形丘疹。单个丘疹直径为 1 ~ 3mm，触之坚实，无压痛，皮疹往往沿冠状沟边缘排列成线状，一行或者数行，丘疹互不融合，有时可以部分或完全环绕整个冠状沟，偶尔也分布到龟头及系带上。皮疹也散在分布。一般无破溃等。

3.实验室检查
本病病理检查可有上述组织病理表现（见病理部分）。

四、类病辨别

1.尖锐湿疣
尖锐湿疣呈疣状或菜花状，红色或污灰色，而非排列规则的珍珠状丘疹。其根部常有蒂，易发生糜烂、渗液、出血等，而本病根据冠状沟部位发生的珍珠状丘疹特点可与之鉴别。

2. 龟头和包皮上的皮脂腺异位

皮脂腺异位除发于口腔黏膜外，亦可见于阴茎龟头和包皮。皮损为绿豆大小的毛囊丘疹，坚实，表面光滑，圆形，淡黄色，互不融合。病理检查可确诊。

3. 光泽苔癣

光泽苔癣好发于阴茎、包皮、龟头、阴囊等部位，一般不见于颜面及头皮。皮损为针尖至粟粒大小微高出皮面的扁平坚实丘疹，呈圆形或多角形，正常皮色或淡红，褐黄色，表面有光泽，多数密集，但不融合，大小始终不变，周围无炎症，轻微摩擦皮损可有少量鳞屑，玻片压视显示乳白色小点。

五、治疗

本病无特殊不适，对身体无不良影响，故一般不需用中药或其他药物治疗，可以作一般对症处理。

其他疗法：①可以试用音频电疗。②可以酌情考虑液氮冷冻法治疗。③必要时可以考虑手术切除。

六、预防与调护

1. 预防

（1）保持阴茎部的清洁卫生。

（2）尽早治疗包皮过长等病。

2. 调护

（1）避免过度搔抓患处。

（2）内裤宜勤换洗。

第四节　阴茎硬结症

一、概述

阴茎硬结症，是一种原因不明的阴茎纤维硬结性疾病，也称阴茎纤维性海绵体炎、慢性海绵体炎、纤维织炎等。1743 年 Peyronie 首先对其病理与诊治作了详细论述，故此病又称 Peyronie 氏病。此病以阴茎背侧有单个或多个条索状硬结，按时质硬为主要临床表现，以30～50岁的中年人多见。其病位在阴茎，多因痰浊与瘀血搏结而成，中医称之为"玉茎结疽"、"阴茎痰核"等。

二、病因病机

（一）中医病因病机

玉茎结疽属于前阴疾病。前阴者，宗筋之所聚，太阴阳明之所合。故肝郁气滞、饮食不节、脾胃虚弱，或外感寒湿皆可造成气机失调，脾失健运，浊痰内生，下注宗筋，凝结而成痰核。也有久病入络，瘀血阻滞，痰瘀搏结而为病者。

1. 情志内伤，肝郁气滞

由于长期郁闷、恼怒或忧愁、思虑，使气机郁滞，肝气失于条达。津液的正常循行及输布往往有赖于气的统率。气机郁滞，故津液易于凝聚成痰。气滞痰凝，结于阴茎则形成玉茎结疽。

2. 外感寒湿，邪侵肌腠

居处湿冷、冒雨涉水或经常坐卧湿地，寒湿之邪浸渍肌肤，且湿邪困遏脾胃之气化功能，脾不能运又使湿从内生，津液停聚而为痰，痰凝气滞而为病。

3. 脾气虚弱，失于健运

脾主运化水湿之邪，若长期饮食不节，如嗜酒过度，饥饱失宜，过食肥甘、生冷，以致脾胃运化传导失职，或劳倦内伤、久病缠绵、思虑过度等皆可导致脾胃虚弱，失于健运，湿浊凝聚成痰，痰阻气机，痰气搏结发为本病。

4. 瘀血阻滞，脉络不通

外伤瘀血，或气郁日久、瘀血阻滞，或因久病，气血运行不畅，脉络不通，瘀血与痰、气搏结而为病。

综上所述，气滞痰凝、痰瘀互结为本病的基本病理变化。

（二）西医病因病理

1. 病因

阴茎硬结症的病因目前尚未完全清楚，一些学者认为可能与阴茎部明显或不明显的外伤有一定关系，还有一些学者认为可能与维生素 E 缺乏、硬化性炎症、退行性病变及使用 β 受体阻滞剂相关，或为全身性纤维瘤样病的局部表现。

2. 病理

本病多位于阴茎背侧。显微镜下初期可以见到结缔组织层的血管周围有淋巴细胞和浆细胞浸润，而后在阴茎背侧海绵体隔附近有胶原纤维大量增生，形成以胶原纤维为主的斑块。组织病理和免疫组化显示硬结斑片为瘢痕组织，含有弹力纤维、胶原和纤维蛋白。病变初期生长较快，随后逐渐形成增厚性组织硬结，以纤维化为主，严重病例其病变可超过海绵体白膜以外。一部分病程长的患者，局部可有钙化或骨化。

三、辨病

（一）症状

平时患者多无特殊感觉，当阴茎勃起时可有疼痛及阴茎弯曲，可影响性生活。严重者可有阳痿，排尿疼痛及排尿困难等症。

（二）体征

本症于阴茎背侧冠状沟后方皮下，沿着阴茎背侧中线靠根部处（少数患者病变位于远端或侧方）可以见到或触及椭圆形、索条状或斑块状硬结，界限清晰，一个或数个不等。按之质地硬如软骨。勃起时可见阴茎发生背弯或向患侧弯曲。皮色大多正常，个别患者局部皮肤微红。皮肤一般不会发生溃烂。其病变局限，一般不累及尿道，与皮肤不相粘连。

（三）辅助检查

1. 实验室检查

血液及尿液的检查一般无特殊异常。

2. X 线摄影

X 线片可以显示钙化的硬结。

阴茎海绵体造影，造影剂有通过受阻征象（病变处可有充盈缺损征象）。

四、类病辨别

本病应注意与阴茎骨化病、阴茎结核及阴茎癌鉴别。

1. 阴茎骨化病

阴茎骨化病是阴茎海绵体胶原纤维增生发生钙化所致，整个阴茎海绵体质地比较坚硬，临床上十分罕见。阴茎背侧的触诊是鉴别诊断的一种好方法。另外阴茎 X 线摄片检查可以见到阴茎海绵体骨化的征象；阴茎海绵体造影可以显示充盈缺损征象，阴茎有密度增高的阻光阴影。

2. 阴茎结核

阴茎结核是结核杆菌侵犯阴茎而造成的病变，局部若发生纤维化也可使阴茎发生弯曲。好发部位多为阴茎头部，表现为结节或慢性溃疡。局部活检、结核病灶及溃疡分泌物的直接涂片或培养查出结核杆菌是鉴别诊断的重要手段。

3. 阴茎癌

阴茎癌若浸润阴茎海绵体时，可使海绵体出现硬结，但发病部位常为阴茎头、包皮内板、冠状沟处。局部活检发现癌细胞是鉴别诊断的有力依据。

五、中医论治

（一）论治原则

辨证本症应细分虚实、寒热，辨明病位，了解病因。情志内伤、外感寒湿、瘀血阻滞而致病者多为实证。脾胃虚弱或肝肾阴虚而致痰浊内停或虚火炼液为痰而造成疾病者为本虚标实证。本病多与肝、肾、脾三脏相关。气滞为主者责之于肝；痰凝为主者责之于脾；阴虚痰火为病者责之于脾和肾。居处寒冷、潮湿，或时值冬季，喜暖畏寒舌淡苔白者以寒象居多；而阴虚火旺，或肝郁化火者则以热象居多。

本病有一定的自限性，且一般没有恶变的倾向。如病为初发，身体壮实者预后较好，若病久失治，体虚羸弱者病程较缠绵。

对本病的治疗应以理气化痰、活血软坚为原则，并随证施治。陈皮、半夏、茯苓、白芥子、牡蛎、玄参、大黄、香附、当归、赤芍、丹参、红花、莪术、海藻等药均可选用。

（二）分证论治

本病临床上多以分证的方法进行辨证治疗，常见证型有浊痰凝结证、痰瘀互阻证、阴虚痰火证。

1. 浊痰凝结

证候：阴茎背侧一个或数个索条或斑块状硬结，倦怠乏力，纳呆腹胀，形体肥胖，大便溏薄，口淡无味。舌淡，苔白腻，脉濡或滑。

治法：健脾和胃，化痰散结。

方药：二陈汤加减（半夏、茯苓、陈皮、甘草等）。

加减：加白芥子以化皮里膜外之痰；加白僵蚕以化经络之凝痰。湿浊壅盛者再加苍术、厚朴，增强燥湿化痰作用。若寒象较重者加干姜、白附子等。兼有热象者加黄连、黄柏等。久病脾虚之人可加党参、白术、山药等加强益气健脾之功。

2. 痰瘀互阻

证候：阴茎背侧痰核，按之较硬，硬结经久未消，胸闷，纳差，性情急躁易怒，喜太息，肢体沉重。舌质暗，苔薄白或白腻，脉弦或涩。

治法：化痰逐瘀散结。

方药：化痰逐瘀散结汤加减（当归、牛膝、红花、蜈蚣、夏枯草、牡蛎、白芍、甘草等）。

加减：若兼有阴虚之象者加制首乌、夜交藤、鸡血藤，兼有寒象者加少量桂枝、附片，兼有脾气虚者加白术、黄芪，小便排出困难者加萆薢、车前子等。

3. 阴虚痰火

证候：阴茎背侧痰核，硬结表面皮肤微红，微痛，头晕耳鸣，健忘，腰酸，梦遗，伴五心烦热，口干津少。舌红苔腻而黄，脉细数。

治法：滋阴清热，化痰散结。

方药：以知柏地黄丸或大补阴丸或左归丸加减（熟地、山药、山茱萸、泽泻、茯苓、丹皮、知母、黄柏等）。

加减：如结节坚硬不消者可加白芥子、玄参、穿山甲、橘核等以化痰软坚散结。

（三）特色治疗

1. 专方专药

（1）复方软坚药酒：药用橘络18g，法半夏24g，橘红、白芥子、炮山甲各30g，共研粗末放入白酒（用原烧酒50° ~ 60° 者）300ml，于瓶中密封浸泡7天，每日摇振数次，滤出酒液，另加水500ml于药渣中，浸泡1天，滤出药液，与药酒合并放砂锅内煮沸数分钟，待冷却后加入碘化钾5g，溶解后装入瓶中备用。同时振摇，混匀。每次取药酒5ml兑入适量开水于饭后服用，每天2 ~ 3次。

（2）舒肝活血散：由当归尾、赤芍、丹参、红花、枳实、柴胡、陈皮、香附、青皮、穿山甲、橘核、全蝎、蜈蚣、土鳖虫、僵蚕、白花蛇组成。上药共为细末，装胶囊，每次5g，日服2次，1个月左右为1个疗程。适用于肝郁气滞，血瘀络阻之阴茎痰核症。

（3）加减舒肝溃坚汤：由夏枯草、柴胡、赤芍、白芍、当归、穿山甲、青皮、乳香、没药、桃仁、红花、牡蛎组成。水煎服，每天分两次服。适用于肝气郁结，气滞血瘀，痰核坚硬者。

（4）丹参散结汤：由丹参、玄参、白芥子、当归、山药、丝瓜络、橘核、生地、熟地、莪术、肉桂、金银花藤、鸡血藤组成。水煎服，每天分两次服。适用于瘀血为主兼脾肾两虚，寒痰凝结之阴茎痰核。

2. 针灸治疗

取曲骨、中极、三阴交为主穴，配以关元、大赫、鱼际及局部环针刺法，手法以泻为主。或辨证配穴如选用肝经的太冲、曲泉穴；肾经的水泉、照海穴，脾经的太白、商丘穴等。留针10 ~ 30min，若属寒证可用灸法。

3. 药物外治

（1）食醋磨紫金锭或万应锭，涂搽患处，每天2 ~ 3次。

（2）红灵丹或藤黄粉敷于硬结处，用胶布盖贴，隔日一换。

（3）阳和解凝膏剪成小块贴患处。

（4）化毒散软膏、甘乳膏、黄连膏、紫色消肿膏等也具有一定的软坚散结作用。

（5）当归尾12g，小茴香8g，红花9g，白芷6g，桂皮10g，伸筋草15g。煎水熏洗患处。

（6）野菊花60g，生甘草60g。煎水外洗。

（7）当归、地龙、草乌、五灵脂、乳香、没药、白芥子各15g，木鳖子（炒黄后研粉）

5g。水煎存液约300ml，用药布浸吸缠渍阴茎，每天早晚各半小时。治疗月余后可见效。

（8）草乌、煨姜各10g，煨南星、赤芍、白芷各3g，肉桂1g，共为细末，热酒调敷。用于寒痰凝滞之阴茎痰核为佳。

六、西医治疗

（一）治疗原则

阴茎硬结症有自愈倾向，极少数患者在数年后可能症状自行缓解，硬结缩小，但绝大多数患者如不采取积极的治疗措施，其病情进一步发展并可导致阳痿。因此对阴茎硬结症患者应积极治疗，根据病情采取相应的治疗措施。

（二）常用方法

1. 药物治疗

（1）类固醇药物治疗：泼尼松龙，口服5mg，每天2～3次，共2～3个月；或地塞米松2mg加2%普鲁卡因1ml，局部注射，每周1～2次，4～6周可收到效果；或醋酸氢化可的松25mg加1%普鲁卡因溶液1ml，每周1次。

（2）维生素药物治疗：维生素E100mg，每天3次，连服3～6个月。或维生素E30mg/d，口服，连服6～9个月。

（3）对氨苯甲酸钾：每天12g，分次口服，连用6个月～1年。或Procarbazine（甲苄肼）50mg，每天2次口服，连用3个月。

（4）秋水仙碱：能诱发胶原酶的活性，减少胶原的合成。一般用量0.6mg，每天2次，治疗2～3周后如果无骨髓抑制，可继续服用3～4个月。

（5）它莫昔芬：据认为它莫昔芬对调节免疫反应、炎症和组织修复有重要作用。剂量20mg，每天1次，疗程3个月。

（6）L-乙酰卡米丁：能显著减少阴茎的疼痛和硬结的大小，不良反应少。

2. 手术治疗

阴茎硬结症是进展性疾病，有些患者可以自愈或缓解，不需手术治疗。因此对绝大多数患者需要一个等待期，至少1年。等待期间可以采用保守治疗。手术治疗本病仅限于阴茎硬结症导致严重阴茎弯曲、保守治疗无效并影响正常性活动者。手术的时机一般等待病变稳定后，通常在发病后12～18个月。

外科疗法即切除斑块，局部的间隙可用脂肪组织或假器填充，或用腹部皮肤移植。另外，Nesbit术式即切除病变腹侧部分白膜，以纠正阴茎弯曲。由于手术可以引起新生瘢痕，故此种治疗方法仅用于病变严重，保守治疗无效，不能完成性生活或有重度钙化者。

3. 其他治疗

本病其他治疗包括理疗、放射治疗、注射疗法、电离子透入疗法等，但疗效不肯定。

七、预防与调护

（1）积极治疗动脉粥样硬化、高血压、糖尿病等。

（2）适当补充各种维生素，尤其是维生素 E。

（3）改正酗酒的不良习惯。

（4）尽量避免阴茎部的外伤。

（5）保持局部清洁。

（6）内裤宜宽松、柔软。

第五节　阴茎硬化性淋巴管炎

一、概述

阴茎硬化性淋巴管炎为一少见疾病，近 10 年国内文献仅报道 20 余例。实际发病率可能远大于此，因为本病多数无疼痛及不适，而且呈自限性，故许多患者并未到医院就诊。常发生于 20 ~ 40 岁男性。可突然发病。本病多发生于阴茎背侧或冠状沟处的皮下浅淋巴管。本病主要表现为环绕阴茎冠状沟或在阴茎背部出现弯曲的、硬如软骨的条索状物或结节状肿物，质硬，上不与皮肤粘连，可自由滑动。表面皮肤正常，触痛不明显。多数无自发性疼痛或不适，少数在勃起或性生活时出现疼痛。损害可多发，并带紫色，偶发生溃疡。腹股沟淋巴结不受累。因无主观感觉，易为患者忽视。病程自限，一周或数周自愈。

二、病因病机

（一）中医病因病机

本病病在阴器。阴器为宗筋所聚，肝经所络，故肝郁气滞，气机失调，气血凝滞，或外力损伤，血瘀经脉，或外感内生湿热，蕴结宗筋发为本病。

1. 情志内伤，肝郁气滞

由于长期郁闷、恼怒或忧愁、思虑，肝气失于条达，使气机逆乱，气血瘀阻于宗筋。

2. 湿热浸淫，瘀阻宗筋

居处湿冷、冒雨涉水或经常坐卧湿地，寒湿之邪浸渍宗筋为病。或脾气虚弱，健运失职，湿热内生，气血津液凝聚发为本病。

3.瘀血阻滞，脉络不通

外伤瘀血，或气郁日久、瘀血阻滞，或因久病，气血运行不畅，脉络不通，瘀血搏结而为病。

（二）西医病因病理

本病病因尚不完全清楚，可能与频繁或剧烈的性活动所造成的机械性损伤有关。亦有认为其可能与感染尤其是病毒感染有关。

病理改变显示淋巴管增厚、纤维化，无或少量淋巴细胞浸润，管腔扩张，淋巴液淤积。此种病理改变可能是致病因素造成淋巴管内栓子形成所致。

三、辨病

（一）症状

平时多数无自发性疼痛或不适，少数在勃起或性生活时出现疼痛。损害可多发，并带紫色，偶发生溃疡。

（二）体征

阴茎局部见条索状蚯蚓样或结节状质地中等偏硬的实质性肿块，触之质硬，紧贴于皮下，与阴茎海绵体不粘连，在皮下能自由推移，表面紧胀发亮，皮色为半透明状。病变可位于阴茎背侧、包皮内侧、冠状沟等。部分患者皮肤表面有触痛，双侧腹股沟淋巴结不肿大。

（三）辅助检查

实验室检查组织病理改变为：真皮处可见扩张淋巴管腔，淋巴管纤维增生肥厚，及少许炎症细胞浸润。血液及尿液的检查一般无特殊异常。

四、类病辨别

本病需与 Peyronie 病相鉴别。后者为阴茎海绵体间隔的纤维化，表现为阴茎结节或瘢块，导致痛性勃起，有时疼痛严重。可以与 Dupuytran 挛缩（掌趾筋膜纤维化）并存。

五、中医论治

（一）论治原则

本病邪实为主者，治宜清利湿热、疏肝理气、活血化瘀；以正虚夹邪者，当扶正祛邪，治以健脾为主，辅以利湿清热或疏肝。

（二）分证论治

1. 肝郁气滞

证候：阴茎背部或冠状沟出现条索状物，或患部稍有疼痛不适，少腹及睾丸胀痛，多有情志波动史，伴烦躁易怒，或情志抑郁，梦中可有遗精，胸胁胀满，善太息。舌质淡红，脉弦。

治法：疏肝解郁，行气去滞。

方药：四逆散或柴胡疏肝散加减（柴胡、陈皮、川芎、香附、枳壳、芍药、炙甘草）。

加减：酌加桃仁、红花、路路通、石菖蒲以疏通血络。若肝郁化火者，可加龙胆草、栀子、黄芩等以清肝泻火。

2. 湿热蕴结

证候：阴茎冠状沟或在阴茎背部出现弯曲的、硬如软骨的条索状物或结节状肿物，伴胸脘痞闷，食少纳差，小便短赤，或尿后白浊；阴囊湿痒。舌质红，苔黄腻，脉滑数。

治法：清热利湿散结。

方药：四妙散加味（苍术、黄柏、苡仁、牛膝）。

加减：酌加桃仁、红花、路路通活血化瘀。若脾胃虚弱者，加山药、炒白术、炒泽泻等健脾利湿；若患处条索状质地较硬，加枸橘、三棱、莪术等；若伴痰湿阻滞，加苍术、厚朴、海藻、昆布等；若下焦虚寒者，可用程氏萆薢分清饮加减。

3. 瘀血阻滞

证候：阴茎背侧、包皮内侧、冠状沟可见条索状物或结节，伴阴茎色紫暗，或兼疼痛，会阴部刺痛不适。舌质紫暗，脉沉细涩。

治法：活血化瘀，行气通络。

方药：血府逐瘀汤或少腹逐瘀汤加减（川芎、赤芍、红花、桃仁、柴胡、桔梗、生地、枳壳、当归、牛膝、甘草）。

加减：酌加穿山甲、路路通、蜈蚣、马钱子以加强活血祛瘀通血脉之功。

（三）特色治疗

（1）黄柏、黄芪、丹参、大黄、牡丹皮、红花等适量加水煎30min，口服100ml，每天1次。药渣纱布包裹，热敷患处。

（2）丹参、泽兰、苦参、龙胆草、土茯苓各30g，大黄15g。水煎后将阴茎直接浸泡于药液中10min，每天2次。15天为1个疗程，未愈者休息3天进行第2个疗程。

（3）外洗时配合局部按摩索状物部位。

六、西医治疗

多数病例无需特殊治疗，停止性生活2～4周后病变可自行消失，且不留后遗症。局部热敷、理疗，口服维生素B族、维生素E及抗病毒药物有助于病变消退，缩短病程。上述治疗效果不佳时，可行微波及X线局部治疗，往往有效。

当保守治疗无效或怀疑其他病变时亦选择手术治疗。手术治疗仅需将包皮及硬化淋巴管一并切除。

七、预防与调护

（1）注意婚前性教育和性指导，戒除手淫及其他粗暴的性行为习惯。

（2）尽量避免阴茎部的外伤。

（3）适当补充各种维生素。

（4）保持局部清洁。

（5）内裤宜宽松、柔软。

第六节 阴茎血肿

一、概述

阴茎的位置隐蔽，平时移动范围较大，阴茎海绵体柔韧，还包裹着一层坚韧的白膜，一般不容易形成血肿。阴茎外伤是阴茎血肿形成的主要原因，伴随症状可有肿胀、尿血、疼痛、排尿障碍等，轻者形成青紫色瘀斑，重者可能会形成皮下、海绵体或者是龟头血肿的情况。阴茎的海绵体内有丰富的静脉窦，一旦破裂，可引起大量出血，形成较大的血肿。

二、病因病机

阴茎皮肤损伤、阴茎海绵体断裂、术后血肿等。

三、辨病

1.症状

阴茎血肿，有损伤时同时伴随有疼痛；伴有尿道海绵体损伤者，尿道内流出血液，严重者引起排尿困难。

2.体征

本病可见阴茎肿胀，色青紫。

四、类病辨别

1.阴茎水肿

阴茎水肿与阴茎血肿均有阴茎肿大情况，但阴茎水肿多在包皮部位，皮色正常，可透光；阴茎血肿多呈青紫色。

2.阴茎癌

阴茎癌可有阴茎肿大、流血伴分泌物情况，但阴茎癌好发于阴茎头、包皮内板、系带及冠状沟附近，病理检查可确诊。

五、中医论治

1.血络损伤证

证候：阴茎有外伤史，阴茎坠胀疼痛，牵引少腹，局部触痛明显，皮色青紫或有大片紫斑。舌质红有瘀点，苔薄白，脉弦涩。

治法：活血化瘀，消肿止痛。

处方：活血舒筋汤加减。

组成：当归、川芎、赤芍、红花、苏木、乳香、没药、地鳖虫、橘核、橘叶、茴香、荔枝核、青皮、乌药。

2.血脉瘀滞证

证候：阴茎有受伤史，刺痛难忍，皮色紫黯，局部肿胀，瘀血显著，触之较硬。舌质暗红、舌边紫，脉沉涩。

治法：行气化瘀。

处方：活血散瘀汤合补阳还五汤加减。

组成：当归尾、红花、赤芍、桃仁、苏木、瓜蒌、槟榔、枳壳、黄芪、地龙。

六、西医治疗

存在外伤的首先应清创、止血、缝合，血肿较大者需要先排血后缝合伤口，术后应用抗菌药物。预防尿液浸渍敷料而发生感染。预防注射破伤风抗毒素及应用狂犬疫苗。

七、预防调护

（1）避免性生活过于激烈及时间过长，防止外伤。
（2）积极治疗，防止感染。

八、疗效判定标准

治愈：血肿消失，皮肤恢复正常。
好转：血肿未完全消除。
未愈：血肿仍存在。

第七节　阴茎癌

一、概述

阴茎癌主要为鳞状上皮细胞癌，是男科常见的恶性肿瘤之一。本病多见于中老年人，但青壮年亦有发病，其发生率与社会经济文化、宗教信仰，尤其是卫生条件有密切关系。欧美各国仅占男性全部恶性肿瘤的1%，苏联为0.5%～1.0%，在印度、印尼等国家，阴茎癌占男性癌中10%以上。我国20世纪50年代本病在泌尿生殖系肿瘤中居首位，由于各方面条件的改善，其发生率逐年下降。我国城市居民中阴茎癌的年发病率已降至发达国家水平（0.5/10万人口～1.0/10万人口）。值得注意的是农村和文化落后边远地区，阴茎癌发病率仍高，尚须做大量卫生教育普及工作。

中医认为，阴茎属肾，故称阴茎癌为"肾岩"。本病始见于《疡科心得集·辨肾岩翻花绝证治》："夫肾岩翻花者，俗名翻花下疳。"中医将此病归于"四绝症"中，并指出，若能早期治疗，"怡养保摄"，可望迁延岁月。

二、病因病机

由于包茎或包皮过长，秽垢久蕴，积毒侵蚀，相火内灼，而致湿热内生，积毒蚀于肌肤导致经络阻塞，聚而成岩。或由"袖口疳"久久不愈演变而来。

西医学尚未将癌症的病因阐明。研究表明，阴茎癌发病与阴茎头及包皮的慢性炎症刺激有密切关系。包茎包皮垢及卫生条件差被证实为发病的主要因素。近年来已有越来越多的证据提示病毒感染对阴茎癌的发生有重要作用，尤其是人乳头病毒（HPV）和疱疹病毒Ⅱ型（HSV-2）等。

三、辨病

（一）症状

早期多无明显自觉症状，部分患者有刺痒、热灼、疼痛、少许分泌物等症状。中晚期疼痛及其他症状加剧。可出现消瘦、贫血、食欲不振、精神委靡、体力不支，以致丧失劳动力。

（二）体征

阴茎癌好发于阴茎头、包皮内板、系带及冠状沟附近。包皮能翻转者，见有丘疹、疣、溃疡等病变，抗炎治疗无效，日趋增大恶化；包皮不能翻转者，包皮作痒，或有刺痛，抚之有硬韧肿块，感染，流臭脓或血液，包皮红肿，阴茎头肿大，包皮破溃，露出乳头状瘤，很快呈菜花状。腹股沟淋巴结肿大，质较软，晚期淋巴结固定，有感染时重者穿破皮肤。乳头状癌开始为丘疹或疣状，晚期呈菜花样，包皮可穿破，常有继发感染。浸润型癌开始色红、坚硬，轻度隆起，向内生长，边缘卷起。

（三）实验室检查

根据活体组织学检查，可明确癌肿的组织学类型。组织学分级，有助于临床分期和治疗方案的制订。

（四）分期

Ⅰ期（A）：肿瘤局限于阴茎头、包皮或两者。
Ⅱ期（B）：肿瘤浸润阴茎体或海绵体，无淋巴结或远处转移。
Ⅲ期（C）：肿瘤局限于阴茎体，有腹股沟淋巴结转移，可以切除。
Ⅳ期（D）：肿瘤浸润临近组织，淋巴结转移不可切除，或有远处转移。

四、类病辨别

1. 软下疳

软下疳有不洁性交史和极短的潜伏期，阴茎头、会阴部溃疡，疮面覆有脓液，边缘柔软，有轻度疼痛和触痛。腹股沟淋巴结可肿大疼痛、化脓、溃破。取脓液涂片检查约50%有革兰染色阴性杆菌，成对或链状排列，无鞭毛或芽胞。

2.阴茎乳头状瘤

阴茎乳头状瘤初发为一小的局部隆起，渐增大呈乳头状，有蒂或无蒂，呈红色或淡红色，质地较软、生长缓慢。继发感染者，可有恶臭样分泌物。临床易误诊为阴茎癌。可由活体组织检查确诊。

3.阴茎结核

阴茎结核有泌尿生殖系结核病史，病变多在龟头，系带处。初期为红色疱疹，以后呈浅溃疡，而溃疡周围硬韧，基底部为肉芽组织，有时溃疡扩大或造成龟头坏死。鉴别要点，一靠病史，二作病理检查。

4.阴茎纤维硬结症

阴茎纤维硬结症多发生于阴茎海绵体，以局部纤维结节为主。虽然肿块硬韧，境界也不清楚，但较癌肿肿块硬度差，增长也缓慢，而且表面尚光滑，有一定的活动性，一般很少形成溃疡及腹股沟淋巴结肿大。

五、中医论治

（一）论治原则

早期正胜邪实以祛邪为主，常作为手术的辅助治疗。后期正虚明显，以扶正祛邪为主，内服、外用并举。

（二）分证论治

1.肝郁痰凝证

证候：阴茎局部出现硬结，渐渐增大，伴肝气不舒，苔薄白，脉弦滑。

治法：清肝解郁，软坚化痰。

处方：散肿溃坚汤加减。

组成：柴胡、白芍、法半夏、陈皮、瓜蒌根、昆布、海藻、当归尾、三棱、龙胆草、黄芩。

加减：可酌情加牡蛎、蒲公英、半枝莲等。

2.肝经湿热证

证候：阴茎皮肉、肿块溃烂，如翻花状，渗流脓血样分泌物，奇臭难闻，小便涩痛、短赤，两侧小腹淋巴结肿大。舌红、苔黄、脉弦数。

治法：清利湿热，解毒消肿。

处方：龙胆泻肝汤加减。

组成：龙胆草、山栀、黄芩、柴胡、木通、泽泻、车前子、当归、生地、甘草、半枝莲、白花蛇舌草、土茯苓。

3.阴虚火旺证

证候：阴茎包皮红肿溃烂，肿块溃烂呈翻花状，舌红少苔，脉细数。

治法：滋阴降火，软坚解毒。

处方：大补阴丸加味。

组成：生地、玄参、女贞子、旱莲草、知母、黄柏、白芍、丹参、龙葵、白花蛇舌草。

4.气血两虚证

证候：病至晚期，气血俱虚，尤以化疗、放疗后患者更为显著。新肉无滋生之源，故疮面淡白，或暗红无华，甚则紫暗，新肉不生。气血不足则神疲懒言，体弱消瘦，面色㿠白，舌淡少苔，脉沉细弱等。

治法：益气养血，解毒软坚。

处方：人参养荣汤加减。

组成：党参、黄芪、白术、茯苓、陈皮、大枣、当归、熟地、白芍、肉桂、五味子、远志。

加减：可加半枝莲、土茯苓、夏枯草抑其癌毒扩散。

（三）特色治疗

初、中期先以大豆甘草汤洗涤患处，后用鸭蛋清调凤衣散，敷患处，日1～2次。后期用鲜山慈菇捣烂外敷；溃烂、出血者掺海浮散，盖贴生肌玉红膏。

六、西医治疗

（一）治疗原则

老年患者采取早期手术治疗，年轻者采用放疗、化疗可保全阴茎的完整。

（二）常用方法

1.手术治疗

包皮上小于2cm的肿块，可作包皮环切术，但术后有复发可能，应严密随访。阴茎部分切除，于肿瘤2cm以上切断阴茎，适用于Ⅰ期或Ⅱ期阴茎癌。怀疑有腹股沟淋巴结转移者，作活体组织检查阳性的，于原发癌伤口愈合3周后，作淋巴结清除术。

2.放射治疗

对年轻患者放射治疗可保阴茎完整。一般多采用体外放疗。如正常电压、低电压、高电压X线，直线加速器及旋转加速器等超高电压X线等，^{60}Co、铱膜、镭膜等，但效果不如手术切除，而且较大的肿瘤仍需要手术切除。

3.化学治疗

1973年Blum等首先应用博来霉素治疗阴茎癌取得较好效果，单独应用有效率为 71.7%，治愈率为 17.4%。若手术，放疗联合应用效果更好。博来霉素的使用方法为 30mg 静脉注射或肌内注射，每周 2 次；15 ~ 30mg 局部注射，每周 1 次，每疗程总剂量为 300 ~ 450mg。用药期间需注意毒性反应。

七、预防与调护

（1）包茎或包皮过长者应做包皮环切术；未做包皮环切术者，应经常将包皮上翻清洗，以防积垢。

（2）开展卫生宣传积极治疗慢性阴茎头包皮炎。

（3）做到早期诊断，早期治疗，以提高治愈率，延长生存时间。

（4）保持心情舒畅，提高治愈疾病的信心。

（5）加强营养，多食高蛋白，低脂肪食物。

八、疗效判定标准

治愈：Ⅰ期、Ⅱ期肿瘤已行手术切除，Ⅲ期者已行腹股沟淋巴清扫，无转移灶残留。

好转：Ⅲ期已行腹股沟淋巴清扫，但仍残留病灶。Ⅳ期病人行放、化疗后，转移灶缩小。

未愈：晚期失去手术治疗，放疗、化疗等疗效不佳。

第八节 阴囊脓肿与蜂窝织炎

一、概述

阴囊脓肿与蜂窝织炎为阴囊皮肤、肉膜广泛的弥漫性化脓性炎症，病原菌多为金黄色葡萄球菌，有时为溶血性链球菌，也可由厌氧性或腐败性细菌所引起。由于阴囊皮肤皱襞多，易使细菌停留繁殖，如阴囊有外伤，细菌即可侵入致病，因此感染大部分为原发性。也可为继发性，即由其他局部化脓性感染直接扩散而来，或由淋巴系统或血行感染所致。此外，严重的糖尿病也好发阴囊感染。

本病属中医"囊痈"的范畴，临床以阴囊红肿热痛为特点。系湿热下注蕴滞阴囊肌腠所致，以清热利湿托毒为治则。

二、病因病机

（一）中医病因病机

朱丹溪首立囊痈病名，并指出了囊痈基本病机，如《丹溪手镜·肺痿肺痈肠痈二十二》说："囊痈，乃湿热下注也"；清·祁坤，其在《外科大成·囊痈》中指出本病的特点是"阴囊红肿热痛也"，病因病机为"肝肾阴虚，湿热下注"，治则"以补阴为主，清热渗湿之药佐之"。阴囊为足厥阴肝经所络，肝经湿热下注，阻滞经络，气血瘀滞不通，故见阴囊红肿焮热，甚则肿大如瓢、亮如水晶。囊痈的病机皆为肝肾湿热下注所致。素体肝肾阴虚，感受湿热之邪，或过食醇酒厚味，喜食辛辣肥甘品，酿成湿热，下注蕴结肾囊，使经络阻遏，气血不通，聚而成痈；久坐湿地，或水中作业，或冒雨涉水，外感湿毒，湿邪阻络化热，热郁不散，蕴积阴囊而成痈。湿热蕴滞阴囊肌腠，营气不从，故发为痈，盛热腐肉则成脓肿。

（二）西医病因病理

1.病因

本病为阴囊皮肤、肉膜广泛的弥漫性化脓性炎症，病原菌多为金黄色葡萄球菌，有时为溶血性链球菌，也可由厌氧性或腐败性细菌所引起。由于阴囊皮肤皱襞多，易使细菌停留繁殖，如阴囊有外伤，细菌即可侵入致病，因此感染大部分为原发性。也可为继发性，即由其他局部化脓性感染直接扩散而来，或由淋巴系统或血行感染所致。此外，严重的糖尿病也好发阴囊感染。又如泌尿生殖系统疾病、尿外渗、尿失禁、附睾炎等也能波及。

2.病理

皮肤的真皮及肉膜有广泛恶性化脓性炎症改变，有嗜中性白细胞、淋巴细胞浸润，血管及淋巴管扩张，有时可见血管栓塞。毛囊、皮脂腺、汗腺皆被破坏。由于肉膜层内含有许多平滑肌纤维，致密的结缔组织和弹性纤维，炎症不易局限，与正常组织无明显界限。后期可见由纤维母细胞、组织细胞及巨细胞所形成的肉芽肿。

三、辨病

（一）症状

初期阴囊焮热疼痛，寒热交作；继则自觉阴囊坠垂，疼痛加剧，口干数饮，小溲赤涩。

（二）体征

初期阴囊皮肤红肿，继则红肿加重，皮肤紧张光亮，形如瓠状，溃后肿痛均减，脓出黄稠者疮口易敛；溃后脓水稀薄而痛不减者，收口较慢。

（三）辅助检查

1.实验室检查
白细胞计数明显升高，中性粒细胞比值增高，且有核左移现象；血沉速度加快；分泌物镜检可见脓细胞。

2.影像学检查
B 型超声波检查可协助诊断及鉴别诊断。

四、类病辨别

1.腮腺炎性睾丸炎
本病为流行性腮腺炎的并发症，常见于流行性腮腺炎后期5～7天，睾丸肿痛，阴囊皮色微红或不红，一般多在7～14天消退，不至化脓。但若诊治不及时，则可致睾丸发育不全而影响生育。

2.阴囊丹毒
丹毒感染时阴囊皮肤呈鲜红色，中间较淡，边缘清楚，肿胀较轻，病损较浅，很少有化脓及坏死，并且有烧灼样疼痛，较易鉴别。

3.鞘膜积液阴囊
本病一侧肿大，不红不热，透光试验阳性。另有阴囊肿大，状如水晶，按之软而即起，亦发红而热者为阴囊水肿，无疼痛及全身症状，有接触过敏史。

4.阴囊急性炎症性坏疽
本病发病迅速，1～2天之内阴囊皮肉腐烂、湿裂，甚而睾丸外露，病势颇重。多见于平时不注意个人卫生的体弱老人。

五、中医论治

（一）论治原则

中医以辨证论治内服中药为主。急性期宜清利湿热，解毒消痈；已化脓者，宜清热解毒兼托毒排脓。慢性期宜调补肝肾，活血散结；已溃脓液清稀者，宜补益气血兼托脓。本病的西医治疗原则是抗菌消炎以控制感染。发生阴囊感染后应采用大剂量内服抗生素治疗，一般选用抗菌谱较广的抗生素，或几种抗生素联合应用。

（二）分证论治

1.湿热蕴结（早期）
证候：阴囊红肿焮热，甚则肿大如瓢，亮如水晶，伴有全身发热恶寒、口干饮冷、小便赤涩。舌红、苔黄腻，脉洪数或滑数。

治法：清热利湿解毒。

方药：龙胆泻肝汤加减（龙胆草、黄芩、山栀子、木通、车前子、泽泻、柴胡、当归、生地、甘草）。

加减：若热盛者加金银花、连翘。若化脓，或溃后脓液黄稠者，可加炙山甲，皂角刺透脓。

2. 肝肾阴亏、热毒未解（后期）

证候：阴囊化脓溃破，脓液稀薄，肿痛不减，收口较慢。苔薄质红，脉细数。

治法：滋阴除湿清热。

方药：滋阴除湿汤加减（川芎、当归、白芍、熟地、柴胡、黄芩、陈皮、知母、贝母、泽泻、地骨皮、干姜、甘草）。

加减：阴亏明显者去干姜、地骨皮、柴胡、陈皮，加天花粉、石斛、萆薢、山栀，以加强其滋阴除湿之效。若溃后脓液清稀而多，疮口迟迟不敛，合十全大补汤加减治之，以补益气血托疮生肌。

（三）特色治疗

1. 专方专药

（1）化浊清睾汤：龙胆草 12g，柴胡 12g，土茯苓 50g，萆薢 50g，车前子 30g，滑石 20g，泽泻 15g，石菖蒲 15g，栀子 10g，川楝子 5g，甘草 5g。水煎服。

（2）附睾汤：虎杖 20g，夏枯草 10g，萆薢 10g，乳香 10g，没药 10g，川芎 10g，白芍 10g，桃仁 10g，当归 10g。水煎服。

（3）生薏米 60g，败酱草 30g，水煎服，每天 1 剂。

（4）鲜车前草，鲜蒲公英各 100g，水煎服。

2. 名老中医经验

（1）徐福松诊治经验：阴囊感染多由于湿热之邪蕴结于阴囊，气血壅塞不通而成。湿热蕴结证方用龙胆泻肝汤加减；阴虚热毒证方用滋阴除湿汤加减。对于新生儿囊痈多由感染热毒而起，内服药仍可用枸橘汤加紫花地丁、连翘、半边莲以解其热毒，局部用黄连油膏纱布以保护皮肤，青敷膏以解毒消肿。

（2）秦国政诊治经验：囊痈为细菌感染所致，初起用大量抗生素及支持疗法治疗为主。因阴囊为肝经所在，与肝脾肾三经密切相关，三经湿热下注阴囊。适治之时，首宜辨有脓无脓、轻重顺逆，次据病之分期遣方用药，内外兼治。初起中医症候多表现为肝经湿热为主，同时热毒也较盛，因此治疗以龙胆泻肝汤合五味消毒饮内服以清热利湿解毒，局部用金黄膏或黄金万红膏外敷清热解毒，这样中西医结合治疗，感染较易控制，预后相对较好。成脓时托脓透毒，正不虚者透托，正虚者补托；溃后以补虚托毒、生肌敛口，溃后忌一味纯补，以免助纣为虐。

3.针灸治疗

取穴太冲、期门、大敦、阳池，每次选用2穴，用泻法，每次留针10min，每天1次。

4.外治法

（1）鲜马齿苋洗净，砸烂，捣如糊状调敷。

（2）50％芒硝溶液，湿敷阴囊。

（3）白矾60g，雄黄30g，生甘草15g，水煎后趁热熏洗，每天1～2次。

（4）如意金黄散10g，用凡士林调匀，敷于阴囊，然后用纱布包扎，每天换药1次。

（5）微波治疗：早期可用此法，但未婚或已婚未育者慎用。

六、西医治疗

（一）治疗原则

早期使用抗生素，必要时应用镇痛、镇静、退热剂及切开引流。

（二）切开引流术

炎症早期可用呋喃西林湿敷，每天1～2次，当炎症迅速扩散，或有脓肿形成，应作及时开引流，切除坏死组织，创口用3％过氧化氢溶液、生理盐水冲洗，疮面用抗生素溶液湿敷。

七、预防调护

（1）卧床休息，用布带或阴囊托悬吊。

（2）忌食辛辣、油腻食物，多进食高蛋白高维生素食物。

（3）禁性生活。

（4）皮肤避免外伤或其他轻微损伤。

（5）发现有中毒症状者应及时处理，防止并发症的发生。

第九节　阴囊湿疹

一、概述

阴囊湿疹，是以阴囊皮肤干燥瘙痒或起粟疹、水疱、搔破后浸淫脂水为特征的男科常见皮肤病，属"湿疹"的一个类型，中医学称之为"肾囊风"、"绣球风"、"阴湿疮"、"阴疮"、"胞漏疮"、"阴囊风"等。本病发病与职业、工作、居住环境等因素有密切关系。主要由肝经湿热下注、血虚风燥、肾虚、风热外侵所致。

临床以湿热下注型阴囊湿疹为主，临床病理过程分急性期、亚急性期、慢性期三个阶段。其中急性、亚急性期相当于"糜烂型"，慢性期相当于"干燥型"。治疗多采用中西医结合、内外并治等综合疗法，能收到满意疗效。

二、病因病机

（一）中医病因病机

隋·巢元方《诸病源候论·虚劳阴下痒湿候》指出病机为"邪客腠理，而正气不泄，邪正相干在皮肤，故痒，搔之则生疮"。唐·孙思邈创立了本病的辨证论治，多以肾虚热、五劳七伤、气虚、湿热毒等方面论治，并提出了内治与外治相结合的治疗方法。《东垣十书·论阴疮》则认为本病病机以湿为主，称为"湿疮"，如说："盖湿疮者，由肾经虚弱，风湿相搏，邪气乘之，瘙痒成疮，浸淫汗出，如疥癣是也。"辨证上有湿热、寒湿、湿毒之不同，分别以升阳除湿汤、温肾汤、龙胆泻肝汤治疗。明·陈实功的《外科正宗》论及更详。该书首先提出"肾囊风"病名，谓："肾囊风，乃肝经风湿而成，其患作痒，喜浴热汤，甚者疙瘩顽麻，破流滋水"，对本病的局部形征作了详尽的描述。吴谦等著的《医宗金鉴·外科心法》中提出"绣球风"病名。

总之，经过历代医家的不断实践与总结，无论理论、临床治疗，都积累了丰富的经验，对本病的认识日趋完善，总结如下：

1. 病因

阴囊湿疹的病因不外乎外感、内伤两端。外感为时邪所袭；内伤多由饮食、情志、劳欲所致。其机制是饮食失节、恣食辛辣厚味、多食鱼腥海味、滥服苦寒药物，而伤及脾胃，运化失常，湿邪内停，蕴久化热，循经下注前阴，蕴郁肌肤，终致阴囊潮红作痒、糜烂、滋水。

（1）感受外邪：主要与风、湿、热三邪有关。因于风者，多由风热外袭或湿热内蕴，复受风邪，内外合邪而成。因于湿者，则由气候、居处潮湿、阴冷或涉水、淋雨，或阴部不洁，汗液浸渍，湿浊之邪侵袭人体而发病。因于热邪，多因炎夏之季，暑热阳邪夹风袭之。

（2）饮食不节：恣食膏粱厚味，损伤脾胃，脾失运化，湿浊内生。如过食茶、酒而致生茶湿、酒湿；多食鱼腥海味，则生湿热；多食生冷瓜果或过服苦寒药物，损伤脾阳而内生水湿。而脾阳虚损，水湿不化，又易招致外邪袭侵。若过食辛香炙煿之品，易致津伤血燥，生热生风，与湿浊相邪，蕴郁肌肤则发病。

（3）情志内伤：情志致病，主要是伤及内脏尤其是心、肝、脾三脏，致其功能失调，气血失和，气机不畅。机体抗病力降低而成为发病的主要因素。如郁怒伤肝、思虑劳神过度损伤心脾等。而情志过极又可化火，而伤津耗血或导致湿郁为病。

（4）房室劳损：早婚、房事过度，导致肾精耗伤，肾虚则五脏六腑俱不足，易为外邪所乘而发病。

2. 病机

本病多由外感风湿热之邪或湿热内生，循肝经下注；或阴虚之体，复感外邪；或肾虚风乘所致。急性者，以湿热之邪为主，常夹风邪。风为阳邪，易袭皮毛腠理；湿为阴邪，其性黏滞弥漫，重浊而趋下。湿热之邪循肝经下注，蕴蓄阴囊皮肤，而见患部水疱、糜烂、滋流黄水。风湿均易夹热，蕴结经遂，气血不利，营气不从，可致皮肤潮红、灼热、肿胀、作痒、作痛，乃"热微作痒，热甚则痛"之故。

亚急性者，多由脾虚不运，湿邪留恋不除，致病程缠绵，迁延不愈，易转为慢性。

慢性期，因于血虚风燥，湿热蕴结。病情反复发作、日久不愈，阴血耗伤，生风生燥，或由湿热蕴结，气血失和，或因剧烈瘙痒而致夜眠不安，胃纳不振，生化之源不足，肌肤失养，而见皮肤干燥、粗糙、肥厚、脱屑等。

本病病机，总由禀赋不耐，在各种致病因素作用下，导致脏腑失和，气血郁滞，经络阻塞，营气不从等病理变化，风、湿、热邪客于下焦，侵及阴囊肌肤而成。

（二）西医病因病理

1. 病因

西医学认为，阴囊湿疹是一种过敏性炎症性皮肤病。属第Ⅳ型变态反应。也有认为其发病有遗传基础，属于 AD 遗传方式的多因素病证。

本病病因尚未明确，由多种内在因素或外界刺激诱发。外在的生活环境、气候；某些化学药品、化妆品、染料；某些食物如鱼、虾、蟹、奶等特异蛋白质；以及花粉、尘埃、羊毛、动物羽毛等，均可诱发致病。局部不卫生、汗液浸渍、污垢刺激、衣裤摩擦，以及搔抓等，也是发病的重要外部因素。内部因素如慢性消化系统疾病、胃肠功能紊乱、肠道寄生虫病、体内的感染病灶，以及新陈代谢和内分泌功能失调等，均可产生或加重病情。

阴囊湿疹患者多有过敏性、渗出性体质，据认为过敏性体质与遗传性 IgA 缺乏有一定关系。

此外，在情绪紧张、过度劳累、情志变化、神经损伤等情况下，由于神经、内分泌变化的影响，使皮肤对各种刺激因子的应激性增高，有利于阴囊湿疹的发生。

2. 病理

急性期，表皮细胞和细胞内明显水肿。棘细胞分离，组织间形成空腔，见有许多表皮内小水疱，表皮内水疱和海绵形成部位有单核细胞、组织细胞或巨细胞浸润，真皮层乳头毛细血管扩张、水肿，毛细血管周围有炎性细胞浸润。

亚急性期，海绵形成和水泡形成减少，表皮轻度棘化，并有角化不全、真皮层炎症同急性期改变，但程度较轻。

慢性期，表皮海绵形成减轻，无水疱形成，表皮棘细胞明显增生，钉突延长加宽，角化过度而呈苔藓化。真皮炎细胞浸润主要分布于血管周围，以单核细胞为主。

真皮毛细血管增多，管壁增厚，乳头层呈不同的纤维化。

三、辨病

阴囊湿疹的皮损多样、形态各异，且有融合及渗出倾向。根据病程和皮损特点，一般分急性、亚急性、慢性3种。

1.急性阴囊湿疹

本病发病较快，初起皮肤潮红、肿胀、瘙痒，病变部位常为片状或弥漫性，无明显境界，继而出现丘疹、水疱、群集或密集成片，常因瘙痒抓挠，致水疱破裂，形成糜烂、渗液，最后逐渐结痂、脱落，露出光滑红色皮肤，并有少量糠秕状脱屑而愈。

自觉瘙痒，重者难以忍受，呈间歇性或阵发性发作，常于夜间或情志变化时增剧，影响睡眠。继发感染时，水疱成为脓疱、疱液混浊，结蜡黄色脓痂，并可引起附近核肿痛、发热、怕冷等。或伴有便秘、小便黄赤，阴下潮湿、心烦、苔黄腻、脉滑数等症状。

病程不定，轻者数日内消失，一般2～3周可治愈。常因用水洗或吃辛辣之品如大蒜、韭菜、生姜、辣椒或食鱼、虾、蟹、牛肉、羊肉等发物；或进食牛奶、雪里红、毛笋、南瓜等致病情加重。反复发作者可转为亚急性或慢性。

2.亚急性阴囊湿疹

本病介于急性与慢性之间的病程阶段。患部皮损较急性者轻、潮红肿胀显著减轻，渗出减少，以小丘疹为主，结痂、鳞屑较多。仍有瘙痒，一般无全身不适，或伴胸闷、纳呆、便溏、溲赤、苔腻、脉滑等症。常有演变为慢性之倾向，也可因外界刺激而呈急性发作。

3.慢性阴囊湿疹

本病由急性、亚急性湿疹长期不愈、反复发作而来。亦有少数起病即为慢性者。皮损境界明显，炎症改变不显著。主要表现为皮肤肥厚，粗糙，嵴沟明显，干燥，脱屑，呈苔藓样变，皮色呈暗红或深褐色，有抓痕、少量丘疹、血痂、色素沉着；瘙痒剧烈，不时发作，尤以夜间或情绪紧张时更甚。常伴性情急躁、失眠、头昏乏力、腰膝酸软、苔薄、脉濡细等症状。

四、类病辨别

阴囊湿疹需与以下疾病鉴别。

1.接触性皮炎

接触性皮炎需与急性阴囊湿疹相鉴别。

（1）病因：接触性皮炎主要为外界接触物如油漆等，病因较易追查；急性阴囊湿疹主要为内因，病因复杂，不易查找。

（2）部位：接触性皮炎常限于接触部位，以暴露部位多见；急性阴囊湿疹则为阴囊皮肤，或伴有其他部位如腋窝、手脚背、肛周等处湿疹。

（3）皮损特点：接触性皮炎皮损常为单一型，红胀显著，以大水疱多见，边缘清楚；急性阴囊湿疹的皮损常为多形性，以丘疹、小水泡为主，甚至糜烂、渗脂水，边界弥漫不清。

（4）转归：前者发病急剧，经过较短，去除病因后很快痊愈；后者病程较长，去除外界刺激后也不易很快好转、易于复发，转为慢性。

2. 神经性皮炎

神经性皮炎需与慢性阴囊湿疹相鉴别。

（1）病史：神经性皮炎常先有瘙痒，搔抓后出现皮疹；慢性阴囊湿疹常由急性或亚急性转变而来，瘙痒与皮疹同时出现。

（2）皮损特点：前者为圆形及多角形扁平丘疹，形成苔藓样变，边缘常有散在扁平发亮的正常皮色丘疹，无水疱。后者则皮肤浸润肥厚，苔藓样变不如前者明显，有色素沉着，皮损及其边缘常有灰褐色丘疹及丘疱疹，破裂后糜烂渗出。

（3）部位：前者见于人体易受摩擦的部位，如颈、肘、膝伸侧面及股内侧等，后者在阴囊或同时有头面、耳后、手足部等处湿疹。

（4）病程：前者是慢性经过，后者是急性及慢性反复交替发作。

3. 脂溢性皮炎

其病程经过可有湿疹样改变，主要发生在头、胸、背、阴部及腋窝等皮脂分泌较多的部位。损害表面为黄红色，上覆有油腻状鳞屑或痂皮，此种表现在湿疹则少见。

4. 药物性皮炎

其发病突然，皮损泛面多样。一般在发病前有明确的用药史。

5. 核黄素缺乏症

其多发于阴囊部。皮损改变与湿疹相似，亦表现为边缘清楚的淡红色斑片，见有丘疹、结痂、浸润、肥厚等，常伴有口角炎、舌炎和舌萎缩及视物不清、目赤等，用维生素 B_2 治疗有明显效果。而阴囊湿疹一般无口、鼻、眼部症状表现。

6. 疥疮

疥疮皮损常局限于接触部位，易找到致敏物。皮疹单一，有水肿、大水疱，边界清楚。去除病因很快痊愈，不接触过敏物即不复发。

7. Ⅱ期梅毒

其皮损增厚处有圆圈状的暗红斑，伴有脱屑；皮损瘙痒但不是很剧烈；有冶游史，梅毒血清抗体阳性。

五、中医论治

（一）论治原则

本病初期以清热祛风、除湿止痒为主，视其湿热、风热之不同，分别论治。风热者，清热疏风止痒；湿热者，清热除湿止痒。日久化燥伤阴者，宜养血润燥、清热止痒；肾虚者酌以补肾，并须与外治法相配合，以期速愈。

总之，祛风、清热、燥湿与补肾，是本病的基本治则。

（二）分证论治

1. 风热外袭

证候：初起阴囊干燥作痒，喜浴热汤，甚则起疙瘩如赤粟，搔破后流黄水，皮肤灼热疼痛。舌质红，苔薄黄，脉弦数。

治法：清热疏风止痒。

方药：消风散加减（当归、生地、防风、蝉蜕、荆芥、牛蒡子、石膏、知母、木通）。

加减：加柴胡发散肝经郁热，龙胆草清泻肝火，减去苦参、苍术之燥烈。若局部痒甚者，加白鲜皮、地肤子以祛风止痒；糜烂、渗液多者，加黄连、苍术苦寒燥湿。

2. 湿热下注

证候：阴囊瘙痒、浸润潮红，破后湿烂，脂水频流、患处肿胀，伴大便不爽、小便黄赤。舌质红、苔黄腻，脉滑数。

治法：清热除湿止痒。

方药：龙胆泻肝汤加减（龙胆草、栀子、黄芩、柴胡、车前子、泽泻、木通、生地、当归）。

加减：痒甚者，加徐长卿、蝉蜕、蛇蜕清热止痒；湿偏重者，重用车前子，加牛膝、六一散利湿；湿热久蕴成毒，红肿胀者，重用生地，加赤芍、丹皮或合用黄连解毒汤泻火解毒。

3. 血虚风燥

证候：病情反复发作，日久不愈，阴囊肥厚、干燥，不时作痒、皲裂疼痛，伴头昏乏力、腰膝酸软。舌红、少苔，脉细数。

治法：滋阴养血，润燥除湿。

方药：滋阴除湿汤加减（熟地、白芍、当归、川芎、柴胡、黄芩、知母、地骨皮、泽泻、陈皮）。

加减：若阴虚重者，加制首乌、白蒺藜滋阴润燥；瘙痒甚难以入眠者，加珍珠母（先煎）、生牡蛎（先煎）、夜交藤潜镇安神；腰膝酸软，加炙狗脊、菟丝子补益肝肾；皮肤粗糙肥厚者，加丹参、鸡血藤、干地龙活血祛风。

4.阳虚风乘

证候：阴囊湿冷，汗出瘙痒，兼见肾阳虚证如畏寒肢冷，腰膝酸软，神疲倦怠。舌质淡胖，脉沉细。

治法：温补肾阳，祛风除湿。

方药：济生肾气丸加减（附子、桂枝、熟地、山药、山茱萸、茯苓、泽泻、丹皮、车前子、牛膝）。

加减：肾阳虚见证明显者，加炒杜仲、仙灵脾加强温补肾阳作用。如湿胜则加苍术、薏苡仁健脾燥湿；风胜加防风、白芷之类祛风止痒。

（三）特色治疗

1.专方专药

阴囊湿疹方：茵陈20g，苦参30g，黄柏10g，白鲜皮25g，猪苓、茯苓、生薏米各10g，紫花地丁30g，玄参20g，当归10g，六一散15g，明矾10g。共为粗末，每袋60g，每次1袋，将药末装入纱布袋内扎紧，放入容器内，开水浸泡10min（加盖保温），然后熏洗患处，每日1次，每次20min。

阴囊湿疹验方：生大黄、大黄炭、生地榆、地榆炭各30g，共为细末，以香油调为稀糊状，取4层纱布1块，将药摊于布面，敷患处，并包扎固定，卧床休息，早晚各1次，连用3天。

苦参合剂：苦参、黄柏、金银花各30g，蛇床子15g，水煎，成人日服2次，每次服20~40ml。

黄灵丹外敷方：煅石膏120g，飞滑石60g，飞甘石60g，黄柏120g，轻粉9g，东丹50g，梅片6g，研细末。先用蛇床子30g，苦参15g熏洗，再用黄灵丹适量，麻油调成糊状外敷患处。

2.名老中医经验

（1）徐福松诊治经验：徐福松认为肾囊风急性期以肝经湿热下注为主，内服药可用龙胆泻肝汤加金银花、紫花地丁、连翘、黄柏等清热解毒，外用黄连水冷敷去其湿火。内外并投，效如桴鼓。慢性期以血燥生风为主，治以祛风换肤丸加减，寓"治风先治血，血行风自灭"之意。同时，先用蛇床子30g，苦参15g煎汤熏洗，再用黄灵丹，麻油调敷。

（2）刁本恕诊治经验：刁本恕认为儿童阴囊湿疹，多为继发症状，其根原在于：脾胃不和、脾失健运，湿邪蕴热于里，继而津液不能统摄输布，造成湿热下注，最终出现阴囊湿疹。但是，该病的治疗中，除了要重视脾胃运化，还当注意肺气的宣散。肺主皮毛，为上焦，乃卫气宣发之处，肺失宣降，则水液不能输布，皮肤肌肉不能得到正常的"充养"。许多阴囊湿疹患儿，皮肤久久不能痊愈，容易反复，也多因于此。由此可知，阴囊湿疹虽有湿热下注为病机之一，肺卫不得濡养皮肤则为原因之二。阴囊虽在阴位，皮肤为表，以内服之药单独治之恐鞭长难及，所以用内服燥湿助脾益气和胃截其源，外用芳香化湿生肌止痒敛其外。观其寒热，随证养阴、行气。使得上下通畅，内外出入无阻。最妙在于用玉屏风散、二梗汤等方剂的运用。玉屏风散益肺卫之气，配合二梗汤，使上焦宣散，如提壶揭盖，使膀胱水道通条，内湿不生。

（3）秦国政诊治经验：秦国政认为肾囊风是一种病程较长、较难根治的顽固性男科疾病，以阴囊部起红色丘疹，糜烂渗液，或皮肤粗糙脱屑，且奇痒难忍、入夜尤其甚为特征，有干、湿两种。其病主要是由于禀赋不耐，脏腑不和，以致风湿热三邪客于阴囊肤表，蕴结不去，阻滞气血，邪正相搏而引起。治疗上以清热除湿、祛风止痒为主，兼以理血，忌用辛温动风助热之药，并内外兼治，加强护理。病初发时，治疗必须及时、彻底，防止疾病加重或反复发作，巩固治疗以益气固表、健脾和胃为准则。

3.针刺疗法

选取蠡沟、足三里、曲池、会阴和血海、三阴交、犊鼻两组穴位，用30号1寸半毫针，进针1寸左右，行捻转补泻法，留针30min。两组穴位交替使用，隔日针刺1次，10次为1个疗程。也可在上述穴位施灸。若肾气虚者加灸中极，行针用补法；若阴虚有热，加刺太溪、太冲穴，行平补平泻法。若肝经湿热，加刺行间、太冲、阴陵泉穴行泻法。

4.耳针疗法

取肝、肾上腺、外生殖器、内分泌、神门、肾等穴。每次选2～3穴，用皮内针埋藏或王不留行贴压，嘱患者频频自行按压之。2～3天更换1次，两侧交替使用。

5.外洗法

（1）取艾叶、千里光各30g，加水浓煎后取药液，熏洗患处10～15min。每天1次，10次为1个疗程。或取两面针100g，蛇床子、土槿皮、十大功劳叶各30g，加水2000ml，煎至1000ml，待药液温时坐浴、浸泡患处30min。每天2次。或用蛇床子、威灵仙、归尾、苦参各15g，水煎熏洗患部，每天2次。

（2）用苦参30g，地肤子16g，蛇床子12g，花椒10g，水煎，熏洗患部，早晚各1次，每次15～20min，1剂药可连用2天。

6.外敷法

（1）干燥型：用蛇床子、白及各15g，黄连6g，苦参、白鲜皮各30g，共研细末调凡士林外敷。

（2）糜烂型：用蛇床子、白及各15g，黄连、紫草、白蔹各9g，白矾1.5g，共研细末调麻油外敷。或取青黛、枯矾各30g，川黄柏、虎杖各20g，煅石膏、寒水石、煅海蛤壳各60g，共研细末过筛，和匀备用，本病初起时，仅以上药撒扑患处即可，每天5次。

（3）糜烂渗液时，先用三黄洗剂清洗，后以麻油或菜油为基质，每100ml调上药30～50g拌匀涂患处，每天3～4次，或炉甘石6g、真蛤粉3g，共为粉外撒患处。每天4次。

7. 理疗

液氮冷冻治疗、X 线或放射性同位素（^{32}P 或 ^{90}Sr）敷贴疗法等，可用于病期较久的慢性局限性者。

穴位注射法，可用异丙嗪 12.5mg，加维生素 B$_1$ 1ml，取长强穴，每天注射 1 次。

六、西医治疗

（一）药物治疗

（1）抗组胺药 H 受体拮抗剂：有抑制血管渗出及中枢抑制和一定的麻醉作用，治疗湿疹可减少渗出，镇静止痒。常用的有氯苯那敏、赛庚啶、苯海拉明等。可两种药物交替使用或联合使用，也可与 H$_2$ 受体拮抗剂联合应用，以增强疗效。

（2）非特异性抗过敏治疗：常用钙剂，可降低毛细血管的渗透性，减少渗出，急性、亚急性期可用 10% 葡萄糖酸钙 10ml 与维生素 C 1.0g、50% 葡萄糖液 20ml 混合静脉注射。

（3）镇静剂：湿疹的剧烈瘙痒及易复发难愈常使患者心情烦躁、睡眠差，可给予镇静剂，如哌替啶、氯丙嗪等。

（4）维生素 C：能增强毛细血管的致密性，减低其通透性及脆性，可用于各期湿疹，尤其是急性湿疹。

（5）皮质类固醇激素：皮质激素有极强的抗炎、抗过敏、免疫抑制作用，能降低毛细血管的通透性，减少渗出，可很快减轻阴囊湿疹的临床症状。然而，因为湿疹发病病因不清，且易于复发，长期应用可产生一系列不良反应，若突然停药，会出现临床的反跳，所以对一般湿疹不采用皮质激素治疗。对急性泛发性湿疹，渗出明显瘙痒严重，用其他治疗不能控制者，可考虑应用。治疗以小量至中等剂量为宜，泼尼松 20 ~ 40mg/d，停药不宜过快，等病情控制后，缓慢减药，疗程约 1 个月左右。

（6）抗生素：对急性湿疹伴有细菌感染、发热、淋巴结肿大者及传染性湿疹样皮炎患者可适当选用抗生素，控制感染。一般可选用广谱抗生素，如红霉素、青霉素、环丙沙星等，用药同时可做细菌培养，根据药敏情况选用敏感抗生素。

（二）局部治疗

急性期，仅有潮红、丘疹或少数小疱而无渗液，治宜缓和消炎、避免刺激，可选用冷湿敷或具有止痒作用的洗剂。常用的有 2% ~ 3% 硼酸溶液，或炉甘石洗剂或 2% 冰片、5% 明矾炉甘石洗剂等。水疱糜烂渗出明显者，宜收敛、消炎，以促进表皮修复，可选用防腐、收敛性药液作湿敷，常用者如复方硫酸酮溶液、2% ~ 3% 硼酸水、0.5% 醋酸铝，选择 0.1% 雷夫奴尔溶液，有消炎收敛作用。另有报道，干性羊膜对于急性期阴囊湿疹治疗效果明显，具有止疼痛、防感染、促愈合作用，对创面有较好的保护作用与治疗效果。

亚急性期，治疗以消炎、止痒、干燥、收敛为主。选用氧化锌油剂、泥膏或乳剂为宜。

慢性期，治疗应以止痒为原则，抑制表皮细胞增生，促进真皮炎症浸润吸收。选用软膏、乳剂、泥膏为宜。如5%～10%复方松油软膏、2%冰片、10%～20%黑豆油软膏、皮质类固醇激素乳剂等。

七、预防调护

（1）尽可能查找病因，隔绝致敏原，避免再刺激。祛除病灶，治疗全身慢性疾患如消化不良、肠道寄生虫病、糖尿病等。

（2）注意局部皮肤卫生，勿用热水、肥皂、盐水、碱水等刺激之品清洗患处。

（3）忌烟酒、牛羊肉、浓茶、咖啡等辛辣刺激性食物，避免进食鱼、虾等易致敏和不易消化的食物，注意观察饮食与发病的关系。

（4）内裤宜用纯棉制品，不宜过紧，减少局部摩擦。

（5）切忌滥用刺激性药物及用力搔抓、揉搓等。

八、疗效判定标准

痊愈：皮损全部消退，瘙痒消失。

显效：皮损消退70%以上，瘙痒明显减轻。

有效：皮损消退30%以上，瘙痒减轻。

无效：皮损瘙痒均无改善。

第十节　阴囊血肿

一、概述

阴囊血肿是指血液瘀积于阴囊，导致阴囊肿大的疾病。大多为阴囊部直接暴力引起或由于手术时止血不够周密所致。其特点为：受伤睾丸肿大，时有疼痛。

有人将本病归入中医"血疝"范畴。"血疝"之名，首见于《诸病源候论》。隋·巢元方在《诸病源候论·诸疝候》中提出了"五疝"，其一即为"血疝"，并对本病的病因病机及临床表现进行了论述。明·龚延贤《寿世保元》认为"外肾因仆损而伤，睾丸偏大，有时疼痛者，中有瘀血，名曰血疝"。与今之外伤性阴囊血肿相符。

二、病因病机

（一）中医病因病机

1. 跌打损伤
阴囊部被跌打损伤，致使血络破损，血液瘀积于阴囊，即可形成阴囊血肿。

2. 手术不慎
在阴囊部手术过程中，若止血不慎，血瘀外渗，即可在术后形成阴囊血肿。

（二）西医病因病理

阴囊血肿多见于阴囊外伤或阴囊内手术中止血不彻底所致，分肉膜下血肿、鞘膜内血肿、阴囊中隔血肿、鞘膜旁血肿四种，常见的为肉膜下血肿和鞘膜内血肿。鞘膜内血肿也可见于睾丸的诊断性或治疗性穿刺术后。全身性疾病如血友病、血小板减少症及凝血机制障碍致病者少见。有时见于睾丸肿瘤继发出血形成鞘膜内血肿。阴囊外伤致阴囊血肿多为直接暴力所致，战争时期阴囊枪伤和刺伤较多，和平时期偶见于运动场上，以及工农业劳动中的撞伤，亦见于玩耍或斗殴时的踢伤。手术中止血不彻底致阴囊血肿常见的有输精管结扎术后或鞘膜积液行鞘膜翻转术后。因阴囊壁及其内容物血运极为丰富，损伤或手术后很易出血形成血肿。阴囊血肿多发生在肉膜下间隙，由于肉膜下间隙内组织松弛，血肿可弥散性增大渗入结缔组织中，用针穿刺抽吸很难抽出。血肿一般在短时间内形成，也可缓慢出现，很容易并发感染。鞘膜内积血早期为新鲜血液，穿刺可以抽血。经过一段时间后，血液凝固，附着于逐渐增厚的鞘膜壁，并逐渐机化，可使囊腔完全闭塞，睾丸因受压而萎缩。

三、辨病

（1）有阴囊部受伤或手术史，局部肿胀，剧痛。

（2）初期阴囊肿胀明显，压痛；中期血肿逐渐稳定，阴囊外表由紫黑色变成黄褐色；经2～3周后，疼痛渐缓解，肿胀消退。少数病例血肿可伴发鞘膜积液而为半透明状。

（3）穿刺可获得血性液体。透光试验阴性，B超检查有助于血肿鉴别。

四、类病辨别

1. 阴囊象皮肿
本病晚期形成肿块，阴囊壁变厚时，需与阴囊象皮肿相鉴别。阴囊象皮肿以阴囊肿大，阴囊壁极度肥厚变硬如象皮样为特征，但无本病之外伤、手术后之瘀血过程。

2. 睾丸肿瘤

本病肿块逐渐增大，有明显的沉重和下坠感，睾丸表面不平或境界不清。

3. 睾丸梅毒

本病有梅毒接触史，肿块光滑、坚硬，睾丸感觉消失，康华反应阳性。

五、中医论治

（一）论治原则

本病之早期应以止血化瘀、消肿止痛为主，晚期应活血化瘀、通络散结为治。

（二）分证论治

1. 早期（肿块及阴囊壁变厚之前）

症候：阴囊肿胀，皮肤呈紫暗色或瘀斑状，自觉阴囊坠胀、疼痛。舌质紫、苔薄黄，脉涩。

治法：止血化瘀，消肿止痛。

方药：十灰散合花蕊石散加减（大蓟、小蓟、侧柏叶、茜草根、棕榈皮、大黄、丹皮、山栀、花蕊石）。

加减：若有化热趋势者，可加蒲公英、金银花、黄柏以清热。若出血已止，方中去大蓟、小蓟、侧柏叶、棕榈、山栀，加当归、赤芍、川芎、红花等，以加强活血化瘀之力。

2. 晚期（肿块已形成、阴囊壁变厚）

症候：血肿机化，阴囊壁增厚，睾丸肿硬，疼痛不显，脉舌如常，或舌质紫。

治法：活血化瘀，通络散结。

方药：复元活血汤合活络效灵丹加减（当归、丹参、红花、桃仁、乳香、没药、大黄、穿山甲、柴胡、水蛭、牡蛎）。

加减：若见气虚者，可加入黄芪一味以益气；阴囊觉冷者，可加入小茴香、肉桂以温经通络。

（三）特色治疗

1. 专方专药

（1）云南白药，每服 1g，每天 3 次，温开水调服。

（2）十宝丹，每服 2g，每天 2 次，温开水送下。

（3）琥珀粉 1g，每天 2 次，蜂蜜调服。

2. 名中医经验

张春和诊治经验：阴囊血肿早期以凉血止血、收敛止血为主，通过肤色、彩超等方法随时观察血肿的变化，若血肿增大明显，及时手术探查，缝扎出血点及留置切口引流。血肿稳定期可予活血化瘀，温经通络，定期复查彩超了解睾丸及附睾情况。

3. 外治法

瘀血积聚，用落得打9g，红花9g，生半夏9g，骨碎补9g，甘草6g，葱须1～5g，水1000m1煎滚，加醋50g，再煎滚，熏洗患处，每天3～4次。

六、西医治疗

轻度血肿，一般不需手术，仅局部冷敷，休息，托起阴囊，适当给予止痛药物即可。迅速增大的血肿，应手术探查。消除血肿，严密止血，留置引流后关闭切口。值得注意的是在处理阴囊血肿要千万小心有无睾丸和附睾的损伤。

七、预防调护

（1）平时避免脚踢、骑跨、挤压等直接暴力伤及阴囊。阴囊部手术时注意止血要彻底。

（2）患病期间不要做过多活动，以免加重病情，应以卧床休息为宜。

（3）阴囊血肿在不断增大时，应卧床休息。用阴囊托压迫抬高阴囊，局部冷敷。

第十四章

睾丸与附睾疾病

第一节　睾丸附睾炎

一、概述

睾丸附睾炎是由细菌入侵睾丸附睾引起的感染性疾病，是男科常见病，临床上主要分为急性和慢性两种，睾丸附睾炎多由邻近器官感染蔓延所致，常继发于尿道、前列腺或精囊感染。本病表现为阴囊部位突然性疼痛，睾丸附睾肿胀，触痛明显，可伴有发热、附睾硬结等症状。少数可引起睾丸萎缩和男性不育。

本病属于中医"子痈"范畴，又名"外肾痈"，俗名"偏坠"。

二、病因病机

本病病变部位在睾丸附睾，其病因多为感受寒湿，寒邪侵犯肝之经脉；或饮食不节，湿热下注；或情志不舒，肝气郁结，气郁化热；或跌仆外伤，睾丸血络受损；或房事不节或劳累过度，正气虚弱，则外邪乘虚而入；导致机体阴阳失调，脏腑功能紊乱，气血失常，邪毒下注肝经，蕴结于睾丸附睾，郁久化热，热壅血瘀，肉腐成脓。急性期以邪盛正不衰的实热证候为主，慢性期以正虚邪恋、本虚标实的证候为主。

若急性子痈失治误治，日久不愈，导致气血不足，可转为慢性子痈；慢性子痈若复感湿热之邪也可转为急性子痈。子痈后期，若阴津被灼，肾阴亏虚，睾丸失于涵养则易引起萎缩，导致不育。

三、辨病

（一）症状

（1）急性子痈：突发阴囊内肿痛，疼痛剧烈，立位时加重，可放射至腹股沟、下腹部甚至腰部。疼痛非常敏感，局部迅速肿大，伴恶寒、发热等全身症状及膀胱刺激症状。

（2）慢性子痈：急性子痈治疗不彻底，或有慢性前列腺炎、精囊炎的病史，阴囊内疼痛、坠胀不适，疼痛可放射至下腹部及股部，有时可急性发作。

（二）体征

急性期患侧阴囊皮肤发红，肿胀有热感，明显压痛，睾丸、附睾增大，压痛明显，睾丸附睾两者界限不清，质地变硬，输精管增粗，可触及肿大的腹股沟淋巴结。炎症严重时则可形成脓肿，阴囊皮肤按之有波动感。慢性者则睾丸附睾呈慢性肿大，质硬而表面光滑，有轻触痛，失去正常的敏感度。有的睾丸附睾逐渐萎缩，严重的几乎扪不到睾丸附睾。

（三）辅助检查

血常规检查可见白细胞总数明显增多及中性粒细胞比例升高，血培养可见致病细菌生长。

精液分析可见精子活动力下降，死精子增多。

四、类病辨别

本病主要应与急性睾丸扭转、嵌顿性斜疝、腮腺炎性睾丸炎及结核性附睾炎相鉴别。

1. 睾丸扭转

睾丸扭转有剧烈运动或阴囊损伤的诱因。患侧精索及睾丸剧烈疼痛，甚至出现休克，体温及白细胞偶有升高。阴囊触诊检查睾丸的位置常因提睾肌痉挛及精索缩短而上移或呈横位，附睾也移位至睾丸的前面、侧面或上方，普雷恩征阳性，即托起阴囊可使疼痛加剧，并可扪及精索呈麻绳状扭曲。放射性核素睾丸扫描及超声多普勒检查显示扭转侧睾丸血流灌注减少，前者呈放射性冷区，后者血流声减弱甚至消失。

2. 嵌顿性斜疝

嵌顿性斜疝又称为腹股沟斜疝嵌顿。可出现阴囊肿痛，但有阴囊内睾丸上方的肿物可以还纳的病史，并伴有腹痛腹胀、恶心呕吐、肛门停止排气等肠梗阻症状。触诊检查局部肿块张力增高，压痛明显，而睾丸无肿胀压痛。

3. 腮腺炎性睾丸炎

腮腺炎性睾丸炎可出现睾丸肿痛等症状，但多有腮腺炎病史，全身症状较轻，一般经10天左右症状消退，常有睾丸萎缩后遗症，双侧睾丸炎可引起不育症。血常规检查正常，在呼吸道和生殖道分泌液的微生物学检验中可查到相应的腮腺炎病毒。

4.结核性附睾炎

结核性附睾炎即附睾结核,有结核病史及结核病症状,如低热、盗汗等。多为慢性,附睾逐渐增大,压痛不明显,病灶常与阴囊壁层粘连或有脓肿、窦道形成,输精管增粗或形成串珠状结节,前列腺及精囊也有结核病灶,结核菌素试验和培养阳性均可确诊。

五、中医论治

(一)论治原则

本病以实热证候及本虚标实的证候多见,治疗原则为急性期宜清利湿热,解毒消痈;慢性期宜疏肝行气,活血散结。

(二)分证论治

1.急性期(湿热下注)

证候:起病急骤,睾丸肿大疼痛,并向腹股沟及下腹部放射,压痛明显,阴囊皮肤潮红,按之灼热剧痛,如脓肿形成,按之有波动感。可伴发热恶寒、恶心呕吐、头痛口渴、尿黄便干、舌红苔黄腻、脉弦滑数等全身症状。若湿热波及子系(精索)时,子系亦肿硬疼痛,有时继发睾丸鞘膜积液。溃后流出黄稠脓液,略带腥味,收口较快。

治法:清利湿热,解毒消痈。已化脓者宜清热解毒兼托毒排脓。

方药:龙胆泻肝汤加减(龙胆草、黄芩、山栀、木通、车前子、泽泻、当归、生地、柴胡、甘草)。

加减:若高热、疼痛较剧者,可加羚羊角、金银花、蒲公英、川楝子、玄胡、三棱、莪术等,以增强清热解毒、活血化瘀、理气止痛之功;若酿脓者,加炙山甲、皂角刺、黄芪等以托毒排脓消肿。

2.慢性期(气滞血瘀)

证候:起病缓慢,睾丸逐渐肿大,扪之坚硬,睾丸坠胀,疼痛较轻。附睾头部结节,轻微压痛,痛引同侧少腹及大腿根部。亦可由急性期转变而来,发热疼痛渐减,阴囊皮肤红肿渐消,但睾丸肿硬不减,日久不愈,皮色可转为暗红,甚则形成脓肿,溃后流出清薄脓液,无味,收口较慢,舌苔薄白,脉沉细。

治法:疏肝行气,活血散结

方药:橘核丸加减(橘核、木香、枳实、厚朴、川楝子、桃仁、延胡索、肉桂、昆布、海藻、木通、玄参、生地)。

加减:若结节不散可加王不留行、穿山甲、忍冬藤等药以通络散结;若脓肿形成,溃后流清稀脓,肝肾阴亏者,宜用六味地黄丸滋补肝肾;气血两虚者,宜用十全大补汤补益气血。

（三）特色治疗

1. 专方专药

（1）枸橘汤：由枸橘、炒川楝子、秦艽、青皮、防风、赤芍、泽泻等组成，适用于气滞血瘀型睾丸附睾炎。系根据《丹溪心法》白术芍药散与《外科全生集》枸橘汤化裁而成，方中芍药、枸橘酸甘养血柔肝，缓急止痛，为君药，青皮理气醒脾、和胃除湿，防风舒脾升阳助枸橘、芍药祛湿止痛；兼散肝郁，使其敛而勿过，疏泄复常，共为臣药。秦艽、炒川楝子、泽泻养血活血、清热泄浊为佐使。以上药物相辅相成，使得证治相合，诸药合用共奏活血化瘀、通络止痛之功效，从而达到良好的治疗效果。

（2）七厘胶囊：本品由血竭、乳香、没药、红花、儿茶、冰片、人工麝香、朱砂等药组成，具有化瘀消肿、止痛止血功效。口服3片，每天3次，30天为一个疗程。

（3）前列通瘀胶囊：本品由黄芪、琥珀、黄柏、车前子、肉桂、蒲公英、王不留行等药组成，具有补肾健脾、清利湿浊、理气活血、祛瘀通阳的功效。口服每次5片，每天3次，30天为1个疗程，有效率达80.9%。

（4）牛黄解毒片：本品由牛黄、雄黄、石膏、大黄、黄芩、桔梗、冰片、甘草组成，具有清热解毒的功效。口服每次3片，每天3次。

2. 名老中医经验

（1）秦国政诊治经验：秦教授认为，睾丸炎归属于中医学"子痈"范畴，多为感受外邪，或饮食不节，内蕴湿热；或肝经郁热，湿热下注厥阴之络，热盛肉腐而成。故其病机多为肝胆湿热下注，气血壅滞，湿热蕴结。治宜清热利湿，理气活血，疏肝利胆。方用四妙散合枸橘汤加减治疗，由金银花、玄参、生黄芪、生甘草组成，系根据《外科说约》四妙散和《验方新编》四妙勇安汤化裁而来。《外科说约》之四妙散由黄芪、当归、金银花、甘草组成，具有消毒托里、益气和血之功，用于正虚而毒不透达的疮疡，无论老幼、阴阳、肿溃均可；枸橘汤出自《外科全生集》，此方为中医外科治疗疮疡名方，原为治疗子痈经方，功效活血、化瘀、行气、消痰、软坚。两方合用共奏理气活血、消毒托脓之效。

（2）刘健美诊治经验：《灵枢·经脉》云："足厥阴之别，名曰蠡沟……其别者，循经上睾，结于茎。其病气逆则睾肿卒疝。"故从肝经着手治疗，肝主疏泄，疏通宣泄全身的气血津液。气为血之帅，血为气之母，气对津液又有推动、气化作用，若疏泄不利，气机运行不畅，可导致痰浊、血瘀等一系列病理产物生成，以理气散结、活血化瘀为治疗大法。药用：玄参、牡蛎、浙贝母、夏枯草、酒大黄、桃仁、水蛭、苏木、橘核、瓦楞子、青皮。早期多以实证为主，出现气滞、血瘀、痰凝时治疗当以消散为主，治以理气、散瘀、化痰。后期多以虚证为主，出现脾肾气血虚衰症状，治疗当以补为主，施以补益脾肾。

（3）张春和诊治经验：张教授认为，该病致其病因素，食辛辣香燥之物，久蕴成湿热，下注足厥阴肝经，热郁久而成火，火毒炽盛，而发为子痈。痈是疮疡的重要疾病之一，根据"诸痛痒疮，皆属于心"理论投以黄连解毒汤泻火解毒为主治疗。方中黄连归心经，泻心火为主药，黄芩清上焦之火，黄柏泻下焦之火，栀子泻三焦之火，导热下行，使邪热从小便而解。因肾子（睾丸）为足厥阴肝经循行的部位，故以龙胆泻肝汤泻肝胆实火、清下焦湿热，使热毒从小便排出。加用枳壳、乳香、没药疏肝理气，活血祛瘀。

3. 针刺疗法

气海、关元、三阴交、归来、曲泉、中封、合谷、三角穴（位于脐轮左右侧下方，距脐斜下约 2 寸，在凹满穴与大巨穴之间微上方）。

方法 针刺均用泻法，偏寒者针刺得气留针 15 ~ 20min；偏湿热者只针不灸，隔日 1 次，6 次为 1 个疗程。

4. 艾灸疗法

绿豆大艾炷，置阳池穴上灸 3 炷，每天 1 次，连灸 1 周，注意保护灸泡，防止感染。

5. 单验方治疗

（1）贯众煎剂：用贯众 60g 去毛洗净，加水 700ml，煎至 500ml，当茶饮，每天 1 剂。适用于急性期。

（2）小柴胡合白虎汤：柴胡 13g，半夏 10g，沙参 20g，黄芩 20g，石膏 25g，知母 20g，甘草 10g，枣 5 枚，生姜 3 片。用治慢性期。

（3）除湿逐瘀止痛汤：柴胡 15g，川楝子 10g，车前子 10g，青皮 10g，栀子 10g，龙胆草 15g，黄柏 15g，苍术 15g，法半夏 15g，荔枝核 15g，橘核 15g，小茴香 6g，红花 10g，桃仁 10g，乌药 12g，白芍 60g，枳壳 10g，甘草 20g。适用于慢性期。

6. 药物外敷

（1）如意金黄散，用适量鸡蛋清或蜂蜜、凡士林调匀，敷于阴囊，然后用纱布包扎，每天换药 1 次。适用于急性期。

（2）鲜马鞭草捣烂外敷于阴囊，纱布包扎，每天换药 1 次，适用于急性期。

（3）小茴香、大青盐，炒热置入布袋内热敷，用于慢性期。

7. 食疗

（1）老茄子 1 个，熔干研末，每次炖服，每天 2 次，米汤冲服，适用于慢性期。

（2）绿豆衣，金银花，代茶饮，每天 1 剂。

（3）黑木耳适量，西红柿 1 个，共煮熟后服，每天 2 次。

六、西医治疗

（一）药物治疗

急性期抗生素控制感染，补液，支持疗法。如青霉素 80 万 U，肌内注射，每天 2 次；

感染严重者，可静脉滴注抗生素。如青霉素240万U加入盐水500ml中静脉滴注，每天2次；或用头孢曲松2g加入盐水500ml内静脉滴注；高热、中毒症状严重者，可用氢化可的松100～200mg加入5%葡萄糖液500ml内静脉滴注。疼痛剧烈者可用1%普鲁卡因10ml作患侧精索封闭。

慢性期应针对其原因进行治疗。由非特异性感染引起者，采取对症治疗，可做阴囊热敷、精索封闭、抗生素注射，或使用丙种球蛋白注射。睾丸放线菌病所致的慢性睾丸炎，可用大剂量青霉素注射，每天200万～500万U，分2次注射，维持3个月以上。

（二）手术治疗

睾丸附睾已有脓肿形成，需切开引流，如睾丸肿胀严重，也可作睾丸白膜"H"形切开以减少睾丸张力，鞘膜囊内放置橡皮条引流，如睾丸化脓完全被破坏时可作病睾丸切除术。

七、预防与调护

（1）急性期应卧床休息，用布带或阴囊托将阴囊悬吊，炎症早期可做患侧阴囊热敷，阴囊皮肤肿胀明显者用50%硫酸镁溶液湿热敷。

（2）急性期禁止过性生活，慢性期节制性生活。

（3）忌食辛辣油腻食物，勿劳后涉水履冰，久坐湿地。多饮开水，以加快毒物的排泄。

（4）平时注意锻炼身体，增强体质，经常清洗外生殖器，勤换内裤，保持阴囊的清洁卫生，节制房事，可预防此病的发生。

八、疗效判定标准

参照《中医病证诊断疗效标准》（国家中医药管理局.中华人民共和国中医药行业标准.南京：南京大学出版社，1994：19-20）制订。

治愈：肿块消散或脓肿经切开治疗后愈合，全身症状消失。

好转：肿痛减轻或疮口基本愈合，全身症状缓解。

未愈：局部及全身症状无改善。

第二节 腮腺炎性睾丸炎

一、概述

腮腺炎性睾丸炎是腮腺炎病毒经血行侵入睾丸而引起的睾丸感染，属于睾丸特异性感染的一种，也称病毒性睾丸炎。12% ~ 20% 腮腺炎患者并发睾丸炎，病程一般持续 7 ~ 10 天。本病全年都可发生，但以冬春多见，散发为主，亦可引起流行。发病年龄以儿童多见，患病后可获终身免疫，一般预后较好，1/3 ~ 1/2 的患者发生不同程度的睾丸萎缩，如为双侧睾丸受累，则易引起生精障碍而导致不育。

中医称为"卵子瘟"或"瘟睾"。

二、病因病机

本病由风温病毒侵袭人体,病邪从口鼻而入,壅阻少阳经脉,郁而不散,结于腮部。少阳与厥阴相表里,足厥阴肝经抵少腹,绕阴器,少阳风热传至厥阴,下注肾子,引起睾丸的肿胀疼痛,发生"卵子瘟"。严重者可因阴津被灼,睾丸失于濡养而萎缩,造成不育。认为其系由风温病毒侵犯少阳胆经,移热于肝,下注睾丸所致。

三、辨病

（一）症状

本病多有急性流行性腮腺炎病史,腮腺肿大后 1 周左右并发睾丸炎,常为一侧睾丸肿痛,重者如刀割,轻者仅有不适。可伴恶寒发热、恶心呕吐等全身症状。

（二）体征

本病阴囊红肿、睾丸肿大，但质地柔韧，触痛敏感，精索附睾均有疼痛，有时并有鞘膜积液,但睾丸不化脓。腮腺部位肿胀,腮腺管口处红肿,按压时有分泌物出现。

（三）实验室检查

本病白细胞计数、中性白细胞计数可升高或不升高，呼吸道病毒中和试验阳性，在呼吸道和生殖道分泌液的微生物学检验中可查到相应的腮腺炎病毒。肾功能有一定损害，小便中可查得特种病毒。

四、类病辨别

1.睾丸扭转

睾丸扭转症状与腮腺炎性睾丸炎相似，但发病急骤、有剧烈运动或阴囊损伤的诱因，疼痛剧烈，无腮腺炎病史，普雷恩征阳性，即托起阴囊可使疼痛加剧。阴囊触诊检查睾丸位置上移或呈横位，精索呈麻绳状扭曲。放射性核素睾丸扫描显示扭转侧睾丸血流灌注减少，呈放射性冷区。

2.急性附睾炎

急性附睾炎发病急，附睾肿大疼痛，有放射痛并有发热等全身症状，可并发睾丸炎。但附睾多有尿道内使用器械及留置导尿管的病史，无腮腺炎病史，疼痛常可沿输精管放射至腹股沟及下腹部等处，检查时常可发现附睾尾部轻度肿大有硬结。

3.急性化脓性睾丸炎

急性化脓性睾丸炎临床表现与腮腺炎性睾丸炎相似，但无腮腺炎病史，有化脓性细菌败血症的病史或有尿道内器械应用史，阴囊触诊发现附睾、睾丸增大，附睾处有硬结，若化脓则有波动感。血常规检查中性粒细胞明显增多，病程较长。

4.嵌顿性斜疝

嵌顿性斜疝又称腹股沟斜疝嵌顿，临床症状与本病相似，但无腮腺炎病史，既往有阴囊内肿物可以还纳入腹腔的病史。嵌顿时腹痛症状较剧，呈持续性、阵发性加重，可伴恶心、呕吐、腹胀、肛门停止排气、发热等肠梗阻症状。局部检查可见阴囊肿胀，但睾丸及附睾扪之无异常，听诊可闻及肠鸣音，血常规检查中性粒细胞明显增多。

五、中医论治

（一）论治原则

本病为流行性腮腺炎的并发症，乃病毒感染所致，治疗原则以清热解毒、消肿散结为主。

（二）分证论治

1.痰热蕴结

证候：常为一侧睾丸肿痛，阴囊红肿，烦躁口渴，腮部漫肿，灼热疼痛，或伴高热头痛、咽喉红肿，恶心呕吐，食欲不振，精神倦怠，大便干结，小便短赤。舌红苔薄腻而黄，脉滑数。

治法：清热解毒，消肿止痛。

方药：普济消毒饮加减（黄芩、黄连、升麻、柴胡、牛蒡子、连翘、薄荷、僵蚕、玄参、马勃、板蓝根、桔梗、甘草、陈皮）。

加减：兼湿热者加龙胆草、夏枯草、车前子、蒲公英、金银花以增强清热解毒利湿之力，疼痛加川楝子、荔枝核、玄胡以疏肝止痛。若睾丸肿大，硬结不散者，加海藻、昆布、浙贝、牡蛎，热毒壅盛、大便秘结者加大黄、桃仁。也可选用加味逍遥散入防风、荆芥治之。

2. 肝胆湿热

证候：一侧或双侧睾丸坠胀疼痛，并向腹股沟及下腹部放射，有压痛而拒按，口干喜饮，小便赤热，舌红苔黄腻，脉弦数。

治法：清热利湿，解毒消肿。

方药：龙胆泻肝汤加减（龙胆草、黄芩、山栀、木通、车前子、泽泻、当归、生地、柴胡、甘草）。

加减：若疼痛较剧者，可加乳香、没药、川楝子、玄胡、三棱、莪术等，以增强清热解毒、活血化瘀、理气止痛之功。

（三）特色治疗

1. 专方专药

（1）龙胆泻肝丸，每服 6g，每天 3 次。

（2）牛黄解毒片，每服 3 片，每天 3 次。

（3）抗病毒口服液，每服 1 支，每天 2 ~ 3 次。

（4）清开灵口服液，每服 1 支，每天 2 ~ 3 次。

（5）板蓝根注射液，肌内注射，每次 2 时，每天 2 ~ 3 次。

2. 名老中医经验

（1）李永康诊治经验：李教授运用普济消毒饮治疗流行性腮腺炎效果较好。首选黄芩、黄连、板蓝根清热解毒为主。腮腺肿痛病位在上，盖火性升散，喜上炎而恶抑遏。火邪郁结于内，若单纯使用大剂寒凉药清降，则恐冰伏邪火，凝结气机，欲清反滞，郁结不得开，火邪亦难去，易生他变，故用升麻、柴胡、牛蒡子、薄荷等引诸寒凉药走上，且均具有凉散疏泄之功，赤芍、牡丹皮能凉血活血解毒，僵蚕、全蝎、蜈蚣之类能化痰散清利湿热。《本经逢原》说："丹溪言牛膝能引诸药下行"，归肝肾经，使清热解毒、凉血散结消肿之功能达下焦，有引经之效，且能制约升麻、柴胡、牛蒡子、薄荷之品升散太过，是为升降并用。延胡索行气活血止痛，故取佳效。

（2）赵润璞诊治经验：赵教授主张，该病多由外感风温时毒、内有积热蕴结所致，风热毒邪壅阻少阳胆经，循经上攻，气血郁滞，凝聚成肿；少阳胆经与厥阴肝经相表里，风热毒邪循肝经下行则可致睾丸肿痛，因此，清热解毒、化瘀消肿是本病的根本治则。赵教授临床采用中药内服加外敷结合西药抗病毒的方法治疗本病取得较好疗效，其中，如意金黄膏局部外敷可增加药物渗透性，使患处血管扩张，迅速改善血液循环，增强组织的营养代谢，有利于炎症产物和毒素的清除；内服中药为五味消毒饮合四妙勇安汤加减而成，方中金银花、紫花地丁、天葵子、野菊花、蒲公英、玄参合用，且用量较大以清热解毒，当归、川芎活血化瘀以消肿，共奏清热解毒、化瘀消肿之功。

（3）魏慧诊治经验：自拟甘桔丹当汤合五味消毒饮口服治疗。基本方为：生甘草、桔梗、丹皮、当归、天葵子、忍冬藤、蒲公英、紫花地丁、野菊花、生大黄、生石膏、知母。阴虚者加生玉竹、何首乌；患处红肿热痛甚者加金银花、龙胆草、川楝子；患处无热不红但肿者加川楝子、青皮；有血瘀症状者加皂角刺、穿山甲、荔枝核，对肿胀似硬结者加野百部、杏叶、兔耳风；每天1剂，水煎分服。同时给予仙人掌外敷患部。方法：仙人掌去刺洗净，带皮切碎捣烂成糊状，敷于患部（包括睾丸处），外敷干净纱布，以胶布固定。

3. 单验方治疗

（1）猫甲少腹逐瘀汤，方药组成：猫爪草20g，穿山甲12g，五灵脂10g，蒲黄10g，当归6g，赤芍12g，没药12g，川芎15g，赤芍15g，荔核15g，延胡索15g，肉桂5g，小茴香5g，干姜3g。水煎服，每天1剂，3周为1个疗程。

（2）鲜紫花地丁15g，水煎服，每天1～2剂。

（3）鲜海金沙30g或干根15g，水煎服，每天1剂。

（4）金银花9g，连翘6g，板蓝根9g，元参12g，蒲公英9g，青黛3g，每天煎服1剂至症状消失。

4. 食疗

（1）马齿苋粥：用粳米30g，以常法煮粥，临熟加入马齿苋适量，再煮几沸即可食用。

（2）银花茶：用金银花15g，煎水，加糖少许饮用。

（3）紫草根10g，煎水，加红糖少许饮用。

（4）荸藕茅根饮：用等量的荸荠、藕、茅根同水煎，饮用。

六、西医治疗

（1）一般抗生素无效，可试用干扰素诱导剂，如聚肌胞肌内注射，1～2mg/次，每2～3天1次。

（2）肾上腺皮质激素可短期应用，能抑制炎症反应及减轻症状。口服泼尼松1～2mg/（kg·d），成人20～40mg/d，分3次口服，连用1～2周。也可应用地塞米松。

（3）丙种球蛋白肌内注射，0.15ml/kg，1个月1次。也可试用转移因子，皮下注射2ml，或1～2IU，每周1次。

（4）己烯雌酚1mg，每天3次口服。

（5）可试用腮腺炎患者康复期血清（3～4个月内的血清为宜）。

七、预防与调护

（1）卧床休息，用阴囊托或丁字带托起阴囊，局部冷敷有一定效果。可用 1% 普鲁卡因做患侧精索封闭。

（2）发病早期给予流行性腮腺炎康复血清，可减少睾丸炎的发生。1 岁后用流行性腮腺炎稀释病毒疫苗是有效和安全的预防方法。

（3）忌食辛辣油腻煎炒食物。

（4）急性感染期禁止性生活。

（5）若腮腺炎未愈，应隔离患者至腮腺完全消肿为止。

（6）在腮腺炎流行期间或接触过的患者，可采用板蓝根、金银花水煎服，每天 1 剂，连服 3 天。

八、疗效判定标准

依据《中医病证诊断疗效标准》（国家中医药管理局.中华人民共和国中医药行业标准.南京：南京大学出版社，1994：21-22）制订。

治愈：局部及全身症状消失。

好转：局部肿痛症状减轻，全身症状缓解。

未愈：局部及全身症状无改善，睾丸萎缩。

第三节　睾丸与附睾结核

一、概述

睾丸与附睾结核由结核杆菌侵入睾丸及附睾而产生，是男性常见的生殖系统结核之一，也是全身结核的一部分。多发于 20 ~ 40 岁的青壮年，在男性生殖系中，前列腺、精囊、输精管、附睾及睾丸均可罹患结核病，男性生殖系统结核的最早症状常由附睾结核引起，也最容易发现，故临床上以附睾结核较多见。国外报道附睾结核有 88.3% 伴发其他部位结核，泌尿生殖系结核病的发病率取决于肺结核的发病率，既往根据一般结核疗养院的统计，在肺结核患者中有 1% ~ 4% 患泌尿生殖系结核。国外资料尸检报告泌尿生殖系统结核占全身结核的 2.1% ~ 3.1%，附睾结核占 0.8%。在所有结核病例中，临床诊断的附睾结核占 7.3%，在泌尿生殖系统结核中，附睾结核占 63% ~ 75%。附睾结核常伴发肾、前列腺及精囊结核。

中医称此病为"子痰"或"子痨"。

二、病因病机

本病系因素体肝肾不足，或为痰湿体质，则痰湿之邪易于乘虚而入并流结于肾子，痰湿久结不消，郁而化热，热胜则肉腐，形成脓肿，溃后流清稀脓液，经久不愈，气血两伤，导致气血亏虚。久之阴液内耗，阳气易亢，则见阴虚内热之征象。痰湿为阴邪，寒盛伤阳，其性黏滞，故往往经久不愈，反复发作。

三、辨病

（一）症状

本病多见于中青年，以20～40岁居多，既往可有泌尿系统及其他系统的结核病史。一般无明显全身症状，病久可见低热、盗汗、腰酸及全身乏力等症。多起病缓慢，开始偶有阴囊酸胀感，疲劳时加重，继发非特异性感染时发生疼痛，可有尿频、尿急、尿痛、终末血尿、血精等。一般呈慢性过程，少数可有急性发作。

（二）体征

附睾尾部扪及大小不等、凹凸不平，压痛轻微之硬结，可与阴囊皮肤粘连，形成慢性冷脓肿，溃后脓出粘腻，渐变稀薄，夹有豆腐渣样坏死组织，时发时愈，形成窦道。有的延及整个附睾，甚至侵犯睾丸并继发睾丸鞘膜积液。输精管增粗变硬，出现串珠状结节。前列腺和精囊扪诊可能正常或变硬或有结节，精囊通常变硬、肿大、固定，往往与附睾病变同侧。

（三）实验室检查

本病多次24h尿液沉淀涂片可查得抗酸杆菌，结核菌培养阳性。血白细胞总数正常，分类淋巴细胞增高，血沉加快，结核菌素试验阳性。精液检查可见精液量减少，精子计数减少，活动力降低。前列腺结核的前列腺液中可查到抗酸杆菌。

四、类病辨别

1. 非特异性附睾炎

非特异性附睾炎常突然发生，附睾肿大，结节，疼痛、发热，可继发鞘膜积液，并伴有全身急性感染征象。输精管不形成串珠状硬结，阴囊皮肤无窦道形成。血常规检查中性粒细胞明显升高。

2. 淋菌性附睾炎

淋菌性附睾炎有不洁性交史，发病急，附睾疼痛重，无附睾硬结与窦道，尿道分泌物较多，涂片可查出革兰阴性双球菌。

3. 阴囊内丝虫病

阴囊内丝虫病有丝虫病流行区居住史及丝虫感染史，丝虫病结节多在附睾头及输精管附近，其结节在短期内发展或消退，变化较大，并伴有鞘膜积液或鞘膜乳糜积液、阴囊或下肢象皮肿等。夜间采血可查到微丝蚴。

4. 精液囊肿

精液囊肿有附睾结节，但为囊性感，边缘整齐光滑，多发生于近附睾头部，而附睾正常，诊断性穿刺可抽出乳白色含精子的液体。

五、中医论治

（一）论治原则

本病多为肝肾二经病变，阴虚内热，痰湿成脓，宜滋阴除湿清热透脓，如滋阴除湿汤加黄芪、炙山甲、皂刺等。溃后初期以补肾温经，活血散寒，化痰散结为主；用药以辛香通达为多，如阳和汤加小茴香、橘核、荔枝核、川芎等。本虚而标实证，当培补为主，佐化痰软坚活血，宜补肾化痰，益气托脓。如十全大补汤加熟附子、鹿角胶等。

（二）分证论治

1. 寒痰凝结

证候：初起睾丸轻度肿胀隐痛，自觉阴囊发凉，或有酸胀感，疲劳时加重，附睾尾部触及硬结，凹凸不平，大小不等，输精管增粗，常有串珠样结节，轻微压痛，附睾与睾丸分界消失，不红不热，多无全身症状。舌淡，苔薄白或白腻，脉沉缓。

治法：温经通络，化痰散结。

方药：阳和汤兼服小金丹（熟地、鹿角胶、肉桂、炮姜、麻黄、白芥子、干姜、肉桂、橘核、荔枝核、小茴香、川芎、甘草）。小金丹乃治疗痰核流注之要药，可配合应用。

加减：局部硬结加橘核、夏枯草、荔枝核、川芎。

2. 肝肾阴虚

证候：睾丸或附睾结核数月至数年后，肿大的附睾与阴囊粘连，附睾硬结坏死化脓，阴囊逐渐肿胀，肤色暗红，轻度触压痛。严重者可出现全身症状，如低热盗汗，腰酸膝软，五心烦热，失眠，纳少乏力，大便干，小便灼热感。时舌红少苔，脉细数。

治法：滋阴清热，除湿化痰，托里透脓。

方药：滋阴除湿汤兼服小金丹（川芎、当归、芍药、生地、黄芩、知母、贝母、地骨皮、泽泻、陈皮、柴胡、黄芩、甘草）。

加减：化脓加黄芪、炙穿山甲、皂角刺补气托里透脓，促疮痈痊愈。

3. 肾虚痰湿

证候：附睾硬结化脓溃破，流出清稀脓液和豆渣样（干酪样）浊物，逐渐形成瘘管，日久不愈，伴面色萎黄，畏寒肢冷，体倦无力，少气懒言，自汗盗汗。舌质淡、苔薄白、脉细无力等。

脓肿溃后，经久不愈，导致气血俱虚，腐肉已去，新肉不生，故见瘘管经久不愈，面色萎黄，体倦乏力，畏寒肢冷，少气懒言，低热自汗，舌淡苔薄白，脉细无力等症均为气血不足之象。

治法：补气益血，温肾助阳，兼化痰除湿。

方药：十全大补汤兼服小金丹（人参、白术、茯苓、甘草、当归、生地、川芎、芍药、黄芪、肉桂）。兼服小金丹以化痰除湿。

加减：肾阳虚加熟附子、鹿角胶增强温补肝肾、益精养血之功。肾阴虚加熟地黄、女贞子、旱莲草。

（三）特色治疗

1. 专方专药

（1）五味龙虎散，装入空心胶囊内，每服 1.5g，每天 2 次，温开水送下。男性生殖系结核，不论何期，均可服用。

（2）七味胎元丸，每服 2g，每天 2 次，适用于男性生殖系结核溃后形成窦道者。

（3）小金丹片，每次 4 片，每天 2 次，开水送服。适用于泌尿生殖系结核的各个阶段。

（4）知柏地黄丸或六味地黄丸，每次 1 丸，每天 2 ~ 3 次，温开水送服。适用于成脓期兼阴虚内热证。

（5）十全大补丸或人参养荣丸，每次 1 丸，每天 2 ~ 3 次，温开水送服。适用于脓肿溃后形成瘘管，气血两亏期。

2. 名老中医经验

（1）秦国政诊治经验：秦教授认为附睾结核是男性生殖系常见的病变，多与泌尿系结核并发。本病多见于青壮年，属于中医"子痰"范畴。附睾结核初起常见附睾上有肿硬结块，阴囊湿冷，偶有胀痛感；日久病变部分坏死化脓、破溃，流脓清稀夹杂败絮，可有疼痛等症状。中医认为，本病多系肾虚不固，阴寒痰湿侵袭凝结所致。邪气凝结于肾囊卵子，硬结不消，日久蕴热可溃腐成脓，穿破肾囊，极易成瘘，迁延不愈。本病初起多属脾肾气虚，痰湿凝结；治宜健脾益肾、化痰软坚。方用补肺汤和四君子汤加味治疗，常加百部、黄精、百合、生龙骨、生牡蛎、猫爪草、炒黄芩、淮山药、地骨皮等药物。

（2）王国华诊治经验：王国华教授以枸橘汤加味为基本方治疗：枸橘、荔枝核、青皮、陈皮、秦艽、防风、甘草、小茴香、乌药、川楝子、泽泻、赤芍、白芍、海藻、昆布、大贝母。起病1周内，湿热毒甚为主者加金银花、连翘、龙胆草、山栀等，1周以上以瘀滞为著者加用炮甲片、三棱、莪术、夏枯草、生牡蛎等。每天1剂，水煎早晚饮服，2周为1个疗程。治疗期间忌房事，忌饮酒及食辛辣之品，避免重体力劳动。

（3）李学兴诊治经验：李教授认为此病其病因为久居寒湿之地，寒邪侵袭，寒凝气滞；或会阴部损伤，络脉瘀阻，气血凝滞。根据寒者温之，滞者通之，凝者化之，瘀者散之的治疗原则，所以取法阳和汤以温阳散寒通络；天台乌药散以疏理厥阴之气，散寒止痛：自拟方药如下：桂枝、白芥子、麻黄、荔枝核、小茴香、橘核、台乌药、王不留行子、丝瓜络、川牛膝、当归、虎杖根。水煎趁热服，每天1剂，10天为1个疗程。

3. 针刺疗法

（1）选穴：三阴交、关元、照海、大敦、阿是穴。

方法：针三阴交、关元、照海，用泻法；灸大敦、隔姜灸阿是穴。适用于寒痰凝结型。每次20～30min，每天1～2次。

（2）选穴：关元、气海、中极、血海、三阴交、三角穴（位于脐轮左右侧下方，距脐斜下约2寸，在凹满穴与大巨穴之间微上方。其穴位定位方法是以细线横量患者口之长度，以口角边缘为限，将口角长度记下，再在脐轮左右分开斜量，成为三角等度，做下标记便是）。

方法：针关元透气海及中极、血海、三阴交，灸三角穴。适用于溃烂而附睾睾丸仍坚肿者。每次20～30min，每天1～2次。

4. 单验方治疗

（1）狼毒枣，成人每服10枚，每天3次；2天后逐日递增1枚，至每次20枚为极量，饭前服。忌辛辣食物及汞剂化合物。适用于一切泌尿生殖系结核。

（2）荠菜60g，水煎约30min，去渣加鸡蛋（去壳）1只，再煮至蛋熟，加少许食盐，吃蛋喝汤，每天2次，连服3个月。

（3）白花蛇舌草60g，银花藤30g，野菊花15g。水煎服，每天1剂。

（4）软坚化结方　桂枝10g，牡蛎30g，红藤15g，夏枯草15g，三棱10g，莪术10g，桃仁10g，杏仁10g。水煎服，每天1剂。适用于寒痰凝结者。

（5）加减散肿溃坚汤　黄芪10g，知母10g，黄柏10g，花粉30g，桔梗10g，昆布10g，柴胡10g，升麻9g，连翘10g，三棱9g，莪术9g，葛根30g，当归尾10g，赤芍10g，黄连6g，甘草3g。水煎服，每天1剂。适用于湿热蕴结者。

（6）舒肝溃坚汤　当归10g，赤芍10g，香附10g，僵蚕10g，柴胡10g，夏枯草15g，川芎9g，穿山甲10g，红花9g，姜黄9g，石决明10g，陈皮9g，甘草3g。适用于溃烂而睾丸仍坚肿者。

（7）猫爪草胶囊治疗附睾结核。猫爪草民间广泛用于淋巴结炎、淋巴结核的治疗，在此基础上应用于附睾结核的治疗，附睾肿块逐渐软化直至恢复正常硬度，避免了手术切除，化疗的加入又减少了复发率，猫爪草胶囊精制后服用方便，无明显不良反应。

5.药物外敷

（1）未溃者，冲和膏外敷，每2天换药1次；或外敷紫金锭膏，每天换药1次；如有继发感染，外敷青敷膏或金黄膏。

（2）葱归溻肿汤外洗，每天2次。

（3）附睾结核溃后形成窦道，可用拔毒药拌于纸捻上，插入窦道内，外用黄连油膏纱布盖贴，每天换药1次；或用五五丹药线提脓祛腐；脓尽后用桃花散或生肌散收口，或用柏椿膏盖贴亦效。

6.食疗

（1）紫菜煮汤，常服之。

（2）栗壳和精猪肉煮汤服。

（3）用燕麦面做粥，常食之。

六、西医治疗

（一）药物治疗

1.全身支持疗法

本病与其他系统结核无区别，包括休息、适当营养、摄入丰富的维生素、日光疗法等。

2.抗痨药物早期联合全程应用

本病抗痨药物应早期联合全程应用，如2IRSZ/4I3R3E3，表示前2个月为强化阶段，联合应用异烟肼（I）、利福平（R）、链霉素（S）及吡嗪酰胺（Z）；后4个月为巩固阶段，异烟肼、利福平及乙胺丁醇（E），每周3次给药。配合护肝护胃。若并发神经炎，可予维生素B_6 20mg口服，每天3次。上述药物应足量联合运用不间断，然后根据临床症状与体征及前列腺液与精液化验来判断治疗效果。

（二）手术治疗

若上述各种疗法均无效，附睾结节增大变硬，窦道久不收敛，或已有脓肿穿破阴囊或睾丸，可考虑行附睾切除术。若有皮肤瘘管应一并切除，或穿入睾丸则可切除病变部位，尽量保留正常睾丸组织。输精管断端应放置皮外引流，如不再生育，可结扎对侧输精管，以防止交叉感染。术前应使用抗痨药至少2周，术后根据病情应用抗痨药物半年至1年。附睾切除后，前列腺、精囊结核可自行愈合，同时应用抗痨药物可促进愈合。

七、预防与调护

（1）加强营养，以清补为主，宜吃高蛋白、高维生素、易消化食物。

（2）适当休息，肿胀期用阴囊托将阴囊悬吊，注意保持局部卫生清洁，节制房事，避免疲劳。

（3）忌食辛辣油腻等不消化食物。

（4）如有肺结核、肾结核等，应同时治疗。

八、疗效判定标准

依照《中医病证诊断疗效标准》（国家中医药管理局.中华人民共和国中医药行业标准.南京：南京大学出版社，1994：19-20）制订。

治愈：硬块消失，或疮口愈合，全身症状消失。

好转：硬块缩小，或疮口部分愈合，全身症状明显改善。

未愈：局部与全身症状无改善。

第四节　睾丸鞘膜积液

一、概述

睾丸鞘膜积液（hydrocele of the testis）是由于腹膜鞘状突闭合反常，多量液体积聚于睾丸鞘膜腔形成的囊肿病变。该病为男性泌尿生殖系统较常见的疾病之一。本病可见于各种年龄，但多见于 20 ~ 40 岁的中青年，其发病率可达 4% ~ 8%，通常以左侧发病较多，但也可见双侧发病者。

中医把此病归于"水疝"范畴，也有的中医书称之为"疝"或"偏坠"。

二、病因病机

本病的发生与肝、脾、肾三脏有关，肝主疏泄，脾主运化，肾主水，肝寒不疏，脾虚不运，肾虚失约，则水之输布失常，水湿下聚，或因先天禀赋不足，后天水谷失养，虚而感湿，停滞囊中而成。外伤阻络或寒湿水停，水液不行也可引起该病。

三、辨病

（一）症状

本病有急性睾丸炎、附睾炎、精索炎、损伤、梅毒、结核等病史。其症状依囊肿的大小、囊内压高低和有无急性感染而定。原发性鞘膜积液，体积小，囊内压力不高，无感染时一般无自觉症状，囊内压力增高时可出现胀痛、牵拉痛或下坠感。液体多、体积大的积液，可影响活动、排尿及性生活。急性感染性鞘膜积液可见局部剧痛，并可牵扯腹股沟区或下腹部疼痛，常伴有恶心、呕吐等症状。

（二）体征

阴囊内囊性肿块，呈球形或梨形，伴睾丸下降不全时，为腹股沟或耻骨旁的囊性肿物。表面光滑，柔软而有波动感，无压痛，阴囊皮肤多正常，有炎症时可有阴囊水肿和压痛。囊内压力大时扪之张力大有弹性。囊壁增厚、钙化时可扪及质地不均有结节感或捻发音。肿块不能还纳，与阴囊皮肤不粘连，睾丸、附睾多为积液包裹而不易扪清。阴囊部肿块透光试验阳性，穿刺可抽及液体。除先天性鞘膜积液和疝型鞘膜积液外，肿块均不能还纳，也不随体位改变而变化。

（三）辅助检查

1. 实验室检查

诊断性穿刺抽液检查对不能确定积液性质者可采用。正常情况下，一般不进行诊断性穿刺，尤其对急性感染性鞘膜积液或疑为睾丸肿瘤，或伴有疝气者时，需禁用穿刺。

2. 影像学检查

会阴部 X 线平片可确定鞘膜囊壁有无钙化。鞘膜囊穿刺抽液注入造影剂摄片可检查囊壁是否光滑，睾丸、附睾形态是否正常。B 超和放射性核素等检查有助于确定阴囊内肿块是囊性、实性或睾丸、附睾有无病变。

四、类病辨别

本病主要应与腹股沟斜疝、精液囊肿、精索鞘膜积液、睾丸肿瘤、阴囊血肿、阴囊水肿、鞘膜血肿及睾丸梅毒相鉴别。

1. 腹股沟斜疝

腹股沟斜疝见阴囊内肿物于平卧时回纳，可扪及睾丸及附睾，透光试验阴性。患者咳嗽时，外环口有冲击感。B 超呈非液性波形。

2. 精液囊肿

精液囊肿见阴囊内有囊性肿物，常位于睾丸后上方，与附睾上极相连，一般体积较小，睾丸可清楚扪及。穿刺囊肿液呈乳白色，镜检内含有精子。

3. 精索鞘膜积液

精索鞘膜积液体积较小，可为多囊性，沿精索的走行生长，其下方可触知正常的睾丸及附睾。下牵睾丸或精索时，肿块随之下移。

4. 睾丸肿瘤

睾丸肿瘤见睾丸弥漫性增大，肿物质地坚硬，用手托起阴囊底部时有沉重感，表面不平、无弹性、增大迅速，疼痛逐渐加剧，透光试验阴性。血清 AFP、HCG 常增高。B 超检查为实质性包块。

5. 阴囊血肿

阴囊血肿有明确外伤史，全阴囊增大，皮肤有瘀血、瘀斑，张力大，压痛明显。

6. 阴囊水肿

阴囊水肿多见于重病卧床者，阴囊呈弥漫性肿大，液体积于阴囊皮下，睾丸、附睾正常，多兼有腹水及下肢水肿。

7. 鞘膜血肿

鞘膜血肿一般多有明显外伤史，有透光，做诊断性穿刺时积液呈明显血性。

8. 睾丸梅毒

睾丸梅毒有冶游史，睾丸肿大并有结节，质硬、无感觉，梅毒血清试验阳性。

五、中医论治

（一）论治原则

治疗以除湿利水为总则。具体治法则根据寒热虚实及病机的转化而分别施治。

（二）分证论治

1. 肾气亏虚

证候：见于婴幼儿，站立、哭叫时肿块增大，平卧时则肿物缩小。小便频多，夜尿遗尿，四肢不温，舌苔薄白，脉细滑。

治法：温肾通阳，行气化水。

方药：右归丸合荔枝橘核汤加减（熟地、山萸肉、枸杞子、菟丝子、附子、鹿角胶、杜仲、茯苓、山药、荔枝核、橘核、桃仁、当归、川楝子、延胡索、小茴香）。

加减：肾阳虚可加仙茅、仙灵脾、肉桂；小便不利可加木通、萆薢化湿利水。

2. 湿热下注

证候：阴囊潮湿而热，或有睾丸肿痛，小便赤热，大便干结。舌红苔腻，脉数。

治法：清热化湿，利水消肿。

方药：大分清饮加减（茯苓、猪苓、泽泻、枳壳、栀子、木通、车前子）。

加减：若肿甚可酌加大腹皮、桑白皮、滑石、冬瓜皮、瞿麦等；痛甚酌加延胡索、川楝子、荔枝核、橘核等。若热毒偏重者可加金银花、连翘、蒲公英。

3. 肾虚寒湿

证候：多见于病程长久，阴囊寒冷，皮肤增厚，坠胀不适。可有面色少华，神疲乏力，腰酸腿软，便溏，小便清长。舌淡苔白，脉沉细。

治法：温肾散寒，利湿消肿。

方药：真武汤加减（附子、生姜、白芍、白术、茯苓）。

加减：若寒痛明显者可加荔枝核、小茴香以温中行气止痛；若阴囊坠胀明显，可加川楝子、延胡索以理气止痛。

4. 瘀血阻络证

症候：有睾丸损伤或睾丸有肿瘤病史。能触到肿块伴疼痛，多不能透光。舌质紫暗，苔薄，脉细涩。

治法：活血化瘀，行气利水。

方药：活血散瘀汤加减（当归、赤芍、桃仁、大黄、川芎、苏木、丹皮、枳壳、瓜蒌仁、槟榔）。

加减：若睾丸刺痛明显可加三棱、莪术、丹参等；若睾丸胀痛明显可加木香、香附等药以理气止痛。

（三）特色治疗

1. 专方专药

（1）理疝葫芦巴丸，3~6g，口服，每天3次。

（2）加味金铃子片，每天3次，每次2~3片。

（3）复方丹参片，4~6片，口服，每天2次。

（4）小茴香30g，车前子30g，食盐6g，共为细末，每次6g，温黄酒送下，每天2次服。

（5）加味四苓散：猪苓、茯苓、泽泻、橘核、川楝子、海藻各10g，肉桂、吴茱萸、小茴香各5g，荔枝核、萆薢各15g，水煎服，每天1剂。

（6）加味苓桂术甘：茯苓30g，桂枝、白芍各10g，昆布、海藻各20g，甘草、红花、桃仁各10g，川楝子、荔枝核各15g，水煎服，每天1剂。

（7）金钮头汤：金钮头（又称金钮扣、小颠茄）、赤小豆、土茯苓各25g，荔枝核8g。体弱者加黄芪20g，7岁以下金钮头用量为15g，病程长且服药1个疗程后，效果不显著者，可以加甘遂末2g冲服，6周岁以下为1g，用时将上药洗净，加清水两碗煎至1碗，滤去渣，加入新鲜鸡肉100~250g炖汤服（以乌鸡肉最佳），每3天服1次，3次为1个疗程。

2. 名老中医经验

（1）秦国政教授治疗突出"消""散"二法。

秦国政教授运用公英葫芦茶治疗睾丸鞘膜积液。公英葫芦茶原为治疗前列腺增生症的名方，功用清热利尿，消肿散结。秦教授借其"消"、"散"之功，引申用于治疗睾丸鞘膜积液"肿"、"痛"之症，药用蒲公英、陈葫芦、醋柴胡、川牛膝、三棱、莪术、炒王不留行、通草、藿香、熟地、菟丝子、续断、石韦、五加皮、炒麦芽。

若红肿明显，加夏枯草、皂刺以清热解毒消肿，若疼痛明显则加白芍、威灵仙以缓急止痛。

（2）黄少华运用导水茯苓汤治肺脾失和，水湿内停鞘膜积液。

组成：白术10g，猪苓、泽泻、车前子各10g，六一散12g，陈皮、厚朴、大腹皮、紫苏、杏仁各10g。

功效：健脾宣肺，运化水湿。

主治：肺脾失和，水湿内停之鞘膜积液。

方解：肺脾分列上中焦，均与水道通调有关。因此方中以茯苓、白术健脾；紫苏、杏仁宣降肺气；陈皮、厚朴、大腹皮、六一散化湿；猪苓、泽泻、车前子利水。全方有健脾宣肺，通调三焦之效。

用法：水煎服，每天1剂。

（3）来春茂用经验方治寒湿水停鞘膜积液。

组成：制附子6g（先煎），干姜3g，桂枝5g，白术9g，茯苓12g，小茴香3g，荔枝核9g，山甲珠6g，车前子9g，薏苡仁12g，甘草3g。

功效：温肾除湿。

主治：肾虚水停之鞘膜积液。

方解：制附子、干姜温肾，白术、茯苓健脾化湿；小茴香、桂枝、荔枝核合而温经行气；车前子、薏苡仁利水渗湿。全方合而温肾除湿。

用法：每天1剂，水煎，分两次服。

（4）廖志香主张从"脾主运化"、"血不行则病水"立论治疗。

运用补脾益气、活血利水法，结合疏肝理气、温经散寒之法治疗睾丸鞘膜积液，自拟方党参20～30g，黄芪20～30g，白术8～15g，桃仁3～10g，泽兰8～20g，香附4～9g，青皮3～6g，吴茱萸4～12g，小茴香6～12g，橘核4～12g，荔枝核6～10g，泽漆6～12g，车前子20～30g，甘草3～6g。每天1剂，水煎3次去渣兑匀，每天分3次服，7天为1个疗程。通过从脾论治，临床取得良效。

3.针灸治疗

（1）取大敦、太冲、气海、三阴交，毫针刺用泻法，配灸曲泉、水道。留针15～20min，隔天1次，10次为1个疗程。

（2）取蠡沟穴进针5～8分深，针尖顺经脉循行方向与皮肤呈15°角刺入，平补平泻法，隔天针刺1次，若积液吸收较慢，则加刺水道、气海。10次为1个疗程。

（3）太冲配中极、关元配三阴交两组穴位交替隔日针刺1次，不留针。10次为1个疗程。

（4）取水道穴以艾灸5～7壮，每天1次，7次为1个疗程。

（5）灸洗并用。取水道穴、气冲穴，交替施灸20min左右，以局部皮肤红晕或温热灼手患者能耐受为度。每天1次，1周为1个疗程。同时用肉桂6g，煅龙骨15g，五倍子15g，枯矾15g捣碎加水约500ml，放药锅内煎煮，水沸后30min

滤出药，待冷却至与皮肤温度相近时将阴囊放入盛药液的容器内泡洗 30min 左右，药液过凉可酌加温。每天 1 次，每剂可用 2 ~ 3 次，连用 5 ~ 8 剂。

4. 药物外治

（1）生香附 60g（捣碎），粗食盐 60g，酒醋炒热布包，频熨患处。

（2）万应膏 500g，内加白胡椒 12g，肉桂 24g，研细末调入膏药内，摊布上外贴患处，隔 3 天换药 1 次。

（3）枯矾 10g，五倍子 10g，加水 300ml，煎煮 30min，待温时，将阴囊放入药液中浸泡，每天 2 ~ 3 次，每次 20 ~ 30min。

（4）用回阳玉龙膏（草乌炒）、干姜（煨）各 150g，赤芍（炒）、白芷、南星（煨）各 30g，肉桂 25g，研成细末。热酒调敷，亦可掺于膏药内贴之。

（5）带须葱一大把，水煎后外熏洗阴囊，每天 2 ~ 3 次。

（6）苏叶枯矾煎：苏叶、蝉蜕各 15g，枯矾、五倍子各 10g。将上药用纱布包，加水 1500 ml，煎沸 10min。把药液倒入盆内，乘热先熏后洗，至微温时将阴囊放入药液中浸泡，每天 2 次，每次 10 ~ 30min，再次用药时，需将药液加至微温。

（7）肉桂 6g，煅龙骨、五倍子、枯矾各 15g，上药捣碎加水 700ml 煎煮 30min，滤出药液候温，将阴囊全部放入药液中浸洗 30min，每 2 天 1 剂。

（8）鲜棉花籽 100g，炒熟后加水 250ml 煮沸，候温浸洗患处，每天 2 次，7 天为 1 个疗程。

（9）紫苏叶 50g，加水 350ml，煮沸 15min 后过滤，放入一小容器内趁热先熏，待冷却至皮温，将睾丸放入盛药容器内浸泡 10 ~ 20min，每天 1 次，直至积液消失，一般用药 3 ~ 10 天后可痊愈。

5. 食疗

昆布海藻黄豆汤：昆布 30g，海藻 30g，黄豆 30~60g。加水适量，共煮至熟烂，加盐或糖食用，每天分 2~3 次服。具有化痰消肿，软坚散结之效。

六、西医治疗

（一）治疗原则

鞘膜积液的治疗方法有保守疗法、穿刺注射疗法、手术疗法等。应根据患者年龄、积液量多少、症状轻重、有无并发症及病因分类选择最适当的方法。

（二）常用方法

1. 保守疗法

2 周岁以内的鞘膜积液常能自行吸收，除严重感染或伴有其他病变者不需治疗。原发性鞘膜积液病程短，无睾丸萎缩及男性不育者也不需治疗。外伤性积液或急性炎症性积液，以治疗原发病为主，局部可用热敷、理疗、提睾带等促进吸收。不能吸收者再作后期处理。

2. 穿刺注射疗法

穿刺注射疗法适应证：①原发性鞘膜积液、积液量较少，囊壁薄者；②炎症性鞘膜积液近1年内无发作史者；③丝虫病或血吸虫病性鞘膜积液；④年老体弱不能耐受手术或不愿接受手术者。对交通型、疝型鞘膜积液、肿瘤、结核、梅毒引起的鞘膜积液及鞘膜血肿则为禁忌证。

3. 手术治疗

手术治疗适合于2周岁以上患者，为鞘膜积液的根治疗法。

常用的手术方法：高位悬吊术、鞘膜开窝术、鞘膜翻转术、鞘膜切除术等。

七、预防调护

（1）在治疗过程中，应注意休息，减少活动，防止用力负重，用阴囊托带兜起阴囊，以利积液吸收。

（2）若为继发性鞘膜积液，应积极治疗原发病灶，并根据原发病灶的部位而采取相应的预防调护措施。

（3）注意保持阴囊清洁，防止感染。

（4）注意保温，不宜过劳，保持情绪稳定，节制性交，忌食生冷及辛辣食物。

八、疗效判定标准

治愈：局部肿物消失。

好转：局部肿块缩小。

未愈：局部肿物无变化。

第五节　隐睾症

一、概述

隐睾症（cryptorchidism）也称睾丸未降或睾丸下降不全。睾丸在胎儿期由腹膜后下降入阴囊，若在下降过程中停留在任何不正常部位，如腰部、腹部、腹股沟管内环、腹股沟管或外环附近则统称为隐睾症。隐睾的发生率很高，据统计早产儿约30%，新生儿4%，1岁时0.66%，至成年时为0.3%。隐睾有遗传倾向，家族中发病率接近14%。

中医称单侧隐睾为"独肾"，双侧隐睾则没有类似的名称，有的中医文献把此病归于"天宦"的范畴，论述不多。

二、病因病机

先天禀赋不足，肾气虚弱，天癸不充，致使肾子发育停滞或延迟，不能降入阴囊，形成隐睾。

三、辨病

（一）症状

本病一般无明显临床症状，部分患者可伴有不同程度的肾精不足症状，如发育迟缓，身材矮小，智力低下，动作迟钝，发脱齿摇，耳鸣耳聋，健忘恍惚等症。

（二）体征

一侧或双侧阴囊发育不良，站立时阴囊内空虚无睾丸，在腹股沟处或可见局部隆起，触及较小的活动睾丸，有时可推入阴囊。睾丸若停留在腹膜后则很难触及。

（三）辅助检查

1.实验室检查

血浆睾酮和尿 17- 酮类固醇正常或降低。10 岁以上患者测定血清睾丸酮、卵泡生成素（FSH）和黄体生成素（LH），可帮助查询双侧隐睾的病因。若伴有性征或外生殖器异常者，应检查染色体，并注意可能为某种两性畸形。

2.影像学检查

（1）B 超为最常用的方法，可确定睾丸的位置及大小。

（2）CT 检查对腹股沟部的隐睾诊断有一定意义，但不及 B 超检查简单无损伤，对腹内隐睾并不能提高诊断率。

3.腹腔镜检查

腹腔镜应用范围较为广泛，有助于未触及睾丸的定位，当前已用于腹内隐睾的诊断和治疗，可以明确隐睾的位置或睾丸缺如，诊断率可达88% ~ 100%。

4.手术探查

手术探查常用于单侧不能触及的隐睾。

四、类病辨别

本病主要应与睾丸回缩、无睾丸、腹股沟淋巴结、男性假两性畸形相鉴别。

1. 睾丸回缩

由于提睾肌反射或寒冷刺激，睾丸可回缩至腹股沟，阴囊内扪不到睾丸，但待腹部温暖，或局部热熨，睾丸可复出。隐睾则不受温度变化的影响。

2. 无睾丸

阴囊发育不良，空虚无睾丸，无生殖能力，第二性征差，呈宦官型发育，如皮下脂肪丰满，皮肤细，语调高，胡须阴毛稀少，喉结不明显。腹部 B 型超声及手术探查均无睾丸。

3. 腹股沟淋巴结

腹股沟淋巴结常与位于腹股沟部的隐睾相似。但淋巴结为豆形，质地较硬，大小不一，且数目较多，不活动，阴囊内睾丸存在。

4. 男性假两性畸形

男性假两性畸形常合并有隐睾。此外生殖器官有严重畸形，如尿道下裂，阴囊分裂，似女性外阴，但性染色体检查为 XY，B 超及手术探查可发现睾丸。

五、中医论治

（一）论治原则

治疗以补肾填精为主。

（二）分证论治

1. 脾肾阳虚

证候：隐睾；畏寒肢冷，气短懒言，腰膝酸软，动则汗出，食少便溏；舌淡苔白，脉细弱。

治法：温补脾肾。

方药：当归四逆汤合四神丸加减（当归、桂枝、芍药、细辛、通草、甘草、补骨脂、吴茱萸、肉豆蔻、五味子）。

加减：畏寒肢冷明显者，加附子、肉桂温肾壮阳；会阴坠胀者，加小茴香、橘核疏肝理气。

2. 肝肾阴虚

证候：隐睾；腰膝酸软，头晕目眩，耳鸣胁痛，手足心热，心悸烦躁，失眠多梦；舌红少苔，脉弦细或弦数。

治法：滋补肝肾。

方药：杞菊地黄汤加减[枸杞子、菊花、熟地黄、山茱萸（制）、牡丹皮、山药、茯苓、泽泻]。

加减：发育迟缓者，加紫河车、龟甲、鹿角胶等补肾填精。

3. 心肾阴虚

证候：隐睾；五心烦热，腰膝酸软，虚烦失眠，头晕目眩，盗汗遗精，小便赤浊，心悸健忘；舌红少苔，脉细数。

治法：调补心血。

方药：天王补心丹加减 [人参、玄参、丹参、茯苓、远志、桔梗、生地黄、当归（酒浸）、五味子、天门冬、麦门冬、柏子仁、酸枣仁]。

加减：若心悸失眠明显者加夜交藤、远志；若腰膝酸软明显者加独活、桑寄生。

（三）特色治疗

1. 专方专药

（1）熟地、肉苁蓉、仙灵脾、巴戟天、沙蒺藜各 6g，菟丝子 12g，生牡蛎 15g，肉桂 1.5g（后下），蛇床子 4.5g。水煎服，每天 1 剂。

（2）还少胶囊口服，一次 5 粒，每天 2 ~ 3 次。

2. 名老中医经验

秦国政教授诊治经验：秦国政教授认为，该病多由于先天禀赋不足，肾气亏虚，肾精不足所致，主张补先天之肾，健后天之脾，从"脾肾"入手，温肾健脾，助阳化气，方用还少丹加减。大枣 15g，杜仲 15g，牛膝 15g，远志 10g，石菖蒲 6g，肉苁蓉 15g，巴戟天 10g，小茴香 6g，山茱萸 15g，五味子 15g，茯苓 30g，山药 30g，熟地黄 12g，枸杞 15g，楮实 10g，剂量根据患者年龄调整。若小儿发育迟缓，身材矮小，智力低下，加益智仁、穿山甲以芳香走窜开窍，若患儿发脱齿摇，耳鸣耳聋，则加菟丝子、黄精以补肾填精。

3. 针灸治疗

耳针疗法选双侧内分泌、睾丸穴，留针 20min，每隔 5min 行针 1 次，7 天为 1 个疗程，两个疗程之间休息 5 天。可行 3 个疗程。

4. 食疗

鸡鸭肾猫耳绒汤：鸡肾、鸭肾各 10 枚，猫耳朵 30 个，猪骨头浓汤 1 碗，火腿丝 1 撮，淀粉 1 汤匙，生姜末、葱白末、胡椒、食盐各适量。先把鸡、鸭肾洗干净，放入锅内，用沸水烫一下，随即捞出，把外膜轻轻除去。用面粉发湿，做成 30 个猫耳朵，同时将煮好的猪骨头浓汤入锅烧沸，先下猫耳朵，煮熟之后，即下胡椒末、食盐、火腿丝、鸡鸭肾，混同煮约 5min。随即放入淀粉，浓缩原汁，使成浓浆，盛入碗里，洒上生姜末、葱白末，调和即成。具有补肾助阳之功，用于先天性发育不良。

六、西医治疗

（一）治疗原则

隐睾一经诊断，就应尽早进行治疗。目前大多数专家主张应在2岁以内进行治疗，并认为隐睾治疗的最佳时机是出生后6～18个月。

（二）常用方法

1.药物治疗

本病主要采用激素治疗。

（1）HCG疗法：一般认为2～9岁时使用较好，2岁前治疗无效。10岁后，垂体分泌促性腺激素开始增加，再用HCG是无效的。治疗剂量以总量1万～2万U为宜，具体方法为1500U，肌内注射，隔日1次。

（2）黄体生成素释放激素（LHRH）疗法：LHRH 400μg，每天3次，鼻雾，共4周，有效率29%～38%。

（3）LHRH+HCG疗法：先用LHRH 1.2mg/d，分3次，鼻雾，4周后用HCG 1500U，每周1次，共3次，有效率可达80%，6个月后复发率为10%。

其他还有采用垂体前叶素及睾酮等治疗，但效果尚不肯定。

2.手术治疗

凡经激素治疗无效者，一律应采取手术治疗。手术年龄在早期（2岁以前）手术为宜。手术方法主要有睾丸固定术、睾丸自体移植术、睾丸切除术三种。

七、预防调护

（1）怀孕期间，孕妇应加强营养，适当活动，保持心情舒畅，注意用药宜忌，保证胎儿健康成长。

（2）凡男性新生儿都需检查有无隐睾，小儿屈腿坐位检查，做到早发现，早治疗。

八、疗效判定标准

治愈标准：①治疗后睾丸位于阴囊内，睾丸供血良好。②腹股沟斜疝同时治愈。

第六节　睾丸、附睾肿瘤

一、概述

睾丸、附睾肿瘤发病年龄多在20～40岁，正值性功能最活跃时期，因其恶性程度高，为男性青壮年因癌致死的主要原因之一。睾丸肿瘤占男性全部恶性肿瘤的1%～2%，占泌尿生殖系统恶性肿瘤的3%～9%。附睾肿瘤临床少见，据统计只占男性生殖系肿瘤的2.5%。

睾丸肿瘤以单侧多见，可分为原发性和继发性两大类。原发性睾丸肿瘤包括起源于睾丸组织本身和睾丸鞘膜的肿瘤。而继发性睾丸肿瘤则罕见，多数在恶性肿瘤广泛扩散而死亡的尸解中发现，多由恶性淋巴瘤、前列腺癌、肺癌、恶性黑色素瘤转移而来。常见的附睾良性肿瘤有间皮瘤（又称为腺样瘤）、乳头状囊腺瘤、脂肪瘤和平滑肌瘤等，一般预后良好。附睾恶性肿瘤常见的有附睾癌及平滑肌肉瘤，恶性程度很高，早期即可发生转移，大多预后不良。

中医没有类似病名或病证的记载，根据中医把肿瘤均称为"岩"的习惯，有的学者撰名为"子岩"。

二、病因病机

（1）先天禀赋不足，肾气亏虚，天癸不充，睾丸隐匿不下，腹腔环境温度高，日久蕴热化毒，形成子岩。

（2）跌打损伤，手术不慎，睾丸损伤，血脉瘀滞，久之瘀血化热，瘀热相煎，酿毒成子岩。

（3）饮食不节或房劳过度，或邪毒感染，损伤肾阴，相火亢盛，肾精被灼，睾丸失养，日渐萎缩，恶变形成子岩。

三、辨病

（一）症状

睾丸肿瘤主要有以下症状：

1. 睾丸肿大

睾丸肿大多在洗澡或睾丸部轻度受伤后才发现，一般不伴疼痛，有的可有疼痛，多为隐痛。有阴囊坠胀感及病侧睾丸沉重感，有"握石"感。当行路过多、站立过久或增加腹压时坠胀和疼痛加重。

2. 急性睾丸疼痛

阴囊睾丸急性疼痛，睾丸增大，局部肿胀，阴囊皮肤发红，伴有寒战发热，酷似急性附睾睾丸炎的表现。

3. 急性腹痛

急性腹痛位于腹腔内的隐睾发生睾丸肿瘤，尤其同时伴发隐睾扭转，最初的症状即表现为急性疼痛。

4.男性乳房发育症

这是由于肿瘤中分化较好的滋养层细胞产生大量人绒毛膜促性腺激素所致，据统计发生率为10%左右。

5.男性不育

男性不育因睾丸肿瘤造成精曲小管破坏不能生精所致，发生率约为2.5%，双侧睾丸肿瘤更高些。

6.转移症状

睾丸肿瘤原发病灶无症状，转移症状发生率为5%～10%。转移到相应器官，会伴随有相应部位的疼痛不适感。

附睾肿瘤症状：附睾肿大，肿瘤过大时可引起阴囊坠胀疼痛，晚期恶性肿瘤发生转移时则可出现腰痛、腹痛、胃肠道梗阻、咳嗽、咯血、血尿等症状。

（二）体征

肿瘤较大时可见阴囊下垂，皮肤紧张、发亮，晚期偶见皮肤水肿，鲜红或暗红。睾丸触诊往往肿大，表面可以光滑，但有时也可扪及结节或分叶状感觉，压痛不明显，质地偏硬，有时坚如"石块"，手托睾丸有明显沉重感为睾丸肿瘤的特点。病睾不具囊性感觉，阴囊透光试验阴性。一般不提倡对睾丸肿块作活检，宁可手术探查，以免损伤性影响和刺激肿瘤诱发扩散与转移，影响疗效。

（三）辅助检查

1.实验室检查

（1）一般化验：在病变晚期可出现贫血、血沉增快、肝功异常、肾功能损害等表现。

（2）尿促性腺激素测定：当发生睾丸、附睾肿瘤时，可引起FSH和LH的升高。

（3）血清乳胶脱氢酶测定：恶性肿瘤时，血清乳酸脱氢酶（LDH）活动常见增加，这是由于部分肿瘤组织坏死所造成。

（4）肿瘤标志物测定：睾丸、附睾肿瘤患者，血清癌胚抗原（CEA）、甲胎蛋白（AFP）可增高，其余肿瘤标志物指标增高，也可作为诊断依据。

2.影像学检查

（1）超声检查：能直接而准确鉴别阴囊内肿块为实性还是囊性，了解肿瘤周边血供情况，肿瘤边界是否清楚，并能估计病变的性质。

（2）X线检查：常规检查用来明确肺部及纵隔是否有转移病灶。

（3）CT、MRI：对于腹腔内和腹股沟型睾丸肿瘤及盆腔、腹膜后淋巴结转移的诊断有很大帮助。

（4）病理检查：一般不提倡对睾丸肿块作活检，宁可手术探查，以免损伤性影响和刺激肿瘤诱发扩散与转移，影响疗效。附睾肿瘤穿刺活组织病检是确诊的依据。

四、类病辨别

应与急性化脓性睾丸炎、睾丸鞘膜积液、睾丸梅毒、腹股沟疝、精液囊肿、附睾炎、精索和附睾肿瘤、附睾结核、白血病、睾丸扭转、睾丸血肿等病相鉴别。

1.急性化脓性睾丸炎

急性化脓性睾丸炎睾丸肿大并有鞘膜积液时与睾丸肿瘤甚相似。但伴有寒战、发热、阴囊内疼痛，触痛明显，血常规检查中性粒细胞明显升高。抗生素治疗有效，超声多普勒及放射性核素扫描有助于鉴别诊断。

2.睾丸鞘膜积液

积液有囊性感，质韧，有弹性，透光试验阳性。B超和CT有助鉴别诊断。

3.睾丸梅毒

睾丸梅毒睾丸肿大呈球形，或有硬结，类似睾丸肿瘤。但其结节较小且较轻，尤其是睾丸感觉消失，触痛不敏感，并常有冶游史，梅毒血清试验阳性及梅毒螺旋体检查阳性。

4.腹股沟疝

睾丸肿瘤的6.4%可误诊为腹股沟疝。此病也有阴囊肿物，但平卧位肿块可还纳，咳嗽时有冲击感，透光试验阴性，能扪清睾丸及附睾，肿块上方扪不清精索，但腹股沟皮下环增大。

5.精液囊肿

精液囊肿位于睾丸的精液囊肿易与睾丸肿瘤混淆。该病病史长，发展慢，体积小，肿块有囊性感，睾丸可清楚扪及，透光试验阳性，穿刺囊肿液呈乳白色，镜检时内含精子。

6.附睾炎

附睾炎可与发病突然的睾丸肿瘤混淆。但该病有高热、畏寒，局部疼痛并向周围放射，压痛明显，常累及输精管，血常规检查中性粒细胞明显升高。

7.精索和附睾肿瘤

精索和附睾肿瘤见阴囊肿大、坠胀，也可伴有鞘膜积液，但临床十分少见，检查睾丸正常，如附睾肿瘤累及睾丸或与睾丸肿瘤同时发生，则要经组织活检才能证实。

8.附睾结核

结核病变常累及输精管，形成串珠状结节，附睾尾部的浸润与硬结，可与阴囊粘连形成窦道，直肠指诊时，可扪及前列腺、精囊有浸润与硬结，而睾丸肿瘤不会累及上述部位。

9.白血病

该病有发热、全身疼痛、进行性贫血、显著出血倾向、淋巴结肿大及肝脾肿大等表现，周围血象及骨髓相检查可发现幼稚型白细胞异常增生。

10. 睾丸扭转

睾丸扭转与急进型睾丸肿瘤相似，但本病有剧烈运动或阴囊损伤的诱因，疼痛剧烈，普雷恩征（Prellll's sign）阳性，睾丸上移或呈横位，可扪及精索呈麻绳状扭曲，多普勒超声仪及放射性核素扫描显示睾丸血流明显减少或消失。

11. 睾丸血肿

睾丸血肿多有阴囊外伤史，皮肤青紫瘀血，睾丸肿大坚硬，触痛明显，阴囊沉重，穿刺可见鲜血或褐色陈旧血。

五、中医论治

（一）论治原则

先以祛邪为主，后以扶正为主。具体治法早期宜清热解毒，化瘀散结；中期宜滋阴降火，解毒散结；晚期则宜补益气血，柔肝止痛。

（二）分证论治

1. 热毒瘀结

证候：相当于肿瘤早期，有隐睾或睾丸、附睾外伤史，自觉肿块沉重，质地坚硬如石块，局部硬结，阴囊坠胀不适，轻微疼痛。无明显全身症状，小便黄，大便干。舌红苔薄白，脉涩。

治法：清热解毒，化瘀散结。

方药：复元活血汤加减（当归、桃仁、红花、穿山甲、大黄、瓜蒌根、柴胡、甘草）。

加减：加抗肿瘤中药马鞭草、山慈菇、白花蛇舌草、三棱、莪术等，增强清热解毒、化瘀散结之功效。

2. 阴虚火旺

证候：相当于肿瘤的中期。自觉肿块沉重肿大，发展迅速，局部硬结明显，隐隐作痛，偶有急剧疼痛，局部肿胀、阴囊皮肤发红，出现全身症状如午后低热，面色潮红，头晕耳鸣，腰酸足软。舌红少苔，脉细数。

治法：滋阴降火，解毒散结。

方药：知柏地黄汤加减（知母、黄柏、熟地、山药、山茱萸、茯苓、泽泻、丹皮）。

加减：加土茯苓、半枝莲、白花蛇舌草、炙鳖甲、漏芦、山慈菇、蛇毒、天葵子以解毒散结消肿瘤。若睾丸疼痛剧烈，可加川楝子、玄胡、荔枝核、蒲公英以清热止痛；肿胀明显加车前子、乳香、没药、穿山甲以活血化瘀，消肿止痛。

3. 气血两虚

证候：属肿瘤晚期，肿块肿大坚硬，正常感觉消失，表面凹凸不平，并可出现全身转移症状，形体消瘦，面色苍白，心悸少寐，神疲懒言，纳呆腹胀，或见腹痛背痛，骨痛胸痛，咳嗽咯血等症。舌淡苔薄，脉细无力。

治法：补益气血，柔肝止痛。

方药：人参养荣汤加味（人参、熟地、白芍、五味子、鸡血藤、黄芪、白术、薏苡仁、远志、甘草）。

加减：加山慈菇、石见穿、喜树、白花蛇舌草、半枝莲、炙鳖甲等药以解毒散结抗癌。若疼痛较甚，可酌加玄胡索、郁金、香附、川楝子以行气止痛；偏阳虚的加鹿角、冬虫夏草、肉苁蓉、杜仲以温肾壮阳；偏阴虚的加枸杞子、女贞子、龟板、沙参、何首乌等药以滋阴养血。

（三）特色治疗

1. 专方专药

（1）棉酚 10mg，口服，每天 3 次，连服 1～2 个月，每个月复查肝功能 1 次。

（2）复方天仙胶囊，口服，每次 2～6 粒，每天 3 次，1 个月为 1 疗程。

（3）1% 莪术油 20ml，加入 5% 葡萄糖盐水 500ml 内静脉滴注，连用 1～2 个月。

（4）五味龙虎散，每服 1.5g，每天 2 次，温开水送下。

（5）蟾酥注射液，肌注，每次 2～4 ml，每天 1 次。15～20 天为 1 个疗程。

（6）复方蟾酥片，口服，每次 3 片，每天 3 次，饭后服。15～20 天为 1 个疗程。

（7）黄芪注射液，肌注或静注，每次 4 ml，每天 1 次，连用 2 个月。

（8）龙葵 60g，水煎服。每天 2 次服。

（9）薏苡仁 30g，猪苓 24g，茯苓 24g，土茯苓 24g，大黄 6g，龙葵 30g，半枝莲 30g，白花蛇舌草 30g，汉防己 12g，干蟾皮 6g，甲珠 15g，黄芪 30g。水煎服，每天 1 剂。适用于气滞血瘀、湿热蕴毒下注型。

（10）桑寄生 30g，肉苁蓉 15g，橘核 15g，荔枝核 15g，小茴香 12g，莪术 15g，虎杖 30g，夏枯草 30g，白术 24g，半枝莲 30g，白花蛇舌草 30g。水煎服，每天 1 剂。适应于肝肾阴虚、肝经气滞型。

（11）八月扎 20g，石上柏 15g，夏枯草 30g，石见穿 30g。水煎服，每天 1 剂。

（12）中等大小蟾蜍，除去五脏后洗净，清水煮烂，煎汁饮用，每天 2 次，于饭后半小时口服，并用其汁涂抹肿物处。适用于睾丸胚胎癌及手术后腹腔、纵隔、肺、精索转移者。

2. 针灸治疗

（1）体针

1）主穴：关元、三阴交。

2）配穴：大敦、行间、中极、归来、太冲。

3）治法：主穴必取，酌加配穴 1～2 个。腹部穴位进针后，令患者作深呼吸，趁吸气时将针送至深处，反复提插探寻，使针感放散至龟头及会阴部；下肢穴位施泻法强刺激。均留针 20min，每 5 ~ 10min 行针 1 次。每天 1 ~ 2 次。

（2）耳针

1）主穴：外生殖器区、睾丸点。

2）配穴：神门。

3）治法：先在主穴区仔细探得敏感点，毫针刺入以捻转法行强刺激，至耳廓潮红发热；如疼痛未减，可加神门。均留针 30min，每 5 ~ 10min 捻转 1 次。每天针 1 ~ 2 次。

3.按摩疗法

如睾丸局部出现疼痛，可适度热敷后，用拇指、食指及无名指，上下来回轻轻按摩睾丸，每次约 5min，每天 2 次。

4.药物外治

中药外治，适用于局部皮肤溃疡或溃烂者。

（1）板蓝根 120g，金银花 30g，连翘 20g，黄柏 30g。水煎，头煎内服，二煎冲洗局部，每天 1 剂。

（2）生肌散：麝香 3g，冰片 4.5g，全蝎 15g，生大黄 15g，甘草 24g，雄黄 24g，大海马 30g，黄柏 30g，广丹 30g，炮山甲 30g，姜黄 45g。上药共研细末，取适量撒于患处，每天 1 ~ 2 次。

（3）主要药物为红砒 3g，指甲 1.5g，头发 1.5g，大枣（去核）1 枚，碱发白面 30g。先将红砒研细，与指甲、头发同放于大枣内，用碱发白面包好放于木炭火中，煅烧炭样，研细为末，装瓶备用；或用麻油调成 50% 膏剂。外用，粉末可直接敷于肿瘤疮面上，或用膏剂涂于患处，每天或隔日一次。本药对放化疗无效者仍比较适宜。

5.食疗

（1）马鞭草蒸猪肝：马鞭草 30g，猪肝片 60g。将马鞭草洗净切段，与猪肝片加调料共蒸熟烂食。具有清热解毒，活血散瘀功效。

（2）薜荔果炖猪肉：薜荔果 1 ~ 2 个，猪瘦肉 100g，冬瓜 100g。先净薜荔果对半劈开，加入猪瘦肉、冬瓜同炖汤。具有活血补血，清热解毒之功。

六、西医治疗

（一）治疗原则

睾丸肿瘤的治疗方法一般有手术、放疗和化疗，应根据肿瘤的病理类型、临床分期和治疗适应证选择相应的治疗方法。

（二）常用方法

1. 药物治疗

本病主要为化学治疗，化疗在非精原细胞瘤中有一定地位。主要适应证：

（1）预后不良的Ⅰ期非精原细胞瘤，已侵及精索或睾丸，切除后瘤标仍持续性升高者。

（2）ⅡA～Ⅳ期的非精原细胞瘤。

（3）晚期难治的肿瘤复发或用药无效，采用挽救性化疗方案。

目前睾丸、附睾肿瘤化学治疗常用化疗药物有氮甲、溶肉瘤素、环磷酰胺、光辉霉素、长春碱等。

免疫治疗也很重要，已开始成为治疗恶性肿瘤的辅助疗法，可诱导或加强潜在的特异性肿瘤免疫。

2. 手术治疗

（1）睾丸手术：约96%的睾丸肿瘤为恶性，一旦诊断应尽快手术治疗。常用手术方式有：根治性睾丸切除术、腹膜后淋巴结清扫术、腹腔镜手术等。

（2）附睾良性肿瘤：主要采用手术治疗，作单纯肿瘤切除术。

此外，放射治疗、生物治疗也是治疗睾丸、附睾肿瘤的常用疗法。

七、预防调护

（1）各种放疗及化疗均有很多毒副作用，在治疗过程中应密切观察，及时调整剂量，加强支持治疗、增强机体免疫力、积极治疗并发症。

（2）加强饮食营养，注意清洁卫生，保持良好心理状态，适当运动配合气功疗法，增强体质，树立战胜疾病的信心。

（3）及早治疗隐睾，避免睾丸外伤与房事过度，对萎缩睾丸应随时观察，若有恶变趋向则应立即手术摘除。

八、疗效判定标准

治愈：肿瘤根治术，切口愈合，未发现转移处。

好转：原发肿瘤虽切除，但已有转移.转移灶未能切除。

第七节　精液囊肿

一、概述

精液囊肿（sperm atocele）是睾丸或附睾出现含有精子成分的囊性肿块，为较常见的阴囊内囊性疾病。

中医文献中没有类似病名、病证的记载，有的学者拟撰名为阴囊内"痰包"。

二、病因病机

中医认为，该病与饮食不节，情志不舒有关，肝郁脾虚、痰湿内阻所致。

（1）饮食不节，劳倦伤脾，痰湿内生；或情志不遂，郁怒伤肝，肝郁气滞，疏泄失常，则痰湿内阻，停积留著，久而则成囊肿。

（2）素体肝肾阴虚，或久病伤阴，阴虚则虚火内生，炼液成痰，痰湿留置阴囊久之则成囊肿。

三、辨病

（一）症状

本病多发生于 30 ~ 40 岁的中年人，老年人偶有发生。一般无症状，如精液囊肿较大者，可出现阴囊部位的疼痛及下坠感。

（二）体征

睾丸或附睾部可触到边缘光滑，质软而带有囊性感的圆形肿块，小的刚可扪及，大的达鸡蛋大小，酷似睾丸，多发于附睾头部。囊肿透光试验阳性。

（三）实验室检查

囊肿穿刺液中可发现不活动的精子、脂肪小体、上皮细胞及淋巴细胞。

四、类病辨别

本病主要应与睾丸鞘膜积液、附睾结核、睾丸附件囊肿及旁睾囊肿、精索鞘膜积液相鉴别。

1. 睾丸鞘膜积液
睾丸鞘膜积液肿块多呈球形或梨形，表面光滑，柔软而有波动感，无压痛，睾丸与附睾不易扪清，肿块穿刺液中不含精子，多呈透明无色液体。

2. 附睾结核
附睾结核肿物呈结节状，可与皮肤粘连，甚至破溃形成慢性窦道，输精管常呈串珠状，透光试验阴性，结核菌素试验呈阳性，血沉常增快。肿物多位于附睾尾部。

3. 睾丸附件囊肿及旁睾囊肿

其阴囊内囊性肿块，但较少见，囊肿多在睾丸上极，囊肿内容物镜检不含精子。

4. 精索鞘膜积液

精索鞘膜积液阴囊内囊性肿块，位于精索部位，为卵圆形或柱形，体积较精液囊肿为大。牵拉睾丸或精索时，肿块随之下移。B 超探查，精索部位出现透声区。

五、中医论治

（一）论治原则

本病治则以化痰散结为主，根据病因病机的不同而分别施以疏肝理气，化痰除湿或滋阴降火，化痰散结。

（二）分证论治

1. 气滞痰凝

证候：囊肿较大者可有阴囊坠胀感及疼痛感，多伴有情绪抑郁，胸胁胀满，纳呆腹胀，大便溏薄等症，舌淡苔白，脉弦。

治法：疏肝理气，化湿消痰。

方药：柴胡疏肝散合五苓散加减（柴胡、陈皮、香附、川芎、枳壳、白芍、甘草、桂枝、茯苓、猪苓、白术、泽泻）。

加减：若肿大明显者加昆布、海藻以消肿化痰，若疼痛明显者加炮山甲、王不留行、川牛膝入肝经以通络止痛。

2. 阴虚痰阻

证候：性欲亢进，阳强易举，交不射精，或性交疼痛。舌质红，苔薄黄，脉细数。

治法：滋阴降火，化痰散结。

方药：大补阴丸合消瘰丸加减（熟地黄、知母、黄柏、龟甲、猪脊髓、生牡蛎、玄参、川贝、夏枯草）。

加减：若肿大明显者加海藻、昆布、茯苓以增加化痰散结之力。

（三）特色治疗

1. 专方专药

（1）橘核丸，每次 10g，每天 2 ~ 3 次。

（2）小金丹，每次 4g，每天 2 ~ 3 次。

（3）逍遥丸，每次 9g，每天 2 ~ 3 次。

2. 名老中医经验

陈武山教授诊治经验：通过"疏肝通瘀"法，从肝肾治疗，疏肝补肾，活血消肿，方用柴胡、赤芍、泽泻、荔枝核各 9g，当归、丹参、夏枯草各 12g，白花蛇舌草 30g，陈皮 5g，水煎服，每天 1 剂。

3. 针灸治疗

（1）取太冲、关元、气海、三阴交，毫针刺用泻法，配灸曲泉、水道。留针 15～20min，隔日 1 次，10 次为 1 个疗程。

（2）取肾俞、水道穴以艾灸 3～5 壮，每天 1 次，7 次为 1 个疗程。

4. 按摩疗法

对症状轻、病程短、囊肿质软、囊肿不大，一般直径不超过 1.0cm 的患者，常可使其消退。按摩时手法轻柔，有节律。左手将患侧睾丸固定，右手拇指与食指接触囊肿，从附睾头向附睾尾部轻轻按揉，力量可循序渐进，逐渐加大，但以患者能够忍受为前提。每晚 1 次，每次 15～20min，1 周为 1 个疗程。

5. 药物外治

（1）用玉枢丹，拌醋调成糊状，外敷患处，每天换 1 次。

（2）冲和膏敷，每天 1 次。

（3）小茴香 60g，荔枝核 15g，盐 60g，炒热置布袋内局部热敷。

6. 食疗

枳壳鸡蛋汤：枳壳 60g，鸡蛋 2 枚。先煎枳壳，去渣取汁，然后将鸡蛋整个放入药汁内煮熟，剥去蛋皮，加适量食盐调味，吃蛋喝汤。日服 1 次。具有行气散滞消肿之功。

六、西医治疗

（一）治疗原则

精液囊肿的治疗并不困难。如果体积不大，是自己或体检时偶然发现的，平时毫无症状，则无需治疗，只要向患者进行详细地解说和教育，解除思想顾虑即可。如果精液囊肿造成并发症或成为患者焦虑的根源时，就应予以药物治疗或手术切除。

（二）常用方法

1. 药物治疗

本病一般不需内服药物，可用穿刺注射法治疗，适用于较小的囊肿，但复发率较高，且易感染，目前多不主张应用。

2. 手术治疗

囊肿较大影响活动时，可行囊肿切除术，这是本病较有效的治疗方法。

3. 其他疗法

X 线照射法：X 线照射睾丸，可抑制睾丸精曲小管的分泌，从而使囊肿不再出现。

适宜于老年人或已有子女者。照射剂量为 6 ~ 8Gy/6 ~ 8 天内，不会影响性欲，偶有睾丸萎缩。

七、预防与调护

（1）囊肿较大，坠胀疼痛时，可用阴囊托将阴囊托起，以减轻其痛苦。

（2）注意休息，保持阴囊清洁；节制房事，切忌纵欲；不过饮酒。

八、疗效判定标准

显效：症状消失，囊腔内容物消失，临床无异物感，且未发现复发性症状，以及反复穿刺并发的痛性结节。

有效：症状消失，囊肿内容物消失，临床偶有异物感，偶有术后并发附睾郁积症而需再次手术者。

无效：症状及囊肿内容物均存在，临床症状亦存在。未达到有效标准。

第十五章

精索与输精管疾病

第一节　精索静脉曲张

一、概述

精索静脉曲张是指由于精索静脉回流受阻，使精索蔓状静脉丛伸长、扩张、迂曲而出现一系列临床症状的疾病。多见于 18～30 岁青年男子，发病率各家报道极不一致，占男性人群的 8%～23%。该病可以影响精子发生和精液质量，在男性不育症患者中则高达 21%～42%，其为导致男子不育的重要原因之一。

临床上本病有原发性和继发性之分，以原发性者为多见，多由于精索静脉瓣膜缺如或功能不全，影响血液回流，引起血液淤滞和血管扩张。继发者多是由于肾积水、肾肿瘤等腹后壁病变，以及腹腔、盆腔、髂静脉阻塞等压迫肾静脉、阻碍精索内静脉血液回流引起的，临床较为少见。精索静脉曲张绝大多数发生在左侧，而右侧或双侧少见。经精索静脉造影证实，精索静脉曲张发生在左侧的为 80%～98%，双侧者可高达 20%～58%。

中医文献中无此病名，根据其发病、病机和临床表现，可归属于"筋疝"、"筋瘤"的范畴。

二、病因病机

本病与肝肾二经关系密切。因先天禀赋不足，肝肾亏虚，房劳所伤，或情志不遂，或寒湿侵袭，或湿热下注等因素，导致气血运行障碍，筋脉失养而诱发本病。足厥阴经脉循阴器，肝主宗筋；足少阴之筋结于阴器，肾主二便，因此肝肾亏虚，肝郁气滞是发病的内在病理基础。日久则瘀血停滞，络道阻塞，以致脉络迂曲、显露，是本病的病机特点。

三、辨病

（一）症状

轻度精索静脉曲张，一般无明显痛苦。病情较重者常有患侧阴囊肿大、坠胀感，或钝性隐痛，同侧睾丸、少腹有抽痛、坠胀不适感，站立过久或行走时间过长或重体力劳动可使症状加重，同时伴有情绪不稳、失眠多梦、乏力头晕等神经衰弱症状。甚者出现阳痿、早泄等性功能障碍。而真正有症状的精索静脉曲张病例不到35%，不少人存在此病但无症状，常因体检或不育就诊检查时才发现。

（二）体征

典型的精索静脉曲张病例在阴囊皮肤浅表处可见扩张并扭曲的呈浅蓝色的蔓状血管丛，触诊可感觉到这种曲张静脉呈蚯蚓团状，若平卧或按压后便消失，站立时复现。不典型病例需采用 Valsalva 试验检查，被检者取站立位，检查者用手按压被检者腹部以加大腹压，并请患者屏气用力加大腹压以配合，再触摸阴囊内精索静脉，可发现轻度的精索静脉曲张。

根据以上检查，临床上将精索静脉曲张分为如下四级：

Ⅲ级：精索静脉曲张大而可见，容易摸到。

Ⅱ级：精索静脉曲张可以摸到，但不能看见。

Ⅰ级：精索静脉不能摸到，但 Valsalva 试验时可出现。

亚临床型：阴囊内无扩张蔓状静脉丛，但做多普勒检查发现有异常。

（三）辅助检查

应当指出，根据临床症状和体征对精索静脉曲张的诊断方法虽然简单方便，较适用于临床，但也带有一定的主观性。随着现代中医学的发展，近年来提倡借用实验室现代诊察手段，对精索静脉曲张及其危害做出科学的辅助诊断。

1. 红外线测温检查

由于精索静脉曲张时，患侧阴囊的温度尤其是静脉曲张部位的温度会升高，采用红外线照相机对被检查阴囊摄片，再分析精索静脉曲张的程度。另外，也有人采用一般测温方法，记录阴囊各部位的温度来判断精索静脉曲张是否存在。

2. 超声波检查

由于多普勒超声技术的发展，特别是采用多普勒超声听诊技术，可以判断精索内静脉中血液返流情况。Hirsh 采用此法将精索内静脉反流现象分为三级：Ⅰ级表示精索内静脉血液淤滞，但无自发性静脉反流；Ⅱ级表示精索静脉发生间歇性反流；Ⅲ级表示精索内静脉发生持续性反流。

3.静脉造影检查

由于精索静脉曲张时常有左肾血液逆流入左精索内静脉的特点，可进行左肾静脉或左精索内静脉造影，以观察精索静脉曲张的情况，一般采用经由大隐静脉或股静脉逆行插管通过股静脉、下腔静脉到左肾静脉或再进入左侧精索内静脉，注入造影剂。正常情况下，造影剂不应逆流充盈精索内静脉，如有精索内静脉曲张时，则发生逆流及充盈精索内静脉，显示出静脉扩张的程度。若仅部分充盈，为轻度；若全部扩张充盈，则为重度。

4.精液常规

精液常规可见精子计数低，活动力下降，精子形态学上不成熟，尖头精子增多等。

四、类病辨别

1.阴囊血肿

阴囊血肿之肿胀伴有皮色紫暗或有瘀斑，压痛明显，日久有阴囊皮肤增厚，多有外伤或手术史。与体位变化无关。穿刺可有血液。

2.鞘膜积液

鞘膜积液阴囊肿胀有波动感，与阴囊皮不粘连，睾丸不易摸到，透光试验阳性，穿刺可抽出液体。

3.精索囊肿

精索囊肿一般局部症状不明显，仅限于阴囊内有圆形或半月形囊肿，界限清楚，透光试验阳性。

五、中医论治

（一）论治原则

本病无症状者则不需治疗，对精索静脉曲张所致精液改变而影响生育者，以局部治疗或手术治疗为主。

由于肝肾亏虚，气滞血瘀，络脉阻滞是本病的总病机。因此，中医治疗原则应以滋补肝肾、行气活血、化瘀通络为主。并结合病因及临床表现辨证施治。偏于肝郁者，佐以疏肝理气；兼命门火衰者，宜温补肾阳；有湿热瘀阻者，宜清利湿热。

（二）分证论治

1.湿热瘀阻

证候：阴囊坠胀，灼热疼痛或红肿，蚯蚓状团块较大，伴身重倦怠，脘腹痞闷，口中黏腻，恶心。舌红，苔黄腻，脉弦滑。

治法：清热利湿，化瘀通络。

方药：防己泽兰汤加减（防己、萆薢、茵陈、泽兰、牛膝、赤芍、丹皮、丹参、荔枝核、川楝子、柴胡、青皮、陈皮）。

加减：若湿邪较重见厌食加苍术、麦芽；阴囊肿物明显，加乳香、夏枯草。

2. 寒滞肝脉

证候：阴囊坠胀发凉，睾丸疼痛，牵及少腹、会阴，甚至阳缩，局部青筋暴露，状若蚯蚓，久行、久立加重，平卧休息减轻，腰膝酸痛，精清精冷，形寒肢冷。舌淡，苔白，脉沉细。

治法：温经散寒，益气通络。

方药：当归四逆汤合良附丸加减（当归、芍药、桂枝、木通、细辛、炙甘草、大枣、柴胡、橘核、小茴香、良姜、炮附片）。

加减：气虚明显者加炙黄芪、党参；痛甚加丹参、乌药。

3. 瘀血阻络

证候：阴囊青筋暴露，盘曲成团，状若蚯蚓，睾丸胀痛较甚，劳累则加重，休息后减轻，伴面色晦暗，精液异常、少精。舌质暗或有瘀斑点，脉弦涩。

治法：活血化瘀，通络止痛。

方药：少腹逐瘀汤加减（当归、川芎、赤芍、延胡索、小茴香、干姜、蒲黄、五灵脂）。

加减：若团块状肿物较大加皂角刺、荔枝核；痛甚加三七、川楝子。

4. 肝肾亏虚

证候：阴囊、睾丸坠胀不适，时有隐痛，阴囊青筋显露，状若蚯蚓，伴头晕目眩，腰膝酸软，失眠多梦，阳痿，不育，舌淡苔白，脉沉细无力。

治法：补益肝肾，佐以通络。

方药：左归丸加味（熟地、山药、菟丝子、鹿角胶、龟板胶、山萸肉、枸杞子）。

加减：加乌药、小茴香行气止痛；当归、丹参、鸡血藤养血化瘀通络。

（三）特色治疗

西医在探索致病机制、确定诊断手段、明确复发机制等方面具有优势，其手术治疗对重症患者具有其独特疗效。然而有许多患者在病变初期病状轻微，表现不明显者，西医则认为可以不予治疗，常导致疾病的加重而贻误病情。中医借助其辨证论治原则治疗，可有效地达到"已病防变"之功；中医的药物、针灸、按摩等多种疗法，以及配合西医术后的治疗更能收到较好的效果，显现中医药独到的特色。

1. 专方专药

（1）桂枝茯苓丸：方出《金匮要略》，有活血化瘀、缓消癥块之功。案例：患者，男，34岁，下腹部疼痛，牵引睾丸坠胀，怕冷尿频，小便清长，舌质红，苔白腻，脉弦细。查体：腹股沟内侧可触及条索状硬化。B超提示：左侧精索静脉曲张。诊断：附睾炎，精索静脉曲张。辨证：寒凝肝经，气滞血瘀。治则：暖肝散寒，化瘀行气止痛。方药：天台乌药散合桂枝茯苓丸。药物组成：乌药 10g，木香 6g，小茴香 10g，青皮 6g，高良姜 6g，槟榔 10g，川楝 15g，桂枝 10g，丹皮 6g，桃仁 10g，白芍 10g，茯苓 10g，甘草 6g，橘核 15g，荔枝核 15g，延胡索 10g。二诊，服药 7 剂睾丸肿痛减轻，腹股沟仍疼痛，上方加荆芥、防风、制川乌、制草乌、独活、全蝎、当归、川芎。服用 30 余剂，精索静脉曲张好转，附睾炎痊愈。腹股沟疼痛睾丸坠胀，小便清长，是寒凝肝经，气滞血瘀。乌药、小茴香、木香、青皮暖肝散寒，行气止痛；当归、川芎、延胡索、川楝子化瘀止痛；橘核、荔枝核软坚散结止痛。

（2）补中益气汤合槐榆煎：关伟采用补中益气汤合槐榆煎加减（黄芪 30g，丹参 30g，升麻 30g，柴胡 30g，槐花 12g，桃仁 12g，菟丝子 12g，延胡索 12g，桑椹子 15g，儿童药量减半）以益气升阳、活血化瘀法治疗精索静脉曲张不育症患者，经过 3 个月的治疗，对精子活力和 α-糖普酶治疗前后进行比较，结果均显著提高。

（3）少腹逐瘀散：王朋林采用加减少腹逐瘀散口服，治疗精索静脉曲张合并弱、少精症。同时手法按摩，每晚 15min。3 个月为 1 个疗程，疗效满意。

（4）大黄䗪虫颗粒：王权胜等用大黄䗪虫颗粒治疗精索静脉曲张不育患者 3 个月，可以明显提高精索静脉曲张性不育患者精子的抗氧化作用，提高临床疗效。

（5）四逆散合抵当汤：屈运采用四逆散合抵当汤水煎服治疗精索静脉曲张不育患者 2 个月，明显改善精索静脉曲张临床症状。

（6）前列通瘀胶囊：陈和亮针对肝经血瘀型精索静脉曲张所致少精子及弱精子症，应用前列通瘀胶囊治疗 56 例，显效 41 例，有效 13 例。

2. 名老中医经验

（1）徐福松教授诊治经验：徐福松教授认为本病总有瘀血为患；或因肝肾不足，外感寒湿，气滞血瘀，筋脉失濡；或因举重担物，长途跋涉，筋脉受伤，肝络瘀滞；或因湿热下注，脉络失和；或因脾虚气陷，血运无力，皆可形成筋疝或筋瘤。主张：先辨病后辨证，辨病与辨证论治相结合，证从病辨，以病统证，只有将辨病论治与辨证论治有机地结合在一起，才能提高治疗效果。只辨证不辨病，则很难把握其病的全貌，从而治疗也往往难以取得良效。将本病分为五型：血瘀络阻证，方用血府逐瘀汤合失笑散（《太平惠民和剂局方》）加减；气虚夹瘀证，方用补中益气汤合四物汤加减；肾虚夹瘀证，右归丸（《景岳全书》）合活络效灵丹（《医学衷中参西录》）加减；湿热夹瘀证，防己泽兰汤（《男科纲目》）合枸橘汤（《外科证治全生集》）加减；寒滞厥阴证，当归四逆汤（《伤寒论》）加减。病后血运受阻，蕴而化热，血不养睾，热灼精伤，可以导致不育。

（2）王琦教授诊治经验：王琦等认为肝肾亏虚、肝郁气滞是发病的内在病理基础。日久则瘀血停滞，络道阻塞，以致脉络迂曲、显露是本病的病机特点。精索静脉曲张性不育病位在外肾，气滞血瘀是标，肾精亏虚是本。本病分四型论治：湿热瘀阻证，方用防己泽兰汤加减；寒滞肝脉证，方用当归四逆汤合良附丸加减；瘀血阻络证，方用少腹逐瘀汤加减；肝肾亏虚证，方用左归丸加味。

（3）李曰庆教授诊治经验：李曰庆分三型论治本病：血虚肝郁，肾阴亏损用左归丸加减；脾肾阳虚，肾气不充用右归丸合二仙汤加减；血瘀络阻，痰瘀互结用桃红四物汤合失笑散加减。

（4）曹开墉教授诊治经验：曹开墉分三型论治本病：气虚下陷用补中益气汤加味；气滞血瘀用理气止痛汤（《中医伤科学》）加减；肝肾亏虚，扭伤筋脉用左归丸加味。

（5）庞保珍教授诊治经验：庞保珍分五型论治本病：湿热瘀阻用自拟薏丹筋春汤；寒滞肝脉用自拟暖肝筋通汤；瘀血阻络用自拟水蛭理筋汤；气虚血瘀用自拟参芪调筋汤；肝肾亏虚用自拟枸杞畅筋汤。

（6）陈德宁教授诊治经验：陈德宁从肝论治精索静脉曲张致不育症，认为非独肾之功能不足可致不育症，肝、脾的功能失调亦可引起男性不育。对气滞血瘀精索静脉曲张致不育症，常借用治疗慢性前列腺炎的自拟验方——前痛定加减治疗，疗效显著。前痛定方由柴胡、白芍、枳实、川楝子、延胡索、乌药、橘核、桃仁、红花、黄柏、车前子、甘草等组成。

3. 针灸治疗

针灸疗法可充分发挥中医优势，避免手段单一和药物对胃肠的不良反应。主要参照明代徐凤《金针赋》的复式手法针刺技术和现代针灸学名家司徒玲教授治疗不育症的经验，选取针挑和传统复式手法针刺作为非药物治疗的主要方法：

（1）针挑法，取穴：4组穴位按顺序循环使用，并加用2个阳性反应点：①肾俞、气海俞、大肠俞；②关元俞、小肠俞、膀胱俞；③上髎、次髎、中髎；④归来、大赫、关元、气海。采用挑筋法，挑治量：壮实患者采用强刺激，针挑频率较高（60～80次/分），甚至可以适当少量放血。虚弱患者采用弱刺激，针挑频率较低（30～40次/分），挑断纤维后迅速按压挑治点。每周挑1次，连用12周为1个疗程。

（2）传统复式手法针刺，四套主要穴位循环使用：①关元、归来、足三里、三阴交；②气海、大赫、太溪、地机；③肾俞、大肠俞、次髎、昆仑；④气海俞、关元俞、中髎、交信。每隔2天1次，连用12周为1个疗程。传统复式针刺手法常用有烧山火、透天凉、飞经走气四法（包括青龙摆尾、白虎摇头、苍龟探穴、赤凤迎源）等。根据患者兼证证型，选取相应手法，加用相应配穴。

4. 按摩疗法

每晚睡前平卧，以右手食指和拇指缓慢按摩阴囊，以促进精索静脉血液回流。每次20～30分钟，每晚1次。

5. 药物外治

（1）轻度精索静脉曲张，可用局部冷敷治疗。或用吊带托起阴囊。

（2）药物洗浴：当归15g，红花6g，丹参15g，水煎待温，用毛巾浸湿外敷。

（3）庞保珍辨证贴敷：湿热瘀阻用自拟蕈桃螽斯丹；寒滞肝脉用自拟橘荔金枪长胜丹；瘀血阻络用自拟桃红衍嗣丹；气虚血瘀用自拟济气逐瘀汤；肝肾亏虚用自

拟苋棱毓麟散。用法：将上述药物共研细末，瓶装备用，治疗时取药末 10g，以温开水调成糊状，纱布包裹，敷于脐部，胶布固定，3 天换药一次。

6. 食疗

参芪双核粥：材料：黄芪 20g，党参 30g，荔枝核 15g，芒果核 15g，粳米 50g。食用方法：煮粥食。功效：适用气虚血滞型精索静脉曲张。

7. 栓塞疗法

通过股静脉或颈静脉插管至精索内静脉，注射硬化剂，如 50% 葡萄糖或复方五倍子注射液，每次 5～10ml，使之硬化，或用可脱离的气囊或金属丝线圈等栓塞。

六、西医治疗

原发性精索静脉曲张的治疗应根据患者是否伴有不育或精液质量异常、有无临床症状、静脉曲张程度及有无其他并发症等情况区别对待。治疗方法包括一般治疗、药物治疗和手术治疗。继发性精索静脉曲张应积极寻找和治疗原发病。

一般治疗包括生活方式和饮食的调节、物理疗法等。生活方式和饮食的调节：如控制烟酒、饮食清淡、回避增加腹压的运动，能一定程度上改善精液质量。物理疗法包括降温疗法和阴囊托法等。

（一）西药治疗

（1）针对精索静脉曲张的药物：①七叶皂苷类，具有抗炎、抗渗出、保护静脉管壁的胶原纤维作用，能逐步恢复静脉管壁的弹性和收缩功能，增加静脉血液回流速度，降低静脉压。②黄酮类，具有抗炎、抗氧化作用，可快速提高静脉张力，降低毛细血管通透性，提高淋巴回流率，减轻水肿，可改善临床型精索静脉曲张引起的疼痛症状，并且能延缓亚临床型精索静脉曲张向临床型发展。

（2）改善症状的其他药物：针对局部疼痛不适患者，如非甾体类抗炎药。

（3）改善精液质量的药物：对于合并生殖功能损害且有生育要求的精索静脉曲张患者，可使用促进精子发生、改善精液质量的药物。

（二）手术治疗

本病不是都需手术治疗，如患者年轻，症状轻，可用提睾带托起阴囊，以利症状缓解，因为有些年轻患者婚后症状可能消失。若精索静脉曲张伴有不育或精液异常者不论症状轻重均为治疗指征。有人甚至主张在青少年时如发现有精索静脉曲张，即应早行手术以免影响以后的生育能力。目前认为需要手术的患者主要为：①属Ⅱ～Ⅲ级精索静脉曲张者；②Ⅰ级如精液检查异常符合静脉曲张类型，无内分泌失调者；③Ⅰ级睾丸较小，质地软者；④双侧精索静脉曲张者。

由于精索静脉曲张时，左肾静脉血液向精索内静脉反流是主要致病原因，因此主张作位置较高的精索内静脉结扎术。手术方法有两种：①经腹股沟精索内静脉高位结扎术；②腹膜后精索内静脉高位结扎术（Palomo 术）。另外，国内报道了多种精索内静脉转流手术，如精索内静脉－腹壁下静脉转流术、精索内静脉－髂外静脉吻合术、精索内静脉－旋髂浅静脉转流术及显微双流术，即精索内静脉分别与腹壁下静脉和腹壁浅静脉吻合。开展这些手术的依据是术中测压显示转流术后的静脉压低于单纯精索内静脉高位结扎的病例，但上述转流病例组均未见远期随访资料，其实际疗效尚难以确定。另有一些报告认为精索静脉曲张的发病与精索筋膜管薄弱和提睾肌退化有关，通过收紧精索筋膜管，不影响蔓状静脉丛的血液回流，又可防止精索内静脉的反流。这方面的术式有精索肌管折叠、精索鞘膜折叠缝合术。这些术式方法简便，疗效可靠，适用于精索内静脉高位结扎术的复发病例。

腹腔镜精索静脉结扎术是近些年开展的新技术，此法的优点是损伤小，操作简单，并发症少，术后恢复快，且可同时处理两侧血管，特别适用于双侧精索静脉曲张患者、有腹股沟手术史及开放手术复发者。因其需进入腹腔操作，故存在肠梗阻、网膜气肿、腹腔血管及脏器损伤等严重并发症风险，且腹腔镜手术需特殊器械，设备投入较高，基层医院较难推广。

显微镜下静脉结扎术具有明显优势，已成为目前精索静脉曲张手术治疗"金标准"，所需显微镜设备较为低廉，系统学习容易掌握，适宜在基层医院开展。显微镜精索静脉结扎手术视野清晰、创伤少、切口隐蔽、术后瘢痕不明显，患者乐于接受，尤其是采用腹股沟下切口，能保留睾丸动脉和大量淋巴管，显著减低了阴囊水肿或鞘膜积液的发生，且可在局部浸润麻醉下完成手术，手术效果优于其他术式。

七、预防与调护

（1）节制房事，减少局部充血。

（2）忌食辛辣刺激食物，保持大便通畅。

（3）避免剧烈活动及强体力劳动，防止腹压增高，加重病情。

（4）长期穿紧身裤、用阴囊托，虽能改善症状，但不利阴囊散热，有碍生精功能。对不育者宜避免穿紧身裤及禁用阴囊托治疗。

八、疗效判定标准

疗效标准：

显效：阴囊下坠疼痛不适等临床症状消失及临床分级降1级。

有效：阴囊下坠疼痛不适等临床症状明显减轻，已不影响正常工作与生活，或临床分级降1级。

无效：阴囊下坠疼痛不适等临床症状改善不明显，站立和走路过久时仍有下坠不适症状，临床分级无变化。

第二节　精索鞘膜积液

一、概述

精索鞘膜积液是鞘膜积液的一种。正常情况下，精索部鞘状突在出生前或出生后短期内自行闭锁，形成纤维索。由于精索鞘状突部分未闭而形成囊性腔隙，当鞘膜本身或邻近器官出现病变时，形成囊性积液。

中医文献无此病名，属中医学的"诸疝候"、"水疝"病症范畴。

二、病因病机

本病为有形之病，其发病原因主要是由寒或湿热之邪客居足厥阴经脉为患而形成。也可由前阴外伤或手术不慎，血瘀络阻，水湿停聚致病。病因虽有多端，但其病机关键是气血阻滞，水液停聚。而先天不足，外感寒湿、湿热，跌仆损伤等均是导致脉络瘀阻、气血不畅、水液停聚的间接因素。由于厥阴肝经绕阴器、络睾丸；肾为水脏，化生水液，前阴为肾所辖；太阴脾经和任脉亦经过前阴及小腹，而本病之发病部位在厥阴肝经和任脉循行之处，故与此二经关系密切，与脾肾虚弱亦有一定关系。

三、辨病

（一）症状

精索鞘膜积液一般无明显不适。当积液量多，囊肿增大，张力高时，可有阴囊坠胀感或牵扯痛，巨大的精索鞘膜积液可影响行动、排尿及性生活。

（二）体征

检查时可在精索上扪及囊性肿块，光滑、柔软，触之有波动感，牵拉睾丸或精索时肿块随之下移。肿块可为多囊性，张力大，沿精索走向生长，其下方可触及正常的睾丸、附睾。透光试验阳性。诊断性穿刺抽液可立即诊断，但对疑为精索肿瘤或伴有疝者，禁忌穿刺。

（三）辅助检查

阴囊部 B 超有助于本病诊断。

四、类病辨别

本病应与精索囊肿、精索血肿、精索肿瘤，以及睾丸鞘膜积液等相鉴别。

1. 精索囊肿

精索囊肿常位于睾丸后上方，与附睾头贴近，一般呈圆形，体积不大，如穿刺可获得乳白色液体，内含精子。

2. 精索血肿

精索血肿有外伤或手术史，阴囊皮肤出现瘀血，弹性感。由于凝血块常使肿物欠光滑，透光试验阴性。穿刺液为鲜血、褐色陈旧血液或血块。

3. 精索肿瘤

精索肿瘤起病缓慢，病程长。肿物托起时有沉重性实质感，无弹性，透光试验阴性。活组织病理学检查有助于鉴别。

4. 睾丸鞘膜积液

睾丸鞘膜积液与精索鞘膜积液同属于鞘膜积液，但发生的部位不同。精索鞘膜积液发生在精索，睾丸鞘膜积液发生在睾丸，较容易分辨。

五、中医论治

（一）论治原则

"诸疝，皆归肝经"（《儒门事亲·疝本肝经宜通勿塞状十九》），"治疝必先治气……故治疝者，必于诸证之中，俱当兼用气药"（《景岳全书·疝气》）。病位属肝，多在气分，故疏肝理气为基本治则。又当依据病性的寒热虚实之不同而论治。寒湿者，兼散寒化湿；湿热者，兼清利湿热；有肾阳虚见症者，宜温补肝肾。

（二）分证论治

精索鞘膜积液如果不多且无症状者，可不作治疗。婴幼儿患者部分可自愈。

1. 寒湿证

证候：阴囊肿胀，重坠明显，状如水晶，或小腹部不适，按之作水声，阴部冷湿，腰际发凉。舌淡苔白，脉沉滑。

治法：温散寒湿，化气行水。

方药：五苓散合导气汤加减（茯苓、泽泻、猪苓、白术、桂枝、川楝子、木香、小茴香、吴茱萸）。

加减：若腰际冷痛加狗脊、菟丝子；阴囊肿硬加桃仁、红花；坠胀明显加升麻、丝瓜络。

2. 湿热证

证候：阴囊肿痛灼热，甚至皮肤溃破滋生黄水，小便短赤，大便黏腻不爽。舌苔黄腻，脉弦滑数。

治法：泄热利湿，清肝理气。

方药：龙胆泻肝汤加金银花、连翘、蒲公英（龙胆草、栀子、黄芩、泽泻、木通、车前子、当归、生地、金银花、连翘、蒲公英）。

加减：小便短赤加淡竹叶、滑石；大便黏滞不畅、肛门灼热者，加大黄、厚朴。

（三）特色治疗

1. 专方专药

殷尧琴采用"水疝散"（方药组成：五倍子 100g，何首乌 50g，白芷 50g，生山栀 50g，甘遂 10g，元明粉 50g，冰片适量。诸药共研细末，贮瓶密封备用。用药：将水疝散用鸡蛋清调成糊状，涂于患处皮肤上，每天 1 次，不需包扎，稍候片刻药粉能自行凝结于患处，连续 5 ~ 10 次见效，见效后再敷 5 天以巩固疗效）治疗小儿原发性鞘膜积液 13 例，获良好疗效，本方适用于原发性鞘膜积液，交通性鞘膜积液则非本方适应证。

林巩采用新加禹功散治疗，方药组成：小茴香 10g，黑牵牛子 6g，生槟榔 3g，肉桂 6g，乌药、车前子、橘核、牛膝、茯苓、猪苓、当归、赤芍、泽泻各 10g，分 2 次共煎成 500ml 药液，分 2 次温服，每天 1 剂，10 天为 1 个疗程。以小茴香、肉桂、乌药温肾散寒顺气；茯苓、当归、槟榔温肾健脾利水；牵牛子、车前子、猪苓、泽泻利水，通利水道；赤芍、牛膝、橘核破气散结。综观本方，针对鞘膜积液，具有温通化结、利水消液功效。

吴玉春采用蒙药益肾十七味丸 [由诃子 50g，制草乌 50g，石菖蒲 30g，木香 50g，石决明（煅）24g，银朱 30g，牛胆粉 12g，黑云香 24g，刀豆 35g，茜草 10g，红花 12g，制枇杷叶 24g，香墨 10g，人工麝香 0.1g，白豆蔻 50g，大蜀季花 35g，紫草茸 44g 组成] 治疗精索鞘膜积液。

贾六金治疗小儿鞘膜积液，临床善运用组方思维，常用六味地黄丸、五苓散、天台乌药散三方加减治疗本病。基础方：生地、山药、山萸肉、茯苓、泽泻、猪苓、乌药各 10g，小茴香、川楝子各 6g，桂枝 8g。脾虚甚者加白术、薏苡仁；湿邪盛者加车前子、薏苡仁；肝郁明显者加郁金、柴胡；肾虚明显者加巴戟天；伴腹痛者加延胡索、白芍；肿块硬者加橘核、荔枝核；易反复者恢复期加黄芪。

2. 针灸治疗

取穴大敦、横骨、阴廉、曲泉、三阴交、关元、气海。每次选 2 ~ 3 穴，采用补法。还可灸关元、气海。

3. 按摩疗法

沿精索走向进行局部按摩，有助于积液吸收。

4. 药物外治

（1）中药熏洗：张清旺采用中药熏洗治疗小儿鞘膜积液。方药组成：枯矾10g，五倍子10g，蝉蜕15g，紫苏叶15g，肉桂6g，吴茱萸6g，车前子10g。上药用纱布包好，加水1500ml，煎沸10min后，把药液倒入盆内，趁热先熏后洗，凉至微温时，将阴囊全部放入药液中浸泡，每天2次，每次10~30min。再次用药时，需将药液加热，每2天用药1剂，连用3剂为1个疗程。

（2）消肿散瘀膏：大黄、干姜各12g，官桂、白及、血竭、赤芍各6g，麻黄、红花、半夏各3g，赤小豆9g。共研细末，凡士林加温溶化，以2:1比例搅拌均匀，待温外敷患处。

5. 理疗

本病可选用磁疗或热敷局部。

6. 推拿配合灸法

采用推拿配合灸法治疗脾肾阳虚型小儿鞘膜积液（水疝）1例。治以健脾助运、温肾利水。推拿处方：补脾经300次，补肾经300次，清肝经100次，推三关50次，揉外劳100次，摩腹3min，揉丹田100次，按揉气海、关元、中极各100次，振小腹3min，捏脊3遍，选择性按揉脊旁肌群及脾俞、肾俞约2min，揉龟尾300次，推上七节骨100次，横擦腰骶部，以热为度。隔日1次，每周3次，2周为1个疗程。灸法：气海、关元、中极和涌泉穴交替进行，每天1次，每次灸2个穴位，每周5次，2周为1个疗程。患儿连续治疗3个疗程后痊愈。1年后随访，未复发。

六、西医治疗

（一）西药治疗

对轻度的精索鞘膜积液，可先将囊液抽净，然后以奎宁乌拉坦溶液（含盐酸奎宁12.5g，乌拉坦6.25g，盐酸普鲁卡因0.5g，稀盐酸适量加注射用水100ml，pH为5）注入囊腔。剂量：婴儿0.3~1.0ml，儿童0.5~2.0ml，成人4ml。注射后轻轻按摩阴囊，使药液分布均匀。1周后如积液复发可重复注射1~2次。注意无菌操作，防止导致感染。

（二）手术治疗

药物治疗无效时可考虑手术切除鞘膜囊。

七、预防与调护

本病的预防应从先天做起，如加强孕妇营养，提高胎儿素质；平时要注意体质锻炼，增强抗病能力，避受寒湿浸渍。同时还应调情志、慎起居。

八、疗效判定标准

痊愈：症状及体征全部消失。
好转：症状及体征有所改善。
无效：症状及体征未见改善。

第三节　精索炎

一、概述

精索炎是精索中除输精管以外的组织感染，包括血管、淋巴管和结缔组织等，临床分为非特异性感染和特异性感染。非特异性感染致病菌多以大肠杆菌或葡萄球菌为主；特异性感染有丝虫性精索炎、结核性精索炎（精索结核）、地方性精索炎及性病性精索炎等。精索炎好发于青壮年，可单侧发病，也可同时双侧受累，绝大部分为急性发作，反复的精索感染或继发于慢性泌尿系感染者也可呈慢性炎症过程。本病常与附睾炎、睾丸炎同时存在。临床上以精索肿胀，延精索走向疼痛及放射性痛等症状为主，全身可伴有发热、畏寒等，病程一般 1～2 周，经治疗可痊愈，若迁延不愈，亦可转为慢性，使精索增粗变硬。由于炎症可引起输精管阻塞，因此本病会影响生育力而导致不育症。

中医文献无此病名，对本病无专门记载，但根据本病的临床表现，可将其归入于"子痈"、"疝痛"、"囊痈"等范畴。

二、病因病机

根据中医脏腑经络组织的生理联系和病理特点，中医文献中认为肝肾功能的失调、肝经湿热、气滞血瘀为本病的主要病因病机。

肝主宗筋，肝脉绕行阴器；肾主下元，又主二阴。肝肾二经与子系器官的生理活动关系密切。若平素恣情纵欲，房劳过度，耗伤肾精，或久病不愈，伤及肝肾之阴，而致经脉失养，虚热内生；或房事不洁，湿热毒邪乘虚内侵；或嗜食肥甘辛辣厚味，损伤脾胃，湿浊内生，郁而化热，循经下注；或七情所伤，或暴怒、郁闷而致肝失疏泄，气血凝滞；或因外伤受损，使阴部血络损伤，脉络瘀阻，蕴热肿胀。由于以上种种原因皆可形成湿热下注，痰湿互结，气血不畅，脉络瘀阻，扰及前阴可致精索增粗、变硬。若日久不愈，则形成精索增粗、僵硬、触痛或性功能障碍及生育障碍等。

三、辨病

（一）症状与体征

精索炎的主要症状是患侧精索肿胀、疼痛，并向阴囊、阴茎、会阴及下腹部放射，或有牵拉不适感及钝痛，急性发作时，局部疼痛剧烈，出现寒战、发热等全身症状，同时可伴有急性睾丸炎、附睾炎。日久还可见精索部位的增厚、变硬与压痛。

查体时患侧精索可呈纺锤状或条索状肿胀，变粗、变硬、增厚，触之有压痛，输精管扪之不清，严重时可有脓肿形成，睾丸及附睾也可有明显肿痛，患者久立阴囊下垂时诸症明显加重，平卧则可减轻。

根据引起精索炎致病菌的不同，其临床表现又有几种颇为特殊的精索炎：

1. 地方性精索炎

地方性精索炎与非特异性精索炎在临床表现上极为相似。此病精索部位亦可见肿胀、变硬、增厚及压痛，并伴有发热、畏寒，严重者亦可形成脓肿。但地方性精索炎有地方流行特点，可能是由一种特殊类型的链球菌感染所致的类似蜂窝织炎性质的急性精索炎症，可根据同一地区、同一时期及发病人群集中等特点予以鉴别。

2. 丝虫性精索炎

丝虫感染，除常见的侵犯下肢、阴囊、阴茎淋巴管外，有时也可侵犯精索淋巴管。局部疼痛或钝痛，并可放射至下腹部及腰部，精索均有肿胀、压痛，同时可并发附睾炎，但很少并发睾丸炎。由于丝虫感染是寄生于淋巴管内，故在精索下端及附睾尾部可扪及一个或数个小硬结，临床可见"象皮肿"，组织学检查可发现淋巴细胞和嗜酸性粒细胞，及活的或死虫，血液中可找到微丝蚴。

3. 性病性淋巴肉芽肿精索炎

性病性淋巴肉芽肿精索炎多有性病的临床特征，性病病原体从淋巴管道逆行侵入精索淋巴管，有时也可侵入精索的血管，继发出现精索局部的疼痛、粗硬及压痛，组织检查有的可见精索淋巴肉芽肿。

4. 梅毒性精索炎

梅毒性精索炎颇为少见。梅毒螺旋体可侵入精索，常是其他部位梅毒病变向精索蔓延而成。表现为精索局部的疼痛，精索变粗、变硬、压痛。

5. 结核性精索炎

结核性精索炎又称精索结核，是一个慢性病受过程，病程长且多有原发结核病史，常见精索部位增粗、变硬，呈串珠状结节，久之精索与阴囊壁层粘连，溃破后形成窦道。结核菌素试验阳性。

（二）辅助检查

实验室检查：血常规检查中白细胞和中性粒细胞增高。精液常规检查可见红细胞或白细胞。

四、类病辨别

1. 与急、慢性附睾炎相鉴别

急性附睾炎一般急性发作，表现为阴囊部位突发性疼痛，疼痛可致精索放射到腰部，较剧烈。检查附睾明显肿胀、显著压痛，表面皮肤微红。慢性附睾炎可有类似精索炎的疼痛，一般为隐痛，但检查附睾一般可见附睾呈硬块状，有轻度压痛与不适，可伴有精索增粗，输精管直径增粗现象。精索炎是沿精索走向的疼痛，可向阴囊、阴茎、会阴部放射，可为刺痛、灼痛、抽痛或隐痛。单纯精索炎检查睾丸及附睾无明显增大，无压痛。

2. 与精索扭转相鉴别

精索扭转常在剧烈运动下突然发病，出现阴囊部的急性剧烈疼痛，并可放射至下腹部或腹股沟，普雷恩征阳性；而非特异性精索炎虽有阴囊胀病，但该体征阴性，且托起阴囊或平卧时，其睾丸疼痛可缓解。

五、中医论治

（一）论治原则

根据本病肝经湿热下注、阻滞气机的病机特点，应以清利肝胆湿热，佐以理气活血、补益肝肾为大法。

（二）分证论治

1. 湿热下注

证候：发病较急，或伴有发热、恶寒，精索肿胀疼痛，疼痛可向阴囊、会阴、少腹部位放射，局部皮肤色红、灼热，口苦咽干、小便黄赤。舌红苔黄腻，脉弦数或滑数。

治法：清热利湿，解毒消肿。

方药：龙胆泻肝汤加减（龙胆草、栀子、柴胡、木通、车前子、泽泻、当归、生地、王不留行、黄芪、败酱草）。

加减：若肿痛严重，加紫花地丁、乳香、没药；若已成脓，精索可扪及有波动的囊肿，加穿山甲、皂角刺、当归；若小便赤涩热痛明显，加海金沙、白茅根。

2. 痰湿互结

证候：阴囊坠胀疼痛，精索区肿硬、增粗，少腹牵引不适，伴胸闷、身体倦怠、腹胀、射精疼痛，可反复发作，或见不育。舌淡苔腻，脉滑。

治法：化痰利湿，散结消肿。

方药：二陈汤合消瘰丸加减（陈皮、半夏、贝母、茯苓、泽泻、昆布、海藻、白芥子、丹参、川芎、玄参）。

加减：若寒湿偏盛，阴部湿冷，加桂枝、乌药、吴茱萸；若痰热明显，舌红苔黄腻，睾丸肿痛，去白芥子，加瓜蒌、川楝子。

3. 气滞血瘀

证候：精索肿胀，或刺痛阵阵，触之粗硬，疼痛固定，或可扪及结块；阴部连及少腹走窜胀痛，或牵掣作疼，伴胁胀疼痛。舌暗或有瘀斑、瘀点，脉弦而涩。

治法：行气活血，消肿止痛。

方药：方用血府逐瘀汤加川楝子、台乌、小茴香（桃仁、红花、当归、生地黄、牛膝、川芎、桔梗、赤芍、枳壳、甘草、柴胡、小茴香、川楝子、台乌）。

加减：若精索肿硬痛甚，加荔枝核、青皮、五灵脂；若局部红肿明显，加蒲公英、野菊花、金银花；若睾丸硬肿发凉，日久不愈，加贝母、吴茱萸、桂枝。

4. 肝肾亏虚

证候：多见沿精索走向的慢性疼痛，并向阴囊部、阴茎与会阴部放射，伴头目眩晕，失眠多梦，腰膝酸软，性功能障碍等症，舌淡苔薄，脉沉细无力。

治法：滋补肝肾，佐以理气活血通络。

方药：方用左归丸加减（熟地、淮山药、山萸肉、菟丝子、枸杞子、牛膝、鹿角胶、龟板胶）。

加减：若疼痛位置固定，刺痛明显，可加当归、川芎、丹参养血活血通瘀；也可加入柴胡、小茴香、荔枝核疏肝理气散结。

（三）特色治疗

1. 专方专药

（1）对红肿明显的急性精囊炎，可选用蒲公英25g，败酱草30g，金银花15g，苦瓜15g，水煎服，每天1剂。

（2）对起病较缓，无明显红肿的慢性精索炎，可煎服海藻30g，橘核12g，小茴香10g，每天1剂。

（3）用金黄膏外敷阴囊红肿处，以消肿止痛。

（4）气滞血瘀者可选用橘核丸，口服，每次1丸，每天2～3次。

（5）少腹茴核汤（丹参、赤芍、桃仁、红花、当归、小茴香、川楝子、橘核、荔枝核、牛膝）加减治疗。本方用"少腹逐瘀汤"祛瘀之功，取"茴香橘核丸"理气之意，功专少腹、阴器，功效理气祛瘀、消肿止痛。

2. 名老中医经验

徐福松教授针对该病从两方面论治：

（1）辨证论治：早期肝经湿热者，治以清热利湿、疏肝理气，处方龙胆泻肝汤加减。中期寒滞肝脉者，治以疏肝理气、祛寒化湿，吴萸茴香汤加减。后期气滞血瘀者，治以活血化瘀、行气散结，加味失笑散合茴香橘核丸加减。

（2）辨病论治：枸橘汤加减（全枸橘、川楝子、赤芍、青陈皮、泽兰、延胡索、秦艽、生甘草）。

3. 针灸治疗

（1）取穴行间、阴陵泉、阳陵泉、悬钟、大敦，毫针刺，用泻法；三阴交、关元、中极用补法，每天1次。

（2）针刺患侧关元、归来两穴，针感直抵病痛处留针15min。

4. 气功治疗

本病可用松静功或养身功、站桩功做体能锻炼。

5. 药物外治

（1）制乳香、没药各15g，七叶一枝花60g，羌活15g，小茴香10g，丹参30g。水煎，熏洗局部，每次20min，每天2次。

（2）鲜蒲公英100g，鲜马鞭草100g，鲜夏枯草100g，鲜竹叶30g，水煎熏洗患处，或用纱布浸湿药液敷于局部效更佳。

6. 食疗

（1）枸杞30g，三七根15g，文火煎汤，早晚餐服。

（2）鲜鱼腥草100g，加适量盐和酱油拌匀，配餐当菜吃。

7. 理疗

本病可选用磁疗、恒频仪及热敷。

六、西医治疗

（一）治疗原则

急性炎症期应卧床休息，托高阴囊。根据不同的致病原因选用抗生素。急性精索炎已形成脓肿者，宜及早手术切开引流。胀痛明显者，尚可作精索封闭，并口服止痛剂。慢性炎症期可作理疗。顽固性输精管结扎后炎性痛性结节，可考虑手术切除。

（二）常用方法

普通细菌感染多选用青霉素、氨苄西林、庆大霉素等。结核杆菌感染，采用抗痨药物治疗。对地方性精索炎也需采用抗生素治疗，多选用青霉素；丝虫性精索炎，需用乙胺嗪、卡巴砷等药物作抗丝虫治疗；对性病性淋巴肉芽肿精索炎，应针对不同性病病原体，选用不同的药物治疗；梅毒性精索炎，可采用苄星青霉素（长效青霉素）等药物作抗梅毒治疗。

1. 抗炎治疗

首选青霉素 80 万 ~ 120 万单位，肌内注射，每天 2 次，连用 5 ~ 7 天；尚可口服红霉素 0.5g，每日 4 次，连用 5 ~ 7 天。也可选用氨苄西林、庆大霉素、头孢类抗生素等治疗，按常规用量使用。

2. 精索封闭

用 1% 普鲁卡因进行精索封闭，于精索鞘膜内注射给药，并及时托起阴囊，卧床休息 2 周以上。

3. 止痛

对局部疼痛剧烈者，可在抗感染治疗的同时，给予止痛剂缓解疼痛。

4. 手术治疗

对急性精索炎已形成脓肿者，宜及早切开引流，缩短病程。

七、预防与调护

（1）预防性病，积极治疗泌尿生殖系炎症。
（2）治疗期间禁行房事，注意休息。
（3）清淡饮食，忌烟酒和辛辣饮食。
（4）调畅精神，适当锻炼身体，增强体质。

八、疗效判定标准

痊愈：症状及体征全部消失。
好转：症状及体征有所改善。
无效：症状及体征未见改善。

第四节　输精管炎

一、概述

输精管炎是一种输精管的节段性感染。急性发作时表现为输精管的明显疼痛和触痛；亚急性或慢性发作者，则表现为输精管变粗变硬呈纤维化和结节般串珠状肿大。输精管炎多合并有附睾炎、睾丸炎、前列腺炎等。由于炎症改变可导致输精管阻塞，引起继发性男性不育。输精管可单侧发病，也可双侧同时受累，好发于青壮年。

中医文献无此病名，但其症状与"子痛"、"囊痛"相似，故临床可参考"子痛"进行辨证。

二、病因病机

本病的病机特点为肝肾亏虚，湿热下注，气机阻滞，脾虚痰凝；病位在肝肾。湿热日久不去，阻遏气机，而致气滞血瘀，湿热之邪灼伤阴液，湿邪酿生痰浊而致痰凝。最后致血瘀痰凝，阻滞肝脉故形成输精管道增粗变硬等本虚标实之证。

三、辨病

1. 急性输精管炎
急性输精管炎主要表现为输精管的明显疼痛和触痛，可伴有发热、白细胞增高。

2. 亚急性和慢性输精管炎
亚急性和慢性输精管炎主要表现为输精管变粗变硬呈结节样串珠状肿大，可有隐痛或触痛。往往需结合全身症状或邻近器官的病变，如睾丸、附睾、精囊、前列腺等，才能做出正确诊断。

3. 肉芽肿性输精管炎
肉芽肿性输精管炎多发生于输精管损伤和结扎术后，可见输精管有一无痛性肿块。

四、类病辨别

1. 急性睾丸炎
急性睾丸炎表现为睾丸疼痛伴高热，检查睾丸局部压痛、红肿，阴囊部皮肤发红。输精管炎为输精管疼痛及触痛，无睾丸压痛及红肿。

2. 急性前列腺炎
前列腺炎一般有明显尿路刺激症状，直肠检查前列腺有明显触痛，前列腺液检查可见大量脓细胞；输精管炎无此病变。

3. 附睾炎
急性附睾炎表现为阴囊部位突发性疼痛，沿精索放射到腰部。输精管炎表现为输精管部位的疼痛和触痛。慢性附睾炎时可见附睾呈硬块感觉，有轻压痛，有时可影响到输精管增粗。单纯输精管炎时，无附睾压痛及变硬。

4. 精索炎
精索炎表现为沿精索走向的疼痛，并向阴囊、阴茎、会阴部放射；还可有精索的增粗，变硬。而输精管炎为输精管的疼痛，可见输精管的触痛与增粗变硬，以资鉴别。

5. 附睾结核
附睾结核时往往合并有慢性输精管炎，但附睾结核时可扪及附睾有结核结节、质硬。同时输精管上可出现串珠状结节。

五、中医论治

（一）论治原则

输精管炎分急性和亚急性或慢性。辨证首先应分清是急性发作，还是亚急性或慢性。急性发病者疼痛明显，病程短；慢性发作者，起病缓，输精管隐痛，触摸可扪及输精管变粗、变硬，甚则呈串珠状肿大。急性输精管炎病机多为湿热下注，壅阻肝脉所致，慢性输精管炎多为湿热日久，阻遏气机，气滞血瘀痰凝之证。急性输精管炎治疗不当，迁延日久可转为慢性，慢性患者复感湿热邪毒尚可急性发作。

（二）分证论治

1. 湿热下注

证候：输精管明显疼痛和触痛，阴囊坠胀，灼热，口苦纳差，小便黄赤，舌质红，苔黄腻，脉弦滑数。

治法：清热利湿解毒。

方药：龙胆泻肝汤加蒲公英、丹参（龙胆草、黄芩、栀子、蒲公英、泽泻、木通、车前子、生地、当归、丹参、柴胡）。

2. 肝肾亏虚

证候：输精管隐隐作痛，或阴囊坠胀闷痛，输精管增粗变硬，伴射精疼痛，早泄，遗精，头晕耳鸣，潮热盗汗，舌红苔少，脉细数。

治法：补益肝肾。

方药：知柏地黄汤加丹参、牛膝（熟地、山茱萸、山药、泽泻、丹皮、茯苓、黄柏、知母、牛膝、丹参）。

3. 痰瘀互结

证候：输精管增粗变硬呈结节样串珠状肿大，可隐痛或触痛，阴囊胀闷，舌红苔腻，脉滑或涩。

治法：祛痰化瘀，软坚散结。

方药：桃红四物汤加昆布、海藻、夏枯草、白芥子（桃仁、红花、当归、熟地、川芎、白芍、昆布、海藻、白芥子、夏枯草）。

（三）特色治疗

1. 专方专药

（1）龙胆泻肝汤加减方（组成：龙胆草12g，栀子10g，黄芩10g，柴胡10g，车前子15g，泽泻15g，木通10g，生地黄12g，当归12g，甘草6g），功效清热除湿，疏肝理气。主治输精管炎，症见患侧胀痛，小腹不适，甚则性欲低下或少弱精子症不育。上药水煎服，每天1剂，6天为1个疗程。

（2）解毒化瘀汤（组成：金银花 15g，蒲公英 15g，紫花地丁 10g，土茯苓 12g，红花 12g，赤芍 15g，乳香 10g，没药 10g，皂角刺 12g），功效清热化瘀，止痛散结。主治输精管炎，症见患侧刺痛、小腹不适、固定不移，甚则性欲低下或少弱精子症不育。上药水煎服，每天 1 剂，7 天为 1 个疗程。

（3）新癀片（主要成分：肿节风、三七、人工牛黄、猪胆汁膏、肖梵天花、珍珠层粉、小牛角浓缩粉、红曲、吲哚美辛），功用清热解毒，活血化瘀，消肿止痛。用于热毒瘀血所致咽喉肿痛、牙痛、痹痛、胁痛、黄疸、无名肿毒等症。该药用于输精管的治疗，不但可以消炎，而且具有明显的止痛作用。口服，每次 2 ~ 3 片，每天 3 次，宜饭后服，小儿酌减。有消化道出血者忌用。用于治疗输精管炎，一般需要连服 1 ~ 2 周，或症状消失后停药。

（4）散结镇痛胶囊（主要成分：龙血竭、三七、浙贝母、薏苡仁），功用软坚散结，化瘀止痛。主治痰瘀互结兼气滞所致的疼痛症，适用于子宫内膜异位症引起的继发性痛经、月经不调、盆腔包块等，也可适用于治疗Ⅲ型前列腺炎引起的慢性盆腔疼痛综合征或输精管炎。每次 4 粒，每天 3 次，饭后口服。

2. 针灸治疗

取太冲、行间、大敦、悬钟、阳陵泉、足三里，用毫针针刺，施泻法，以清利肝经湿热。肝肾亏虚者补三阴交、太溪。还可配合耳针治疗，选取外生殖器、肝、肾、脾，强刺激，留针 10 ~ 20min。

3. 药物外治

急性期输精管明显疼痛及触痛、红肿者，可用如意金黄散外敷，以清热解毒。慢性期输精管增粗变硬者，可用消肿散瘀膏外敷患处。

4. 药物注射

滕毅良等采用输精管加压注药术，对输精管炎性梗阻性不育症患者进行了治疗观察。本治疗方法利用药物的抗炎作用及药物液体冲击力来使因炎症而梗阻的输精管再通。药液为双黄连注射液、丹参注射液及甲硝唑，按 2：2：1 比例混合。上述药物对消除感染源及促进炎症组织的恢复有着较好的作用。药液的冲击压力，可使较轻的炎性梗阻通开。本方法的优点是操作简单，损伤小、优于其他外科疗法。其缺点是复通能力有限，对较轻的炎性梗阻及对病程短者疗效较好，而对严重的梗阻及病程长者则无效。

六、西医治疗

（一）西药治疗

（1）急性输精管炎：多为普通细菌感染，可应用一般抗生素治疗，症状将迅速消失。

（2）亚急性或慢性输精管炎：多为特殊病原体感染，应根据不同病原体感染应用不同抗生素治疗，如结核性者应抗结核治疗，如为淋病性者应采用大剂量青霉素或磺胺类抗生素。

（3）肉芽肿性输精管炎：多为自身免疫性，可采用抗生素与激素联合应用。

（二）手术治疗

慢性输精管炎，输精管增粗变硬纤维化或结节状肿大，症状明显且肿块较大可做手术切除。

七、预防与调护

（1）锻炼身体，增强体质，避免感受外邪。

（2）忌食辛辣油腻之品；平时多饮水，保持大便通畅。

（3）急性期可做冷敷以减轻疼痛，慢性期可做热敷。

（4）患病期间戒手淫，忌房事。

八、疗效判定标准

痊愈：症状及体征全部消失。

好转：症状及体征有所改善。

无效：症状及体征未见改善。

第十六章

前列腺与精囊疾病

第一节　急性细菌性前列腺炎

一、概述

急性细菌性前列腺炎是由细菌引起的前列腺感染，常为非特异性，为由细菌本身或细菌毒素引起的急性炎症。临床表现有发热恶寒，全身酸痛，乏力，食欲不振等全身症状和会阴部、肛门胀痛不适，尿频、尿急、尿痛，排尿困难或血尿，甚至尿闭等局部症状。其属于中医的"淋浊"范畴。

细菌尿道逆行感染是本病的主要感染途径，但由于卫生知识的普及和抗生素的运用，临床上本病发病率较低，多见于青壮年，偶见于儿童和老年人。

二、病因病机

（一）中医病因病机

本病因下身不洁或房事不洁，湿热毒邪从尿道侵入前列腺，引起前列腺肿痛。

1.湿热下注

嗜食肥甘辛辣炙煿之品，或饮酒太过，酿生湿热，湿热下注，蕴结于前列腺。

2.热毒流注

皮肤疮毒、痈疖、乳蛾、喉痛、肛痈、热淋、血淋、子痈等痈毒病变不愈，热毒循肝肾经脉，流注于前列腺。

（二）西医病因病理

细菌性前列腺炎是由常见的尿路致病菌所引起的，包括大肠杆菌及肠杆菌科的其他成员，如克雷伯杆菌和变形杆菌属，以及较少见但多发于院内感染的假单泡菌属及肠球菌属；合并两种或更多微生物的混合感染也不少见。

三、辨病

（一）症状

1. 全身症状

本病起病急，症状明显，有高热恶寒，全身酸痛、乏力，食欲不振，或恶心呕吐，严重的有明显毒血症。

2. 局部症状

本病有膀胱刺激征，尿频、尿急、尿痛，尿有余沥，排尿困难，终末血尿或全程血尿，甚至出现尿闭、尿道溢液；会阴部胀痛，肛门内坠胀，小腹隐痛，疼痛向腰骶部及大腿根部放射。

3. 并发症

本病见急性尿潴留、急性精囊炎、附睾炎、输精管炎、精索淋巴结肿大或有触痛、性功能障碍，严重时可伴有肾绞痛。上述症状并非所有病例均存在，有的早期只有发热、尿道灼热感被误诊为感冒。

（二）体征

肛门指检见前列腺明显肿大、灼热、触痛明显，若有波动感，则提示形成前列腺脓肿。忌做前列腺按摩，以防止感染扩散。

（三）实验室检查

血常规见白细胞明显增高，尿常规见脓球、红细胞，细菌培养阳性。尿道分泌物镜检，有大量成堆白细胞。前列腺液有大量白细胞或脓细胞及含脂肪的巨噬细胞，培养有大量细菌生长。但急性期不应做前列腺按摩，以免引起菌血症或脓毒血症。急性细菌性前列腺炎通常伴有不同程度膀胱炎，做尿培养可了解致病菌及药敏。

四、类病辨别

1. 急性非细菌性前列腺炎

前列腺液排泄不畅导致前列腺充血水肿而引起的一系列类似急性细菌性前列腺炎的症状，但是全身高热症状和膀胱刺激症状不明显。

2. 急性肾盂肾炎

急性肾盂肾炎亦表现有寒冷高热，全身酸痛，尿频、尿急、尿痛等全身和局部症状，但其疼痛多在腰部，不似急性细菌性前列腺炎以会阴部、小腹疼痛为主。

3. 淋病

淋病见尿道口流脓性分泌物，尿频、尿急、尿痛，龟头红肿，严重者有恶寒发热。不似急性细菌性前列腺炎还有直肠刺激征和生殖刺激征，前列腺直肠指检多正常。脓性分泌物查革兰阴性淋病双球菌是诊断本病的依据。

五、中医论治

（一）论治原则

清热解毒、凉血活血是本病的治疗法则。

（二）分证论治

本病临床辨证有湿热证与热毒证之不同，湿热证为轻，热毒证为重，湿热证进一步发展，可呈热毒证。

1. 湿热蕴结

证候：发热、尿频、尿急、尿痛、排尿困难、尿色黄，小便灼热，前列腺肿大、压痛、灼热，会阴部坠胀不适或疼痛。伴尿道分泌物，血尿，口苦口干，易汗出，小腹胀，大便干，肛门灼热。舌红，苔黄腻，脉弦数。

治法：清热利湿，祛瘀排浊。

处方：龙胆泻肝汤加减。

组成：龙胆草、栀子、黄芩、车前子、木通、泽泻、丹皮、赤芍、柴胡、生地、天花粉、生大黄、甘草。

加减：若见血尿，加生蒲黄、茜草。

2. 热毒壅盛

证候：寒战高热，全身酸痛、乏力，会阴部、肛门坠胀疼痛，尿频、尿急、尿痛，排尿困难，尿黄赤，前列腺明显肿大、灼热、触痛明显；伴口干喜饮，易汗出，腹股沟、耻骨上疼痛，性欲减退，性交射精疼痛，血精、血尿、尿道流脓性分泌物，大便干，大便疼痛，肛门灼热，严重者出现尿闭。舌红，苔黄，脉弦滑数。

治法：清热解毒，凉血活血。

处方：五味消毒饮加减。

组成：金银花、野菊花、紫花地丁、紫背天葵、蒲公英、丹皮、赤芍、桃仁、穿山甲、大黄、天花粉、薏苡仁。

（三）特色治疗

1. 名老中医经验

（1）黄春林诊治经验：黄春林认为，急性前列腺炎多表现为热证，细菌性炎症多表现为湿热蕴积证或热毒流注证。其中，因前列腺或其周边感染灶引起者，其症候特点多符合湿热蕴积证，因全身感染而导致前列腺感染者，其症候特点多符合热毒流注证。非细菌性炎症，多表现为肾阴亏虚证或阴虚火旺证。慢性前列腺炎者，常表现为虚证，其中又以阴虚为多见，病久阴虚损及阳者，亦可有阴阳两虚；慢性前列腺炎亦常兼有气滞血瘀。临证时除了上述典型的证型之外，尚要注意各种不典型的证型及复合出现的证型。具体治疗之时，可以在辨证用方的基础上，随症加减。高热不退者，可加青蒿、柴胡；低热不清者，可加牡丹皮、白薇；小便淋漓不畅者，加车前子、石韦；会阴、尿道涩痛者，加琥珀、蒲黄、延胡索；大便秘结者，加大黄、厚朴等。

（2）刘东汉诊治经验：刘东汉认为急性前列腺炎为热毒初结膀胱，正盛邪实。治宜清热解毒、利尿通淋，重在祛除热毒之邪，使邪去正安。刘老常用自拟清热通淋汤，基本方药：土茯苓、黄柏、龙葵、泽泻、通草、草河车、白茅根、赤芍、桃仁、牛膝。兼血尿、血精者，加茜草根、牡丹皮；兼尿道涩痛、刺痛者，加琥珀、木香；兼小腹抽痛者，加青皮、川楝子；兼口苦、心烦、睾丸肿痛者，加龙胆草、栀子；大便干者，加生大黄。方中土茯苓清热解毒、利湿通淋为君药，宜重用30g以上：黄柏清热燥湿，走下焦，清虚火；草河车、龙葵、泽泻、白茅根、通草清热利尿通淋；赤芍、桃仁、牛膝活血祛瘀，改善前列腺血运，消除前列腺充血。全方共奏清热解毒、利尿通淋功效，突出祛邪为主，随证灵活加减，对急性前列腺炎及急性尿路感染均有良效。

（3）刘复兴诊治经验：刘复兴认为急性前列腺炎症见尿频、尿急、尿痛或血尿、尿道灼热感，小便黄赤或混浊，会阴坠胀疼痛，或有发热恶寒，周身酸楚等，舌质红、苔黄腻，脉滑数，严重者可出现癃闭。治宜清热利湿，方选自拟皮内3号方加减：龙胆草、车前子（包煎）、木通、生栀子、炒黄芩、生地、竹叶、萹蓄、白薇、土茯苓、蜈蚣。方中前7味药清下焦湿热，萹蓄"性味苦，利小便，治五淋白浊"（《滇南本草》），白薇"咸，大寒无毒，疗伤中淋露，下水气，利阴气"（《本草别录》），土茯苓"性平，味苦微涩，治五淋白浊，兼治杨梅疮毒、丹毒"（《滇南本草》），蜈蚣"走窜之力最速，内而脏腑，外而经络，凡气血凝聚之处皆能开之"（《医学衷中参西录》）。诸药合用共达清热解毒、利尿通淋之效。配以自拟外洗1号方合外洗4号方：龙胆草、白头翁、透骨草、三棱、莪术。煎汤兑入25ml陈醋，坐浴，每天2次，内服外用速祛病邪。

2. 药物外治

热水坐浴，或用蒲公英30g，丹皮30g，黄柏30g，虎杖30g，煎汤坐浴，水温45℃，每天2次，每次20min，以减少前列腺充血程度，帮助炎症消退。野菊花栓肛门栓塞，可减轻肛门灼热疼痛。发生尿潴留，忌用导尿，宜采用耻骨上穿刺引流。

六、西医治疗

（一）治疗原则

确诊后立即使用抗生素治疗，有脓肿形成应切开引流或穿刺排脓。

（二）常用方法

1. 药物治疗

根据细菌培养及药敏感试验结果给药：米诺环素 50 ～ 100mg，每天两次；或氧氟沙星 200 ～ 400mg，每天两次；如果是厌氧菌感染则用甲硝唑 200mg 口服，每天三次。抗菌药物治疗至少 30 天，以防止转化为慢性细菌性前列腺炎。

2. 手术治疗

如果急性前列腺炎已形成前列腺脓肿，则应经直肠或经会阴部行切开引流术。如果脓肿局限于前列腺内，可用尿道镜行前列腺穿刺排脓术，然后注入广谱抗生素。

七、预防调护

（1）必须注意慢性前列腺炎可因用力按摩或经尿道器械检查引起急性发作。

（2）尿常规有脓球，或培养阳性者，一定要在无菌后才能进行尿道器械检查。

（3）急性发作期应卧床休息，避免房事，多饮水，保证大便通畅。但若有尿潴留应适当控制水的摄入，以免由于频繁排尿加重尿道充血和激惹症状。

（4）禁食辛辣炙煿之品，戒除烟酒，预防感冒，避免诱发因素。

八、疗效判定标准

依据《中医病证诊断疗效标准》制订急性细菌性前列腺炎疗效评定标准：

治愈：症状消失，前列腺液检查正常。

好转：症状体征改善，前列腺液检查好转。

未愈：症状及前列腺液检查无改善。

第二节　慢性前列腺炎

一、概述

慢性前列腺炎是男性生殖系统疾病中最常见的一种，好发于 20 ～ 40 岁青壮年男子，发病率甚高，据统计 35 岁以上男性 35％～ 40％患有本病，占泌尿外科男性就诊患者的 1/4 左右。本病起病缓慢，临床症状复杂且无特异性，分全身和局部症状两大类，主要表现在疼痛、尿路症状、生殖系统症状、精神抑郁症等方面。根据其临床表现，中医将该病归纳在淋、浊、精病三大范畴，亦有将其归纳在肾虚腰痛、阳痿、早泄、癃闭等范畴。

二、病因病机

（一）中医病因病机

本病的病机特点是湿热之邪久郁不清，致腺体脉络瘀阻，腺管排泄不畅，呈现瘀浊阻滞的病理改变。湿热不清，常易伤阴伤阳，出现寒热、虚实错杂之象。其湿热之因有四：

1. 饮食不节
嗜食辛辣膏粱厚味，或烟酒太过，致脾胃运化失常，酿生湿热，湿热下注而致本病。

2. 性事不洁
性生活不洁，或婚外不洁性生活史，湿毒之邪内侵前列腺而为病。

3. 忍精不泄
青壮年相火妄动，所愿不遂而又担心失精伤身，常手淫忍精不泄，腺液排泄不畅，湿浊留滞，复遇下阴不洁，如包皮过长，污垢不清等，毒邪内侵与湿浊相搏。

4. 它病不愈
急性细菌性前列腺炎不愈转为慢性，湿热之邪不去；或慢性尿道炎、膀胱炎、肾盂肾炎等膀胱湿热，流注前列腺。

（二）西医病因病理

微生物感染占慢性前列腺炎中的5%～10%。种类多样，大多是革兰阴性菌，如大肠杆菌、奈瑟氏菌等；也有革兰性阳性菌，如金黄色葡萄球菌；还有衣原体、支原体等。盆底肌张力过高或痉挛、前列腺液排泄不畅，心理紧张焦虑抑郁、全身或局部免疫力下降、性生活不洁，可致非感染性慢性前列腺炎症。

三、辨病

（一）症状

1. 疼痛
本病主要表现为会阴部、肛门、后尿道坠胀不适或疼痛，或耻骨上、腹股沟部、腰骶部、睾丸、阴茎等处不适隐痛，或膈以下、膝以上有不同程度的反射痛。

2. 尿路症状
本病常见尿道口有乳白色分泌物，尤其在排便等腹压增加情况下出现，尿频、尿急、尿痛、尿有余沥、排尿困难，排尿时尿道常有烧灼感，夜尿增多。

3. 生殖系统症状
本病可见性欲减退、阳痿、早泄、射精疼痛、血精、遗精等性功能紊乱和精液液化不良；精子活力低下、活率减少、畸形精子增多及精子凝集等男性不育现象。

4. 精神抑郁症

本病见精神不振、忧愁思虑、烦躁不安、失眠、多梦、健忘等现象；甚者焦虑、恐惧、愤怒、自卑，严重者有自杀倾向。

5. 其他症状

本病主要有疲倦乏力、腰膝酸软、头晕耳鸣、纳呆、大便秘或溏等症。

（二）体征

直肠指检前列腺可有轻度压痛，大小正常或偏小或稍肿大，质地略偏硬，一般不存在结节。若经过前列腺注射或病程很长，腺体往往偏小，质地硬，有结节，但结节光滑，且前列腺液难以按出。若兼有前列腺增生者，腺体增大，中央沟常消失。

（三）实验室检查

1. EPS 镜检

白细胞 > 10 个 /HP，或白细胞有成堆现象，即可诊断。严重者见大量成堆白细胞，或白细胞满视野。卵磷脂小体明显减少，甚或消失。若一个腺管有炎症，常偶见一小堆白细胞。

2. EPS 培养

先排空小便，清洗龟头，按摩取 EPS 置于培养基中培养。如为慢性细菌性前列腺炎可发现培养基内有大量细菌生长，常见的有大肠杆菌、肠球菌和金黄色葡萄球菌。

3. 细菌学定位检查（四段培养）

这是慢性前列腺炎较为准确的诊查方法。可将前列腺炎、尿道炎或尿路感染加以区别。饮水憋尿，清洗龟头，用无菌瓶接最先排出的 10ml 尿液（VB1）代表尿道标本；排尿 200ml 弃之，用第 2 只无菌瓶接 10ml 尿液（VB2）代表膀胱标本；按摩前列腺取前列腺液（EPS）置消毒培养皿中代表前列腺标本；按摩后再排尿，用第 3 只无菌瓶接 10ml 尿液（VB3）代表前列腺及后尿道标本。然后将标本分别进行细菌培养计数检查，若 VB2 菌数多，为膀胱炎，治疗后再检查；EPS 或 VB3 菌数 > 5000 个 /m1，而 VB1 和 VB2 菌数 < 3000 个 /ml，或 EPS 菌数最多，为慢性细菌性前列腺炎；若治疗过程中，VB1、VB2 转阴，而 EPS、VB3 仍阳性，进一步表明为慢性细菌性前列腺炎；VB2 无菌，VB1 中细菌数明显大于 EPS 和 VB3，应考虑为尿道感染；VB1 等四个标本均无菌，可考虑为无菌性前列腺炎。

4. 精液检查

前列腺炎时，精液推片染色进行细胞分类（油镜），常发现白细胞比例较高，但该检查很难作为前列腺的定位诊断，必要时，辅以 EPS 镜检，以明确定位。精液培养亦如此。

5. 前列腺 B 超

慢性前列腺炎时，前列腺包膜反射多不光滑，内部反射正常或减少，其他断面形态、左右对比、各断面变化及衰减等一般均正常。

四、类病辨别

1. 前列腺痛

这些患者表现为持续的尿频、尿痛，排尿困难，会阴、下腹、腰骶部等部位疼痛不适，久坐、骑车后加重。直肠指诊检查两侧肛提肌压痛明显，前列腺触诊正常而无压痛。以往此症被称为梨状肌肛提肌综合征。前列腺液镜检正常，细菌培养无生长。

2. 前列腺脓肿

前列腺脓肿大多数为急性细菌性前列腺炎的并发症，多发生在 50～60 岁，半数患者有急性尿潴留，尿频，排尿困难，直肠不适，尿道流脓，有的伴有附睾炎。直肠指诊前列腺病侧增大，触之软，有波动感。偶尔前列腺脓肿可自发向尿道破溃，也可向直肠破溃，被误认为直肠周围脓肿。

3. 前列腺结石

前列腺结石指发生在前列腺腺泡内和腺管内的结石，B 超检查可确诊。

4. 前列腺结核

前列腺结核症状与慢性前列腺炎相似，但常有泌尿系结核或其他部位结核病史，直肠指诊检查前列腺呈不规则结节状，附睾肿大变硬，输精管有串珠状硬结，前列腺液结核杆菌直接涂片检测有结核杆菌。

5. 前列腺癌

前列腺癌晚期可出现尿频、尿痛、排尿困难等症状，但患者常有消瘦、乏力、贫血、食欲不振等全身症状，直肠指诊前列腺有坚硬如石的肿块，表面高低不平，血清前列腺特异抗原及前列腺酸性磷酸酶增高。CT 可确定前列腺癌的浸润程度。

6. 耻骨骨炎

耻骨骨炎临床上常表现为慢性前列腺炎的症状，但直肠指诊及前列腺液检查正常。主要特征是耻骨联合处有明显压痛，骨盆 X 线片示耻骨联合间隙增宽 >10mm，双侧耻骨上支相差 >2mm，耻骨联合边缘不规则，出现侵蚀和反应性骨硬化。

五、中医论治

（一）论治原则

清利湿热，祛瘀排浊是本病的治疗原则。

（二）分证论治

1. 湿热证

证候：本型病程较短。尿频、尿急、尿痛、排尿困难，尿有余沥，小便有灼热感，尿黄赤，会阴部、肛门、后尿道坠胀不适或疼痛，排尿终末或大便时尿道口有乳白色分泌物，伴口苦口干，肛门灼热，大便或干或溏。舌红，苔黄腻，脉弦滑稍数。

治法：清热解毒，祛湿排浊。

处方：程氏萆薢分清饮加减。

组成：黄柏、萆薢、车前子、石菖蒲、丹参、虎杖、败酱草、红藤、金银花、土茯苓、瞿麦。

加减：大便干者，配大黄；刺痛明显者，加桃仁、赤芍、穿山甲等祛瘀之品；口干者，合天花粉，既可养阴生津，又可祛瘀排浊。

2. 瘀血证

证候：本型病程较长，疼痛明显，常见会阴部、后尿道刺痛，痛引睾丸、阴茎、腹股沟或小腹，尿频，排尿不适，尿有余沥，排尿时尿道刺痛，伴忧愁思虑、烦躁不安、失眠多梦等精神抑郁症。舌质偏暗，脉弦涩。

治法：祛瘀排浊，软坚散结。

处方：复元活血汤加减。

组成：熟大黄、穿山甲、桃仁、红花、当归、冬瓜仁、浙贝母、红藤、败酱草、柴胡、天花粉。

加减：刺痛明显者，加三七粉；尿道刺痛明显者，加琥珀粉；精神抑郁症者，加龙骨、牡蛎，或与柴胡加龙骨牡蛎汤交替服用，或适当服用羚羊角粉。前列腺结节者，合桂枝茯苓丸加水蛭、莪术破瘀消坚。

3. 寒热错杂证

证候：本型病程长，常达数月或数年。尿道不适、尿频、尿有余沥，会阴部、睾丸不舒或疼痛，疼痛有时游走不定，或在小腹、少腹，或在腰背、骶部。伴腰膝酸软，下腹部、会阴、睾丸怕冷，足心发凉，或手足心发热，潮热盗汗，口干；遗精，性欲减退，阳痿，早泄；全身乏力，精神不振，忧愁思虑，烦躁不安，失眠多梦，健忘，甚则恐惧、自卑、愤怒，严重者有自杀倾向；大便或干或溏，小便时清时黄。舌质偏暗，脉弦细或细数。

治法：寒热并用，祛瘀排浊。

处方：薏苡附子败酱散加减。

组成：薏苡仁、附子、败酱草、金银花、蒲公英、土茯苓、丹参、赤芍、当归、鸡血藤、冬瓜仁、穿山甲。

加减：阴虚者，合二至丸；阳虚者，加桂枝、附子温补命门、通血脉；疼痛明显者，合复元活血汤或加三七粉；精神抑郁症严重者，急则治其标，用柴胡加龙骨牡蛎汤、百合地黄汤、厚朴半夏汤、甘麦大枣汤、四逆散等辨证化裁，待精神抑郁症缓解后，再治前列腺炎。

（三）特色治疗

1. 专方专药

在辨病结合辨证的基础上，根据各自对基本病因病机的认识，制订专方治疗慢性前列腺炎，专方的组方原则或清热利湿、或活血祛瘀、或补肾益气，或兼用诸法。如刘经甫等自拟前列疏解汤（秦皮、蛇床子、石韦、川楝子、桃仁、川芎、木香、威灵仙、薏苡仁、败酱草、冬瓜子、青皮、甘草），加减治疗 128 例，痊愈 67 例，好转 57 例，无效 4 例，总有效率为 96.87%；张瑞丽自拟前列康方（泽兰、大黄、浙贝母、苦参、黄柏、虎杖、半枝莲、桃仁、红花、乳香、没药、党参、水蛭粉），治疗 80 例，总有效率 87.5%；尹胜利自拟浊淋汤（红花、赤芍、丹参、白芍、泽兰、桃仁、王不留行、败酱草），治疗 63 例，总有效率为 95%；殷再华以桂枝茯苓丸合消瘰丸加减（桂枝、红花、桃仁、柴胡、白芥子、茯苓、赤芍、皂角刺、玄参、王不留行、生牡蛎、浙贝母），治疗 38 例，总有效率为 84.21%；刘春英等采用自制前列丸（乌蔹莓、土牛膝、凤尾草、土茯苓、土贝母、白芷、乌药、徐长卿、益母草、续断、甘草）治疗本病湿热瘀滞证 320 例，有效率 92.5%。

2. 名老中医经验

（1）施汉章诊治经验：施老认为精浊病机以肾虚为本，湿热、痰瘀为标，属本虚标实、虚实夹杂为患，湿邪始终贯彻本病始终。临床上既主张分早、中、晚三期辨治，又强调以化湿为重点。在临证方面，强调微观辨证，如指诊前列腺饱满、温热、肛门紧缩及按摩前列腺液易出者，多为湿热蕴结；前列腺平软、触痛不明显、肛门括约肌松弛及按摩前列腺液量少难出者，多为肾虚；前列腺质韧或有结节多，多兼瘀血痰浊；前列腺液外观乳白、肉眼可见白点、镜检白细胞满视野者，多为湿热；前列腺液稀薄如水、镜检白细胞不多而卵磷脂小体明显减少者，多为中气不足或肾元虚损。治疗强调清利湿热、宣窍达邪，同时兼顾肾虚血瘀，多以成方加减化裁，湿热蕴阻为主证的早期患者，偏于热重者，以自拟六草汤（金钱草、石韦、鱼腥草、车前草、灯心草、甘草）清热利尿；湿重者，以程氏萆薢分清饮加减；病程中期湿热兼夹痰瘀者，多以当归贝母苦参丸合薏苡附子败酱散化裁；久病迁延虚象明显以脾肾两虚为主者，以补中益气汤及自拟益肾汤（淫羊藿、当归、补骨脂、核桃仁、何首乌、枸杞子、怀牛膝、车前子）加减。若兼少腹痛者，多在辨证基础上合当归芍药散调和肝脾；兼睾丸坠胀、痛引精索者，加荔枝核、橘核，痛甚者，加延胡索、川楝子；伴早泄者，加芡实、煅龙骨；精神抑郁伴烦躁者，加百合、合欢皮。前列腺炎患者多有腰膝酸软、遗精白浊表现，为此病多兼奇经为患，与女子带下可异病同治，每于方中加杜仲、花椒、鹿衔草等 1 ~ 2 味引药归经。对于久病湿热迁延不解、湿邪蕴阻气机、热象不明显者，常在清热利湿药中稍佐桂枝、干姜等辛温之品，既通阳化气，又可防止清利药物寒凉败胃，可收气行湿化之效。除中药汤剂内服外，还强调要配合中药第三煎坐浴，或中药栓剂塞肛，定期前列腺按摩等，并辅以心理疏导。

（2）徐福松诊治经验：徐福松认为湿热、肾虚、瘀血、肝郁、中虚五者是慢性前列腺炎的基本病因病机。湿热是标，肾虚是本，瘀血是进入慢性过程的进一步的病理反映，肝郁是久病情志抑郁的必然转归，中虚是湿热伤脾的必然结果，或系素体脾虚所致；或由肾虚及脾之故。辨证强调辨证与辨病相结合，治疗强调祛邪补虚、标本同治，总的治疗原则为"消补兼施"，临床常将该病分为湿热、瘀血、肝郁、中虚、肾虚诸型论治。所谓消，包括湿热型用萆薢分清饮或自拟前列腺1号方加减清热导湿，肝郁型用自拟前列腺2号方加减解郁通淋，瘀血型用验方王不留行汤或自拟前列腺3号方加减活血化瘀；所谓补，包括肾虚型用菟丝子丸或自拟酸甘化阴汤加减滋阴敛精，中虚型用补中益气汤补益中气。若湿热肾虚并重，当补肾导湿以消补兼施、通涩并用，方用自拟草菟汤（菟丝子、茯苓、泽泻、车前子、萆薢、乌药）加减。慢性前列腺炎临床上最多见的是草菟汤证，因而应用最多的也是草菟汤。然临床虚实夹杂者多，须量其兼夹之证复合用之。同时，不论何型，常嘱患者配用前列腺炎Ⅲ号方（苦参、龙胆、黄芩、黄柏、炙乳香、炙没药）煎汤坐浴，这对改善局部血液循环，促进炎症吸收有一定帮助。

（3）王琦诊治经验：王琦将宏观与微观辨证相结合，根据患者出现的尿道刺激症候群、盆腔疼痛症候群和精神心理症候群等，分别提出了化浊利精窍、活血通络脉、疏肝解抑郁等论治思路，对精浊的临床治疗具有独到之处。化浊利精窍法用于论治慢性前列腺炎所致之尿路刺激症候群，认为其病因不同于湿热下注膀胱，乃湿浊留滞精窍（前列腺）所为，使用清热利尿通淋之品并不能使前列腺湿去热除，治疗应以化浊利精窍为原则，重用排浊之品，方用当归贝母苦参丸加味（当归、贝母、苦参、薏苡仁、败酱草、滑石、蒲黄、天花粉、冬瓜仁）。活血通络脉法用于论治慢性前列腺炎所致之盆腔疼痛症候群，认为慢性前列腺炎"病程日久，血脉运行不畅而变生瘀血表现"，出现下腹部、会阴、后尿道、睾丸、阴茎、腹股沟牵引作痛，或肛门坠胀不适，或会阴部、后尿道刺痛或长时间隐痛不适，治疗原则为活血通络脉，方用复元活血汤加减（柴胡、当归、桃仁、红花、制大黄、穿山甲、天花粉、丹参、茜草、路路通、王不留行）。疏肝解抑郁法用于论治慢性前列腺炎所致之精神心理症候群，认为慢性前列腺炎有"因病致郁"和"因郁致病"两种情况，即在溺窍不畅、络脉阻滞症状基础上出现精神症状，或因情志不舒、气机不畅，出现小溲淋沥症状，患者表现为疑虑较多、情绪低沉、周身不适、腰膝酸软、神疲乏力，或失眠多梦、精神抑郁、性欲减退或冷淡，或出现阳痿、早泄等，或见焦虑不安、情绪低落、恐惧、幻觉，严重者可导致精神分裂症甚至有自杀倾向，治疗原则为疏肝解郁，方用逍遥散加减（柴胡、当归、白芍、枳壳、炙甘草、石菖蒲、白蒺藜、郁金、薄荷）。

3. 针灸

①前列腺穴（位于会阴穴与肛门之中点），采用提插捻转手法，重刺激不留针。②穴分 2 组，会阴、肾俞；次髎、关元。二组穴位交替使用，每天 1 次。采用捻转手法留针 30min，每隔 10min 行针 1 次。

4. 前列腺按摩

前列腺定期按摩，每周 1 次。有助于因炎症腺管阻塞的腺液排泄，以利于疾病的康复。

5. 外治

①野菊花栓 1 粒，塞入肛门，每天 1 ~ 2 次，连续 2 周。适宜肛门灼热之慢性前列腺炎。②消炎痛栓 1 粒，塞入肛门，每天 1 次，连续 3 天。适宜肛门胀痛之慢性前列腺炎。③前列安栓 1 粒，塞入肛门，每晚 1 次，连续 20 天。适宜肛门灼热疼痛之慢性前列腺炎。④蒲公英 30g，紫花地丁 30g，土茯苓 30g，红藤 30g，三棱 10g，莪术 10g，皂角刺 10g，煎汤先熏后浸洗。适宜前列腺质地偏硬之慢性前列腺炎。

6. 理疗

（1）热水坐浴：这是水疗与温热疗法相结合的理疗方法，不需特殊设备，操作简便，患者自己在家即可进行。其原理是水的热力透过皮肤及直肠到达前列腺，增加前列腺及周围组织的血液循环，提高抗病能力，促进炎症的消退。方法是将热水置于盆内，温度控制在 40 ~ 42℃，将肛门及会阴部浸入水内，时间 15 ~ 20min，每天 2 次，长期坚持，对改善症状、促进康复有良好效果。

（2）射频治疗：据研究，射频热疗在 42℃ 以下时可起到增强组织的血液循环，增加酶的活性，加强代谢及免疫功能，降低肌肉组织张力的作用，亦称之为理疗作用，用于慢性前列腺炎可达到消除炎症、减轻水肿的目的。一般温度选择在 41 ~ 42℃ 为宜，可经直肠或经尿道进行。治疗时间为 60min。据报道近期的效果比较明显，远期效果尚有待观察。

（3）微波治疗，有经尿道和经直肠两种途径，一般采用微波治疗仪的频率为 915MHz，治疗温度维持在 42 ~ 43℃，治疗时间为 60min，可反复进行。

（4）直肠内中药电离子导入。

六、西医治疗

（一）治疗原则

本病应以综合治疗为主，包括应用抗菌药物，缓解压力，改变饮食，避免饮用咖啡因和酒精，定期射精等。

（二）常用方法

1. 药物治疗

（1）抗菌药物：慢性前列腺炎的抗菌药物治疗效果不如急性前列腺炎，停药后易复发。但有研究表明抗生素能改善所有类型前列腺炎（包括非细菌性前列腺炎）的临床症状。常用氧氟沙星 200 ~ 400mg，每天2次；米诺环素 50 ~ 100mg，每天2次；也可采用红霉素、复方新诺明等药物，因为它们都具有较强之穿透力，被认为是首选药物，一般持续应用2 ~ 3周。

（2）α-受体阻滞剂：能使紧张的膀胱颈和前列腺组织松弛，降低尿道闭合压，消除排尿时前列腺尿液反流，改善排尿功能，故可以缓解慢性前列腺炎的症状。

（3）其他药物：①止痛剂，被经验性地用于慢性前列腺炎的治疗，但其长期有效性还缺乏研究。有人推荐三环类抗抑郁药（如阿米替林），有助于控制慢性前列腺炎引起的疼痛。②消炎镇痛药即非甾体类消炎药，如尼美舒利、吲哚美辛（消炎痛）、布洛芬（芬必得）等。③植物药，如舍尼通、保前列（西发通）等。④横纹肌松弛剂，如哌替啶、巴氯芬等。⑤对 EPS 中尿酸升高的慢性前列腺炎患者应用别嘌醇等。

2. 手术治疗

各种药物治疗失败，且无需生育，或出现前列腺硬化导致膀胱颈部功能障碍而排尿困难者，可考虑手术治疗。手术治疗治愈率亦仅30％，且创伤性大，易并发阳痿、尿失禁等。

七、预防调护

（1）在治疗期间要戒酒，少抽烟，忌食辛辣刺激及肥腻之品。

（2）要戒除手淫等不良习惯，性生活宜规律，根据个人身体情况，治疗期间以1 ~ 2周一次性生活为宜；至于害怕传染给女方的顾虑，可以通过戴避孕套来解决。积极投身工作学习和娱乐活动，减少杂念和不良刺激，减少性兴奋。

（3）要注意改善生活和工作环境，少穿紧身厚裤，尽量使外阴温度降低，避免久坐；不宜长时间骑自行车。

（4）要适当多饮水，增加尿量，尽量不憋尿。

（5）适当参加适量的体育锻炼，促进气血运行，增强体质。平时可以作提肛运动和男性保健操，但不主张剧烈的运动。

（6）注意个人卫生，避免不洁的性接触。包皮要经常外翻清洗，去除污垢。包皮过长，特别有包茎者主张行包皮环切术。

（7）平时不要熬夜和过分疲劳，要重视预防感冒和上呼吸道感染的发生。

（8）出现精神抑郁症者，应正视病情，调理情志，积极配合治疗。

八、疗效判定标准

根据《中药新药临床研究指导原则》（1997 年版）中慢性前列腺炎（非特异性）制订疗效标准。

痊愈：症状消失，EPS 检查连续 2 次以上正常，肛诊压痛消失，质地正常或接近正常，B 超检查大致正常。

显效：症状基本消失，EPS 检查连续 2 次以上白细胞值较前减少 1/2 或 <15 个 /HP，触诊压痛及质地均有改善，B 超检查有所改善。

有效：症状减轻，EPS 检查较前改善。

无效：症状、体征及 EPS 检查均无改善或加重。

第三节 前列腺增生症

一、概述

前列腺增生症（benign prostatic hyperplasia，BPH）是一种复杂的、由多种因素造成的老年男性常见疾病。前列腺增生主要是由于老年人性激素代谢障碍导致的不同程度的腺体和（或）纤维、肌组织增生而造成前列腺体积增大、正常结构破坏并引起一系列功能障碍的疾病。目前统计结果显示，本病始发于 40 岁，高发于 50 ~ 70 岁。国外一组尸检资料表明，50 岁以上男子半数以上有前列腺增生，年逾 70 者发病率增至 75% 以上。本病的发病率随年龄递增，近年呈明显上升趋势。

中医学没有前列腺增生症的病名，但根据其主要临床表现（排尿困难和尿潴留）认为属于"癃闭"范畴。

二、病因病机

前列腺增生症多发于 50 岁以上的老年男性，病位在精室、膀胱，但与肺、脾、肝、肾及三焦密切相关。多因年老肾元亏虚，膀胱气化无力，加之瘀血、败精、湿热等瘀阻下焦，乃成癃闭。其病以肾元亏虚为本，以气滞血瘀、痰凝湿阻为标，肾虚血瘀水阻，膀胱气化失司是其基本病机，本虚标实是本病的病机特点。

BPH 的发病机制至今仍未阐明，但内分泌学说被多数人所接受。前列腺的增大是腺体和间质成分异常增生的结果，其发生的必需条件是正常睾丸功能和年老。近 20 年来，在内分泌学说的基础上 BPH 病因研究从激素、酶、受体的细胞水平深入到生长因子、凋亡基因的分子水平，从双氢睾酮（DHT）学说到胚胎再唤醒学说，逐步深入并已取得若干重大进展。

三、辨病

（一）症状

尿频（尤以夜尿次数增多为主，每次尿量不多）、尿急、尿痛、压力性尿失禁、进行性排尿困难。可伴有急性尿潴留、血尿、膀胱结石、痔疮、脱肛、便血和疝等。

（二）体征

下腹部肿块，除考虑到充盈的膀胱外，还应与腹内或盆腔内其他肿块相鉴别。导尿排空膀胱后做直肠腹部双合诊检查更有助于发现和鉴别肿块。直肠指检多能触及增大的前列腺，但指检对前列腺增生估计不够准确，前列腺触诊不大，仍然不能除外前列腺增生。

（三）辅助检查

1. 实验室检查

（1）血常规检查伴随尿路感染时，白细胞计数及分类有参考价值。

（2）尿液检查可有白细胞或脓细胞，应常规作尿培养，有细菌时应作药物敏感试验。

（3）血清前列腺特异性抗原（PSA）检查主要用于区分 BPH 和前列腺癌。直肠指检与 PSA 的检查相结合是当前诊断前列腺癌和决定是否需行前列腺活检的最佳方法。

2. 影像学检查

（1）B 超检查：经腹部 B 超扫描可清晰显示前列腺，尤其是凸入膀胱的部分，检查时膀胱需要充盈。B 超检查还可估计膀胱残余尿，通常将残余尿量大于50 ~ 100ml，视为异常的标准。大量的残余尿（大于 300ml）易导致上尿路积水与肾功能损害。

（2）CT 检查、MRI 检查可以测量增生腺体的体积，排除前列腺肿瘤。

（3）泌尿系造影检查

当 BPH 患者合并有血尿，上尿路结石，怀疑膀胱出口梗阻已累及上尿路或病史不典型时，可考虑行静脉尿路造影检查。

3. 尿动力学检查

尿动力学检查对前列腺增生症的诊断非常重要，其可量化评估排尿状况，确定是否有尿道梗阻、梗阻的程度及膀胱的功能，尿动力学检查已成为 BPH 诊断中不可缺少的检查内容。

4. 膀胱镜检查

膀胱镜检查不仅可直接观察前列腺是否增大及其增大程度，而且可发现膀胱继发改变如小梁、憩室或感染等，以及并发结石、肿瘤等。

四、类病辨别

1.膀胱颈纤维化增生

膀胱颈纤维化增生（膀胱颈挛缩）多由慢性炎症引起，膀胱颈部平滑肌为结缔组织所代替。发病年龄较轻，一般在40～50岁出现症状，临床表现与前列腺增生相似，但检查前列腺不增大。膀胱镜检查是最可靠的鉴别诊断方法。

2.前列腺癌

前列腺癌和前列腺增生多发生于老年男性，这是两种不同起源的疾病，前列腺增生直肠指诊时腺体增大，表面光滑，富于弹性，中央沟变浅或消失；而前列腺癌则为质地坚硬、界限不清的结节或肿块。穿刺活检可以除外前列腺癌。

3.神经源性膀胱功能障碍

本病可引起排尿困难、尿潴留，也可继发泌尿系感染、结石和肾积水，临床表现与前列腺增生相似，老年患者容易误诊为前列腺增生，但神经源性膀胱功能障碍常有明显神经系统损害的病史和体征，如下肢感觉和运动障碍、便秘、会阴部感觉减退或丧失，肛门括约肌松弛、收缩力减弱或消失，应用尿流动力学检查可明确诊断。但应注意两者同时存在的可能。

4.尿道狭窄

尿道狭窄时出现排尿困难，患者多数有尿道炎症、外伤或尿道器械检查损伤病史。用尿道扩张器探查，尿道口径缩小，尿道造影可见狭窄段尿道变细。查前列腺体不见增大。

5.膀胱癌

前列腺增生腺体表面血管破裂可引起血尿，应与膀胱癌引起的血尿相鉴别。另外，当膀胱癌位于膀胱颈附近时，也可有梗阻症状，特点是排尿开始时通畅无血尿，近排尿末尾时排尿困难或阻塞感及肉眼血尿。直肠指检前列腺正常，通过膀胱镜及CT检查可确诊。

6.前列腺结石

前列腺结石时的尿频、排尿困难等症状与前列腺增生相似，如结石较大或多数小结石集中在一起时，直肠指检可触及质地坚硬的结节或有结石摩擦感。这些患者常合并慢性前列腺炎反复发作，前列腺通常无明显增大。

五、中医论治

（一）论治原则

治疗应根据"六腑以通为用"的原则，着重于通，但通之法又有虚实的不同。

实证宜清湿热，散瘀结，利气机而通水道；虚证治宜补脾肾，助气化，而达到气化得行，则小便自通的目的。

（二）分证论治

1. 肺热气闭

证候：小便不畅或点滴不通，咽干口燥，烦渴欲饮，胸中烦闷，或咳嗽时作，咳声重浊，甚至呼吸急促，舌质红苔薄黄，脉滑数。

治法：清泄肺热，降气利水。

处方：清肺饮加减。

组成：黄芩、桑白皮、地骨皮、麦冬、栀子、车前子、木通、茯苓、杏仁、桔梗、王不留行、生甘草。

加减：咳嗽痰多，胸闷纳呆，加全瓜蒌、前胡、枳壳、陈皮；心烦溲赤，舌尖红赤，加黄连、竹叶；口干口渴，舌红少津，加沙参、石斛；大便秘结，加大黄、枳实。

2. 气滞血瘀

证候：小便不通或点滴而下，或尿细如线，胸胁胀满，口苦咽干，少腹急满胀痛，舌质淡或紫黯，脉弦或涩。

治法：疏肝理气，行瘀散结。

处方：沉香散合代抵当丸加减。

组成：沉香、石韦、陈皮、乌药、王不留行、郁金、生大黄、川牛膝、肉桂、琥珀粉、地鳖虫。

加减：胁腹胀痛甚者，加枳实、广木香；口苦而干、目赤、舌苔黄者，加龙胆草、栀子、夏枯草。尿血、有血块者，加生蒲黄、小蓟；兼有湿热者，加黄柏、木通、柴胡。

3. 膀胱湿热

证候：小便频数不爽，尿黄而热或涩痛，或小便不通，少腹急满胀痛，口苦口黏，或渴不欲饮，大便秘结，舌质红苔黄腻，脉滑数或濡数。

治法：清利湿热，通闭利尿。

处方：八正散加减。

组成：萹蓄、瞿麦、车前子、木通、生地、肉桂、土茯苓、生薏苡仁、冬瓜子、琥珀粉、黄柏、乌药、生大黄。

加减：尿痛者，加海金砂、石韦；血尿者，加白茅根、地榆；尿脓者，加生薏苡仁、蒲公英；小便不通，少腹急满胀痛者，加穿山甲、石菖蒲、沉香。

4. 痰浊阻滞

证候：小便点滴不爽，或闭塞不通，口渴不欲饮，或头晕目眩，或小腹闷胀，舌质红，舌苔白腻，脉沉或沉弦。

治法：化痰散结，通利小便。

处方：四海舒郁丸加减。

组成：海藻、海螵蛸、昆布、陈皮、木香、川牛膝、郁金、川贝、车前子。

加减：少腹及会阴部胀痛者，加乌药、白芷；查前列腺体较硬者，加王不留行、桃仁、穿山甲；脘痞纳呆者，加白术、茯苓、苍术。

5. 脾虚气陷

证候：小便滴沥不爽，小腹坠胀，排尿无力，或尿失禁，倦怠少气，气短懒言，面色无华，食欲不振，舌质淡苔白，脉细弱。

治法：益气升清，通利降浊。

处方：补中益气汤加减。

组成：黄芪、党参、白术、当归、陈皮、升麻、柴胡、桂枝、猪苓、泽泻、牛膝。

加减：手足不温，少腹发凉，加乌药，桂枝易为肉桂；食少纳差，腹部胀满，加砂仁、半夏；小便不禁，加桑螵蛸、煅龙骨、煅牡蛎。

6. 肾阴亏损

证候：小便频数不爽，淋漓不尽，头晕目眩，失眠多梦，神疲倦怠，腰膝酸软，咽干口燥，或五心烦热，尿少热赤，舌质红少苔，脉细数。

治法：滋阴补肾，清利小便。

处方：知柏地黄汤加减。

组成：盐知母、盐黄柏、生地、山药、山萸肉、茯苓、泽泻、丹皮、女贞子、旱莲草、川牛膝、肉桂、莪术。

加减：小便艰涩，加石韦、海金沙；心烦尿赤，口舌生疮，加木通；阴虚有热，加鳖甲、地骨皮。

7. 肾阳不足

证候：小便不通或滴沥不爽，排尿费力，或尿溢失禁，神疲乏力，腰酸腿软，肢寒怕冷，面色无华，唇甲色淡，舌质淡苔白，脉沉细。

治法：温补肾阳，化气利水。

处方：济生肾气丸加减。

组成：熟地、山萸肉、丹皮、茯苓、泽泻、川牛膝、车前子、肉桂、生黄芪、肉苁蓉。

加减：畏寒肢冷，加制附片；泛恶呕吐，加姜半夏、姜汁炒川连；小便不通，加沉香、石菖蒲；尿意不禁，加菟丝子、乌药、益智仁。

（三）特色治疗

1. 专方专药

（1）前列通窍汤：由炙黄芪、菟丝子、川牛膝、肉桂、水蛭、乌药、益智仁、琥珀等组成，适用于肾虚瘀阻之前列腺增生症。老年气血易亏，方中以黄芪为君药，为补气之要药，气行则血行，补气生血，亦有祛瘀散结之效；因本病为慢性病，败精痰瘀凝结下焦，造成窍道阻塞，一般活血化瘀药很难奏效，水蛭为通经消癥、破血祛瘀的要药，其破瘀之功强而不伤血，散结之力胜而不耗气，是男科消癥通淋之良药，以菟丝子、水蛭为臣药，既能补肾之阴阳，又有固精通络之效；以乌药、肉桂、益智仁、琥珀为佐药，上走于肺，中调脾胃，下达肝肾膀胱，有顺气开通之功，上下通达能鼓舞气血生长；以牛膝为使药，既具有活血祛瘀，又具有补肝肾、通淋涩的作用，还可导诸药下行，直达病所。以上药物相辅相成，使得证治相合，诸药合用共奏益气补肾、祛瘀通窍之功效，从而达到良好的治疗效果。

（2）公英利癃汤：由蒲公英、陈葫芦、醋柴胡、川牛膝、三棱、莪术、炒王不留行、通草、藿香、熟地、菟丝子、续断、石韦、五加皮、炒麦芽等组成，适用于肾虚湿热之前列腺增生症。方中蒲公英、陈葫芦清热利湿，软坚散结，对前列腺增生症患者的小便不利有特效；醋柴胡、川牛膝、熟地、菟丝子、续断、补骨脂等补益肝肾；通草、藿香、石韦清热利湿，五加皮补肾利小便；三棱、莪术、炒王不留行活血化瘀，通利水道；炒麦芽固护脾胃，借行气回乳之效以达缩小前列腺之功。全方合用，能补肝肾，利小便，消肿化瘀。

（3）益肾祛瘀方：菟丝子、覆盆子、山茱萸、王不留行、牛膝、牡蛎、肉桂，收治82例，近期疗效：显效55例，有效22例，无效5例，总有效率95%。远期疗效56例，随访1.6年，76%患者无须经常服药治疗。

（4）培元活血方：用何首乌、补骨脂、桂枝、煅牡蛎、桑螵蛸、车前子、牛膝、生大黄、桃仁、䗪虫治疗36例患者，并设36例用前列康治疗作对照，结果显示总有效率治疗组94.44%，对照组52.78%，两组间疗效比较有极显著性差异（$P<0.01$），治疗组优于对照组。

（5）黄芪甘草通癃汤：黄芪、牡蛎、海底柏、甘草、琥珀、沉香、枇杷叶、山慈菇、白芥子、猫爪草、肉桂、炮穿山甲、三棱，治疗前列腺肥大致尿道梗阻患者24例，结果21例经治后能恢复自主正常排尿，3例无效。

2. 名老中医经验

（1）戴春福教授以虫类活血为主治疗经验：戴春福教授临床治疗该病结合西医病理及中医辨证，以虫类药为主活血通络，散结利水，加减配伍，临床屡有良效。①病证结合，活血为先：患者前列腺增生或病久致瘀；或肾虚气弱，元气不充，推动无力，血滞成瘀；或湿热胶结，有形之邪阻碍气机，血运不畅，而致瘀血。总之，瘀血成结而致前列腺增生是其共同病理，下焦膀胱气化不利而致癃闭为其特征。在临床治疗上，组方以活血药为主，如水蛭、地鳖虫、丹皮、丹参之属，同时结合中医辨证，元气亏虚者，配肉桂、参芪、仙茅等以兴元气助其推动血运之力；湿热较著者，配车前草、大黄、黄柏、薏苡仁等既可活血又融清热利尿于一身。组方合用，活血既有散瘀血所致增生之功，又有血行则水行，缓解膀胱气化不利而致癃闭之妙意，共奏标本同治之用。②虫类通络，量大药专：久病入络，以水蛭、地龙、地鳖虫为代表的虫类活血药，因为是血肉有情之品，活血通络作用较强，以上三药并用可加强药物的协同治疗作用，药力集中，易使药力直达病变部位。同时为了集中药力,虫类药量较大,如地龙、地鳖虫各30g,尤其水蛭应用,据《神农本草经》记载,其有"治恶血、瘀血……利水道"之功。③标本同治,津血同源:瘀血成结是前列腺增生的共同病理,为疾病之本;下焦膀胱气化不利而致癃闭,为疾病之标。并且随病程进展,患者尿频、夜尿增多、排便困难等症状,呈进行性发展,每见腺体愈增,瘀血愈重,排尿愈难。临床取其津血同源、血行则水行之意,每见顽固性水肿可因活血利水而水势得消,前列腺增生亦可因散瘀血即可缓癃闭之征,临床可选用地龙、益母草、牛膝、琥珀等活血通络兼利水之品。

(2)李曰庆教授治疗重在补肾活血:李曰庆教授在临床上治疗前列腺增生症时强调该病的基本病机为"肾虚血瘀",辨证论治大多在此基础上进行。他认为年老肾虚为发病之本,瘀血内结为发病之标,本虚标实是本病的病机特点。随年龄的增大,其发病率增加。肾虚是前列腺腺体增生的基本条件,这与西医学认为年老是发病的基本条件相吻合。肾虚与血瘀相互影响,构成前列腺腺体增生的基本病理机制。根据其基本病机为肾虚血瘀提出治疗应以补肾活血为主。由此在临床上用具有补肾活血功用的自拟方治疗,取得了较好临床效果。该方主要由黄芪、菟丝子、牛膝、肉桂、穿山甲、水蛭、王不留行、泽泻、肉苁蓉、浙贝母等组成。气虚当补气,以黄芪为首选,而且重用,一般60g以上,力专效宏,直达下焦,鼓动真气运行;菟丝子温脾肾,益阳精;肉苁蓉补肾阳兼益精血,补阳而不燥,并具润肠通便之功;牛膝既具活血祛瘀之功,又具补肝肾、通淋涩的作用,还可导诸药下行,直达病所;穿山甲对本病有特殊作用,能通经络直达病所,以行血散结为功,通过活血化瘀以改善微循环,抗炎消肿,增加药物的渗透作用,从而提高疗效,与王不留行配伍以增强活血利尿之功;水蛭为通经消癥、破血祛瘀的要药,可软化增生之前列腺,还有较好的解痉作用,可解除前列腺肿大压迫尿道括约肌之痉挛。其破瘀之功强而不伤血,散结之力胜而不耗气,是消癥通淋之良药,因本病为慢性病,败精痰瘀凝结下焦,造成窍道阻塞,一般活血化瘀药很难奏效,必用虫类活血药,取其性行散,善于走窜且能穿透前列腺包膜而直达病所;肉桂温肾助阳,少量可助膀胱气化;借浙贝母化痰散结之力以疏通经络,调畅气机,祛除难化难除之积;泽泻归肾经,清热利湿,引火从小便而出,使其补中有泻。全方合用,共奏益气补肾、祛瘀通窍之功。

(3)徐福松教授诊治经验:阴虚火旺者徐教授惯以二海地黄汤滋补肾阴,咸寒软坚为基础加乌梅、天花粉以酸甘化阴生津,且天花粉还能消疮疡肿毒;对前列腺增生有良好效果。浊瘀阻塞膀胱气化不利者徐教授善用穿山甲、大黄,以穿山甲为引,大黄泻下攻积,且破血消积,即所谓"通后窍以利前阴"。此法药力强猛属攻伐之品,中病即止。患者年迈肺肾气虚,在调补阴阳之时徐教授常加黄芪、杏仁辛开苦降开宣肺气,使气化开合有度,起提壶揭盖之用,癃闭自通。徐教授还在方中试用山药、麦芽,盖回乳汤中有山药的记载,麦芽也是回乳专品,两药可能对雌激素有调节作用,故试用于减小前列腺,因在治疗前列腺增生的方中药物多攻伐,此两药甘平,宜于长久服用,配合处方能顾护胃气。

（4）王琦教授诊治经验：王琦教授认为，老年男性前列腺增生症的发生既有机械因素，又有动力因素，尿失禁是膀胱尿液潴留、溢出所致。中医认为，膀胱不利，与肺主通调、肾主气化密切相关，西医学性激素失调导致前列腺增生的认识，与中医肾虚相一致，故王琦治疗前列腺增生症强调调理肾气，早期可软坚散结、解痉缓急，后期则以补肾气为主，根据患者体质和病情或攻或补。在把握前列腺增生症基本病机的基础上，结合中医认识，总结治疗七法，依法选用方药。①调理阴阳：临床上用六味地黄丸、金匮肾气丸对部分前列腺增生症有效，前列腺增生症的治疗，常根据患者病情调理阴阳。②益气以通调水道：随病情发展，前列腺增生症患者常因气虚而致小便难。临证可用黄芪补肺气以通调水道。③通大便以利小便：是中医治癃闭的传统方法，临床屡有效验。前列腺增生症大便不通者每用之，常用药物如大黄，阳虚便秘者重用肉苁蓉，肉苁蓉还有治疗尿道涩痛的功效。④解痉以缓急：西医认为前列腺增生症存在增生的前列腺压迫尿道的机械因素和基质内平滑肌收缩的张力因素，常通过药物解除平滑肌收缩以通利小便。临床可选用威灵仙、石菖蒲、芍药甘草汤等，解痉以缓急，可缓解症状。⑤通阳以化气：肾气丸、滋肾通关丸治小便不利，皆用肉桂。王琦认为肉桂有通阳化气之功，据研究该药所含苯丙烯酸类化合物对前列腺增生有明显抑制作用，可促进局部血运改善及病理改善。⑥活血散结：中医认为，癥瘕为瘀血内结所致，临床治疗用药常选用刘寄奴、水蛭、泽兰、瞿麦，既活血散结，又有利小便之功。⑦软坚散结：痰瘀互结，滞于精室，前列腺增大有形，临床常选用炙鳖甲、土鳖虫、穿山甲、牡蛎等活血化瘀，软坚散结，通利水道。

（5）秦国政教授诊治经验：秦教授治疗前列腺增生时，主张虚实辨证与寒热辨证相结合。虚实是辨别邪正盛衰的纲领，虚与实主要反映病变过程中人体正气的强弱和致病邪气的盛衰。《素问·通评虚实论》曰："邪气盛则实，精气夺则虚"。寒热是辨别疾病性质的纲领，寒热较突出地反映了疾病中机体阴阳的偏盛偏衰，病邪的属阴属阳，正如《景岳全书·传忠录》所说"寒热者，阴阳之化也"。前列腺增生时，当患者表现小便频数黄赤，尿道灼热或涩痛，排尿不畅，甚或点滴不通，夜尿繁多，并伴有口干苦欲饮，小腹胀满，大便干燥难解，舌红苔黄腻，脉弦数，此乃实热之症，秦教授喜用公英利癃汤加减治疗；当患者表现小便频数不止，量少质清，或闭塞不通，尿线变细，余沥不尽，夜间尤盛，伴畏寒肢冷，腰膝酸软，面色无华，精神委靡，舌质淡润，苔薄白，脉沉细，此乃虚寒之症，秦教授喜用益肾通闭汤治疗。

3.针灸治疗

（1）实证选用膀胱俞、阴陵泉穴，用泻法；虚证选用肾俞、关元穴，用补法；急性尿潴留，针刺气海、中极、三阴交，用强刺激法。

（2）采用肛针疗法治疗前列腺增生症。患者取截石位或侧卧位，曲膝成35°。取穴：肛门周围11点和1点，距肛缘3分处。消毒后行肛门指诊，探摸前列腺体，同时右手进针，入穴 4.5 寸许（勿刺入直肠），至针下沉滞有力（刺入腺体），即刺中穴位。捻转针体以助得气，留针 30min，每天 1 次，5 次为 1 个疗程。

（3）用火针治疗前列腺增生症，取穴会阴、曲骨、三阴交、肾俞，用细火针在酒精灯上烧至通红，迅速点刺，隔日 1 次，10 次为 1 个疗程。

（4）采用针刺中极、关元、三阴交等穴，留针 30 ~ 60min，同时艾灸肾俞穴 10 ~ 15min。尿潴留者，中极穴透曲骨，再加艾灸温针 10 ~ 15min，每天 1 次，15 次为 1 个疗程。

4. 推拿

采用下腹穴位按摩法治疗本病。患者仰卧、曲膝，腹部放松。医者站在一侧，用双手指腹在患者下腹部作环形按摩法，至下腹部皮肤微红发热；再用拇指按压三阴交、气海、石门、关元、中极、曲骨、会阴等穴，按压时渐加压力，以患者能忍受为度。然后让患者取俯卧位，用双手拇指同时按压三焦俞、膀胱俞、阴谷、委阳、阴陵泉等穴。每穴按压 1min，每天 1 次。

5. 外治

（1）敷脐法：醋制甘遂 1 ~ 2g，烘干，研为细末，用醋调膏，纱布包裹，选敷于神阙、脐下 1.5 寸处、中极穴，外用胶布固定，适用于排尿不畅者。

（2）熏洗法：大黄、芒硝、益母草、车前草、天花粉、泽兰、艾叶、白芷、桂枝、生葱，水煎后熏洗前后阴，每天 2 次。

（3）中药直肠灌注或栓剂塞肛：治则以活血化瘀、软坚散结为主，可用下方灌肠或制成栓剂进行治疗：大黄、泽兰、王不留行、乳香、没药、猪牙皂、细辛。

6. 食疗

（1）利尿王瓜汤：黄瓜 30g，萹蓄 15g，瞿麦 10g，味精、盐、香油适量。先煎萹蓄、瞿麦，去渣取汁，将药汁重新煮沸，加入黄瓜片，再加调料，置冷后即可食用。本方具有较强的清热祛湿功效。

（2）参芪冬瓜汤：党参 15g，黄芪 20g，冬瓜 50g，味精、香油、盐适量。将党参、黄芪放入砂锅内，加水煎煮 15min，去渣滤清，趁热加入冬瓜片，继续煮至冬瓜能食，加调料即成，可佐餐用。本方可健脾益气，升阳利尿。

（3）桂浆粥：肉桂 5g，车前草 30g，粳米 50g。先煎肉桂、车前草，去渣取汁，后入粳米煮粥，熟后调入红糖，空腹食用。本方可温阳利水。

六、西医治疗

（一）治疗原则

早期等待观察，症状较明显时口服药物治疗，达到手术标准及时行前列腺切除术。

（二）常用方法

1. 等待观察

许多前列腺增生症患者的症状在相当长的时间内很少发展，而且各自耐受其症状的程度极不相同，因此只要患者无绝对手术指征，均应考虑等待观察的治疗方法。

2. 药物治疗

（1）α-受体阻滞剂：代表药物哈乐。α-受体阻滞剂是通过阻滞分布在前列腺和膀胱颈部平滑肌表面的肾上腺素能受体，松弛平滑肌，达到缓解膀胱出口动力性梗阻的作用。其主要不良反应：头晕、头痛、无力、困倦、直立性低血压、逆行射精等，直立性低血压更容易发生在老年及高血压患者中。

（2）5-α还原酶抑制剂：代表药物非那雄胺。其选择性抑制5α-还原酶，阻止睾酮向双氢睾酮的转化，抑制前列腺继续增生，继之可能缩小前列腺，改善梗阻症状。因为前列腺增生症是一种缓慢发展的疾病，逆转这个病程需要几个月的治疗，至少需服用6个月才能看到疗效。

（3）植物制剂：代表药物舍尼通、前列康。植物类药含有植物固醇，如谷固醇具有缓解前列腺增生症状的作用。

3. 手术治疗

前列腺增生症手术指征：①反复尿潴留（至少在一次拔管后不能排尿或两次尿潴留）；②反复血尿，5-α还原酶抑制剂治疗无效；③反复泌尿系感染；④膀胱结石；⑤继发性上尿路积水（伴或不伴肾功能损害）。前列腺增生症患者合并膀胱大憩室、腹股沟疝、严重的痔疮或脱肛，临床判断不解除下尿路梗阻难以达到治疗效果者，应当考虑手术治疗。

前列腺增生症的手术方式主要分为开放性手术、经尿道手术。经尿道手术又可分为：经尿道前列腺电切术（TURP）、经尿道等离子前列腺剜除术（TUBVP）和经尿道钬激光前列腺切（剜）除术（HOLBP）等。

4. 其他治疗

（1）经尿道微波热疗（transurethral microwave therapy，TUMT）可部分缓解前列腺增生症患者的尿流率和LUTS症状。适用于药物治疗无效（或不愿意长期服药）而又不愿意接受手术的患者，以及伴反复尿潴留而又不能接受外科手术的高危患者。

（2）经尿道针刺消融术（transurethral needle ablation，TUNA）是一种简单安全的治疗方法。适用于不能接受外科手术的高危患者，对一般患者不推荐作为一线治疗方法。

（3）前列腺支架（stents）是通过内镜放置在前列腺部尿道的金属（或聚亚氨脂）装置。其可以缓解前列腺增生症所致下尿路症状，仅适用于伴反复尿潴留又不能接受外科手术的高危患者，作为导尿的一种替代治疗方法。

七、预防与调护

（1）少食辛辣刺激性食品，忌烟酒。

（2）防寒保暖，不可憋尿，保持大便通畅。

（3）不可过劳，避免久坐，适量饮水。

（4）保持乐观情绪，心情舒畅，避免过度紧张和忧思恼怒。

（5）积极治疗泌尿生殖系疾病。

八、疗效判定标准

根据《中药临床药理学》制订疗效评定标准。

近期控制：①I-PSS 总分值降低≥ 90%。②最大尿流率 >15ml/s。③残余尿量 <10ml。具备以上 3 项者。

显效：①I-PSS 总分值降低 70% ~ 89%。②最大尿流率增加 30% 以上。③残余尿量减少 50% 以上。凡具备第①项和其他一项者。

有效：①I-PSS 总分值降低 30% ~ 69%。②最大尿流率增加 10% 以上。③残余尿量减少 20% 以上。凡具备第①项和其他一项者。

无效：I-PSS 总分值降低在 30% 以下，各项指标变化不明显。

第四节　前列腺癌

一、概述

前列腺癌是老年男性生殖系统常见的恶性肿瘤，在前列腺疾病中发病率亦较高。据统计，世界范围内前列腺癌的发病率差异较大，前列腺癌在北欧各国占男性肿瘤第一位，在美国仅次于肺癌。发病率与年龄成正比。90 岁年龄组为 50 岁年龄组的 3 倍。美国前列腺癌流行病学的显著性特征为与年龄呈明显的正相关，而且黑人的发病率均高于白人，国际癌研究机构最新统计表明，其潜伏癌和发病率以中国最低，日本次之，但选择 50 岁以上男性尸检前列腺切片，发现潜伏癌病灶数与欧美相近。统计资料表明，北京前列腺癌占男性恶性肿瘤的 0.47%，上海占 0.32%；北京肿瘤研究所报道北京地区发病率为 0.75/10 万，大多属于晚期前列腺癌。因此前列腺癌已越来越受到临床医生的重视。

中医学没有前列腺癌的病名，但根据其主要临床表现认为属于前列腺癌属中医"积聚"、"癥瘕"、"癃闭"、"尿血"、"淋证"等范畴。

二、病因病机

前列腺癌多见于老年患者，年老体衰是其主要发病因素，依据"正气存内、邪不可干"、"邪之所凑、其气必虚"的中医基础理论，中医认为前列腺癌的发生主要是六淫外侵，外邪集于下焦、局部气血运行不畅、郁积日久，或饮食内伤，嗜食肥甘厚昧、生冷辛辣之品，或喜烟酒，脾胃不足、痰湿内生、湿热下注，或房事失调，房事过度，肾气耗伤，正气不足，气虚而瘀，或暴怒急躁，长期抑郁，情志不舒，气滞经脉，血瘀不行，结于会阴，或久病体虚、年老肾虚等诸多因素，使脏腑功能失调，正气不足，湿热邪毒侵袭下焦，日积月累，引起机体阴阳失调、脏腑功能障碍、气血运行障碍，而致瘀血、痰浊、邪毒等互相交结，形成肿瘤。

三、辨病

（一）症状

早期前列腺癌的临床症状，因多数前列腺癌发生在腺体周边，远离尿道，其生长缓慢，呈隐伏经过，故早期患者很少引起症状；前列腺癌晚期症状主要表现有：

（1）排尿障碍：如进行性的排尿困难、尿流变细、尿程延长、尿频、尿急、尿痛、尿不尽感等。

（2）疼痛：腰部、骶部、臀部、髋部疼痛，骨盆、坐骨神经痛是常见的，疼痛程度剧烈难忍。可能由于癌灶转移至骨骼或侵犯神经，神经受压所致。

（3）转移症状：在前列腺癌患者中，转移很常见。约有1/3甚至2/3的患者在初次就医时就已有淋巴结转移，多发生在髂内、髂外、腰部、腹股沟等部位，可引起相应部位的淋巴结肿大及下肢肿胀。血行转移多见于骨路（如骨盆、骶骨、腰椎、股骨上段等）引起骨疼、病理性骨折、截瘫，转移到内脏（如肺、肝、脑、肾上腺、睾丸等）可引起排便困难（直肠受压），或肾积水、肾感染、少尿、无尿、尿毒症症状（双侧输尿管受压）等。

（4）性功能障碍：阳痿的出现可能表明癌瘤已突破包膜，侵及阴茎海绵体的盆腔神经丛的分支。如肿瘤侵及射精管可引起血精症及精液量减少。

（5）全身症状：由于疼痛影响了饮食、睡眠和精神，日久虚弱羸瘦，继发消瘦面黄，乏力神疲，进行性贫血，广泛骨转移，恶病质或肾衰竭。

（二）体征

1. 全身检查

本病应着重检查心、肺、肾功能的情况，双下肢有无水肿及是否对称，还应了解髋、腰部的功能情况。观察眼结膜、甲床有无贫血征象。精神衰败、面色苍白、消瘦、可触及浅表部位淋巴结肿大或病理性骨折，提示前列腺癌转移可能。

2. 泌尿生殖系统检查

观察本病患者有无肿块，精液的气味，如闻见血腥味，怀疑精囊受到侵犯等。触及腰部腹股沟有无肿大淋巴结，淋巴结肿大增多、质硬、边缘不完整，晚期淋巴结融合成肿块，与皮肤及基底固定。

3. 外生殖器检查

本病患者应注意有无包茎、尿道外口狭窄、阴茎部尿道有无硬结、能否触到结石、两侧腹股沟区有无淋巴结肿大或疝及会阴部有无手术瘢痕等。阴囊的按诊：阴囊皮肤是否粗糙，有无渗出、糜烂及水肿。阴囊水肿可为全身水肿的一部分，也可由局部因素导致，如下腔静脉回流受阻可引起水肿，其为阴囊内肿块压迫所致。分别触摸阴囊内的睾丸、附睾、精索，注意睾丸其大小、质地、有无硬节、鞘膜积液及肿瘤或可复性疝。伴有附睾炎史者，可发现附睾肿大或附睾尾结节。

4. 直肠指诊

直肠指检时要注意前列腺的腺体边界、形状大小、质地硬度、对称性、中间沟情况、表面光滑程度、是否有结节或压痛等。还应了解直肠黏膜和腺体的活动性有无受限甚至固定，精囊能否触及，直肠内有无其他肿块，以及肛括约肌张力、肛管的感觉、骨盆肌随意收缩力等。

此法在早期前列腺癌的诊断中极为重要，简单易行，阳性率高，其准确率可达 50% ~ 70%。

（三）辅助检查

1. 实验室检查

（1）血液检查：尿路感染时，主要表现血白细胞升高。部分前列腺癌患者合并慢性尿潴留，往往伴有肾功能损害，血清肌酐和尿素氮升高。

（2）尿液检查：合并尿路感染时，尿常规检查可有白细胞或脓细胞，应常规作尿培养，有细菌时应作药物敏感试验。

（3）前列腺特异抗原检查：TPSA>4μg/L 作为筛选前列腺癌的临界值，TPSA 在 4 ~ 10μg/L 之间称为灰色区域，前列腺癌与前列腺增生均有可能，当 TPSA>10μg/L 时，前列腺癌可能性极大。

（4）酸性磷酸酶：前列腺癌转移时，血清酸性磷酸酶升高，但缺乏特异性，只有前列腺产生的酸性磷酸酶才具有免疫特异性。

2. 经直肠超声检查

在经直肠超声检查（TRUS）引导下在前列腺及周围组织结构寻找可疑病灶，并能初步判断肿瘤的体积大小。在 TRUS 引导下进行前列腺的系统性穿刺活检，是前列腺癌诊断的主要方法。

3. 前列腺穿刺活检

前列腺系统性穿刺活检是诊断前列腺癌最可靠的检查。前列腺穿刺时机：因前列腺穿刺出血影响影像学临床分期，因此，前列腺穿刺活检应在 MRI 之后，在 B 超等引导下进行。

4. 前列腺癌的其他影像学检查

（1）计算机断层（CT）检查：CT 对早期前列腺癌诊断的敏感性低于 MRI，前列腺癌患者进行 CT 检查的目的主要是协助临床医师进行肿瘤的临床分期。对于肿瘤邻近组织和器官的侵犯及盆腔内转移性淋巴结肿大，CT 的诊断敏感性与 MRI 相似。

（2）MRI 扫描：MRI 检查可以显示前列腺包膜的完整性、是否侵犯前列腺周围组织及器官，MRI 还可以显示盆腔淋巴结受侵犯的情况及骨转移的病灶。在临床分期上有较重要的作用。

（3）前列腺癌的核素检查（ECT）：前列腺癌的最常见远处转移部位是骨骼。ECT 可比常规 X 线片提前 3 ~ 6 个月发现骨转移灶，敏感性较高但特异性较差。一旦前列腺癌诊断成立，建议进行全身骨显像检查，有助于判断前列腺癌准确的临床分期。

四、类病辨别

1. 前列腺增生

前列腺增生可出现与前列腺癌相似的症状。但病人一般状况好，排尿困难有反复。腺体呈弥漫性增大，表面光滑，有弹性，无硬结，酸性磷酸酶不增高。

2. 前列腺结石

前列腺结石因前列腺有质地坚硬的结节与前列腺癌相似，但前列腺结石做直肠指检时，直肠指检可触及质地坚硬的结节或有结石摩擦感。这些患者常合并慢性前列腺炎反复发作，前列腺通常无明显增大。X 线照片可见耻骨联合附近有结石阴影，B 超也能发现。

3. 前列腺结核

前列腺有硬结，但患者年龄轻，存在生殖系统其他器官如精囊、附睾结核病变或其他泌尿系统结核症状：尿频、尿急、尿涌、尿道分泌物、血精等。结核结节为局部浸润，质地较有结核病硬。尿液、前列腺液、精液内有红白细胞，腺体稍增大，较硬，有结节或波动感。

4. 前列腺肉瘤

前列腺肉瘤与前列腺癌症状相似，但前列腺肉瘤发病率以青年人较高，本病虽有前列腺肿大，但质地柔韧，软如囊性。活体组织检查可以确诊。

5. 纤维硬结

纤维硬结多为慢性前列腺炎症，长期不愈，有纤维组织增生，局部有结节，仅限于包膜内，硬韧有抵抗。主要区别在于酸性磷酸酶不升高，前列腺活体组织检查无肿瘤改变。

6.慢性前列腺炎

慢性前列腺炎感染发作时尿路症状与前列腺癌相似。但腺体稍增大，质稍硬，中间沟存在，前列腺液中脓细胞增多。

7.非特异性肉芽肿性前列腺炎

前列腺有结节易与前列腺癌相混淆。但癌结节一般呈弥散，高低不平，无弹性，而前者的硬结发展较快，呈山峰样突起，软硬不一，需行活体组织检查才能确诊。

五、中医论治

（一）论治原则

治疗遵循扶正祛邪原则。早、中期多为实证，正盛邪实，晚期体质日益虚弱，多为虚中夹实。本病的治疗原则，实证时治以清热解毒，疏肝理气，活血化瘀，消肿散结，抗癌解毒；中晚期表现虚中夹实，治以扶正驱邪，补中益气，滋补肾阴，温补脾肾等，结合行气活血、清热扶湿、抗癌解毒等法。

（二）分证论治

1.痰瘀互结

证候：排尿困难，尿等待，排尿时间延长，尿分叉、夜尿频多，少腹坠胀疼痛，口渴不欲饮，大便不畅，舌质紫、舌苔薄白或腻，脉象弦滑或紧涩。

治则：化痰逐瘀，利尿通淋。

方药：膈下逐瘀汤加味（五灵脂、当归、川芎、桃仁、赤芍、乌药、牡丹皮、玄胡、甘草、香附、红花、枳壳）。

加减：痰多者加全瓜蒌、陈皮；腰部刺痛者加川牛膝、石见穿、穿山甲活血通络，少尿腹胀加乌药、牵牛子；久病入络加水蛭、全蝎。

2.湿热蕴结

证候：少腹急胀难忍，小便短赤，点滴而下，尿道涩痛，或有血尿，心烦，睡眠不安，口渴，口舌糜烂，舌质红、苔黄腻，脉数有力。

治法：清热化湿，利尿通淋。

方药：八正散加味（木通、瞿麦、萹蓄、栀子、车前子、大黄、甘草、半边莲、半技莲、白花蛇舌草）。

加减：尿中镜检白细胞多可加蒲公英、蚤休、野菊花；口渴加地黄、天花粉；尿道涩痛加甘草梢、滑石；血尿加小蓟、仙鹤草、藕节炭。

3. 气滞血瘀

证候：小便点滴而下，或时而通畅，时而阻塞不通，少腹胀满疼痛，舌质紫暗或有瘀点，脉象涩或细数。

治法：行瘀散结，解毒通利。

方药：抵当汤合四逆散加减（大黄、桃仁、虻虫、水蛭、柴胡、枳壳、白芍、甘草、当归、生地、穿山甲、龙葵）。

加减：若伴胁肋胀痛者加郁金、香附；若会阴痛甚者加全蝎、延胡索，通络止痛。

4. 肾阴亏虚

证候：小便滴沥或不通，尿少色赤，头晕目眩，腰膝酸软，耳鸣耳聋，五心烦热，潮热盗汗，口燥咽干，舌质红，苔薄黄，脉细数。

治则：滋阴清热，通利水道，佐以抗癌。

方药：知柏地黄汤加味（知母、黄柏、山萸肉、熟地黄、山药、丹皮、半枝莲、蚤休）。

加减：尿少口干阴津受损加生地黄、天花粉；腰酸加杜仲、续断；头晕目眩加石决明、钩藤、菊花。

5. 肾阳虚弱

证候：小便不通或滴沥不尽，尿色清白，排出无力，畏寒怕冷，四肢不温，食欲不振，面色苍白，语音低弱，或有便溏，舌质淡，苔薄白，脉沉弱。

治法：温阳益气，通利小便，佐以抗癌。

方药：济生肾气丸加味（熟地黄、山萸肉、附子、泽泻、茯苓、山药、泽泻、丹皮、三棱、莪术、川牛膝、海金砂、半枝莲、蚤休、肉桂）。

加减：如有癌细胞骨转移，出现疼痛等加罂粟壳、制乳香、制没药；如癌肿肿胀明显加山慈姑、地鳖虫、海藻等；血尿加重者加小蓟、旱莲草、生地黄。

6. 气血亏虚

证候：尿流变细，排出无力，或点滴不通，神疲乏力，气短懒言，面色苍白或面黄消瘦，舌质淡，舌苔薄白，脉象弱。

治法：补益气血，健脾消癌。

方药：八珍汤加味（当归、川芎、白芍药、熟地黄、人参、白术、茯苓、炙甘草、红藤、茜草、龙葵、蛇莓、白石英）。

加减：若纳呆便溏者，加党参、山药以健脾止泻。若血虚甚者加阿胶，以养血补血。

（三）特色治疗

1. 专方专药

（1）加味滋水清肝饮。方药：熟地黄、山茱萸、山药、枸杞子、茯苓、炙甘草、醋柴胡、当归、白术、白芍、龟甲、泽泻。本方具有滋阴养血、清热疏肝的功效。

（2）桃仁红花煎加减：方药桃仁、红花、赤芍、穿山甲、延胡索、丹参、青皮、白茅根、川芎、当归、白英、蛇莓。具有活血化瘀、解毒抗癌功效。

（3）川龙抑癌汤：由蜈蚣、地龙、莪术、红花、白花蛇舌草、龙葵、破壁灵芝孢子、三七粉、大青叶组成。具有熄风止痉、攻毒散瘀、活血通络之功效，有增强免疫力、抗肿瘤的作用。

（4）身痛逐瘀汤：秦艽、川芎、桃仁、红花、甘草、羌活、没药、当归、五灵脂、香附、牛膝、地龙、赤芍、全蝎、蜈蚣。全方使瘀血得化，脉络得通，通则不痛，故收到较好的止痛效果。

（5）前列消癥汤：由生薏米、炙黄芪、黄精、白花蛇舌草、土贝母、莪术、猪苓组成，本方具有补益气血、清热解毒利湿功效，治疗后临床症状大部分得到改善，其中尿急、尿痛、乏力症状改善明显。

（6）消瘀散结灌肠剂。以山慈菇、夏枯草、莪术、虎杖、吴茱萸等药煎煮、过滤去渣制成消瘀散结灌肠剂。消瘀散结灌肠剂100ml保留灌肠，2次/天，60天为1个疗程。本方具有清热化痰、消瘀散结之功效。

（7）泉安方：由熟地、鹿角霜、元参、牡蛎、浙贝母、穿山甲、半枝莲、蛇舌草、蜀羊泉、附片、肉桂、炮姜、麻黄、白芥子组成，本方温肾补血、软坚消积、活血祛瘀、散寒通滞。对于缓解骨转移痛症状有明显的效果。

2. 名老中医经验

（1）周智恒诊治经验：周老治疗重在扶正祛邪，虚实兼顾为主，认为用药治疗的关键是药效能使体内雄性激素（二氢睾酮）降至最低水平，方能辨证辨病相结合，提高患者生存质量，自拟方由生黄芪、生地、熟地、炒党参、全当归、炮山甲、土茯苓、山慈菇、蛇莓、天龙、炙鳖甲、炙龟板、白芍、甘草等组成，全方滋阴益肾、益气扶正、祛瘀除痰、解毒软坚，能使患者体内雄性激素降低，PSA、PAP下降至正常并维持恒定水平。后期阴精亏耗，损及元阳，或气血两虚，应阴阳同补，健补后天之本，滋气血生化，使用扑阳药时慎用有类雄性激素样的补阳药。该方中药有凋萎肿瘤细胞、抑制癌细胞的转移和扩散的作用。

（2）李昌源诊治经验：李昌源认为本病治疗原则为补肾益气以扶正，佐以活血化瘀，解毒散结，用大补元煎加味：炙黄芪、太子参、丹参、生地、怀山药、山萸肉、益智仁、巴戟天、仙灵脾、白术、乌药、五味子、金樱子、诃子、仙茅、炙甘草、猕猴桃根、蛇舌草、半枝莲等，治疗以温补元阳、益气摄精，认为扶正培本中药能增强患者细胞免疫功能，提高巨噬细胞和自然杀伤细胞活性，调节cAMP/cGMP比值，有利于抑制癌细胞的生长。癌症患者的免疫功能本就处于低下状态，加之老年人胸腺大部萎缩，T细胞活力降低，而肾虚，特别是肾阳虚老年患者T细胞亚群改变，调节网络失衡，愈致细胞免疫及体液免疫紊乱。由于主要免疫活性细胞均源于骨髓多能干细胞，从"肾生骨髓"观点出发，以补肾入手，以山萸肉、生地、怀山药、五味子、龟板胶、鹿角胶等滋肾填精，巴戟天、仙灵脾、仙茅、益智仁、乌药等温补元阳，炙黄芪、太子参、红参、白术、炙甘草等益气培中，金樱子、诃子等收敛固涩。酌加活血化瘀、解毒散结之品。不仅扶正培本中药,当归、赤芍、丹参、蚤休、半枝莲、蛇舌草、猕猴桃根等品均具有抗肿瘤,抗突变作用。

(3)刘永年诊治经验:刘永年擅于运用膏滋方治疗前列腺癌术后。处方:生黄芪、太子参、山药、猪苓、茯苓、泽泻、熟地、制山萸肉、枸杞子、菟丝子、覆盆子、金樱子、炒桑螵蛸、淫羊藿、巴戟天、制女贞子、炙杜仲、黑大豆、黄柏、制首乌等,认为前列腺癌患者在行前列腺加睾丸摘除术后,为肾精根基亏损,阴阳失于调变,脾虚为湿所困,气机运行不畅,神机失展所致。遂以二仙汤、左归丸、六君子汤、牡蛎散化裁组方。方中淫羊藿、巴戟天、虫草、菟丝子、杜仲补肾壮阳;熟地、山药、山萸肉、炙龟甲、枸杞子、女贞子滋补肾阴,冀使水火相济,阴阳平衡;玉竹养阴生津;黄芪、太子参、白术、甘草益气健脾;猪苓、茯苓、泽泻利水渗湿。与大队滋补药相配。既可减滋补药之滋腻之性,又可起到补泻兼施、固本清源的作用。合欢皮、郁金、石菖蒲展布神机,达郁安神;丹参、三七既能活血化瘀,安神定志,与补气药相伍,又有助于气血流通,具有调理阴阳、调整体内内分泌功能紊乱的作用。

(4)郭军诊治经验:郭军认为本病病机主要为肾气亏虚、气化无力为本,血瘀痰凝、湿热下注、邪毒蕴积为标,前列腺癌患者的早期临床症状都不明显,多是由于肛门指诊触及硬结而就诊,舌脉多无异常。此时邪毒多还局限于前列腺局部,尚未影响机体其他部位,所以此时治疗当以活血化瘀、清热解毒为主,方药选用八正散加减,药用萹蓄、瞿麦、黄柏、白花蛇舌草、滑石、茯苓、泽泻、猪苓、丹参、龙葵、甘草梢、白茅根、生薏苡仁、车前子,各药剂量随证加减。中期症状多表现为排尿困难、小便踌躇、尿线变细、夜尿增多等,伴午后潮热,盗汗,咽干,小便黄赤等。此时邪毒与痰湿互结,治疗上当以软坚散结、化痰祛瘀为主,方药选用膈下逐瘀汤《医林改错》加减,以当归尾、赤芍、桃仁、红花、甲珠、丹参、王不留行化瘀散结,败酱草、瞿麦、猪苓、薏苡仁清热利湿。疾病后期,由于病程持久,正气渐衰,此时临床可出现面色萎黄,形体消瘦,心悸气短,畏寒肢冷,失眠多梦等气血皆虚之象。而邪毒日盛,故前列腺癌瘤进一步增大,使排尿梗阻症状进一步加重,临床指检触及前列腺十分坚硬。而正气日衰,邪毒日盛,则可出现癌症的转移情况,可扩散至脏腑、骨骼及全身。治法以补益气血、扶正祛瘀为主,方药选用金匮肾气丸加减,附子、肉桂、仙灵脾、仙茅温补肾气,熟地、女贞子补肾阴,黄芪补肺益肾,鸡内金、刺猬皮软坚散结。

3. 针刺疗法

主穴:中极、三阴交、膀胱俞。

配穴:湿困脾阳型配足三里、商丘;肝气不舒配阳陵泉、期门;湿热蕴结型配阴陵泉、脾俞;瘀血内阻型配血海、行间;阴虚火旺型配心俞、太溪;阳气虚弱型配肾俞、阴谷、委阳、气海。

方法:实证用泻法,虚证用补法。泻法能起清热解毒、活血化瘀、健脾渗湿;补法能起益气补血、健脾益肾、扶正驱邪的作用。虚者可于针后加艾灸1~5壮(艾条灸 5 ~ 15min）。

4. 按摩疗法

按揉会阴部。脱去外衣，仰卧床上，两腿屈膝叉开。先用右手掌竖捂阴部，五指着力会阴，用中指点按会阴穴（在肛门与阴囊之间），掌根、腕部着力脐下 3 ~ 5寸，顺时针方向揉按 50 下，再换左手逆时针方向揉按 50 下。

5. 注射疗法

前列腺腺体内部注射鸦胆子油，1 次 /3 天，每次两侧叶各注入 10% 鸦胆子油乳 5ml，共 10ml，注射 6 ~ 22 次，多数患者 12 次即有明显治疗效果。

6. 外敷

①独头蒜 1 个，栀子 3 枚，盐少许，捣烂摊纸贴脐部，良久可通。②葱白 500g，捣泥纳麝香少许拌匀，先置脐上一包，热熨约 15min，再换一包，冰水敷 15min，交替使用，以通为度。

六、西医治疗

（一）治疗原则

前列腺癌的治疗，主要有手术、内分泌、放疗、化疗及免疫治疗等。因肿瘤各期都有其特点.患者又有年龄、体质、病情转变之不同，没有统一的方案，现仅就根据前列腺癌分期程度选择治疗方案。

A1B1 期：治疗意见比较统一：①前列腺癌根治术；②内分泌治疗；③睾丸切除术。

B2 期：①根治手术和盆腔淋巴结清扫术；②内分泌治疗；③睾丸切除术；④放疗。

C 期：尚无统一的意见。①对于全身情况较差的患者适用扩大范围的体外放疗；②对于 C 期而无淋巴转移、远处转移及全身情况较好者适用组织内放疗及体外放疗；③内分泌治疗、扩大范围体外放疗和前列腺癌根治手术联合应用。

D 期：① D1 期，应作为 D2 期肿瘤处理，年轻而全身情况良好者可先施行盆腔淋巴结清扫术，如无淋巴结转移或转移轻微，可再作前列腺根治术；② D2 期，无理想的治疗方案；可酌用内分泌、化疗、免疫或冷冻治疗。

（二）手术治疗

根治性前列腺切除术（简称根治术）是治愈局限性前列腺癌最有效的方法之一，近年已尝试治疗进展性前列腺癌。主要术式有传统的开放性经会阴、经耻骨后前列腺根治性切除术及近年发展的腹腔镜前列腺根治术和机器人辅助腹腔镜前列腺根治术。

（三）前列腺癌内分泌治疗

内分泌治疗的方法包括去势和抗雄（阻断雄激素与其受体的结合）治疗。内分泌治疗方案：①单纯去势（手术或药物去势）；②最大限度雄激素阻断；③间歇内分泌治疗；④根治性治疗前新辅助内分泌治疗；⑤辅助内分泌治疗等。

（四）前列腺癌外放射治疗

外放射治疗（external beam radiotherapy，EBRT）是前列腺癌患者最重要的治疗方法之一，具有疗效好、适应证广、并发症少等优点，适用于各期前列腺癌患者。外放射治疗根据治疗目的不同可分为三大类：根治性放射治疗，辅助性放射治疗，姑息性放射治疗。

（五）化学治疗

化学疗法对于激素不敏感性前列腺癌有效。现常用于治疗前列腺癌的药物包括cisplatin、多柔比星、环磷酰胺、5-FU、Lomustine、Dacarbazine、氨甲蝶呤、Streptozotocin 及 Estramustine。后两种药物很适用于骨转移患者放疗前使用。但是，化疗药物单独应用不可能治愈原发病灶。

（六）其他局部治疗

前列腺癌的局部治疗，除根治性前列腺癌手术、放射线外照射及近距离照射治疗等成熟的方法外，还包括前列腺癌的冷冻治疗（CSAP）、高能聚焦超声（HIFU）和组织内肿瘤射频消融（RITA）等试验性局部治疗。

七、预防与调护

（1）配合心理治疗和护理。鼓励患者正视现实并情绪饱满、积极、乐观地主动配合治疗，使患者在良好的精神状态和愉快的心境中进行治疗，并提供良好的医院或家庭环境氛围，其有助于唤起患者生活的勇气和与疾病做斗争的信心。这是治疗成败与疗效好坏的重要决定出素。

（2）鼓励病人积极接受及配合医护人员制订的最佳治疗方案，综合采取药疗、体疗、食疗、心理治疗等，争取好的治疗效果。

（3）注意调整饮食，科学、合理地搭配膳食结构，为患者补充高营养、适合的美味佳肴，特别是在患者手术后康复期，放疗、化疗过程中要帮助患者增进食欲、改善进食的量和质。

（4）适当的活动和锻炼，尤其活动方式要视病情而定，如选择太极拳、散步等，活动量应适可而止，以增强机体抗病能力。

（5）作息有时，生活规律。按时服药，定时作息，并定期送患者到医院复诊，以免延误病情。

（6）饮食预防：少吃高油脂的肉类等食物，避免摄取过多的动物性脂肪，保持理想的体重，因肥胖和胆固醇过高是危险因子。适当补充维生素 A、维生素 C、维生素 D、维生素 E 可减少前列腺癌之发生。多吃多纤维的绿叶蔬菜及豆浆、豆腐等大豆类制品。研究证明，大豆、谷物、蔬菜中含大量植物雌激素，能够预防前列腺癌的发病。

（7）改变生活方式：多饮绿茶，绿茶中含黄酮儿茶酸，避免吸烟。多做日光浴，常做日光浴的男性患前列腺癌的概率较低。

（8）建议 50 岁以上的男性，定期做健康检查，包括 B 超检查前列腺及实验室检查血清 PSA 等。

八、疗效判定标准

依据孙传兴主编《临床疾病诊断依据治愈好转标准》（中国解放军总后勤部.临床疾病诊断依据治愈好转标准.第 2 版.北京：人民军医出版社，2000：457）制订标准。

治愈：肿瘤切除，未发现转移灶，排尿正常，切口愈合。

好转：肿瘤切除不彻底，留有转移灶，排尿不正常，或尿流改道，或经化疗、放疗、激素阻断治疗后，症状改善。

未愈：症状和各项检查均无改善。

第五节　精囊炎

一、概述

精囊炎是男性生殖系统常见感染性疾病之一。临床上分为急性精囊炎和慢性精囊炎两类，前者少见，后者多见。发病年龄多在 20 ～ 40 岁。精囊炎的主要临床表现为血精，或伴有尿频、尿急、尿涩、会阴部不适等症状，常与慢性前列腺炎并存。近年来其发病率有上升的趋势。

精囊炎属于中医学"血精症"范畴，又称精血、精血杂出、半精半血、赤浊等。

二、病因病机

素体阴虚火旺，血络灼伤；或色欲过度，房室不节，频繁手淫，阴精耗伤；或湿热火毒不解，耗伤阴液；或过服温热助阳之品，热盛阴伤，阴虚火旺，下迫精室，血络被灼，精室出血；或劳倦过度，久病体虚，房室不节等，损伤脾肾或血精日久不愈，或反复发作，病及脾肾，脾虚不能摄血；或跌仆外伤，损伤下焦血脉；或久病卧床，气虚推动无力，血液瘀滞血脉，血随精出；或为瘀血败精内停，阻滞血络，血不循经；血精同出。

三、辨病

（一）症状

急性精囊炎表现为射精时排血性精液，多呈鲜红色。尿频、尿急、尿痛，严重时还可见终末血尿及排尿困难。下腹疼痛，并牵及会阴和两侧腹股沟，射精时疼痛明显加剧。另外，可伴见发热、恶寒等全身症状。

慢性情囊炎主要表现为间歇性血精，可呈暗红色，时有血丝或血块。可伴有尿道刺激征，但多数症状不典型。耻骨上区隐痛，并伴会阴部不适。部分患者有性欲减退、遗精、早泄等性功能方面的改变。

（二）体征

急性精囊炎肛门指检时可触及肿大的精囊，压痛明显；下腹部、会阴部及耻骨上区可有压痛。慢性精囊炎精囊常无增大，但按压前列腺附近可有轻压痛。

（三）辅助检查

（1）血常规：急性期可出现白细胞升高。

（2）精液常规：可见多量红细胞和脓细胞，精子大多为死精或少精。精液细菌培养可发现致病菌。

（3）经直肠B超或CT：可显示精囊壁稍厚，边缘毛糙，囊腔增大，囊内透声差。

（4）精囊造影检查：主要用于慢性精囊炎，方法是经射精管口插管逆行造影，或穿刺输精管注入造影剂后摄片，可见精囊形态不完整、边缘不光滑。

四、类病辨别

1. 血淋

血淋指尿中带血，另外，需要指出，成年男子，若长期没有排精（1个月以上），由于精液在体内储存时间较长，排出的精液多为淡黄色；此时应注意与血精相鉴别。血精多持续存在，常因性交频繁而加重，而长期无排精者，经过几次排精后，精液即逐渐变为灰白色，且精液化验无红细胞。

2. 精囊结核

精囊结核精液呈淡红色或血性分泌物，精液量减少，有大量红细胞及脓细胞，直肠会阴部疼痛，直肠指诊：前列腺及精囊有浸润及硬结，精液培养有结核杆菌。

五、中医论治

（一）论治原则

本病因外邪侵袭，脏腑失调，气血不和，精囊络脉受损，血溢脉外而发。中医多从"血"论治，以"宁络止血"为基本原则。针对湿热、阴虚、脾虚、血瘀等不同病机，分别采用"凉血止血"、"养血止血"、"补气摄血"和"活血止血"之法。

（二）分证论治

1. 阴虚火旺

证候：精液色红，或兼有射精疼痛，伴有五心烦热，潮热盗汗，腰膝酸软，形体消瘦，口干咽燥；舌红，少苔，脉细数。

治则：滋阴泻火，凉血安络。

方药：知柏地黄汤合二至丸。方用：知母、丹皮、黄柏、泽泻、山萸肉、生地、茯苓、山药、女贞子、旱莲草。

加减：尿道灼热可加萆薢、小蓟、瞿麦、茅根，以清热通淋；伴血尿加三七粉。射精阴部疼痛明显者，加川楝子、佛手；口渴重者，加麦冬，去泽泻、茯苓。

2. 湿热下注

证候：血精，射精疼痛，伴有会阴潮湿，小便短赤，或淋漓不尽，或兼有尿频，尿急，尿痛；舌质红，苔黄腻，脉滑数或弦数。

治则：清热利湿，凉血止血。

方药：二妙丸合小蓟饮子。方用：黄柏、苍术、蒲黄、藕节、栀子、生地、小蓟、车前草、滑石、木通、甘草。

加减：尿痛明显者加瞿麦、木通以通淋止痛；会阴疼痛明显者加蒲公英、败酱草以清热解毒，另加赤芍以活血祛瘀。

3. 脾肾两虚

证候：血精日久不愈，颜色浅淡，或仅有镜下血精，伴头晕心悸，乏力气短，面色少华，腰膝酸软，性欲减退。舌淡胖，苔白，脉沉细。

治法：健脾益肾，补气止血。

方药：四君子汤加味。人参、党参、黄芪、淮山药、白术、扁豆、熟地黄、杜仲、熟附子、菟丝子、肉苁蓉。

加减：若气虚下陷者可加升麻、柴胡以升阳固摄；若症见头晕眼花属肾精亏损者可加鹿茸、紫河车以填精补髓而固肾。

4. 瘀血阻滞

证候：精液呈暗红色，或夹有血丝、血块，少腹及会阴部疼痛，痛有定处，舌暗红，或有瘀点，脉弦或涩。

治法：行气化瘀，活血止血。

方药：桃红四物汤合失笑散。常用药物：桃仁、红花、川芎、赤芍、五灵脂、姜黄、延胡索、蒲黄。

加减：血精夹湿热者加黄芩、车前子、败酱草以清热祛湿，血精明显者则加三七末（冲）、血余炭以加强祛瘀止血之效；偏虚寒者可加小茴香、吴茱萸以温经通络。

（三）特色治疗

1. 专方专药

（1）龙仙汤：鱼腥草30g，知母15g，黄柏15g，仙鹤草30g，地龙30g，蒲公英30g，牛膝30g，覆盆子20g，川楝子15g，猪肾1枚。每天1剂，30天为1个疗程，适用于慢性精囊炎。若病程长，伴有肾阴虚者加生地黄、何首乌、山茱萸；若精液夹血较多者，加旱莲草、三七粉。

（2）清精汤：黄柏10g，赤芍10g，车前子15g，金银花炭10g，牡丹皮炭10g，白茅根30g，焦栀子10g，小蓟10g，甘草6g。用于湿热下注型。随证加减：火旺者加龟甲20g，鳖甲20g，生地黄30g；脾肾两虚者加杜仲15g，白术20g。

（3）加味三妙丸：苍术9g，黄柏9g，牛膝9g，地锦草30g，马鞭草30g，七叶一枝花20g，甘草6g。功清热利湿，用于湿热下注型。

（4）二至地黄汤：女贞子10g，旱莲草10g，生地黄10g，牡丹皮10g，山药15g，山茱萸10g，泽泻15g。血精量多者加血余炭10g，小蓟10g，藕节炭10g，侧柏炭10g，苎麻根10g。功能滋阴降火，用于阴虚火旺型。

2. 名老中医经验

（1）李曰庆诊治经验：李曰庆治疗阴虚火旺型血精，常用组方：盐知母、盐黄柏、土茯苓、女贞子、牡丹皮、大蓟、小蓟、地榆炭、车前子、莲子心、黄芪、白茅根、川楝子。方中用女贞子、土茯苓、盐知母补肾阴之不足，降虚火，安精室，使阴阳得以平衡。牡丹皮、大小蓟、地榆炭、白茅根凉血止血，摄血固络。心为君火，肾为相火。心有所动，肾必应之，故用莲子心降心火，引火归源。精生于谷，脾胃伤则水谷精微无以化，而不生其血，血少自不能化精。方中黄芪、太子参善补脾气，以固后天之本，健生精之源。车前子清热利湿，开前阴，使湿热行于下。肝之脉络阴器，抵少腹，用川楝子既能舒肝理气又可行气止痛。诸药合用，泻中寓补，其效益彰。

（2）徐福松诊治经验：审证求因，分清虚实标本缓急，徐福松认为血精病位在下焦，与肝肾关系密切，涉及脾、胃、心、肺，虚者肾气亏虚，封藏固摄失职，肾阴亏虚，阴虚火旺，扰乱精室，气血虚弱，统摄无力，血不循经，造成血精，肺阴不足，虚热内扰；实者肝经湿热，循经下注，造成血精，跌仆损伤，气滞血瘀，血络受损，血不循经，溢入精室，心热下移，火动精室，导致血精。确立理血、清源、固本为治疗大法。理血者，安络止血养血，血热则凉血止血，选用苎麻根、大小蓟、侧柏炭、白茅根、地榆等；血瘀则化瘀止血，选用生蒲黄、血余炭、失笑散等；血虚致瘀则养血活血，选用当归、鸡血藤、何首乌等；气不摄血则健脾益气统血，选用归脾汤或补中益气汤加入芡实、麦芽、神曲、鸡内金等使气血生化有源，血归脾统而安。清源以清利为主，肝经湿热则清热利湿，选用程氏萆薢分清饮加入三妙丸、碧玉散、土茯苓、车前子、荔枝草等；心经火热下移尿道，则清心利水，选用导赤散等。固本者，以肾为先天之本，肾虚不能藏精，坎宫之火无所附而妄行，当壮水制火，选用二至地黄汤加入黄精、金樱子等，不用或少用止血之品；肾气不固者。少火生气而归封蛰之本，方用金匮肾气丸加入沙苑子等，至于虚实夹杂者则消补兼施。

（3）彭培初诊治经验：彭培初认为血精病因病机归纳为君相火旺，肾水不足。盖前阴属肝经所系，为肾所司，血精从前阴出，病当离不开肝肾。临证所见血精，既有肝肾阴虚又有火热邪实夹杂。辨病有症状继发性血精和无症状原发性血精，有症状继发性血精，方用龙胆泻肝汤合暖肝煎加减。组方寒热并用，相辅相成，效果明显。基本方：生地黄、熟地黄、龙胆草、山栀、木通、丹皮、柴胡、肉桂、附子、葫芦巴、补骨脂、乌药、小茴香，临床见少腹、会阴重坠胀痛甚者而得热则舒，以温补肝肾为主，加附子、肉桂适量，达到散寒止痛之效。无症状原发性血精，方用黄连、连翘、莲子心等清泻心火，更合六味地黄丸加天龙、干蟾皮，有明显效果。基本方：生地黄、熟地黄、黄连、连翘、莲子心、淮山药、山萸肉、泽泻、茯苓、丹皮、天龙、蟾皮。临证见到舌尖红有刺，实属心火偏旺症，彭师不是单独加大清心火之药量，而是同时加强清心火、补肾水之力，使水火相交，升降平衡则精藏而血自敛。

（4）张兴会诊治经验：张兴会认为血精发生的原因很多，本病为肾阴不足，阴虚火旺或下焦湿热所致，前者多因房事不节，或久服辛燥壮阳之品，耗阴伤精。肾阴不足，阴虚火旺，扰动精室。迫血妄行，血未及化精，精液中夹有鲜红血液。精室、膀胱同居下焦，湿热内蕴下焦，扰动精室，湿阻精败，热伤脉络，败精挟血俱而成血精。禁食辛辣助火之物，多饮开水，避免激烈运动。在治疗上，选用滋阴降火法治疗精囊炎性血精症，方选用熟地滋阴补肾，龟板育阴潜阳；旱莲草滋阴补肾为特长；知母滋阴降火、生津止渴，黄柏泻肾中之火，栀子清三焦之火；茅根凉血止血达固肾精之目的。

3. 外治法

（1）精囊前列腺按摩：每周1~2次，持续4周。适用于慢性精囊炎淤积较多的患者，可适当延长按摩时间，利于精囊液的排空。对于急性者或合并急性前列腺炎者禁用。

（2）离子导入法：患者解大便后用1%小檗碱溶液20ml灌肠，然后用药液浸湿纱布并垫置于会阴部位，将浸湿的纱布与直流电理疗器阳极相连接，阴极置于耻骨上，电流8～20mA。每次透入20min，每天1次，10次为1个疗程。

（3）导管引流术：于尿道镜下，用导管进行射精管口扩张，并进入2～2.5cm，以利于引流，适用于慢性精囊炎顽固不愈者。

（4）药物灌肠：金黄散15～30g，山芋粉或藕粉适量加水200ml调煮成薄糊状，温度适宜时作保留灌肠，每天1次。

4.针刺疗法

针刺主穴取会阴、肾俞，采用泻法、重刺激，不留针。会阴穴用26号4寸毫针，且刺2～3寸深，当患者的会阴部出现酸重感时，提插2～5次后出针，不留针。肾俞穴用28号2寸针，斜向脊椎方向刺入1寸左右，待局部有酸重感时出针，不留针，每天刺1次，10次为1个疗程。阴虚火旺者配太冲、照海、太溪、曲骨以滋阴清热、凉血止血，均用平补平泻法。湿热下注者配阴陵泉、三阴交、太冲、行间、中极以清热利湿、凉血止血，均用泻法。瘀血内结者配委中、照海、中极以活血化瘀、凉血止血，均用泻法。脾肾两虚者配肾俞、脾俞、三阴交、太溪、足三里、气海以健脾益肾、补气摄血，均用补法。

5.饮食疗法

（1）薏米粥：生薏米100g，白米50g。先将薏米煮烂，后入米煮粥。晨起作早餐食之。

（2）鲤鱼汤：新鲜鲤鱼1尾，小椒末1.5g，芫荽末1.5g，及葱、料酒、姜、盐、荜芨、醋各适量。先将鱼去鳞和内脏，洗净切块，再与小椒末、芫荽末、葱、酒、盐淹拌；再下入清汤内煮，鱼熟放入醋、荜芨、生姜调和即可。饮汤，吃肉。

（3）二鲜饮：鲜藕切片120g，鲜茅根切碎120g。用水煮汁，以代茶饮，不拘时，频频饮之。以上用于湿热证。

（4）生地黄粥：生地黄汁150ml，陈仓米适量。取生地黄汁150ml加入陈仓米粥中，搅拌令匀，食之。

（5）莲子粥：莲子肉50g，糯米100g，冰糖适量。用水同煮莲子、糯米成粥，加入冰糖水，每日晨起食1小碗，或不拘时作点心食之。

（6）芡实粉粥：芡实粉30g，核桃肉15g，打碎红枣5个去核。芡实粉先用凉水打糊，放入滚开水中搅拌，再入核桃肉、红枣肉，煮熟成糊粥，加糖不拘时食用。以上用于肾虚证。

六、西医治疗

（一）治疗原则

对于局部症状明显且合并有全身情况的急性炎症，可配合敏感的抗生素治疗。

如出现较明显的血精，可酌情选用止血药物。

（二）药物治疗

1. 抗感染治疗

对于细菌培养阳性者，应根据药敏结果选用有效的、能从前列腺液分泌的抗生素治疗。常用药物有大环内酯类、磺胺类、喹诺酮类、头孢菌素类等。当感染可疑而细菌培养阴性者。应考虑衣原体、类杆菌感染的可能，可给予四环素、甲硝唑治疗。抗生素通常要连续使用 2 周以上才能起到较好疗效。常用：复方新诺明片、诺氟沙星胶囊、环丙沙星、氧氟沙星。

2. 止血治疗

本病可用卡巴克洛、维生素 K_3 肌内注射。酚磺乙胺，静脉滴注或肌内注射，每日 2 次。

（三）手术治疗

精囊炎通常不需行手术治疗。但有部分患者可伴有精液潴留或精囊腺脓肿，患者自觉会阴部胀痛，直肠指诊发现精囊肿大，有波动感和压痛，B 超及 CT 等检查发现精囊有积液或积脓，需经会阴穿刺抽液减压，或从直肠或会阴部切开引流。

七、预防与调护

（1）劝导患者克服紧张焦虑的情绪，以科学的态度对待本病，一方面不能讳疾忌医，积极配合医生治疗，避免延误治疗时机；另一方面不要过于担心，以平常的心态从事日常的工作学习，培养广泛的兴趣和爱好，转移注意力，保持乐观的情绪，争取早日康复。

（2）注意外阴部的清洁卫生，用淡盐水浸泡外阴，去除包皮垢，禁忌不洁性交。节制性生活。

（3）饮食清淡，禁食酒、咖啡、浓茶及辛辣之品，加强营养。

（4）加强体质，注意劳逸结合。禁忌骑自行车、骑马，减少对会阴部的局部压迫。

八、疗效判定标准

治愈：症状消失，精囊无触痛，精液检查无红细胞、白细胞，细菌培养阴性。
好转：症状好转，肉眼血精消失，精液检查有少量红细胞，精囊轻度触痛。
未愈：症状体征未改善，有血精，精液检查有较多红细胞、白细胞。

第六节　前列腺－精囊结核

一、概述

前列腺－精囊腺结核是由结核杆菌引起的疾病,多见于20～40岁的青壮年男性。根据统计表明,在男性生殖系统结核中,前列腺结核占95.2%,精囊结核占61.9%,附睾结核占48.5%,睾丸结核占29.5%。GInbey 1952年对有附睾结核的患者的尸检发现,全部存在前列腺结核。表明前列腺结核的发病率在男性生殖系结核中是占首位的。临床上最常见的是附睾结核,而前列腺、精囊则因为位置深藏,常被忽视。一般认为,前列腺、精囊同时有结核的比例几乎可达100%,并多伴有附睾结核。

前列腺－精囊结核属于中医的"痰核"、"血精"范畴,其在会阴部或阴囊形成的结核窦道则类似中医的"穿档漏"或"阴囊漏"。

二、病因病机

前列腺－精囊腺结核的病位在精室,而与肺、肾、肝关系最为密切。痨虫传染是形成本病的唯一因素。因先天禀赋薄弱,或后天嗜欲无度,忧思劳倦,或大病久病失于调治等,耗伤气血津液,正气内虚,抗病力弱,则痨虫乘虚伤人,或直接接触本病患者,"痨虫"侵入人体而成病,不仅感染肺、肾、膀胱等脏腑,同时也可传之前列腺。由此可见痨虫是致病的外因,而正虚是发病的内因,阴虚是其基本病机,此外本病也有瘀血、湿热、痰湿之证。

三、辨病

（一）症状

本病病变早期并不出现明显的全身及局部症状。

（1）局部症状:主要表现为血精,精液呈粉红色或带有血丝,严重时精液完全呈血液状;精囊腺分泌减少,精液量也随之减少,精子数量及活动率也可降低,因此影响生育能力;射精疼,由于前列腺结核造成腺体导管阻塞和射精管阻塞,使射精时发生疼痛;排尿困难,前列腺结核肿大,可阻塞前列腺尿道而造成排尿困难、尿潴留;尿路刺激症状:如尿频、尿急、尿痛等;阴囊或会阴部结核性窦道形成:这是因前列腺冷脓疡溃后,可经久不愈地有黄绿色脓液流出,向阴囊及会阴溃破所致。

（2）性功能异常:射精疼痛及血精,前列腺结核可造成前列腺腺管受累阻塞。另外,还可造成射精管开口损害。绝大多数患者伴有附睾结核,所以出现射精时和射精后疼痛。

（3）全身症状：随着病情进展可出现典型的结核全身症状，如低热、盗汗、消瘦。

（二）体征

前列腺解剖部位隐蔽，病变早期症状不明显，早期诊断很困难。当患者有慢性前列腺炎症状，又伴有肺、肾、附睾等部位结核病变存在时，要想到前列腺－精囊结核的可能性。

直肠指诊：前列腺外形可正常，可呈结节状，表面不规则，质地偏硬、轻度压痛，亦可纤维化变，形成坚硬肿块。精囊腺有时也可触及，质地变硬或有结节，所以同时要注意患者的附睾、输精管有无异常。多数患者同时伴有附睾结核、附睾肿大，输精管可呈串珠样改变。

（三）辅助检查

（1）精液及前列腺液检查：可有红细胞及白细胞，直接涂片或结核杆菌培养可以发现结核杆菌。目前 PCR 方法有较高的敏感性和特异性。具有操作简单、敏感性高、特异性好等特点，比分离培养法鉴定结核在时间上明显缩短。

（2）X 线及 CT 检查：包括经静脉肾盂造影、膀胱造影、输精管造影及尿道造影，以全面了解泌尿生殖系的情况，发现结核受累部位。前列腺后尿道平片可见钙化阴影；前列腺尿道造影可显示狭窄、僵直、管道不规则；CT 检查可发现前列腺、精囊腺的结核性病理特征。

（3）超声检查：其边界回声不整齐，内部光点不均匀。有脓肿或空洞者，可有边缘不整齐的透声区及内部的低回声现象。

（4）膀胱镜及尿道镜检查：伴有膀胱结核时，可见多数浅黄色粟粒样结核结节，多分布于输尿管口周围及三角区。严重病例可有黏膜水肿、发红、溃疡，有时难与浸润性膀胱癌区别。前列腺结核时，尿道镜观察可见浅表性溃疡；慢性期前列腺炎时，尿道精阜处可有增厚、黏膜粗糙，也可表现为纤维增生而致瘢痕挛缩。

（5）前列腺活组织穿刺检查，镜下可见结核结节、干酪坏死等结核病理改变，可作出正确诊断。

四、类病辨别

1. 石淋
石淋为尿血且有淋沥绞痛、涩痛诸症；前列腺结核则只在排精时精液中带血。

2. 慢性细菌性前列腺炎
慢性细菌性前列腺炎见前列腺可出现大小不等结节，或质地变硬，但临床症状比较复杂，尿道常有乳白色分泌物滴出，EPS 镜检白细胞 > 10 个 /HP 或成堆，尿液、精液或 EPS 涂片或培养查结核杆菌阴性。

3. 前列腺癌

前列腺癌早期不出现症状，晚期出现尿路梗阻现象。肛门指检前列腺表面高低不平，质地坚硬如石，十分牢固。实验室检查，血清前列腺特异抗原增高，酸性磷酸酶多升高，精液或前列腺脱落细胞检查可发现癌细胞，前列腺活组织病检常能明确诊断。

五、中医论治

（一）诊治原则

《医学正传·卷之三·劳极》曰："治之之法，一则杀其虫，以绝其根本，一则补其虚，以复其真元。"因此本病的治则应是：杀虫补虚，消痰活血，初期，痰浊凝结，治以化痰软坚；溃疡期，痰浊渐蕴化热，损伤血络，治以止血活血、化痰清热；脓成期，痰热互结，酿生脓血，治以透脓托毒；溃破期，脓肿溃破，经久不愈，耗伤气血，损伤阴阳，治以气血双补，滋阴和阳。

（二）分证论治

1. 阴虚火旺

证候：小便淋沥，茎中刺痛。尿频，尿急，或有少腹、会阴、睾丸胀痛不适，遗精，血精，五心烦热，夜间盗汗，头晕眼花，腰膝酸软，舌质红，舌苔薄黄而少苔，脉象细数。

治法：滋阴降火。

方药：知柏地黄丸合二至九加减（知母、黄柏、生地、山药、山萸肉、茯苓、泽泻、丹皮、女贞子、旱莲草）。

加减：潮热加鳖甲、地骨皮；若血精色鲜红，加白茅根、藕节、小蓟、仙鹤草。

2. 痰湿结聚

证候：形体肥胖，胸脘痞闷，口干，口黏，小便不利，排尿困难，乏力身困，精液黏稠量少，前列腺呈结节状坚硬肿大，舌质暗紫，舌苔白腻，脉象细濡或沉滑。

治法：健脾祛湿、化痰软坚。

方药：化坚二陈汤加减（陈皮、半夏、茯苓、黄连、甘草、僵蚕、海藻、莪术、百部）。

加减：脘痞纳差，可加砂仁、白蔻仁。腹泻加白术、山药、薏苡仁。

3. 气滞血瘀

证候：小腹、会阴、睾丸坠胀隐痛不适，或有血精，血尿，小便淋沥不爽，或有慢性尿潴留，前列腺肿大坚硬，射精疼痛，面色晦暗肌肤乏润，口干欲饮，舌质暗，边有瘀点，脉象沉涩。多见于久病患者。

治法：活血散瘀，理气止痛。

方药：前列腺汤加减（丹参、泽兰、赤芍、桃仁、红花、乳香、没药、王不留行、青皮、小茴香）。

加减：已化脓加败酱草、蒲公英、黄芪、穿山甲，肾虚加淫羊藿、川牛膝。

4. 肾元亏虚

证候：小便不畅，骨蒸，体热，盗汗，面白颧红，口干咽燥，或遗精、白浊，或滑精，阳痿，五更泻，浮肿，心慌，舌质红少津，或舌体淡胖，边有齿痕，脉象微细而数，或虚大无力。

治法：滋阴补阳。

方药：补天大造丸加减（党参、白芍、山药、枸杞子、白术、当归、黄芪、枣仁、远志、茯苓、熟地、龟板）。

加减：潮热加鳖甲、银柴胡。

（三）特色治疗

1. 专方专药

（1）大补阴丸 5g，口服，每天 3 次。

（2）小金丹 3.6g，口服，每天 2 次。

（3）济生肾气丸加味：熟地、山药、山茱萸、丹皮、茯苓、泽泻、肉桂、附子、车前子、牛膝、黄柏、知母、龟板胶、鹿角胶、百部、续断、杜仲、菟丝子、黄芪、砂仁、苍术、夏枯草为末，加蜜制成丸药内服，每次 9g，每天 3 次。

（4）知柏地黄汤阳和汤合方加味：黄芪、熟地、山药、山茱萸各 30g，丹皮、茯苓、泽泻、肉桂、甘草、鹿角胶、牡丹皮各 15g，麻黄、炮姜、知母、百部、白及、黄柏、白芷各 10g，何首乌、夏枯草各 15g，狗脊 20g。水煎服，每天 1 剂，连服 1～2 个月，并可加入鳖甲。

2. 名老中医经验

（1）邹云祥诊治经验：邹老重用冬虫夏草治疗。邹老认为此病为先后天不足之虚劳证。虚则补之，劳者温之。重用甘温补肾益精髓之冬虫夏草为君，以温中补虚之母鸡佐之；紫河车、当归、枸杞子、桑寄生补肾之精血；人参、黄芪、茯苓、芡实、红枣补气以健脾，甘草安五脏，调和诸药。本方补而不腻，温而不燥，使肾能作强，脾能健运，多获良效。

（2）苏文海诊治经验：苏文海把此病分三期：早期，症见多以血精、尿痛、尿急、尿频或血尿，舌质淡稍红、苔黄腻，脉滑数为主，辨证属下焦湿热，治予泻火利湿法，方用龙胆泻肝汤加减：龙胆草、柴胡、生地、木通、泽泻、车前子（包煎）、川牛膝、夏枯草，水煎服，每天 1 剂。中期，出现血精、腰痛、失眠、头晕、耳鸣、咽干、盗汗、潮热、遗精、舌红少苔、脉细数等肾阴渐耗、阴虚火旺之证，宜滋阴补肾壮腰法，方用六味地黄汤合滋肾汤化裁：熟地黄、山药、山萸肉、牡丹皮、茯苓、泽泻、知母、黄柏、肉桂、牛膝、川续断、菟丝子、鹿角霜、鹿角胶、龟板、蛤蚧（炙）、车前子、白及、百部、何首乌，作汤剂，或为细末，炼蜜为丸，每服9g，日3服；同时配服犀黄丸（成药）。后期，常见身体虚羸，形寒肢冷，神疲便溏，小便淋漓，甚或不禁，舌淡红苔白，脉细弱尺虚等肾阴肾阳俱损证，当以肾阴肾阳双补为治，方用济生肾气丸加味：熟地黄、山药、山萸肉、牡丹皮、茯苓、泽泻、肉桂、制附片、车前子、牛膝、知母、黄柏、龟板胶、鹿角胶、白及、百部、川续断、杜仲，每丸10g，每服1丸，日3服。

3. 单方验方

（1）萹蓄60g，百部10g，水煎服，每天1剂。

（2）百部150g，鳖甲50g，穿山甲50g，炼蜜为丸服。

（3）百部10g，白果30g，萆薢15g，芡实30g，水煎服，每天1剂。

（4）玄参、煅牡蛎、浙贝各等份丸服。

（5）白及30g，黑芝麻15g，水煎服，每天1剂。

4. 外敷

（1）净灵脂、白芥子各15g，生甘草6g。研末，大蒜泥15g，同捣匀，入醋少许，摊纱布上，敷颈椎至腰椎夹脊旁开1.5寸，1小时皮肤有灼热感去之。7天1次，本法适合于肺结核合并前列腺结核。

（2）二白散（《外科大成》）：化痰散结，消肉瘤痰核。生南星、贝母等份研末，醋调外敷会阴部。

5. 针刺疗法

主穴：肾俞、长强、关元、结核穴（在大椎旁开3.5寸，左右各一）、委中。针法：直刺5～8分。配穴：肾热穴（在第7、8胸椎棘突间旁开5分，左右各一）、足三里。针法：直刺5～8分。每天针刺1次，采用补法，每次双侧交替，14次为1个疗程。

6. 食疗

（1）活甲鱼1只，加调料，清蒸食用。

（2）光鸭1只，将冬虫夏草10g，装入鸭腹，加调料蒸2小时，食鸭喝汤。

（3）300g鲜荠菜，切碎，加水煮沸，即放入300g豆腐，加调料煮成荠菜豆腐羹。

（4）250g蛤蜊肉切片，250g韭菜切段，加清水煮沸，加调料转文火炖透后食用。

六、西医治疗

（1）前列腺结核很少单独发生，常伴有男性泌尿生殖系其他部位结核，治疗原则同其他部位结核治疗原则一致。应坚持早期、联用、适量、规律、全程五项原则。

（2）药物治疗：常以链霉素、异烟肼、吡嗪酰胺等药物联合使用。链霉素每次0.5g，每天2次，先用2周，以后每周2次，每次1g。异烟肼，每次0.1g，每天3次。吡嗪酰胺每天1.5g，分3次口服。利福平，每天1次，空腹口服450～600mg。单纯药物治疗，用药时间是半年至1年。上述药物效果不佳时，可改用氨硫脲（胺苯硫脲TBI）、环丝氨酸、乙硫异烟胺、卡那霉素等药物治疗。

（3）手术治疗：前列腺结核一般不主张作前列腺切除术。当前列腺结核严重不能控制，广泛空洞，或干酪样变性，或造成尿路梗阻，用一般药物治疗不能缓解时，或者前列腺结核冷脓疡已引起尿道、会阴部瘘道，可考虑病灶消除术，将病变前列腺切除或将窦道切除。手术前后，仍需配合上述抗痨药治疗，以免结核扩散。

七、预防与调护

未病当预防，已病重调养。目的都在于保护和增强人体正气的抗病能力，就本病而言要注意以下方面：

（1）畅情志，禁恼怒，息妄想。保持乐观情绪，增强战胜疾病的信心。

（2）加强营养，饮食有节，可吃甲鱼、雄鸡、老鸭、牛羊乳、蜂蜜等，食疗加入百合、山药、梨、藕之类。忌食辛辣刺激动火之物，如辣椒、葱姜等。

（3）戒酒烟，远房室，劳逸适度。

（4）慎起居，适寒温，适当进行体疗锻炼如太极拳、气功等。

（5）及时治疗身体其他部位的结核和泌尿系结核。

八、疗效判定标准

治愈：前列腺液精液结核杆菌培养阴性，临床症状消失，前列腺或精囊结节缩小或消失。

好转：前列腺液精液结核杆菌培养阴性，临床症状改善，前列腺或精囊结节缩小。

未愈：前列腺液精液结核杆菌培养阳性，临床症状无改善，前列腺或精囊结节无变化。

第十七章

杂病与房中病

第一节 男性乳腺发育症

一、概述

男性乳腺发育症，又称男性乳房女性化，是男性内分泌失调的一种病证。以男性乳房肥大，单侧或双侧结块，或有胀痛为主要特征，有生理性和病理性之分，正常成年男性的乳房呈不发育状态，仅有较小的乳头和乳晕。大多数新生儿和约70%青春期男性可见乳房发育，但到成年以后便不再发展。若男子乳房增大，状若妇乳者则可称为男性乳房发育症，简称"男性女乳"，相当于中医学所称的"男子乳病"。

本病的发生，多由先天不足，气血不和，冲任失调，气郁痰凝所致；也可因手术创伤、睾丸外伤、肿瘤病变、药物使用不当诱发。因乳头属肝，乳房属肾，故男子乳病的发病常与肝肾功能失调有关。俞听鸿在《外证医案汇编》中说："乳中结核，虽云肝病，其本在肾。"

本病一经发现大多能明确诊断，有时也要与男子乳痛早期、男子乳岩相鉴别。早期发现，中医治疗效果较好，逐渐长大则影响外观，需要手术治疗。患有本病的男子其乳腺癌（乳岩）的发生率高于非乳腺肿大者，但只要积极治疗则可以避免。

二、病因病机

乳病的中医病因主要为情志不调，肝气郁结，或痰凝气滞、或房事失节，损伤肝肾；或服药不当、手术损伤、睾丸外伤、肿瘤病变等所致。以肝肾阴虚，经络气血运行不畅、痰凝、气滞、血瘀阻滞为主要病机。

气滞痰凝者多由情志不遂，或暴怒伤肝，以致肝气郁结，气滞则血瘀，气郁则化火，炼液成痰，痰气互结，血脉不畅，致脉络失和而发乳病。

肝肾阴虚者多由房事不节，损伤肾精，或素体肾虚，肾精不能上荣肝木，肝阴不足，疏泄失常，气血瘀阻，经络痞塞，遂结为乳病。

阴阳失调者多由外伤、手术、睾丸肿瘤、药物影响等，以体内阴阳失衡，阴精偏亢，阳气不足，天癸失衡而致乳病。

三、辨病

（一）症状

（1）乳房增大原发性男性乳房发育症，表现为一侧或两侧乳晕部出现圆而扁平的小肿块，继发性者多表现为单侧乳房明显增大，或双侧乳房呈对称性或不对称性增大，大小不一，外观多类似发育期的少女乳房。

（2）乳房胀痛：多数患者有轻重程度不一的乳房胀痛，并有压痛，有的也可有乳汁样的分泌物。

（3）其他症状：有的患者可伴头晕耳鸣，腰膝酸软，口燥咽干，心烦易怒或畏寒肢冷，阳痿便溏，性欲减退，或胁肋疼痛，腹胀纳呆等症状。

（二）体征

在乳晕皮下或明显肥大的乳房内，可扪及圆而扁平的肿块，质地硬韧，边缘清楚，有一定的移动性，轻微压痛。发于青春期，与先天性睾丸发育不全有关的患者，有的具有女性化的征象，如声音变尖，面部无须，臀部变宽；有的可伴有生殖器畸形，如假两性畸形、尿道下裂、隐睾等。

（三）辅助检查

1. 常规检查项目

应根据病情有目的地进行必要的检查。如怀疑甲状腺疾病者，须查甲状腺功能全套；怀疑肾上腺疾病者，可查腹部 B 超、腹膜充气后造影，尿 17- 酮类固醇、电解质等；怀疑垂体、下丘脑的肿瘤，可查眼底 X 线及头颅 X 摄片，必要时行 CT 和 MRI 检查；怀疑睾丸肿瘤做超声波检查。老年男性应行胸部 X 线检查和痰液检查，所有的患者均应行肝功能及性激素检查。

2. 病理学检查

对于难以确诊者可行病理切片检查。切片上可见乳腺导管有明显增长和扩张，导管上皮亦增生，但腺泡并不发育，大部分组织为增生的纤维。

四、类病辨别

1. 男性乳腺癌

男性乳腺癌临床极为少见，多发生于老年人，肿块多位于乳头附近，质地坚硬，形态不规则，界限不清楚，表面不甚光滑，且早期侵入胸肌不易推动，或伴有同侧腋窝淋巴结肿大。

2.乳房脂肪沉积

乳房脂肪沉积常见于肥胖男子，乳房呈弥漫性脂肪堆积，按之柔软无压痛，外观上很像乳腺发育，但是并无腺体组织，彩色超声波检查可以区别脂肪和乳腺组织，也称之为假性乳房肥大。

3.营养性乳腺增生症

在营养不良恢复期，由于营养补充，垂体发生一时性的促性腺激素分泌过多，男子乳房可暂时性增大，无需治疗，可自行消失。

4.男性乳腺炎

男性乳腺炎多有局部外伤、感染史，局部红肿热痛，有畏寒发热等全身症状，溃后创口容易收口。

五、中医论治

（一）论治原则

本病缘于气滞痰凝，肝肾阴虚，阴阳失调，故治疗以舒肝解郁、化痰散结、活血通络为主；虚证滋补肝肾，调和阴阳，佐以行气散结软坚。

（二）分证论治

1.肝气郁结

证候：乳晕皮下可触及扁平圆形结节，质地较坚韧，乳房胀痛，可随喜怒而消长，伴见胸胁胀闷，情志不畅，善太息，纳呆，或有乳头溢液。舌淡红，苔白或薄黄，脉弦。

治法：疏肝解郁，化痰散结。

方药：逍遥散合乳疬汤加减（柴胡、薄荷、当归、白芍、白术、茯苓、炙甘草、制香附、陈皮、青皮、夏枯草）。

加减：肝郁化火，口苦咽干者加丹皮、焦栀子，舌暗红有瘀点者，加丹参、土鳖虫。

2.肝肾阴虚

证候：单侧乳房发育增大，乳晕下多不能触及明显的结节，偶有乳头乳汁样溢液，乳房胀痛，伴头晕、耳鸣，腰膝酸软，失眠多梦，心烦口干，舌质红，苔薄黄，或少苔，脉弦细数。

治法：滋阴补肾，疏肝散结。

方药：一贯煎加减（沙参、麦冬、枸杞子、生地、川楝子、当归）。

加减：头晕耳鸣者，加女贞子、旱莲草，失眠多梦者加酸枣仁、夜交藤。

3.肾阳虚衰

证候：乳房缓慢增大，乳中结块不坚，乳房胀痛及压痛不明显，面色黧黑，形寒肢冷，精神不振，或阳痿，舌质淡，苔薄白，脉濡或沉细。

治法：温补肾阳，化痰散结。

方药：右归丸加减（熟地黄、附子、肉桂、山药、山茱萸、菟丝子、鹿角胶、枸杞子、当归、炒杜仲）。

加减：头晕耳鸣者，加女贞子、旱莲草，失眠多梦者加酸枣仁、夜交藤。

（三）特色治疗

1. 专方专药

（1）丹栀逍遥散：用于肝气郁结证，每次服 6g，每天 3 次。

（2）消瘰丸：用于肝肾阴虚证，每服 6g，每天 3 次。

（3）小金片：用于气滞痰凝者，每次 4 片，每天 3 次。

（4）六味地黄丸：用于肝肾阴虚证，每次 6g，每天 2～3 次。

（5）攻消和解软坚汤：炮山甲、炙僵蚕、全当归、赤芍、青皮、陈皮、制乳香、制没药、连翘、炒瓜蒌、天花粉、牡蛎、金银花、夏枯草、蒲公英、生甘草、金橘叶。服 5～10 剂不效者，加守宫、马钱子。外贴箍消膏药。

（6）加味神效瓜蒌散：柴胡、延胡索、玄参、昆布、海藻、瓜蒌、浙贝母（捣碎）、当归、连翘、乳香、没药，每天 1 剂，水煎服。同时用水调散（石膏、芒硝、黄柏，共研细末，局部外敷，24 小时更换 1 次）。

（7）柴胡槟榔散：柴胡、槟榔、当归、白芍、川芎、郁金、青皮、枳壳、乌药、甘草各 12g。上药 10 味共研细末，每天早中晚各服 6g，连服 1 个月为 1 个疗程。

2. 名老中医经验

（1）王琦教授诊治经验举例。

杨某，男，24 岁，农民，1991 年 3 月 19 日初诊。患者于 5 年前，自觉右乳房逐渐发育，近一年来较为明显，故特来专家门诊求治。查右侧乳房明显隆起，且颜色变化，扪之可及 3cm×8cm 肿块，质地较软，压之疼痛。患者性格内向，近来急躁易怒，胸胁胀满，食欲不振，二便正常。舌质淡红，苔白稍腻，脉弦滑。治以行气化痰、软坚散结为法。柴胡 10g，茯苓 10g，白术 10g，薄荷 6g，橘红 10g，三棱 10g，莪术 10g，浙贝母 15g，山慈菇 6g，郁金 10g，皂刺 6g，牡蛎 30g，蒲公英 30g。水煎前另以木香 300g 研末加醋调和，捏成圆形小饼，外贴患乳处，每天一次。以上方调治 1 月余，右侧隆起之乳房逐渐消退，肿块消失，心情舒畅，食欲增加。

按：本例患者由于情志不畅，肝气郁结，气滞痰凝，脉络瘀阻，而乳房乃肝脉所过之处，故出现乳房结块。治疗则以行气化痰、软坚散结为法。方中柴胡、薄荷、郁金舒肝行气，茯苓、白术、橘红、浙贝燥湿化痰，三棱、莪术、山慈菇、皂刺、牡蛎软坚散结。外配以行气止痛效果较好的木香外敷，则气滞得通，痰凝得化，诸症得除。王琦教授辨证时还非常注意与辨病相结合，内外同治，以加速病情痊愈。

（2）徐福松教授诊治经验举例。

案一：胡某，男，31岁，已婚。患者着色乳晕部胀痛3个月，在某医院外科诊断为"男子乳房发育症"，注射丙酮治疗无效，乃来就诊。诊得左侧乳房外观明显隆起，呈成年女性乳房状，左侧乳晕部有鸡蛋大包块，质较硬，边缘光滑，与表皮基底无粘连，稍有胀痛，平时性情较急躁，有血吸虫性肝肿大及血小板减少症，全身乏力，小便黄，舌脉正常。

辨证为肝郁化火，炼液成痰而成乳病，兹拟清肝泻火、化痰软坚之法调治。内服加味乳病汤，处方：香附10g，青皮6g，橘叶10g，夏枯草10g，牡丹皮10g，山栀10g，海藻10g，昆布10g，海浮石10g（先煎），牡蛎20g（先煎）。5剂，乳房肿胀消褪1/3，核子未缩小；服5剂，核子缩小3/4，质地变软；原方续服15剂，核子消失，乳房恢复男性状态。

按：乳病汤原名"男妇乳病汤"，源于《种福堂公选良方》。方中香附、青皮、橘叶疏肝理气，夏枯草清肝化痰。药仅4味，组方缜密，正合本证肝郁化火、痰浊凝聚之病机。复入牡丹皮、山栀以助清泻肝火之功；加海藻、昆布、海浮石、牡蛎以增软坚散结之力。肝气得复，肝火得平，痰浊得化，则男子乳病消散于无形矣。

案二：王某，男，41岁。患者于1年前两乳晕部结块，在某医院诊断为"男子乳房发育异常"，建议手术治疗，因不愿手术而来我院。诊得乳晕部结块，大如鸡卵，呈椭圆形，突出于皮肤，呈妇乳状，压之疼痛皮色不变，诊断为"男子乳病"，先服加味乳病汤，处方：香附10g，青皮6g，橘叶10g，夏枯草10g，牡丹皮10g，山栀10g，海藻10g，昆布10g，海浮石10g（先煎），牡蛎20g（先煎）。上方服两个月核子缩小1/3以后不再继续缩小，询得患者遗精腰酸，并见右眼眶黧黑，舌红，少苔，脉来细弦。辨证为肝虚血燥、肾虚精亏，予内服加味地黄汤，处方：熟地黄10g，山萸萸10g，淮山药10g，牡丹皮10g，泽泻10g，茯苓10g，当归10g，白芍药10g，牡蛎20g（先煎），川贝母6g。外贴八将膏。经治1个月，两乳晕部核子全部消散，眼眶黧黑消退，遗精腰酸等症亦痊愈。

按：加味地黄汤系六味地黄汤加当归、白芍、牡蛎、川贝母。六味地黄汤平补肝肾，复入当归、白芍药补养肝血，即成归芍地黄汤；再加牡蛎、川贝母化痰软坚，寓有消瘰丸之意。全方以滋益肝肾为主，化痰软坚为辅，诚治病必求其本，标本兼顾之法也。

案三：甘某，男，65岁。患者双侧乳房如妇人状，自觉轻微胀痛，伴有腰膝酸软，阳痿，阴部湿冷，睾丸如枣核大。性激素检查雌激素水平偏高，穿刺活检提示乳房增生改变。舌淡，苔白而厚，脉细无力。证属肝肾亏虚，痰浊凝聚，治以温补肝肾，方用左归丸加减，处方：熟地黄12g，延胡索10g，菟丝子10g，鹿角胶10g，龟甲胶10g，炮甲片10g，夏枯草15g，当归20g，干蜈蚣两条，三棱10g，乳香10g，金铃子10g，青、陈皮各10g，服药50剂症状及体征明显改善，每月能过两次性生活，以前法进退，守方100剂，症状基本平复。

按：本型以老年男性为主，男子八八，肝肾之气衰竭，虚火自内而生，炼液成痰，络脉阻滞，窍闭不通，《妇科玉尺》明确指出："盖女子常损肝胃，男子常损肝肾，故有怒火，房劳过度，以致肝燥肾虚，亦如女子结核肿痛也。"男子乳房增生与肝肾关系最大，故临床以补益肝肾为主，理气散结为辅。

（3）秦亮甫教授诊治经验举例。

应某，男，70岁。2000年8月1日初诊。

主诉：右乳房肿大5个月。5个月前患者偶然发觉右乳房肿块，轻度胀痛。因13年前曾有类似病史，后不治而愈，故并不在意。2个月后其疼痛虽消失，但右乳房逐渐肿大，遂前往某医院外科求治，经化验肝功能示总胆红素22.6mmol/L，碱性磷酸酶147U/L，余各项指标皆在正常范围。该院予丙睾50治疗，然而肌内注射5次后症情仍无好转。顷诊：右乳房肿大，乳晕部有1个2cm×3cm大小的扁圆形肿块，边界清楚，表面光滑，推之移动，无触痛，乳头无分泌物。舌淡红、苔薄，脉缓。证属肝气郁结、气滞痰凝，治拟消散疏肝。处方：全瓜蒌、蒲公英、煅牡蛎、茵陈各30g，夏枯草、橘叶核、柴胡、青陈皮、制香附、三棱、莪术、川楝子、延胡索、玄参、浙贝、当归各9g。14剂，每天1剂，水煎2次，取汁温服。外敷方：全瓜蒌50g，川楝子、延胡索各9g，蒲公英、樟木、制甘遂、明矾、白芥子各30g，冰片10g。5剂，3天1剂，水煎2次，取汁后混合，每天热敷右乳房2次。治疗2周，乳晕部肿块消失，右乳房形态恢复正常。右乳病已经告愈，法以原旨，续治1周，以资巩固。

按：男性乳房发育症病前可有肝功能的损害。秦师认为乳房为肝经循行的部位，男性乳病的成因亦多见于木失调达，气滞痰凝。内服方中消瘰丸（玄参、浙贝、煅牡蛎）乃治疗肝郁气滞痰凝肿块之良方，合莪术散（莪术、三棱、当归、制香附等）破血行气消结；加入全瓜蒌、蒲公英、夏枯草以加强清热化痰、软坚散结之功，配柴胡、橘叶核、青陈皮及金铃子散（川楝子、延胡索）疏肝行气，气行则结散，茵陈清肝退黄。配合局部药熨疗法，不仅起效快，疗效好，而且无不良反应。

（4）李廷冠教授诊治经验：李教授认为本病以肝肾不足为发病之本，气滞、血瘀、痰凝为发病之标，故治疗上主张标本兼治，以滋补肝肾、调整冲任、理气化痰、软坚散结为主要治则，治以滋补肝肾，化痰散结，方药以一贯煎、消病丸合方加减，标本兼治，内外合用，疗效颇佳。李廷冠教授治疗乳病主张辨病与辨证相结合，根据本病的病因病机及临床表现将本病分为肝郁气滞型、脾肾虚弱型、肝肾阴虚型3个证型分型辨治，同时配合药物外敷，内外合治。

分型治疗如下：①肝郁气滞型：治宜疏肝理气，化痰散结。方用逍遥散（《局方》）、二陈汤（《局方》）、消病丸（《外科真诠》）合方加减：柴胡9g，当归9g，白术10g，半夏10g，浙贝母15g，陈皮9g，白芍12g，海藻12g，昆布12g，茯苓15g，甘草6g。加减：乳房胀痛或胁痛明显者加郁金、香附、延胡索；夜寐不宁者加远志、酸枣仁、合欢皮、夜交藤。②脾肾虚弱型：治宜益肾健脾，化痰散结。方用菟丝子丸（《沈氏尊生书》）、六君子汤《外科发挥》合方加减：菟丝子12g，淫羊藿15g，党参15g，枸杞子10g，白术10g，半夏10g，陈皮9g，茯苓15g，山药18g，丹参

12g，海藻 12g，昆布 12g，甘草 6g。加减：血虚者加当归、鸡血藤、制何首乌；兼肝郁者加制香附、柴胡、郁金、延胡索、八月札等。③肝肾阴虚型：治宜滋补肝肾，化痰散结。方用自拟乳病Ⅲ号方：生地黄 15g，当归 10g，沙参 12g，麦冬 12g，枸杞子 12g，川楝子 10g，生牡蛎 30g（先煎），浙贝母 10g，玄参 15g，海藻 12g，昆布 12g，甘草 6g。加减：血虚者加当归、鸡血藤、制何首乌；兼肝郁者加制香附、柴胡、郁金、延胡索、八月札等。失眠多梦者加酸枣仁、远志；胃纳不佳者加鸡内金、麦芽；肿块坚硬者加三棱、莪术等。李教授认为本病一般不必手术，但乳腺肿块明显，经内外合治疗效不佳或疑为恶变可能，同时患者坚持要求手术者，予手术治疗并送病理检查。

病案：陈某，男，65 岁，2010 年 11 月 20 日初诊。右侧乳房逐渐增大，乳晕部有肿块伴隐痛和压痛 10 月余。因畏惧手术而要求中医治疗，常伴心烦多梦，口苦咽干，耳鸣，腰膝酸软等。无肝炎病史，有前列腺增生症。体检：患者形体消瘦，右侧乳房增大，乳晕皮肤呈暗褐色，乳晕皮下触及 3.0cm×3.0cm 扁圆形肿块，质地韧硬，边界清楚，与皮肤、肌肉无粘连，压痛。舌质红，少苔，脉细数。西医诊断为男性乳房发育症。中医诊为乳病，肝肾阴虚型。治以滋补肝肾，化痰散结。方用一贯煎、消疬丸合方加减：生地黄 15g，当归 10g，菟丝子 12g，麦冬 12g，枸杞子 12g，牡丹皮 10g，川楝子 10g，生牡蛎 30g（先煎），浙贝母 10g，玄参 15g，酸枣仁 12g，远志 10g，牛膝 12g，海藻 12g，昆布 12g，甘草 6g。12 剂，每天 1 剂，水煎分 2 次服。同时给予乳康搽剂外搽或湿敷患处。二诊，乳痛消失，夜寐改善，肿块缩小。继服原方剂 45 剂，并予散核膏（李教授经验方，用生南星、山慈菇、生半夏、三七、香油等按传统方法制成硬膏）贴敷患处，3 天换药 1 次。三诊乳痛消失，乳房外形如常而告愈，随访半年未见复发。

3. 针灸

选用期门、太冲、中都、中脘，用毫针平刺，留针 15min，每天 1 次，配合七星针叩击患处。

4. 外治

（1）用阳和解凝膏加黑退消贴敷患处，一般 7 天更换 1 次。

（2）散结止痛膏外贴患处，每 1～3 天换药 1 次。

5. 食疗

干海带（鲜品亦可），用水漂洗后切成丝条或条状，加调料炒熟，当菜食用，有软坚散结作用。这是一种较好的辅助疗法，有甲状腺功能亢进或甲状腺功能减退者应遵医嘱服用。

六、西医治疗

（一）治疗原则

缓解疼痛，消除肿块。

（二）常用方法

（1）特殊治疗：寻找病因，针对病因进行治疗；若系药物引起者，应停用有关药物。抗雌激素药物如他莫昔芬对某些患者有解除乳腺疼痛及使乳腺发育逆转的作用。

（2）手术治疗：病程较长，药物治疗困难，乳腺已纤维化者，应做整形切除术。

（3）放射治疗：男子乳腺发育，不能用放疗治疗。但前列腺癌患者在应用雌激素治疗前，可予小剂量放疗。

七、预防调护

（1）保持心情舒畅，注意劳逸适度。

（2）戒除手淫，节制房事。

（3）忌食辛辣，以海菜及清淡食品为宜。

八、疗效判定标准

由中华全国中医学会外科学会乳腺病专题组制定。

痊愈：乳房肿块和疼痛消失。

显效：乳房疼痛消失，肿块缩小 1/2 以上。

有效：乳房疼痛减轻，肿块缩小不足 1/2。

未愈：肿块未缩小或反而增大，甚则疼痛变硬者。

第二节　男性更年期综合征

一、概述

男性更年期综合征，也有称更年期忧郁症、男性老年前期诸症等，是男性从中年向老年期过渡阶段时，由于机体逐渐衰老，内分泌功能尤其是性腺功能减退，男性激素调节紊乱而出现的一组临床症候群。以精神神经症状、自主神经功能紊乱、心理障碍、性功能减退为主要表现。中医学中无此病名，近年来多采用现代医学病名，目前称之为男性迟发性性腺功能减退症（late-onset hypogonadism，LOH）。本病好发于 55 ~ 65 岁的男性，由于个体休养、文化素质、生活习惯、心理特征的不同，所出现的症状各有不同，轻重程度不等。轻者只微感不适，重者症状明显而影响工作、学习、生活。

中医学中无此病名，以往将其归入"虚劳"、"眩晕"、"心悸"、"郁证"等范畴，近年来多采用现代医学病名。

二、病因病机

男性更年期正是"七八肝气衰，筋不能动，天癸竭、精少、肾藏衰，形体皆极，八八则齿发去"的阶段，肾气逐渐衰少、精血日趋不足，导致肾的阴阳失调。由于肾阴、肾阳是各脏阴阳的根本，肾阴肾阳的失调进而导致各脏器功能紊乱，从而形成了男性更年期综合征的病理基础。此外劳心过度，心阴暗耗，阴液不足，也会出现心阴不足证候；若心阳不足，失于温煦则见心阳虚证候；肾阴不足而致肝阴不足，或肝阴不足而致肾阴不足，形成肝肾阴亏之候；脾病及肾，或肾病及脾，导致脾肾两虚之候；肾阴亏损不能上济心火，心火上亢不能下交于肾，水火不济，而导致心肾不交之证。

三、辨病

（一）症状

本病多发生在 55 ~ 65 岁的男性。起病可急可缓，但以缓慢者居多。临床表现错综复杂，所有症状可分为三大类：一是精神神经系统症状，主要有性情改变，如情绪低落、忧郁焦虑、沉闷欲哭，或精神紧张、喜怒无常，或多疑善虑、捕风捉影、缺乏信任感，或意志消沉、易怒、失眠等；二是自主神经功能紊乱，主要心血管系统症状，如胸前区不适、心悸怔忡、血压波动、眩晕、耳鸣、易汗，或周身乏力、关节酸痛、皮肤有蚁行感，或胃肠道症状，如食欲不振、脘腹胀满、大便时秘时泄，或神经衰弱，如失眠、多梦、易惊醒、记忆力减退、健忘、反应迟钝等；三是性功能和生殖器官等方面的症状，如性欲减退、阳痿、早泄、遗精、精液量少等，以及性欲淡漠等性心理异常表现。

（二）体征

大部分患者体格检查可无异常，部分可出现体态改变，如全身肌肉开始松弛，皮下脂肪较前丰富，身体变胖等。

（三）辅助检查

1. 常规检查

常规检查的项目包括有血尿常规、肝肾功能、血脂、血糖、心电图、动态血压等，这些检查的目的在于充分排除其他器质性病变。

2. 特殊检查

特殊检查的项目包括血浆性激素、甲状腺激素、尿 17- 羟皮质醇、尿 17- 羟皮质酮、肾上腺 B 超、垂体 MRI 等。同时还可进行 PADAM 症状评分（表 17-1）。

表 17-1　PADAM 症状评分表 *

体能问题	测量的症状项目	一直如此（3分）	经常（2分）	有时（1分）	没有（0）	总分
	我有感到全身乏力					
	我难以入睡					
	我没有食欲					
	我骨骼关节疼痛					
血管收缩症状	我有潮热					
	我出汗过多					
	我心悸					
精神心理症状	测量的症状项目	一直如此（3分）	经常（2分）	有时（1分）	没有（0）	总分
	我健忘					
	我注意力难以集中					
	我无缘无故地恐慌					
	我易怒					
	我对以前喜欢做的事情失去兴趣					
性方面的问题	测量的症状项目	一直如此（3分）	经常（2分）	有时（1分）	没有（0）	总分
	我对性失去兴趣					
	我对性感的事物无动于衷					
	我不再有晨间勃起					
	我的性交不再成功					
	我在性交时不能勃起					

　* 伊斯坦布尔 Bosphorus 心理科使用，并得到中国中老年男子健康研究会（CHISAM）的认可。如果体能症状和血管舒缩症状总分≥5，或精神心理症状总分≥4，或性功能减退症状总分≥8，患者可能存在更年期症状。

四、类病辨别

1. 躁狂症和忧郁症

　　这是男性更年期精神病变的两种病变，躁狂症往往是先有乏力，烦躁、性情急躁，严重的失眠，长时间的情绪高涨，常伴有语言动作的增多和夸大的思维内容的表现。抑郁症多有感情淡漠、失眠、乏力、食欲减退、长时间的情绪低落等表现。此两种病症发病年龄较早，初发年龄多在青壮年。

2. 心脏神经官能症

心脏神经官能症是神经官能症的一种类型，以心悸、胸痛、疲乏、神经过敏为突出表现。较多见于女性及青年人、中年人，年龄在 20 ～ 40 岁，可有心动过速、失眠、多梦等症状，心脏 X 线检查、心电图检查及实验室检查多正常。

3. 高血压

高血压可发生在任何年龄，尤以 40 ～ 50 岁以上的人多见。缓进型高血压早期多在体检时发现，以头痛、头昏、失眠、记忆力减退、注意力不集中、乏力、心悸等症状为突出表现，多次检查血压及间断的胸透、心电图检查可资鉴别。

4. 糖尿病

有些成年型糖尿病可发生在 45 岁以后，以肥胖人多见，可有乏力、性欲减退、腰腿酸痛、外阴瘙痒等，相当多的人"三多一少"症状并不明显。可根据血糖、尿糖的检验结果判断。

5. 勃起功能障碍

勃起功能障碍可见于婚后的任何年龄，以阴茎痿软不举或举而不坚为主症，中、老年人的阳痿多与罹患某些器质性疾病有关。

五、中医论治

（一）论治原则

本病以肾气虚衰为主，治疗时要根据证候表现出发。肾阴虚者，治以滋补肾阴；肾阳虚者，温肾壮阳；肾阴阳两虚者，治以调补阴阳。肝肾阴虚者，则滋补肝肾，育阴潜阳。肝郁脾虚者，则疏肝解郁，养血健脾。总之，调补阴阳、疏畅气血是本病的基本治则。

（二）分证论治

1. 肾阴虚

证候：形体消瘦，潮热盗汗，咽干颧红，或手足心热，溲黄便秘，常伴耳鸣、耳聋、头晕、记忆力减退、腰膝酸软，性机能减退等。舌红少苔，脉细数。

治法：滋阴补肾，清热降火。

方药：知柏地黄丸加味（生地黄、山萸肉、山药、知母、黄柏、泽泻、丹皮、茯苓）。

加减：可酌加麦冬、五味子、沙参以滋养肺阴；盗汗者，可加地骨皮、黄精。

2. 肾阳虚

证候：精神委靡，畏寒肢冷，腰膝酸软，阴茎及睾丸发凉，或阴汗时出，性欲减退、阳痿、早泄，小便清长或大便稀溏。舌淡质胖，脉沉尺弱。

治法：补肾壮阳。

方药：金匮肾气丸加味（生地黄、山萸肉、山药、泽泻、丹皮、茯苓、桂枝、附片）。

加减：腰痛明显，加杜仲；大便稀，加白术、补骨脂；阳痿早泄，加巴戟天、金樱子。

3. 肾阴阳两虚

证候：头晕耳鸣，失眠健忘，悲喜无常，烘热汗出，畏寒怕冷，浮肿便溏，腰膝酸软，性机能减退。舌淡，苔薄，脉细弱。

治法：滋阴补肾，温补肾阳。

方药：二仙汤加减（仙茅、仙灵脾、巴戟天、当归、知母、黄柏）。

加减：悲喜无常可用二仙汤合甘麦大枣汤加石菖蒲、郁金，以补肾养心、化痰开窍。

4. 肝肾阴虚

证候：头晕目眩，耳鸣健忘，发脱齿摇，腰膝酸软，急躁易怒，易于激动或精神紧张，五心烦热，咽干颧红，甚或遗精。舌红苔少，脉细数。

治法：滋补肝肾，育阴潜阳。

方药：一贯煎合六味地黄丸加减（沙参、麦冬、枸杞子、生地、川楝子、当归、生地黄、山萸肉、山药、泽泻、丹皮、茯苓）。

加减：酌加生龙骨、生牡蛎、生龟板等以滋阴潜阳。失眠多梦，加酸枣仁、柏子仁。

5. 脾肾阳虚

证候：形体肥胖，面色黄白，精神疲倦，形寒肢冷，健忘嗜眠；或浮肿便溏，或纳差腹胀，或腰膝少腹冷痛。舌体胖大，舌质淡，苔薄白或白腻，脉细弱或沉迟无力。

治法：温阳补肾，健脾祛湿。

方药：温补二仙汤（仙茅、仙灵脾、附子、肉桂、党参、白术、干姜炭、陈皮炭、炙甘草、五味子、制首乌）。

加减：腹泻便溏者，加白术、肉豆蔻、茯苓。

6. 心肾不交

证候：心烦不宁，健忘多梦，心悸怔忡，腰膝酸钦，甚或遗精，五心烦热、盗汗。舌红少苔少津，脉沉细数。

治法：滋阴降火，交通心肾。

方药：交泰丸合天王补心丹加减（黄连、肉桂、柏子仁、玄参、五味子、天冬、酸枣仁、生地黄、人参、麦冬、桔梗、茯苓、当归、丹参、远志）。

加减：腰膝酸软，加牛膝、木瓜；容易激动者，加浮小麦、百合。

（三）特色治疗

1. 专方专药

（1）淫杞龟鹿丸：药物组成包括淫羊藿、枸杞、龟板、鹿角胶、巴戟天、盐黄柏、枣仁、牡蛎、山萸肉、沙苑子、党参、杜仲、山药、补骨脂、芡实。诸药研细蜜丸，每丸12g，每次1丸，日服3次。

（2）补肾宁心汤：药物组成包括熟地、枸杞子、炒枣仁、朱茯神、女贞子、旱莲草、山茱萸、淫羊藿。如伴畏寒、早泄、阳痿明显，加鹿角胶、锁阳、仙茅、芡实；若见舌红口干、五心烦热加石决明、生白芍、粉丹皮；血压高者加钩藤、怀牛膝、桑寄生；神志异常，喜哭笑者合以金匮甘麦大枣汤。每天1剂，水煎服。连服15剂为1个疗程。

（3）男更安颗粒：药物组成包括仙灵脾、仙茅、巴戟天、知母、生熟地、丹皮、山萸肉、仙鹤草等15味。本药具有舒肝补肾、调补阴阳之功。服法：每次7.5g，每天3次，口服6个月为1个疗程。

（4）六味地黄丸：适于肾阴虚轻证。每次1丸，每天2次。

（5）知柏地黄：适用于阴虚内热或阴虚阳亢者。每次1丸，每天2次。

（6）延龄保肾丸：适用于肾阳亏虚，阴寒偏胜者。每次1丸，每天2次。

（7）二至丸：适用于肝肾阴虚轻证。每次1丸，每天2次。

（8）十全大补丸：适用于阴阳俱虚证。每次1丸，每天2次。

（9）逍遥丸：适用于肝郁脾虚证。每次20粒，每天2～3次。

2. 名老中医经验

（1）王琦教授诊治经验：中医学认为，天癸是主宰人生、长、壮、老、已的物质。而天癸竭是导致男性更年期综合征的病机之本。男性更年期，天癸将竭，肾气虚衰，精血日趋不足，导致肾的阴阳平衡失调，脏腑功能紊乱，继而出现各种症状。在治疗中，中医的整体思维及辨证施治具有独特优势。根据"阳气衰、肝气衰、肾脏衰"是男子更年期的生理基础，以及各种病理因素导致脏腑功能失调是男子更年期综合征的病理特点，王琦教授提出了"肾虚肝郁"这一发病机理和相关的治疗原理，即"补肾疏肝"治疗男子更年期综合征。因此在论治本症时，多从这一角度进行施治用药。鉴于肾气渐衰，天癸将竭，冲任失调，阴阳不和是产生本病的主要原因，因此，以补肾精、理冲任、调阴阳为本病的治疗大法，并根据患者的不同表现，佐以疏肝、健脾、清心、安神、泻火等法调理：①患者以烦躁不安、心烦易怒为主者，治宜疏肝解郁、重镇安神，方选柴胡加龙骨牡蛎汤加减。夜寐欠安加夜交藤、合欢皮、珍珠母，以安神定志；心火偏盛，舌尖红者加莲子心、鲜竹叶等以清心泻火；胁痛加郁金、佛手以理气止痛；纳差加二芽、山药、山楂、枳壳等，以消食和胃；②若以心悸健忘、多梦易惊、五心烦热为主者，治宜养心安神，方用甘麦大枣汤加龟板、牡蛎、茯神、远志；③若主诉症状较多，伴有性欲减退等多因阴阳失调所致，治宜协调阴阳，方选二仙汤加减调治；④若见情绪低落、忧郁寡欢、心虚胆怯、舌红苔腻者，治宜清胆化痰，方选温胆汤加味调治。

（2）徐福松教授诊治经验举例。

王某，55 岁，1988 年 8 月 14 日初诊，患者平素体健，近月来常感头晕耳鸣，甚至眩晕欲仆，步态不稳，夜间潮热汗出，失眠多梦，腰膝无力，心烦易怒。舌红苔薄，微黄，脉弦细。证属更年期肝肾阴亏，虚风内动。拟滋补肝肾、填精益髓、熄风潜阳。予杞菊地黄汤加减，处方：枸杞子 18g，菊花 10g，枣皮 10g，天麻 10g，桑椹 10g，生地黄 20g，熟地黄 10g，龟甲 30g，龙骨 30g（先煎），牡蛎 30g（先煎），茯苓 10g，牡丹皮 10g。5 剂，眩晕明显减轻，盗汗止。仍感气短乏力，睡眠欠佳，原方去天麻、菊花、牡丹皮，加黄芪 20g，党参 20g，酸枣仁 15g，继服 21 剂，诸症悉除。

按：老年前期，天癸渐衰，肾阴亏虚，水不涵木，终致肝肾阴虚，阴不敛阳，虚阳上亢，服用六味地黄汤三补三泻，滋肾养肝，再加枸杞子、菊花以增滋补肝肾，养阴抑阳之力。5 剂而肝阳渐平，但阴气未复，再增益气宁神收功。

3. 针灸治疗

根据临床证候表现的不同，辨证施穴。

（1）肾阴虚者，选肾俞、京门、后溪、阴郄、关元、翳风穴。腰酸痛者加委中、腰阳关、志室。针法宜平补平泻。

（2）肾阳虚者，选肾俞、关元、命门、太溪、阳痿（肾俞上 2.5 寸，督脉旁开 1 寸处），腰膝酸软加委中、腰阳关；肢冷加气海、关元。针法以补为主，或加灸。

（3）肝肾阴虚者，选肝俞、肾俞、太冲、太溪、神门穴。皮肤痒者可加曲池、血海、三阴交；烘热加涌泉、照海。针法平补平泻。

（4）脾肾阳虚者，选脾俞、肾俞、命门、关元、太溪、足三里穴。肢冷可灸气海；少腹冷痛加灸足三里穴。针法以补为主。

（5）心肾不交者，选膈俞、肾俞、心俞、内关、三阴交穴。潮热盗汗加后溪、阴郄，虚烦不眠加神门。针法为补泻交替。

4. 气功疗法

本病可在气功师的指导下做气功锻炼。根据病情，因人而异，选择动静结合、温和的功法。如养心站柱功、平衡气血保健功、八段锦及冲任督带导引功等。

5. 食疗

（1）黄精、山药、鸡 1 只或半只。将鸡洗净切块，用上药放入盘中，隔水炖熟，调味服食。分两次食用，隔天 1 剂，连服数剂，适用于肾阴虚者。

（2）何首乌、枸杞子、大枣、鸡蛋。加水适量同煮，蛋熟后去壳再煮，将水煮至 1 碗，去药渣调味，饮汤食蛋。每天 1 次，连服 15 ~ 30 天，适用于肝肾阴虚者。

（3）干荔枝肉、山药、莲子、大米。将前 3 味捣碎，加水适量煎至烂熟，加大米煮粥。每晚服食，经常食用。适用于脾肾阴虚者。

（4）沙参、玉竹、粳米。将沙参、玉竹用布包好，同粳米煮粥食。每天1次，连服数日。适用于心肾不交者。

六、西医治疗

（一）治疗原则

男性更年期综合征病因十分复杂，多种病因可能同时起到不同的作用，因此根据临床表现，以对症治疗为主。

（二）常用方法

1. 药物治疗

（1）睾酮补充治疗（TST）：可以增加肌蛋白合成，使肌量和肌力增加，体脂减少，腹围缩小，明显改善体能，可提高性欲，使晨间自发勃起和性活动次数增加，性幻想和性满足感提高，可以纠正情绪障碍，使不安、紧张、疲乏、忧伤和愤怒等负面情绪表现下降，同时使友善和自我感觉良好的正面情绪表现上升。常用药物为十一酸睾酮，推荐剂量为120～160mg，连服2～3周。

（2）根据病情及轻重程度，可以酌情配合镇静剂如溴剂、巴比妥类药物、哌替啶等。

（3）调节自主神经功能药物，如谷维素、维生素E、维生素B族等。

（4）抗抑郁药治疗，如丙咪嗪、阿米替林等。

（5）PDE5抑制剂，短效的如枸橼酸西地那非（万艾可）50mg，性生活前1小时左右口服；长效的如他达拉非（希爱力），推荐10mg，在进行性生活之前服用，或者采用OAD方案，5mg每天一次口服。可以改善患者的勃起功能，增加治疗信心。

2. 心理治疗

建议患者保持心情舒畅，减少精神负担，排除紧张、消极、焦虑情绪，维持神经系统的稳定。可培养一些业余爱好，同时家人也应了解此病，对其行为或情绪上的异常变化要充分理解并及时给予安慰。

七、预防与调护

调护在男性更年期综合征的防治中具有重要作用。《罗氏会约医镜·治法精要》说："凡一切损身者戒之，益身者遵之，早为培之，后天人功，可以挽回造化。"辨证施护，可延缓更年期的出现和减轻症状。

（1）起居有常，节制房事，以保养肾精。

（2）饮食有节，顾护脾胃，戒除烟酒。

（3）调摄精神，减少忧烦，和顺气血。

（4）加强锻炼，增强身体素质，提高机体的适应能力。

八、疗效判定标准

痊愈：血清睾酮水平较治疗前提高，并恢复到正常水平；PADAM 症状评分较治疗前提高，并恢复到正常评分以上。

有效：血清睾酮水平较治疗前提高，但尚未恢复到正常水平；PADAM 症状评分较治疗前提高，但尚未恢复到正常评分以上。

无效：血清睾酮水平与治疗前相比没有变化或者反而降低；PADAM 症状评分与治疗前相比没有变化，或者反而提高。

第三节　遗精

一、概述

遗精（seminal emission）是指男子不因性活动而精液自行频繁泄出的病证。其中有梦而遗者，名为"梦遗"；无梦而遗，甚则清醒时精液遗出者，名为"滑精"。遗精为中医病名，西医也称遗精，但认为遗精仅是某些疾病的临床症状。此外，中医又有失精、精时自下、漏精、溢精、精漏、梦泄精、梦失精、梦泄、精滑等名称。

中医认为遗精之病，以肾虚精关不固，或热扰精室为主要病机，病变可涉及五脏，其中与心、肝、肾关系尤为密切。遗精单纯属虚证者较少，尤其是病变初期，多为虚实夹杂，甚则以实证为主，故对遗精的治疗切忌一味补肾固涩，当分清虚实进行补泻。本病初期及青壮年患者以实证或虚实并杂为主，故当祛实或兼以补虚；若年老体衰，或遗精频繁，日久不愈甚则形成滑精不固者，又当以补虚固精为主。

二、病因病机

遗精病位主要在肾、心、肝、脾，病因为肾虚、湿热、痰火；病机为精室被扰，精失固摄。

1. 心神不宁

心有所慕，情动于内，意淫于外，所愿不遂，心阴暗耗，心阳独亢，寐则神不守舍，淫梦所扰，精关失固而外泄；或心火亢盛，不能下交于肾，肾水不能上济于心，心肾失交，水亏火旺，下扰精室亦令梦遗。

2.气郁不畅

情志不遂，肝气不舒，失于条达，气机郁结，郁久化火，火邪循经下扰精室，精关失固，而致精液外泄。

3.湿热内扰

外感湿热或过食醇酒厚味，内酿湿热，或包皮过长，外阴不洁，积垢蕴湿，湿热之邪下扰精室，精关失固而致遗精。

4.禀赋不足

先天不足，肾气素亏或久病及肾，房劳过度或年老体衰，肾气虚损，肾不能藏精，闭藏失职，以致精液遗泄。

5.气不摄精

思虑过度损伤心脾，或饮食不节，脾虚气陷，失于固摄，精关不固，精液遗泄。

本病病因较多，病机复杂，但其基本病机可概括为二点：一是火热或湿热之邪循经下扰精室，开合失度，以致精液因邪扰而外泄，病变与心肝脾关系最为密切；二是因脾肾本身亏虚，失于封藏固摄之职，以致精关失守，精不能闭藏，因虚而精液滑脱不固，病变主要涉及脾肾。

遗精之病初起，且于青壮年患者多为心火、肝火及湿热等邪热扰动之实证、热证，不可一遇遗精即认为是肾虚，妄施补涩，否则必致邪闭于内，湿热火邪更盛，反致遗精频作，应以清泄湿热为主。湿热火邪得清，下焦精室得宁，精关自固，遗精自止。遗精日久，甚则精液滑脱不尽或老年体质虚弱者，多为脾肾亏虚之虚证，治当以补肾涩精为主。

三、辨病

（一）症状

已婚男子已有正常性生活，但仍有较多遗精，每月超过5次以上，或未婚男子频繁发生遗精（1~3天1次或短时间内连续数次），持续1个月以上者。可伴有头昏、耳鸣、乏力、腰酸、心悸、失眠、精神不振等症。

（二）体征

本病一般无明显阳性体征。部分患者可见包皮过长或者包茎，前列腺炎患者可伴有明显的前列腺压痛。

（三）辅助检查

（1）常规检查：尿液检查可明确有无泌尿系感染存在；前列腺液常规检查及精液检查有助于明确有无生殖系统炎症；性激素检查有助于明确有无激素水平紊乱。

（2）特殊检查：经直肠精囊超声检查，尿道支原体、衣原体检查，可明确有无生殖道炎症。

四、类病辨别

本病应注意与生理性遗精和早泄鉴别。

1. 生理性遗精

一般未婚成年男子或婚后长期分居者，平均每月遗精1～2次或虽偶有次数稍增多，但不伴有其他症状者，均为生理性遗精。此时无需进行治疗，应多了解性知识，消除不必要的紧张恐惧心理；病理性遗精则为每周2次以上，甚则每晚遗精数次，且伴有神经精神症状。

2. 早泄

早泄是男子在性交时阴茎刚插入阴道或尚未进入阴道即泄精，以至不能完成正常性交过程。其辨证要点在于性交时过早射精。而遗精则是在非人为情况下频繁出现精液遗泄，当进行性交时，都可能是完全正常的。其辨证要点在于非人为情况下精液遗泄，且以睡眠梦中多见。有时，临床上两者可同时并存。

3. 尿道球腺分泌物

当性兴奋时尿道外口排出少量黏稠无色的分泌物，其镜下虽偶见有精子，但并非精液，故要与遗精相鉴别。

4. 前列腺溢液

某些青中年，因纵欲、酗酒、禁欲、手淫等，诱发自主神经功能失调，前列腺充血，腺泡分泌增加，腺管松弛扩张，在搬重物、惊吓、大便用力时，腹压增加，会阴肌肉松弛时，均会有数量不等的白色分泌物流出，称作前列腺溢液，亦称前列腺漏。

五、中医论治

（一）论治原则

以补肾固精为主，但应辨虚实。实则补之，虚则泻之。遗精病的初期以实证为主，多见心火亢盛，肝火偏旺或湿热下注，临床可见遗精、心烦多梦、小便赤涩或混浊、口苦咽干、面红目赤、会阴潮湿等。由于热盛伤阴及久遗伤精，日久必致阴精亏虚，进一步则阴损及阳而见阴阳两虚，此时可见遗精频繁，甚则滑精，劳则加重，头晕腰酸、身倦乏力，面色少华或阳痿、早泄，以正虚为主。也有一些年老体弱或素体亏虚者，或房劳过度所致者，病变初期即表现出虚证；而一些脾肾亏虚患者由于水湿不能健运，郁而化热，表现出湿热特征。故应据具体情况进行论治。总之，上以清心安神；中以调畅脾胃，升举清阳；下以益肾固精，清泻相火。

（二）分证论治

1. 阴虚火旺

证候：遗精频作，性欲亢进，易举易泄，潮热颧红，腰酸耳鸣，口干多饮，小便短赤。舌质红，苔薄黄或少苔，脉细数。

治法：滋阴降火，潜阳秘精。

处方：大补阴丸加减（知母、黄柏、熟地黄、龟板、猪脊髓）。

加减：若遗精频繁，心神不宁者，可加龙骨、牡蛎，既可宁心定志，又可收敛涩精。

2. 心肾不交

证候：少寐多梦，梦则遗精，头晕目眩，精神不振，倦怠乏力，善恐健忘，口干溲赤。舌质红、苔黄，脉细数。

治法：滋阴清热、交通心肾。

处方：黄连清心饮合三才封髓丹加减（黄连、生地、当归、酸枣仁、远志、茯神、莲子、天门冬、人参、黄柏、甘草）。

加减：心悸、怔忡可加黄连、肉桂；大便干加玄参、麦冬，阴虚明显加熟地黄。

3. 湿热下注

证候：遗精频作，甚则滑精，阴囊湿痒，伴小便短赤浑浊，淋沥不尽，口苦纳呆，大便黏滞不爽，或见脘腹痞闷，恶心。舌质红，苔黄腻，脉濡数或滑数。

治法：清热利湿。

处方：程氏萆薢分清饮加减（萆薢、黄柏、莲子、车前草、丹参、石菖蒲、炒黄柏、茯苓、白术）。

加减：若偏于肝胆湿热也可用龙胆泻肝汤加减；脾胃湿重可合用二陈汤；少腹及阴部酸胀者可加川牛膝、益母草。此型遗精忌用补涩之品。

4. 心脾两虚

证候：遗精频作，劳则加重，心悸不宁，失眠健忘，面色萎黄，四肢倦怠，食少便溏，少气懒言，面色少华，身倦乏力。舌质淡，苔薄白，脉细或沉细。

治法：调补心脾，益气摄精。

处方：归脾汤加减（人参、黄芪、白术、当归、山药、茯苓、远志、酸枣仁）。

加减：自汗者，加防风、浮小麦；滑精不止者加芡实、金樱子；中气不足可加升麻、柴胡。

5. 肾气亏虚

证候：久遗不止，梦遗频作、甚则滑精，腰膝酸软，伴形寒肢冷、阳痿、早泄，夜尿频多或小便不利，面色黄白，发落齿摇。舌淡苔白，脉沉细无力。

治法：补肾益精，固涩止遗。

处方：右归丸合金锁固精丸加减（鹿角胶、肉桂、附子、熟地黄、山药、山萸肉、枸杞子、当归、菟丝子、杜仲、蒺藜、芡实、莲须、龙骨、牡蛎）。

加减：若虚寒症状不明显，可用斑龙丸或秘精丸。若以肾阴虚为主，可用六味地黄丸或左归饮。阴阳两虚者可用桂枝龙骨牡蛎汤。

（三）特色治疗

1.专方专药

（1）龙胆泻肝丸：适用于肝火旺盛和湿热下注之遗精。每次6g，每天3次。

（2）安神定志丸：适用于心火亢盛、心肾不交者。每次6g，每天2次。

（3）交泰丸：适用于心肾不交者。每次6g，每天2次。

（4）知柏地黄丸：适用于阴虚火旺、相火妄动之遗精。每次1丸（9g），每天2次。

（5）补中益气丸：适用于脾气下陷、气虚不摄之遗精。每次1丸（9g），每天2次。

（6）三才封髓丹：适用于肾阴不足、虚火上炎之遗精。每服50粒，以肉苁蓉15g煎汤去渣，空腹饭前送服，每天2次。

（7）水陆二仙丹：适用于久遗者。每服6g，每天2次。

（8）金锁固精丸：适用于虚证之梦遗滑精。每次6g，每天2次。

2.名老中医经验

（1）王琦教授诊治经验：王琦教授于长期临床中细心体察，发现青少年致遗精多由精神紧张、温热食物、包皮过长（包皮炎）、前列腺炎等诱发，治当有别，方能取得较好疗效。

案一：黄某，男，23岁，大学生，1997年11月18日就诊。遗精1年余，在某医院服用谷维素、多种抗生素及六味地黄丸等中成药均无效。初诊：遗精每月4次以上，常于精神紧张时发生。考试期间遗精频繁，甚则每天1次。并伴心烦，易汗出，口干，寐差，大便干，小便正常。舌质淡，苔薄白，脉细重按无力。有手淫史。西医诊断：自主神经功能紊乱。中医诊断：遗精（心神浮越，心肾不交）。治法：安神定志，滋养心肾。处方：三才封髓丹加味（天冬、生地、太子参、黄柏、砂仁、鸡内金、生龙骨、生牡蛎）。

二诊：1997年12月2日，服上方14剂，遗精1次，情绪紧张缓解，夜寐渐安，口干，大便干，小便正常。舌质淡，苔薄白，脉渐有力。继以前方，加莲子肉、天花粉、生大黄。

三诊：1997年12月9日，服二诊方7剂，遗精未作。心情有愉快感，寐可，口不干，大便日1行，小便正常。舌质淡，苔薄白。继以前方，去天花粉，加芡实、山药，1剂，以善其后。

按：本案遗精常在精神紧张时发生。紧张性遗精，大、中学生多见，尤见于考试紧张期间频发。此种遗精，既非相火妄动亦非肾虚不固，而是由于精神紧张，致心神浮越、心肾不交。治疗以安神定志为主，辅以滋养心肾。三才封髓丹出自《医学发明》，是治遗精名方。古人的名方是历经实践锤炼而成，要继承，但不要墨守成规。心神浮越可伤心气，遗精日久亦伤肾阴。是以本案用龙骨、牡蛎安神定志，三才封髓滋养心肾，加鸡内金以止遗。二诊加天花粉、生大黄养阴生津、通腑清热，莲子肉增强止遗之功。三诊，去天花粉，加芡实、山药以固遗。"清"、"镇"、"固"，是治疗紧张性遗精的三个原则。镇静、清热可宁心安神，复予固涩以加强疗效。

案二：吴某，男，25岁，技术员。1997年12月9日就诊。遗精频发，至今2年余。曾在北京数家医院就诊，诊断为"无菌性前列腺炎"，服用多种抗生素及中药无效。经王琦教授诊治2周亦无效，三诊时见其苔黄而厚，舌质偏红，口干，腹胀，便干。询其每次遗精是否与食物有关，患者忽然悟及遗精每与食羊肉火锅后发生，甚则食羊肉韭菜等辛热食物亦遗精。中医诊断：遗精（胃火偏盛，下扰精室）。治法：清胃泻火，滋阴益肾。处方：玉女煎加味（生石膏、知母、麦冬、熟地、怀牛膝、鸡内金）。

二诊：1997年12月15日，服上方7剂，患者遗精未作，口不干，腹胀减轻，小便淡黄，大便正常，苔薄黄，脉弦。继以前方7剂。

三诊：1997年12月30日，服上方14剂，患者其间食用羊肉火锅2次，遗精未作。嘱患者遗精虽愈，但羊肉火锅等辛热之品，仍少服为宜。

按：本案遗精每于食羊肉火锅之后发生。食羊肉、牛肉、火锅等辛热之品致遗精，临床屡能遇到。治宜清泄胃热，食宜远辛辣厚味。明·王纶在《明医杂著·梦遗滑精》中指出："梦遗滑精，世人多作肾虚治，而为补肾涩精之剂不效，殊不知此证多由脾虚，饮酒厚味，痰火湿热之人多有之。"其亦说明胃火可下扰精室。本案用玉女煎加鸡内金，既可清消胃经积热，消食和胃，又可固精止遗。

案三：孟某，男，26岁，教师。1997年10月17日就诊。遗精3年，久治乏效。初诊：遗精每隔5～6天1次，夜间易勃起，龟头时有瘙痒，大小便正常。舌淡红，苔薄黄，脉和缓，有手淫史。男科查体：包皮过长，其他正常。西医诊断：包皮炎。中医诊断：遗精（热毒蕴结）。治法：包皮切除术；清热解毒中药外洗。处方：虎杖20g，黄柏20g，苦参20g，丹皮20g，煎汤温洗。

二诊：1997年10月28日，患者用中药外洗2剂，龟头瘙痒消失。行包皮环切术，现已拆线，遗精未作。嘱平时注意外阴清洁。

按：本案为包皮过长、包皮炎致遗精。包皮过长是遗精的常见诱因，若平时不注意卫生，常可致龟头炎而诱发阴茎勃起，出现遗精。对于这类遗精，以手术切除过长包皮为主。中药治疗可用清热解毒中药外洗，以消除局部炎症。

案四：郭某，男，23岁，农民。1997年7月8日就诊。遗精8年。在多家医院诊断为慢性前列腺炎，服用奥复星、阿奇霉素等抗生素未得控制。初诊：遗精5～6天1次，严重时每天1次，尿频，后尿道疼痛，小腹胀痛，腰酸不适，睾丸发凉，头痛（两颞部），寐差。舌质淡红，苔薄黄，脉弦滑。前列腺指诊：偏大，质偏硬，压痛。前列腺液常规：pH 6.7，白细胞满视野，卵磷脂小体（＋）。西医诊断：慢性前列腺炎。中医诊断：遗精（热毒内蕴，瘀浊阻滞）。治法：清热解毒，祛瘀排浊。处方：当归贝母苦参丸加味（当归、浙贝母、苦参、虎杖、败酱草、冬瓜仁、鸡内金、乌药、黄柏）。

二诊：1997 年 7 月 20 日，服上方 14 剂，患者遗精 1 次，梦交、尿频、后尿道疼痛明显减轻，小腹不胀，头不痛，腰仍感不适，睾丸发凉，寐可，舌淡红，苔薄黄，脉弦。继服前方。

三诊：1997 年 8 月 4 日，服上方 14 剂，患者遗精未作，诸症明显缓解，偶有小腹胀及腰不适，舌质淡，苔薄黄，脉弦。前列腺液常规：pH 7.1，白细胞 10 ～ 15个 /HP，卵磷脂小体（＋＋＋）。继用上方 14 剂，巩固疗效。

按：本案遗精 8 年。遗精是慢性前列腺炎的一个常见症状，前列腺炎可致遗精，但遗精并非皆为炎症所致，因此临床上需结合前列腺液检查微观辨证。本案前列腺液白细胞满视野，辨证属热毒内蕴，瘀浊阻滞。这一现象是由于炎性分泌物瘀阻在前列腺导管内所致。治以清热解毒、祛瘀排浊。方用当归贝母苦参丸加味，用苦参、黄柏、败酱草清热解毒；虎杖、当归活血化瘀；浙贝、冬瓜仁排浊祛湿；乌药温阳行气止痛，鸡内金止遗固涩。二诊，患者尿路症状明显减轻。三诊患者诸症明显缓解，前列腺白细胞 10 ～ 15 个 /HP。药证相符，当获效机。

（2）黄一峰论治经验：黄一峰老中医认为，遗精一症，主要是由于肾失封藏所致。初期一般以实证多见，日久则逐渐转虚，还可出现虚实夹杂的情况。精为阴液，初则每以伤及肾阴为主，但精气原属互生，如《内经》所说"精化为气"，不久则可以表现为肾气虚弱，或进而导致阳虚衰惫，然亦有阴虚火动或兼有湿热下注者，临诊时必须细为辨证，标本兼顾。

黄老针对肾亏精关不固，肝肾阴虚火动，脾弱湿热下注几种证候提出自己的观点：肾为阴，主藏精，肝用为阳，并主疏泄，肾阴虚弱，则精不藏。肝之阳强，则气不固，久病气阴两虚，精不收藏，不时滑泄，肾主骨，骨髓空虚，腰酸足软，大便艰难。脏阴越亏，则腑阳越燥，总之，血枯则肠燥，方取生地黄、何首乌、牡蛎、龙骨、菟丝子、补骨脂、山药、党参、芡实、枸杞子、莲子肉之辈。就脉来弦数而论，弦为肝脉，数脉主热，热伏肝家，动而不静，势必摇精。盖肾之封藏不固，则由肝之疏泄太过耳，宜三才封髓丹加牡蛎、龙胆草。阴虚肝旺，精关不固，无梦而遗，谓之滑精。古人云，有梦治心，无梦治肾，对用心过度心肾不交者，心悸，心神不宁，以天王补心丹、归脾丸为宜，对脾湿下注失精者，清利湿热佐以益肾之品，身安则精自固。以黄柏清相火，枸杞子、天冬、黑豆衣补肾，麦冬清心，莲子、芡实涩精，茯苓、车前子利湿下行。

（3）程聚生论治经验：程聚生认为遗精之疾，有因肾寒，失于封藏，精关不固者；有因心相火旺，湿热下注，扰动精室者。以实证多见，迁延日久则以寒证为多。关于遗精的治疗，当遵《景岳全书·杂证谟》遗精中所述："治遗精法，凡以火甚者，当清心降火；相火盛者，当壮水滋阴；气陷者，当升举；滑泄者，当固涩；湿热相搏者，当分利；寒实气利者，当温补下元；元阳不足，精气两虚者，当专培根本"。临床上不能见及遗精，就一味投以补肾涩精，而应审证精详，方不致有误也。

3.针灸

常用穴：关元、中极、气海、肾俞。

实证用泻法、虚证用补法，隔日或每日1次，留针30min。

加减：心肾不交加心俞、神门、内关；阴虚火旺加三阴交、太溪、太冲；肾虚不固加命门、足三里、三阴交；肝火偏旺加太冲、丘墟、太溪；心脾两虚加三阴交、神门、足三里；湿热下注加太冲、阴陵泉、三阴交。

4.推拿

（1）点拍打法：①掐趾甲根、趾关节；②轻点下肢3、4条刺激线（下肢经络走行线）3～5遍；按压腱内、三阴交、阳交、股内、沟中、坐结穴2～3遍；③拍打脐部及脐部以下，拍打后以下腹部、前阴及后阴部有热麻感为佳；④梦遗者掐指甲根3～5遍，轻点乳突、池上、颈后5～10遍，轻点脊柱3～5遍。滑精者以较重手法按压沟中、曲骨、耻旁，拍打腰骶部。

（2）砭木滚推法：取俯卧位，用砭木在第1腰椎至骶椎两侧用补法施推、滚基本手法，然后点腰肾俞、命门、太溪、八髎等穴。

5.外治

（1）五倍子穴位敷贴：以五倍子研细末，醋调敷脐或敷于四满穴（脐下2寸旁开0.5寸处），外贴胶布。一般2～3天换药1次，连用10天。适用于各种遗精。

（2）五白散敷脐：以五倍子、白芷研细末，以醋和水各等份调成面团状。睡前敷脐，外用纱布盖上，胶布固定，每天换药1次，连用5天，适于各种遗精。

（3）独圣散加味敷脐：以生五倍子粉，蜂蜜调匀，成稠粥状，敷脐，外盖纱布，胶布固定，早晚各换药1次。适于阴虚火旺者。湿热内蕴者，加用茯苓粉、生萆薢粉各2g，用法同上。

（4）金锁固阳膏穴位敷贴：以葱子、韭子、附子、肉桂、丝瓜子，入麻油中熬。用松香枝搅拌，再加煅龙骨、麝香搅匀，将药膏摊于狗皮上，贴于气海穴，每天1次，主治阳虚遗精。

（5)甘遂散敷脐: 甘遂、甘草为末,睡前用1g放于脐内,外用膏药贴之,晨起去之,连用5次,治相火妄动之遗精。

6.食疗

（1）一味秘精汤（《慈禧光绪医方选议》）：胡桃衣，加水1茶盅半，用文火煎至半茶盅，临睡前一次服下。有补肾固精之功，适用于肾虚精关不固之遗精。

（2）羊肉粥（《饮膳正要》）：羊肉、粳米。将粳米洗净加水煮至半熟时，将羊肉切成末入锅，煮烂即可食之。有温肾助阳之功，适用于肾阳虚遗精。

（3）芡实粳米粥（《本草纲目》）：芡实粉、粳米。将芡实粉与粳米加水适量，煮熟成粥，随意服食。有健脾补肾涩精之功。适用于脾肾两虚，精关不固之遗精。

（4）锁阳粳米粥（《本草求真》）：锁阳、粳米。将锁阳洗净切碎，同粳米加水适量，煮熟成粥，随意服食。有温肾助阳之功，适用于肾阳虚之遗精。

六、西医治疗

（一）治疗原则

积极寻找病因，针对性进行治疗。

（二）常用方法

1. 药物治疗

（1）对严重的病理性遗精者，可用雌激素，如乙烯雌酚每次2mg，每天3次，口服。

（2）对神经衰弱、思想负担过重以致影响睡眠者，可服用镇静安眠药物。如哌替啶每次2.5mg，每天3次；谷维素每次10mg，每天3次；艾司唑仑每次1mg，每天2次，口服。

（3）慢性前列腺炎、精囊炎、尿路感染等引起的遗精，应积极治疗原发病，可使用抗菌消炎药物。

2. 手术治疗

对于频繁遗精伴有包皮过长者可行包皮环切术，包茎患者应及早做包皮环切术。

七、预防调护

1. 精神调理

首先要消除恐惧心理，保持心情舒畅，排除杂念。多参加有益的文体活动。掌握性生理卫生知识，提倡性道德。

2. 养成良好的生活起居习惯

节制性欲，戒除频繁手淫的不良习惯，忌看不健康的影像及读物，防止过度疲劳和精神紧张。睡觉时宜取侧卧位，被褥不宜过厚过暖，不宜穿紧身裤。少吃肥甘厚味及辛辣食物，忌烟酒咖啡等。

3. 正确对待遗精

出现遗精后，应首先分清是生理现象还是病理性遗精，不要紧张。生理性遗精则不必治疗，病理性遗精，则应及时到医院就诊，弄清疾病的原因，针对其原因进行调理，一般效果均较理想。

4. 注意阴部的清洁卫生

尤其是包皮过长更需要经常清洗包皮龟头或行包皮环切术，防止其发炎，刺激性冲动引发遗精；包茎者则建议尽快行包皮环切术。

八、疗效判定标准

近期治愈：治疗后 3 个月内有正常性生活者，不再遗精；无性生活者，每月遗精少于 5 次，症状消失。

显效：有性生活者，每月遗精仍有 1 ~ 2 次；无性生活者，每周遗精减少 2 次以上，主要症状消失。

有效：有性生活者，每月遗精仍有 2 ~ 3 次；无性生活者，每周遗精减少 1 次，主要症状减轻。

无效：治疗前后无变化。

第四节　阴汗

一、概述

阴汗是指外生殖器及其周围部分经常汗多，且汗味臊臭的病症。其可单独发生，也可与手足部、腋部、头部等汗出异常合并发生。本病属中医学"阴汗"范畴。

二、病因病机

阴汗之名出自《兰室秘藏·阴痿阴汗门》。本病多因素体虚弱，肾阳不足，阴寒偏盛，以致内寒生湿；或肝郁化热导致脾经聚湿，湿热互结而流注下焦，以致阴部汗出；也可由湿浊滞留阴部所致。阴汗总的原因不外肾阳虚衰，阴寒内盛；肝经湿热，秽浊迫汗外出所致。

三、辨病

（一）症状

阴部汗出，汗味臊臭。多伴阴囊湿冷、前阴萎弱，小便清长，腰膝酸软，畏寒肢冷，或胁肋胀痛，目赤，小便黄。

（二）体征

本病可见阴部出汗，多无明显其他阳性体征。

（三）辅助检查

本病理化检查多无明显异常。怀疑有糖尿病、甲状腺功能亢进时，应进行相关的实验室检查。

四、类病鉴别

1. 生理性汗出

生理性汗出除阴部汗出外，多有全身性汗出，尤在天气炎热，饭后，饮酒后多见。

2. 多汗证

多汗证多由精神紧张、情绪激动、恐惧、焦虑、愤怒所引起，或某些遗传性疾病所致。多见于掌、跖、前额、腋下、外阴等处，对称发生，其中以掌、跖多汗为常见，也可局限于阴部。

五、中医论治

（一）论治原则

本病的治疗原则在于调整阴阳，肾阳虚衰者，则温阳补肾；肝经湿热者，则清利湿热。

（二）分证论治

1. 肾阳虚

证候：阴部汗出，阴囊湿冷，畏寒肢凉，腰膝酸软，或伴阳痿、滑精、早泄，小便清长。舌质淡胖润有齿痕，脉沉迟。

治法：温阳补肾。

处方：金匮肾气丸加味（肉桂、附子、熟地黄、山萸肉、山药、丹皮、茯苓、泽泻）。

加减：加入五味子酸涩收敛，当归养血归经，以使汗出得解。

2. 肝经湿热

证候：阴囊汗出，潮湿，臊臭，胁肋胀痛，伴口苦，目赤，阴茎萎弱，小便黄赤，大便不爽。舌红苔黄腻，脉弦数。

治法：清热利湿。

处方：龙胆泻肝汤合清震汤加减（柴胡、龙胆草、通草、生地、升麻、黄芩、羌活、防风、苍术、麻黄根、泽泻、猪苓、当归、红花、炙甘草）。

加减：大便不爽，加大黄；纳少，加陈皮、焦山楂；身体困重，加石菖蒲。

3. 阴虚火旺

证候：阴部汗出而黏，伴见口干咽燥，心烦失眠，颧红潮热，舌尖红无苔，脉细数。

治法：滋阴降火止汗。

处方：麦味地黄丸、当归六黄汤等加减（熟地黄、山茱萸、山药、泽泻、丹皮、茯苓、麦冬、五味子、当归、生地黄、黄芩、黄连、黄柏、黄芪）。

加减：伴口舌生疮者，加玄参；大便秘结者，加大黄。

（三）特色治疗

1. 专方专药

曾庆琪教授在治疗阴汗病症方面积累了丰富的临床经验，其应用龙胆泻肝汤加减治疗湿热下注型阴汗，组成：车前子（包煎）、桑叶各30g，生地黄、泽泻、薏苡仁、地肤子、白鲜皮各15g，龙胆草、黄芩、栀子各10g；应用还少丹加减治疗脾肾阳虚型阴汗，组成：怀牛膝、熟地黄、枸杞子、菟丝子、党参、炙黄芪、淫羊藿、山药各15g，茯苓12g，肉苁蓉、巴戟天、杜仲、山茱萸10g；应用血府逐瘀汤加减治疗气滞血瘀型阴汗，组成：当归、川牛膝各15g，桃仁、红花、生地黄、赤芍、川芎各10g，柴胡、枳壳、甘草各6g。

2. 名老中医经验

（1）徐福松教授诊治经验举例。

张某，男，51岁，阴部汗出黏腻，逢阴茎勃起时，针刺样痛感自其根部放射至龟头，软缩后疼痛逐渐消退，其已历时一载。检查会阴部皮肤及阴囊无异常，龟头有青紫与瘀斑，阴茎勃起后颜色紫暗。舌边有瘀斑，脉沉涩。此肝经湿热夹瘀下注所致。治拟活血化瘀，清热利湿。方用血府逐瘀汤和二妙散加减，处方：川芎10g，当归15g，赤芍药10g，桃仁10g，红花10g，柴胡5g，牛膝10g，穿山甲10g，苍术10g，黄柏10g，煅牡蛎30g（先煎），麻黄根10g。水煎服，服药6剂后阴部汗出减少，阴茎刺痛减轻。

按：阴汗之名，首见于李杲《兰室秘藏》。阴汗是男科常见病症之一，医生不能因其危害不大，而将其忽视。余辨阴汗有热、有寒、有虚、有实，临床应首辨寒热，次辨虚实。湿热者宜清热利湿以祛邪，虚寒者宜温补肾阳以扶正，气虚、阴虚者较少。总的来说应调整其身体的内环境，邪去阳复而汗可止。其次应内外合治，配合使用外洗、扑粉等法。应强调注意个人卫生，禁忌辛辣刺激食物，不饮酒，配合中药外洗。

（2）王久源教授诊治经验举例。

甘某，男，30岁，教师。2003年3月21日就诊。平素阴囊潮湿，大腿两侧潮湿黏腻，且手足出汗，汗出黏手，其他部位无汗出，甚觉苦恼，虽经多方求治，仍不见好转。刻诊见：面色㿠白，手掌及足底汗出如水，纳可，眠差，二便调。舌红苔薄白，脉细弱。处方：桂枝、白芍、柴胡、生甘草、五味子、石菖蒲各10g，生龙骨、生牡蛎、太子参各30g，黄芩、法夏、枣仁各15g。7剂，并配合中成药生脉口服液、柏子养心丸。二诊：患者自述汗出明显减少。遂以桂枝加龙骨牡蛎汤合生脉口服液、柏子养心丸收功。

按：此病中医称之为阴汗。《张氏医通》曰："阴汗，阴间有汗，属下焦湿热。"世医皆从湿热治，但其疗效并不十分满意。王久源教授认为阴汗是汗证的一种。汗证是由于阴阳失调，腠理不固，而致汗液外泄失常的病症。吾师认为汗是人体津液的一种，并与气血有密切的关系，即所谓血汗同源。气能行津摄津，对维持人体正常的生理代谢及阴阳平衡有着重要作用。正常的汗出是人体的生理表现，但汗出的量、时间、部位出现明显异常或无法解释者，则属病态。该患者汗出时间、部位出现异常，此乃人体气机不利，运行不畅，营卫二气不和，卫外失司，腠理不固，津液外泄所致。因少阳主枢，吾师遂用和解少阳、疏利气机之小柴胡汤，合以滋阴和阳、调和营卫的桂枝汤，伍以生龙牡以收敛固汗，潜阳敛阴以保津液。又因"五脏化液，心为汗"、"汗为心之液"（《素问·宣明五气》），故又用枣仁、五味子并配以柏子养心丸养心敛汗。患者汗出日久，必定耗气伤阴，遂用生脉口服液以益气养阴。经过精心配伍用药，患者多年顽疾治愈。

3. 针灸

（1）常用穴位：鱼际、复溜、合谷。用补法，每天1次，运针3～5次。

（2）取气海、关元、中极、肾俞、命门等穴，其中气海、关元、中极用补法补下元虚损，关元可加灸以增温补之功；肾俞、命门补之，或艾灸，益肾壮阳。

（3）取肝俞、脾俞、胃俞、气海、关元、中极、三阴交、复溜、然谷。其中肝俞能疏肝理气，脾俞、胃俞理脾和胃而去水邪；气海为生气之海，灸之能补气壮阳；关元、中极补法针刺以补下元之虚损；三阴交滋阴养血，与复溜同用而清阴分之热，与然谷同用以补肾涩精。

4. 外治法

（1）取滑石粉、五倍子粉各适量，清水洗浴后擦敷。

（2）枯矾、葛根各30g，煎水浸洗局部。

（3）麻黄根、牡蛎各20g，龙骨、赤石脂各15g，共为细末，盛沙布袋中，扑于多汗处。

（4）石菖蒲、蛇床子各等量，共研细末涂患处，每天2～3次。

六、西医治疗

（一）治疗原则

避免精神紧张及情绪激动，积极寻找病因，应针对病因进行治疗。

（二）常用方法

（1）对有精神情绪因素，可选用谷维素等内服。

（2）局部外用收敛药物，如局部外搽10%的戊二醛溶液，2% ~ 4%的甲醛溶液。

（3）抗胆碱能药物如阿托品、颠茄、普鲁苯辛等内服，有暂时效果。

七、预防调护

（1）注意个人卫生，每天晚上用温水清洗外阴，防止汗液积聚。

（2）调畅情志，避免郁怒伤肝。

（3）勤洗涤，保持衣物洁净干燥。

（4）忌食辛辣厚味。

第五节　缩阳

一、概述

缩阳是指以突然起病，男子阴茎或阴囊内缩，并伴少腹拘急疼痛的一种急性疾病，又称之为"阴缩"、"阳缩症"。多突然发病，也有缓慢发生者。缩阳是一种临床上少见的病症，此病多发生于青壮年，偶尔可见于儿童及老年人。有时可以流行病的方式出现。在《黄帝内经》中有阳具"缩入腹内，不治"的记载。《张氏医通》曰："阴缩，谓前阴受寒入腹也。"《内经》曰："伤于寒则缩入，伤于热则纵挺不收"。历代医家多认为本病是由于外感寒湿邪气，阻滞肝经脉络所致。

二、病因病机

本病的病位在阴器和宗筋，与肝肾密切相关。肝肾二脏功能失调，导致宗筋失常而引起。分证病机如下：

1.肝肾阳虚

素体肝肾阳虚及大病久病之后，阳气耗伤，起居不慎，又感受寒邪，寒滞肝脉，筋脉失荣而发病。

2.肝失疏泄

情志不遂，恼怒焦虑，导致肝失疏泄，气机郁滞，宗筋拘急而发病。

3.阴虚火旺

阴虚火旺或热病伤阴，房事不节，大病久病，导致肾阴亏耗，阴虚火旺，虚火耗灼阴液、导致肝筋失于濡养，挛缩而发病。

西医病因病理多认为本病属于感应性精神病，其发生的原因与宗教信仰、社会文化、迷信观念关系密切。与暗示及自我暗示作用有关。

三、辨病

（一）症状

本病症状明显，一般起病急骤，患者自感阴茎、睾丸、阴囊部分或全部内缩，伴少腹拘急疼痛，四肢逆冷、小便不通。发病有一定的流行性，多见于文化封闭、落后地区。

（二）体征

发病时检查阴茎缩短、阴囊挛缩、睾丸上提等。

四、类病鉴别

1. 生理性阳缩
在受到寒冷刺激时，阴囊因温度的下降而收缩，使得阴囊内保持一定的温度。有时可出现阴囊、睾丸内缩明显，但阴茎不内缩，也没有全身不适，温度上升后可恢复正常，为正常生理性阳缩。

2. 子痛
子痛见睾丸部疼痛，但无明显阴茎及睾丸内缩。

五、中医论治

（一）论治原则

本病发病突然，多因寒凝肝脉或湿热之邪侵犯肝经所致。治疗应以温肝暖肾散寒，舒筋缓急为主要原则。

西医认为本病为心理疾病，可通过心理治疗来消除病情。必要时可给予镇静剂治疗。

（二）分证论治

1. 寒凝肝脉
证候：突然起病，自觉阴茎、睾丸、阴囊内缩，少腹拘急冷痛，畏寒肢冷，手足厥逆，小便清长，下利清谷，苔白，脉沉迟或弦紧。

治法：温阳散寒，行气止痛。

方药：暖肝煎加减。药用当归、枸杞、小茴香、肉桂、附子、乌药、沉香、茯苓、川楝子、橘核、吴茱萸、生姜等。外寒严重者可加吴茱萸。疼痛较重者可加木瓜。

2. 阴虚火旺

证候：突然起病，自觉阴茎、睾丸、阴囊内缩，少腹拘急疼痛，伴盗汗、五心烦热，心悸心烦、头晕耳鸣，舌红、少苔、脉细数。

治法：滋阴清热，缓急止痛。

方药：知柏地黄丸加减（黄柏、知母、熟地黄、泽泻、丹皮、茯苓、山药、龟板等）。

3. 肝失疏泄

证候：突然起病，自觉阴茎、睾丸、阴囊内缩，少腹拘急疼痛，每因情绪激动而诱发，伴心烦口苦，胁肋胀痛，舌红、苔薄白、脉弦。

治法：行气疏肝，缓急止痛。

方药：柴胡疏肝散加减（柴胡、芍药、枳壳、甘草、川芎等）。

（三）特色治疗

1. 专方专药

生姜、红糖、黄酒，共煎，趁热频饮服。

2. 名老中医经验

曹胜文针灸治缩阳证：若为寒凝肝脉，气滞血瘀所致，治宜温经暖肝，理气止痛。取大敦、关元、三阴交。诸穴合用，使寒散滞通，诸症可消。若命门火微，肾阳亏虚，阴寒内生，宗筋拘急，治宜温补肾阳。取大敦、肾俞、三阴交、命门、关元等起到益火之源的功效，诸症可消。

3. 针灸治疗

（1）补气海、关元、三阴交，泻大敦。灸神阙、关元。

（2）灸关元、神阙、涌泉、大敦、三阴交。

4. 外治疗法

（1）老姜 40g 捣烂，用酒调敷于丹田穴。

（2）葱 30g 捣烂，用酒敷男脐与少腹。

六、西医治疗

（1）患者精神紧张，恐惧不安者，给予镇静剂。如氯丙咪嗪 25mg，每天 3 次。哌替啶 2.5mg，每天 3 次。

（2）有阴茎缩短、性欲改变者，以丙酸睾酮注射液肌内注射，每天 2 次。

七、预防与调护

（1）加强科学卫生知识的宣传，消除迷信。

（2）积极参加体育锻炼，增强体质。

（3）避免久居阴寒之地，不宜劳倦太过。

（4）调畅情志，消除恐惧，焦虑心理。

八、疗效判定标准

以患者自我评价为主要依据。

显效：主要症状和（或）伴随症状有不同程度改善。

痊愈：阴茎或阴囊回缩消失，局部感觉恢复正常。

第六节　男子阴冷

一、概述

阴冷为男性自觉前阴寒冷为主症，并常伴有少腹寒冷，性欲低下的病状，又称阴寒、阴头寒。此病多发生于成年患者。常伴有阳痿、早泄、少腹冷痛、性欲低下。

在巢元方《诸病源候论》有"阴阳俱虚弱故也。肾主精髓，开窍于阴。今阴虚阳弱，血气不能相荣，故使阴冷也，久不已，则阴痿弱"，指出了阴冷的病因病机及日久可以导致阳痿。

二、病因病机

本病的病位在肾。因肾阳虚衰、寒凝肝脉、肝经湿热所致。

分证病机如下：

1. 肾阳虚衰

先天禀赋不足，后天失养或房事不节，耗精伤阳，使肾阳虚衰，阴寒内盛，命火不能温煦阴器而发病。

2. 寒凝肝脉

多因久卧湿冷之地，或突遇冰雪侵袭，外邪直中厥阴，寒凝肝脉，宗筋失于温养而发病。

3. 肝经湿热

起病较缓，多因感受温热之邪，或过食辛辣厚味，久坐少动，湿热内生，蕴结肝经，使前阴失于气血之荣而发病。

西医病因病理：认为本病多因睾丸及前列腺炎症等导致阴部血液供给及营养障碍，能量不足而发生阴冷症。

三、辨病

（一）症状

患者自觉前阴包括阴茎、阴囊甚至小腹寒冷。或伴有不同程度的局部疼痛，阳痿，腰酸，腿软等。

（二）体征

本病一般无特殊体征，个别患者可见阴囊皮肤紧缩，温度低。

（三）辅助检查

生殖激素测定：血清睾酮检测值可能低。

四、类病鉴别

1. 缩阳
缩阳是指以突然起病，男子阴茎或阴囊内缩，并伴少腹拘急疼痛的一种急性疾病。
2. 阳痿
阳痿多因精神因素引起，表现为性欲偏低或缺失，阴器不举，无法交合。阴冷久病可发为阳痿。

五、中医论治

（一）论治原则

本病的治疗，肾阳不足者，当以温阳补肾；寒滞肝脉者，当以暖肝散寒；肝经湿热者，当以清利湿热。

（二）分证论治

1. 寒凝肝脉
证候：男子阴茎及睾丸寒冷，甚或阳缩，伴少腹冷痛，面色㿠白，小便清长，大便稀溏，舌淡，苔白滑，脉迟或沉弦。
治法：暖肝散寒，温经止痛。
方药：暖肝煎加减（当归、枸杞、小茴香、肉桂、附子、乌药、沉香、茯苓、川楝子、橘核、吴茱萸、生姜等）。外寒严重者可加干姜、吴茱萸。身痛恶寒者加桂枝、麻黄。

2.肝经湿热

证候：阴茎湿冷、汗出，阴囊潮湿，胁肋胀痛，厌食，口苦，小便黄赤，舌红，苔黄腻，脉弦数。

治法：清热利湿。

方药：龙胆泻肝汤加减（龙胆草、栀子、黄芩、车前子、木通、泽泻、当归、生地黄）。伴腹胀厌食者加半夏、厚朴。口苦者加茵陈。小便浑浊者加石菖蒲、萆薢。

3.肾阳不足

证候：前阴寒冷，喜热畏寒，性欲淡漠，精冷不育，精神委靡，腰膝酸软，阳痿早泄，小便清长，夜尿量多，舌质淡胖，苔白，脉沉细弱。

治法：温补命门。

方药：右归丸加减（附子、肉桂、熟地、山药、山萸肉、鹿角胶、菟丝子、杜仲、枸杞子、当归等）。伴睾丸少腹疼痛不止加吴茱萸、大小茴香。阳痿加肉苁蓉、蛇床子、紫河车、巴戟肉。神疲乏力加人参。

（三）特色治疗

1.专方专药

（1）金匮肾气丸每次1丸，每天2次。

（2）右归丸每次1丸，每天2次。

2.名老中医经验

朱进忠用调阴和阳法治疗阴冷：药用桂枝、白芍、龙骨、牡蛎、生姜、甘草、大枣。服上药36剂而愈。

3.针灸治疗

（1）体针：取关元、气海、次髎、府舍、归来、肾俞、三阴交、复溜、命门等穴。每次取3～5个穴位，隔日1次，10次为1个疗程。手法以补法为主，部分穴位可加灸。适用于寒滞肝脉，或肾阳不足者。

（2）耳针：取肾、膀胱、皮质下、内分泌、外生殖器、神门、耳道等穴，每次取3～5个穴位，隔日1次，10次为1个疗程。

4.外治疗法

（1）助阳散干姜、牡蛎。共研为末，以烧酒调稠糊状，搽手上后握住阴茎。

（2）小茴香、大茴香、川椒、大葱适量。将前三味药研末，大葱切碎炒热，加入药末后以绵包外敷少腹及阴茎。适于寒滞肝脉者。

（3）川椒、艾叶各等份，煎汤熏洗外阴。另用蜂房烧灰，夜卧前敷阴茎。

六、西医治疗

西医主要针对病因进行治疗，如激素治疗。

七、预防与调护

（1）避免感寒冒雨，防止寒湿之邪侵袭。
（2）后室注意保暖，以免房事受寒。
（3）一觉阴寒，及早治疗，防生它变。
（4）川椒适量，煎水熏洗外阴。
（5）小茴香、生姜、食盐，水煎放盆内，坐浴熏洗阴部。

八、疗效判定标准

以患者自我评价为主要依据。
显效：主要症状和（或）伴随症状有不同程度改善。
痊愈：症状消失，局部感觉恢复正常。

第七节　房事昏厥

一、概述

房事昏厥是指在性交过程中或性欲高潮时突然晕厥的病症。其多见于中青年男子，性交过程中或性欲高潮时突然出现，昏不识人，四肢厥冷，同时兼见小腹掣痛，阴囊、睾丸内缩，气短欲绝，冷汗淋漓等症状。
本病应属于中医学的"色厥"范畴。

二、病因病机

房事昏厥主要由于精液大泄，阴精暴亏，气随精脱；或阴虚火旺，欲火上冲，血随火逆；或气机郁闭等，导致阴阳失调，气机逆乱所引起。

三、辨病

该病多发于青壮年或老年，尤其是新婚之夜、或疲劳、或患有心血管疾病者，由于性生活过于强烈，情绪变化较大，或重复性交时更易发生。临床表现是在性交过程中或性交结束时，面色突变灰白，浑身颤抖，手足抽搐，四肢逆冷，甚则突然昏晕，牙关紧闭，不能言语，昏不知人，手撒脚软，可伴有全身大汗淋漓，轻者仅表现为不能言语。

四、类病辨别

造成昏厥之病因较多，但房事昏厥主要应与眩晕、痫证、中风相鉴别。

1. 眩晕

头晕目眩如坐舟车，重者出现的四肢厥冷，与房事昏厥相似，但无昏不识人，其发作多与房事无关。

2. 痫证

痫证见突然昏仆、不省人事等症状与本病相似，但无四肢厥逆，仅见四肢抽搐，更不限于房事后发病。

3. 中风

若昏厥而兼见口眼㖞斜、肢体活动不利等症时，应考虑是否因房事而引发的中风。中风昏厥醒后多伴有偏瘫、口眼㖞斜等后遗症，而房事昏厥醒后即如常人，易于鉴别。

五、中医论治

（一）论治原则

应以急则治标为原则迅速促其苏醒，精泄气脱者，以益气固脱为要，可选独参汤；血随火逆者，以滋阴降火为急，可选知柏地黄汤加减；气郁内闭者，则应该疏肝理气为先，可选四逆散加味。厥回势定之后，再视其转归，辨证施治。

（二）分证论治

1. 精泄气脱

证候：泄精之后，突然昏仆，面色苍白，身出冷汗，四肢厥逆，呼吸微弱。脉细无力或虚大散乱。

治法：益气固脱。

方药：独参汤加减（人参）。

加减：若厥逆较重，四肢冰冷、冷汗淋漓、脉微欲绝者，可选用参附汤（人参、炮附子）以回阳、益气、救脱。厥回之后，由于阴液大伤，可见气阴两虚之证，可用生脉散（人参、麦冬、五味子）加紫河车，以益气生津、培补肾精。若是气虚精亏者，可用固阴煎（人参、黄芪、熟地、山药、山茱萸、黄精、炙甘草、五味子、麦冬）。

2. 血随火逆

证候：性交之际或性交之后，突然眩晕，继而昏不识人，四肢厥逆，面色潮红，甚则鼻血。舌质红苔少，脉细数。

治法：滋阴降火。

方药：知柏地黄场加减（地黄、山萸肉、山药、泽泻、丹皮、知母、黄柏、怀牛膝）。

加减：加安宫牛黄丸开窍醒脑；若鼻衄加地骨皮、白茅根以清肺降火；若呕血加代赭石；若脉虚无力，证属阴竭于下，火不归原者，可加小量肉桂以引火归源。若头晕耳鸣、脑中热痛、心中烦热，或口眼㖞斜，或肢体活动不利者，证属阴虚阳亢，肝风内动，可用镇肝熄风汤（怀牛膝、生赭石、生龙骨、生牡蛎、龟板、白芍、玄参、天冬、川楝子、生麦芽、茵陈、甘草）。

3. 气郁内闭

证候：情绪抑郁，性交之际，突然神昏，肢体强直、震颤，四肢厥逆，气憋唇青，胸腹胀满。脉沉弦或结代。

治法：疏肝理气。

方药：四逆散加味（柴胡、枳实、白芍、甘草、沉香、莱菔子、麝香）。

（三）特色治疗

1. 名老中医经验

（1）徐福松论治经验：徐教授认为新婚之夜常发生此类事件，究其原因有三：一是未做好心理和体力上的准备；二是太过兴奋紧张；三是缺乏一定的新婚知识，操作失当。徐教授认为该病乃精伤气败，阴脱阳亡之症，非大方重剂，不足以挽重绝之阳而固欲脱之阴，乃予人参真武汤，以炮姜易生姜。处方：高丽参（另炖冲）6g，炮干姜9g，炒白芍9g，焦白术9g，炮附子6g，云苓皮12g。

（2）王琦论治经验：王教授认为该病主要由精液大泄，阴精暴亏，气随精脱；或阴虚火旺，欲火上冲，血随火逆；或气机郁闭等，导致阴阳失调，气机逆乱所引起。应以急则治其标为原则迅速促其苏醒，精泄气脱者，以益气固脱为要，可选独参汤；血随火逆者，以滋阴降火为急，可选知柏地黄汤加减；气郁内闭者，则应疏肝理脾为先，可选四逆散加味。厥回势定之后，再视其转归，辨证论治。

（3）秦国政论治经验：秦教授认为该病为先天禀赋不足，久病肝肾两亏，体质虚弱，或为操办婚事，日夜疲劳，或远行、用脑而身体困怠，或醉酗醇酒，劳伤心肾，若行房时感乐太过，阴阳不相顺接，因而病厥。该病来势迅速，必须及时治疗。因本病易元气亏脱，表现为虚寒证，故治以回阳救逆。方选大剂独参汤、或四逆汤、或回阳救急汤等，急煎取汁候温灌服，也可上述数方合用。患者清醒后，取六味地黄丸或金匮肾气丸服用，以淡盐水送下，每次9g，日服3次。

2. 单方验方治疗

（1）生姜、皂荚各等份为末，取少许吹入鼻中，使之喷嚏不已。用于气郁内闭之昏厥。

（2）吴茱萸合食盐炒热，布包，熨脐下。用于精泄气脱之昏厥。

3. 针刺疗法

强刺激人中、长强、神阙、关元、百会、十宣穴等，使之痛醒为度。

4. 耳针治疗

强刺激皮质下、肾上腺、内分泌、交感心、肺、呼吸点等穴。

六、西医治疗

（1）积极寻找病因，进行针对性治疗。

（2）发作时患者宜采取头低脚高的仰卧位，同时松解衣领，冬季要注意防寒。

（3）有呼吸微弱及困难时给予吸氧或呼吸兴奋剂。也可采取口对口人工呼吸。

（4）血压低时应酌情使用升压药。如有心动过缓时可应用阿托品。

（5）酌情选用脑代谢促进剂如细胞色素 C、克脑速及苏醒剂如甲氯芬酯、醒脑静等。

七、预防与调护

节制房事，切忌恣情纵欲，以免损精伤气；注意情志调节，保持心情舒畅，不可郁怒伤肝；平时要注意体格锻炼，增强抗病能力。

第八节　房事感冒

一、概述

房事感冒是指在房事后出现头晕头痛，畏寒怕冷，流涕，全身酸楚不适或疼痛等症状，本病多发生在寒冷季节、炎热之时及疲劳后行房者。

本病应属于中医学的"房劳伤寒"、"夹阴伤寒"或"夹色伤寒"等范畴。

二、病因病机

中医认为本病是因素体表虚，于房事精泄，后感受外邪，肾气亏虚，寒邪直中厥阴，或使原感外邪滞留不去，或阴寒阻塞气机，而出现恶寒、发热、头重痛，身酸楚等症。或可见冷汗出、阴冷，或口渴面赤，少腹发凉。归纳其病因有以下 5 个方面：

1. 房事汗出当风

房事不避风寒，汗出腠理空虚，风寒之邪乘虚而入而成本病。或交后入厕，因一时正虚而骤感风寒引起本病的发生。或夏月行房后，恣意乘凉，触犯风露，也能引起此病。

2. 交后饮冷

行房津液丢失，口干唇燥，若为解渴而饮冷，则寒邪乘虚直中肾经而致本病。

3. 交后洗冷

交后汗出身热，腠理疏松，毛孔开发，若为贪凉，而以冷水清洗外肾，或以冷水洗澡，则风寒之邪乘虚而入，直中少阴肾经而病。

4. 劳后行房受寒

终日忙碌，身体疲惫，若夜不节制而行房事，则正气复伤，风寒之邪更易入侵而病。

5. 交后原感外邪不去

炎暑远行或田间劳役而感暑热，或寒冷季节感受风寒等，不善保精而恣意行房，则元气亏损，无力抗邪外出，原感之邪留恋不去；若又复感外邪，则病多可加重。

三、辨病

（一）症状

本病多见于体质虚弱之人，在性交受寒后发病。可见恶寒、发热、头痛、身重、汗出、阴冷等证。

（二）辅助检查

本病通常可作血白细胞计数及分类检查，化验检查白细胞计数及中性粒细胞比例大多无明显增高，但部分患者可见白细胞总数及中性粒细胞降低或者异常升高。

四、类病辨别

本病须与一般感冒相区别。一般感冒与性事无关。

五、中医论治

（一）论治原则

本病因房事感邪而发，有别于一般感冒，因此必须细问病因，分清寒热，明辨病位，临证时宜加详察。总的治疗原则为攻补兼施，以温肾阳、散寒邪为主。兼症视病性不同，辨证施治。

（二）分证论治

1. 冬月感寒

证候：每于冬月性交之时，着凉受寒后，出现恶寒、发热、身重、无汗或冷汗，甚者阴冷。舌淡苔白，脉沉细。

治法：温阳散寒通络。

方药：麻黄附子细辛汤加味（麻黄、附子、细辛、肉桂、吴茱萸）。

加减：若有汗加黄芪固表。

2. 夏月感寒

证候：每于夏月性交之时，受风着凉之后，发热、恶寒、身重汗出，少腹发凉，口渴面赤，胸闷不舒。舌苔白腻，脉浮数。

治法：清暑通络，佐以温阳。

方药：新加香薷饮加味（香薷、金银花、鲜扁豆花、厚朴、连翘）。

加减：若血虚体质者加四物汤（当归、干地黄、川芎、白芍）；若腹痛加白芍。

（三）特色治疗

1. 名老中医经验

王琦诊治经验：王教授认为房事感冒多见于素体虚弱、房事不注意防寒的患者，常因寒邪治病，亦有寒从热化或感受热邪者。病位在肾，由寒邪直中厥阴而发，元阳亦虚。治疗当攻补兼施，以温肾阳、散寒邪为主。

2. 针刺疗法

对发热汗出不畅、项背疼痛者，沿督脉、膀胱经用皮肤针叩刺，之后再走罐3次。

3. 耳针治疗

选耳尖穴、肺穴、气管穴，针刺激双耳，强刺激，留针每次10～15min。

六、西医治疗

本病治疗方法与一般感冒相同。病人应卧床休息，忌烟，多饮水。可口服克感敏或感康等抗感冒药物，并加服病毒灵。如有发热，体温在39℃以上，可物理降温，或口服复方阿司匹林等。若因呕吐脱水虚脱，应及时到医院进行补液治疗。

七、预防与调护

性交时应避风寒、保暖；平时要注意节制房事，积极锻炼身体、增强抗病能力；患病期及康复期应禁忌房事。

第九节　房事泄泻

一、概述

房事泄泻是指性交后不久腹部隐痛，泄泻大便，甚者日 2～3 次的病证。明显者，手淫射精后也易出现上述症状。多见于胃肠功能紊乱之人，可自愈。临床这类患者较为多见，但因泄后即止，患者多不予重视。

本病应属于中医学的"房劳泄"、"夹色泄"或"色泄"等范畴。

二、病因病机

泄泻的病因多种多样，但临床房事泄泻患者却多属素体脾弱，肾失温煦。素体脾弱，则脾失健运，水湿内生，复因房事则耗阴损阳，元阳亏虚，无以温化水湿，且寒邪易于侵犯中州，寒湿为患，侵袭脾胃则生泄泻。

三、辨病

（一）症状

其表现是在性交后不久出现腹痛、腹泻，腹痛多在大便前加重，便后痛减，大便呈糊状甚或清水样，伴食少、困倦、乏力。或原有的泄泻因房事而加重，缠绵难愈。常可自愈，再次性交时多可复发。

（二）体征

本病查体无特异性，平素多如常态。

（三）辅助检查

本病便常规及血常规检查无明显异常。必要时可行 X 线钡剂、肠道内镜检查。此外，糖尿病、甲状腺功能亢进、慢性肾功能不全病等全身性疾病也可引起腹泻，进行相关检查有助于鉴别诊断。

四、类病辨别

须与其他腹泻相鉴别。

其他腹泻，多与性事无关，均能找到其诱因及致病因素（如饮食冷饮瓜果不洁食品、感染等），病情多持续数天，甚者不经治疗病情缠绵不愈或加重。腹泻物化验因病不同，各有特异性。

五、中医论治

（一）论治原则

本病属阳虚水湿内停，并走大肠为患，治疗当以祛去水湿、温其肾阳、健运中州为大法，总以攻补兼施为原则。

（二）分证论治

1. 脾阳亏虚
证候：房劳后出现腹泻，甚者每天2～3次，便如清水或稀糊，伴饮食减少，脘腹隐痛，便后痛减，面色萎黄，神疲倦怠，舌淡苔白，脉细弱。

治法：温阳健脾，涩肠止泻。

方药：参苓白术散加减（人参、白术、茯苓、甘草、砂仁、陈皮、桔梗、扁豆、山药、莲子肉、薏苡仁）。

加减：若脾阳虚衰，阴寒内盛，腹中冷痛，形寒肢冷者，可用附桂理中汤加减（附子、肉桂、人参、炙甘草、白术、干姜）。

2. 肾阳虚损
证候：房劳后出现泄泻腹痛，甚者每天2～3次，便稀溏或如清水，腹部喜暖，泄后则安，形寒肢冷，腰膝酸软，舌淡苔薄白，脉沉细。

治法：温补肾阳，健脾止泻。

方药：肾气丸加减（附子、桂枝、熟地黄、茯苓、泽泻、丹皮、山茱肉、高良姜、草豆蔻、扁豆、人参、白术、甘草）。

加减：若食少、腹胀者，加焦三仙；若乏力者，加炙黄芪、党参；若便如水样者，加车前子、薏苡仁。

（三）特色治疗

1. 名老中医经验
（1）王久源论治经验：王教授认为房事后出现腹泻在临床上并不少见，证多因患者平素脾虚气弱，房事后，精液溢泄，导致肾精不足，肾气有损，进而加剧了气虚不固之象。本病中焦脾虚为本，肾精耗泄为因。故遣方用药以温补脾肾为主，如附子理中汤，方以党参补中益气，干姜温中散寒，白术健运脾土；炙甘草坐镇中州；附片大辛大热，补真火以温阳。佐以调补中气之品，中气既立，则清气自升，浊气自降，呕吐下利自平。又佐以二仙温肾阳、补肾精，柴胡理肝气、调寒热，使得分利有度，寒热得调，阴阳和，腹泻得解。

（2）秦国政论治经验：秦教授治疗房事泄泻时，认为本病一定是因同房后而泄泻或原有泄泻因同房而加重；其他性质的泄泻不因房事而生。本病多虚寒，其他性质的腹泻多实。故治疗以温肾健脾，收涩止泄为原则。用药时宜温不宜寒，宜涩不宜泻。以脾阳虚为主者，温脾为主，健肾为辅，方用附桂理中汤加木香、良姜；以肾阳虚为主者，则温肾为主，健脾为辅，方用肾气丸加草豆蔻、扁豆等。食少、腹胀加焦山楂、焦神曲；乏力加炙黄芪、党参；便如水样加车前子、木通。

2. 针刺疗法

选脾俞、章门、中脘、天枢、足三里、命门、关元等穴，针用补法，可灸，每次 20 ~ 30min，隔日 1 次。

3. 耳针治疗

选大肠、胃、脾、交感。每次 3 ~ 4 穴，毫针刺，中等刺激。

六、预防与调护

平素多进健脾胃、温肾阳之食品、药物，少吃生冷瓜果、冰冻食物。治疗期间暂禁房事，行房时注意防寒。

第十节　房事头痛

一、概述

房事头痛是指在同房过程中或房事后发生头痛的一种病症。从枕后痛至全头，数小时，或 2 ~ 3 天后渐恢复至正常，下次性交再次复发为特点。临床发病少见，多因房事过度而致。

本病应属于中医学的"交接头痛"或"合房头痛"等范畴。

二、病因病机

肾主藏精，精生髓，脑为髓之海；肝肾同源，肾虚则肝亦不足，肝阳易亢。若劳神过度，加之房事耗精，髓海不足，脑无所养，肝阳上亢，故于排精之时或泄精之后，头痛发作。

三、辨病

（一）症状

每于性欲高潮时出现头痛，性交后数小时或2～3天可自愈，但每次性交都易复发。多有特异性，不性交则不痛。

（二）辅助检查

理化及体格检查多无异常发现。

四、类病辨别

须与房事眩晕及其他头痛相鉴别。

1. 房事眩晕

因房事引起头晕、眼花，如坐舟车，甚则恶心、呕吐，但无头痛。

2. 其他头痛

本病发生有一定的规律性，多在同房尤其是排精或达到性欲高潮时发生，数小时或数天后缓解，下次房事时又复发作；其他头痛的发作无此规律，且与房事无关。

五、中医论治

（一）论治原则

标本兼施为其总则，治疗时可兼取心理疏导。

（二）分证论治

本病以阴虚阳亢型为主。

证候：每于房事时即感头痛，由后向前痛及全头，颜面潮红，腰膝酸软，精力欠佳。舌红苔薄黄，脉弦细。病位在肝肾脑，以肾精不足，肝阳上亢为主要见证。多见于脑力劳动者及顽固失眠的患者。

治法：滋阴补肾，潜阳止痛。

方药：镇肝熄风汤加味（怀牛膝、生赭石、生龙骨、生牡蛎、龟板、白芍、玄参、天冬、川楝子、生麦芽、茵陈、甘草）。

加减：若前额痛加白芷，若巅顶痛加藁本。

（三）特色治疗

1. 专方专药

牛髓膏空腹温酒调服 1 匙。每天 1 次。具有补精髓，壮筋骨，滋阴补血之功。

2. 名老中医经验

（1）王久源论治经验：王教授指出，传统中医认为房事后头痛多属"房事郁症"范畴。行房后，肾精溢泻，肝木失润，气逆上行，则头胀痛闷。故治疗以逍遥散为主，方中柴胡疏肝解郁；又用当归、白芍养血柔肝。尤其当归之芳香可以行气，味甘可以缓急，更是肝郁血虚之要药；白术、茯苓健脾去湿，使运化有权，气血有源；炙甘草益气补中，缓肝之急，虽为佐使之品，却有襄赞之功；羌活祛风止痛，藁本善达巅顶，而祛风止痛，而川芎为"血中气药"，前人更有"头痛不离川芎"之说。诸药配伍，可得速效。

（2）秦国政论治经验：秦教授认为本病病在肝肾，下虚上实。治以补益肝肾，益精填髓为总则。切忌苦寒攻伐。属肝肾阴亏者，症见头痛缠绵，头晕脑胀，耳鸣，腰膝酸软，全身乏力者，治宜滋阴填精，方用杞菊地黄汤加白芷、川芎、黄精、阿胶等。属阴亏火旺者，症见口苦咽干，情欲亢进，小便黄少，外阴灼热者，治宜滋阴清火，方用镇肝熄风汤加黄精、枸杞，补下清上，或用知柏地黄汤加黄芩、枸杞等。

六、预防与调护

注意劳逸结合，节制房事。注意饮食疗法和加强体质锻炼，保持心情稳定。对屡发者，积极治疗。

第十一节　房事尿血

一、概述

房事尿血是指性交后小便全血或带血而无其他不适的病证。临床较为少见。本病应属于中医学的房事尿血等范畴。

二、病因病机

素体肾虚，房劳过度，肾阴不足，阴虚火旺或虚火上炎，心火移热小肠，灼伤血脉，而致血尿。

三、辨病

（一）症状

性交后小便全血或带血，移时则愈，但容易复发。

（二）辅助检查

非性交时尿检多无异常。

四、类病辨别

此病症状单一，多以性交后血尿为准，应与下列疾病相鉴别。

1. 泌尿系结石

泌尿系结石中医称之为"石淋"，严重者可出现血尿，腰腹部绞痛是其主证，X线腹部平片或B超等辅助检查可助鉴别。

2. 肾结核、膀胱结核

肾结核、膀胱结核患者大多数都可出现血尿，肾结核为全程血尿，膀胱结核为终末血尿。此类患者经结核相关检查一般都易诊断。此外，该类患者多伴全身症状，如潮热盗汗、颧红、消瘦等。

3. 泌尿系肿瘤

泌尿系统恶性肿瘤可见持续血尿，晚期伴有全身衰竭。

五、中医论治

（一）论治原则

视其血尿多少、病程长短采用急则治标，缓则治本的原则。止血之后，以补法复其元气。

（二）分证论治

本病以阴虚火旺型为主。

证候：性交后小便全血，或带血块。可伴性欲亢进、盗汗、面赤、午后烦热。舌红苔少，脉细数。

治法：滋阴清热，凉血止血。

方药：二至丸合小蓟饮子加减（女贞子、墨旱莲、生地黄、乌药、茯苓、小蓟、苎麻根、天花粉、黄柏、知母、泽泻、荔枝草）。

（三）特色治疗

名老中医经验

徐福松论治经验：徐教授认为本病症因肾阴不足，媾精之际，相火内动，血被火冲，因而妄行。逆行补肾泻火，凉血止血之法。方用鹿角胶 6g，阿胶 10g，蛤粉 10g，血余炭 5g，白茅根 10g，黄柏 5g，丹皮炭 6g，生地黄 10g，墨旱莲 10g，女贞子 10g，炙龟板 10g。以上处方，由陈修园尿血方、大补阴丸及二至丸三方合成。方中阿、鹿两胶，龟板、生地、二至以补肾阴；黄柏、知母以清相火；白茅根、牡丹皮以凉血；血余炭以止血。肾阴既复，相火渐平，则血尿自止。

六、西医治疗

（1）维生素 C，0.2 ~ 0.3g/d，分三次服用；维生素 K_1 40 ~ 60mg/d，分 3 次服用。

（2）酚磺乙胺，肌内注射，每次 200mg，3 次 /d。

七、预防与调护

节制房事，发病期间禁房事。反复发作应尽早查明病因。

参考文献

曹开镛 . 1990. 中医男科临床手册 [M]. 北京：中国医药科技出版社

曹开镛 . 2007. 中医男科诊断治疗学 [M]. 北京 . 中国医药科技出版社

陈洪铎 . 1998. 皮肤性病学 [M]. 北京：人民卫生出版社

陈武山 . 2009. 男科疾病古今名家验案全析 [M]. 上海：上海科技文献出版社

陈志强，江海身 . 2007. 男科专病中医临床诊治 [M]. 北京：人民卫生出版社

程绍恩 . 1998. 男科证治心法 [M]. 北京：北京科学技术出版社

戴春福 . 2005. 中西医临床男科学 [M]. 北京：中国医药科技出版社

戴西湖 . 2007. 男科辨病专方专药治疗学 [M]. 北京：军事医学科学出版社

戴西湖 . 2008. 男科中西方药辑要 [M]. 北京：军事医学科学出版社

方笑雷 . 1997. 前列腺疾病的诊断与治疗 [M]. 济南：山东科学技术出版社

高兆旺 . 2007. 实用中医男科学 [M]. 济南：山东科学技术出版社

谷现恩 . 1996. 现代前列腺疾病 [M]. 北京：北京医科大学、中国协和医科大学联合出版社

谷现恩，潘柏年 . 1996. 现代前列腺疾病 [M]. 北京：北京医科大学、中国协和医科大学联合出版社

顾方六 . 2002. 现代前列腺病学 [M]. 北京：人民军医出版社

郭军，常德贵 . 2003. 中西医结合男科治疗学 [M]. 北京：人民军医出版社

郭应禄 . 1998. 前列腺增生及前列腺癌 [M]. 北京：人民卫生出版社

郭应禄，胡礼泉 . 1996. 临床男科学 [M]. 武汉：湖北科学技术出版社

郭应禄，胡礼泉 . 2004. 男科学 [M]. 北京：人民卫生出版社

郭应禄，李宏军 . 2003. 男性不育症 [M]. 北京：人民军医出版社

郭应禄，李宏军 . 2005. 男性更年期综合征 [M]. 北京：中国医药科技出版社

国家中医药管理局 . 1994. 中医病证诊断疗效标准 [M]. 南京：南京大学出版社

何清湖，秦国政 . 2005. 中西医结合男科学 [M]. 北京：人民卫生出版社

黄宇烽，李宏军 . 2009. 实用男科学 [M] . 北京：科学出版社

贾金铭 . 2005. 中国中西医结合男科学 [M]. 北京：中国医药科技出版社

金锡御，宋波 . 2002. 临床尿动力学 [M]. 北京：人民卫生出版社

来春茂 . 1984. 来春茂医话 [M] . 昆明：云南人民出版社

李彪 . 1995. 实用男科临床手册 [M]. 北京：人民军医出版社

李卫真 . 1996. 前列腺病中医诊疗学 [M]. 北京：北京科学技术出版社

李曰庆 . 1992. 实用中西医结合男性学手册 [M]. 北京：华夏出版社

李曰庆 . 1995. 实用中西医结合泌尿男科学 [M]. 北京：人民卫生出版社

刘喆 . 1991. 男性生殖疾病的中医治疗 [M]. 兰州：甘肃科学技术出版社

梅骅 . 1996. 泌尿外科手术学 [M]. 北京：人民卫生出版社

那彦群 . 2006. 中国泌尿外科疾病诊断治疗指南 [M]. 北京：人民卫生出版社

潘天明，朱积川，李江源 . 2006. 男科实验室诊断技术 [M]. 北京：人民军医出版社

庞保珍 . 2008. 不孕不育中医治疗学 [M]. 北京：人民军医出版社

彭卫生 . 2003. 新编结核病学 [M]. 北京：中国医药科技出版社

秦国政 . 1994. 实用中医男科学 [M]. 北京：中国工人出版社

秦国政 . 1997. 男科理论与临床 [M]. 北京：中国医药科技出版社

秦国政 . 2007. 男科病特色专科实用手册 [M]. 北京：中国中医药出版社

秦国政 . 2012. 中医男科学 [M]. 北京：中国中医药出版社

单书健，陈子华，石志超 . 1998. 古今名医临证金鉴·男科卷 [M]. 北京：中国中医药出版社

邵鸿勋 . 1998. 前列腺疾病 [M]. 北京：人民卫生出版社

史宇广，单书健 . 1992. 当代名医临证精华·男科专辑 [M]. 北京：中医古籍出版社

苏礼 . 2004. 古今专科专病医案男性病 [M]. 西安：陕西科学技术出版社

孙传兴 . 2002. 临床疾病诊断依据治愈好转标准 [M]. 北京：人民军医出版社

谭新华，陆德铭 . 2006. 中医药学高级丛书——中医外科学 [M]. 北京：人民卫生出版社

汤一新，王瑞祥 . 1993. 中国当代名医秘方临证备要 [M]. 成都：四川科学技术出版社

王劲松 . 2010. 男科专家临床随笔 [M]. 北京：中国矿业大学出版社

王沛，张耀圣，王军 . 2011. 今日中医外科 [M]. 北京：人民卫生出版社

王琦 . 1990. 现代中医男科荟萃 [M]. 北京：华夏出版社

王琦 . 2003. 男科疾病中西医汇通 [M]. 沈阳：辽宁科学技术出版社

王琦 . 2007. 王琦男科学 [M]. 郑州：河南科学技术出版社

王伊光 . 2007. 中西医结合泌尿男科疾病诊疗手册 [M]. 北京：人民卫生出版社

吴阶平 . 2004. 吴阶平泌尿外科 [M]. 济南：山东科学技术出版社

吴阶平，裘法祖 . 1999. 黄家驷外科学 [M]. 北京：人民卫生出版社

向楠 . 2010. 中药临床药理学 [M]. 北京：中国医药科技出版社

熊承良，刘继红 . 2007. 生殖疾病学 [M]. 福州：福建科学技术出版社

徐福松 . 2008. 男科临证指要 [M]. 北京：人民卫生出版社

徐福松 . 2009. 徐福松实用中医男科学 [M] . 北京：中国中医药出版社

徐福松 . 2011. 徐福松男科医案选 [M]. 北京：人民卫生出版社

徐福松，莫惠 . 2006. 不孕不育症诊治 [M]. 上海：上海科学技术出版社

曾庆明，黄小平 . 2002. 前列腺疾病中西医诊疗学 [M]. 南昌：江西科学技术出版社

张德元 . 1999. 前列腺增生症 [M]. 北京：北京医科大学中国协和医科大学联合出版社

张登本，周志杰 . 1998. 中医男性病学 [M]. 西安：陕西科学技术出版社

张玉梅，邵强 . 2001. 前列腺外科 [M]. 北京：人民卫生出版社

郑筱萸 . 2002. 中药新药临床研究指导原则 [M]. 北京：中国医药科技出版社

Patrick J R, Frank H C. 2008. WHO Manual for the Standardized Investigation, Diagnosis and Management of the Infertile Male[M]. 北京：人民卫生出版社